JN438884

안덕균 교수의

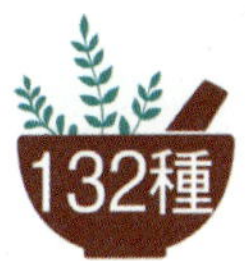

한국 약초 처방가이드

저자 안덕균

머리말

누구하나 거들떠보지 않는 들풀, 산야초지만 다 각기 이름이 있고, 예전에는 미처 몰랐던 놀라운 약효가 축적된 것에 신비로움을 금할 수가 없었다.

이 약들은 기존의 한의대 교과서나 임상 처방서에서 거의 사용하지 않는 미이용 자원들이지만 현재 임상가에서 빈용되는 약물들 보다 더 우수하거나 동등한 성능을 나타내는 것들도 있어 저자도 미처 몰랐던 효능들에 대하여 놀람을 금할 수가 없었으므로 집필에 흥취를 갖게 되었다.

이 책에 수록된 약은 대부분 국산이며 흔히 보는 들풀이고 야산에 잡목같이 보이지만, 대단히 우수한 약효와 속효성을 나타내는데 놀라웠다.

예를 들면 현대인들에게 점점 더 확산되어 가는 심(心), 뇌질환에 탁월한 은행나무잎, 난치병으로 알려진 통풍(痛風)의 치료제인 취오동, 결석(結石)질환에 신속성과 경제성을 보이는 연전초, 경추(頸椎), 디스크에 탁월한 명자나무열매, 면역감퇴에 현저한 공효를 나타내는 교고람, 피부미용에 현저한 적설초, 당뇨병에 유효한 고과, 변비에 즉시성을 보이는 번사엽, 불면에 힐초 등을 저자가 임상적으로 확실한 효능성과 안전성, 경제성을 인정하면서 집필하게 되었다.

그리고 국내는 물론이고 중국에서도 약용기록이 없는 망초(芒草), 감태(甘苔), 황칠(黃漆)에 대한 약명, 효능을 최초로, 체계적으로, 과학적인 검증 결과와 임상 효능을 수록하는 바이다.

이 책에는 한방의 임상치료의 소재개발, 신약개발의 숨은 자원과 건강기능식품으로의 미래지향적인 개발가능성의 탁월함도 내재되어 있다. 그리고 비교적 상품화하기 위한 풍부한 자원개발과 재배가능 품목도 다수 출현되고 있었다.

그냥 먹으면 좋다가 아니라 왜 먹어야 하는지 효능의 분석, 치료 처방의 혁신적인 창방(創方)으로 병고(病苦)에서 신음하는 이들에게 치료의 신속성과 저비용 고효율에 대한 고민과 해결방안도 같이 풀어가기 위한 노력을 하였다.
그리고 치료 이전에 발병하지 않게 하는 예방적인 차원에서도 한의학적인 방안들을 모색하였다고 자부하고 싶다.
covid-19로 전세계적인 난관 속에서도 이 책을 출간해주시는 도서출판 의성당 김도연 전무님과 편집자들에게 감사를 드린다.

2021년 1월 20일

우초(友草) **안 덕 균**

CONTENTS

일러두기

01 각 식물의 이름 부분은 예를 들어 아래와 같이 구성되어 있다.

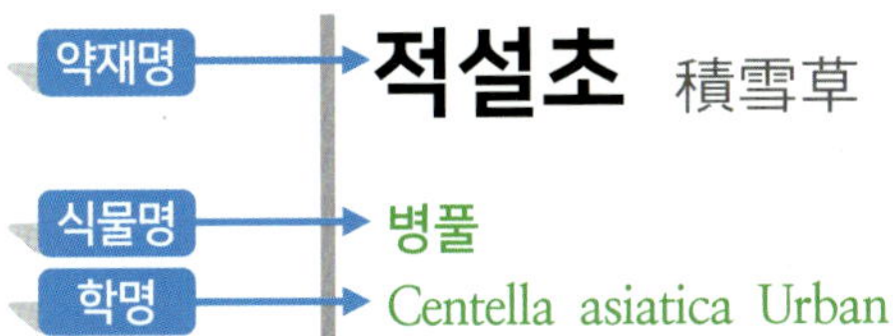

02 기원식물 중에는 같은 속(屬, genes)에 여러 종(種, species)이 있는 것은 대표 종을, 그리고 얻기 쉬운 것을 수록하였다.

03 수록 약재의 천연생태사진은 저자와 출판사가 직접 촬영한 자료로서 약초의 식별과 채취 및 활용이 용이하도록 다양한 형태의 사진을 선별하여 수록하였다.
아마자의 아마꽃 사진들은 최호영 교수에게 특별히 제공받아서 사진에 따로 명시해 놓았다.

04 수록 약물 중에 영란(은방울꽃)은 독극물로서 절대 복용하거나 혼동하지 말라고 수록한 것이다. 둥굴레와 유사하여 채취하여 섭취하게 되면 심장 마비 등으로 위험할 수 있기 때문에 등산인이나, 나물 캐는 사람들은 주의를 해야 할 약물이다.

05 용량은 현대문헌 중심으로 하였으나 신장과 체중의 증가로 용량도 그것에 비례하고자 하였다. 대개는 1일에 1회 복용량이며 丸당, 재탕도 할 수 있으며, 증상이 심하면 1일 3회 복용도 가능하다.

① 처방 구성은 철저하게 한의학에 처방 구성요소인 군신좌사법(君臣佐使法)에 의하여 성립하려고 노력하였다.
군신좌사법은 진단 후 최적의 치료 약물을 군(君)약, 군약을 돕는 약을 신(臣)약, 신약을 돕고 보좌하는 약물은 좌(佐)약, 사(使)약은 부작용 제거와 위의 약물을 협조, 조화하는 약을 말한다.

② 용량은 건조품의 기준이다.

③ 만성 질환의 경우는 1개월 복용량은 처방의 용량에 20배를 합산하여 60봉을 만든 후에 1일 2회 복용한다.

④ 복용법은 대개 소화기, 호흡기 질환, 상초(上焦)는 식사 1시간 후에, 비뇨생식기, 자궁질환, 대장질환, 하초(下焦)의 질환에는 식사 1시간 전에 복용한다. 수족, 뇌질환은 식간에 복용한다.

⑤ 어린이는 어른 용량에 절반을 복용한다.

06 전탕 시간은 대개 100도에서 2-3시간 달이고, 잎과 꽃 종류는 30분이면 약효가 충분하게 용출된다. 4시간 이상 전탕하면 유효 성분이 열에 의하여 파손된다.

07 약재의 보관은 저온 보관이 약효의 손실을 방지하며, 유효기간은 채취 후에 3년이 법정 유통기한이다.

08 "**금기**"는 식품과 같이 평범한 것은 "없음"으로 하였다.

09 **【약리작용】**, **【성분】**이 없는 것은 아직까지 연구된 신뢰할 만한 결과물이 없어서 수록하지 못 하였다.

10 **【임상응용】** 처방에서 단방의 용량을 명시하지 않은 경우에는 해당 약재의 "**용량**" 부분을 참고한다.

11 **【임상응용】** 처방에서 처방 구성과 용량만 있고 복용법이 따로 없는 것은 '전탕하여 복용한다'를 뜻한다.

12 이 책에 나온 임상처방은 반드시 전문가와 상의해야 한다. 개인이 가정에서 임의로 조제하여 복용하게 되면 효과를 볼 수 없거나 위험할 수 있다.

13 본문에 쓰인 몇 가지 용어는 조제방법에 대한 독자의 이해를 돕기 위한 것으로 다음과 같이 가나다 순으로 설명을 첨부하였다.

- 9증 9포 : 찌고 건조하는 과정을 9번 반복하는 방식이다.
- 밀환(蜜丸) : 꿀로 약재를 반죽해서 환으로 만든다.
- 오자대 : 오동나무씨 크기라는 뜻으로 환약이 50알이면 5g이다.
- 주수상반(酒水相半) : 술과 물을 같은 용량으로 혼합한다.
- 주수상반전(酒水相半煎) : 술과 물을 같은 용량으로 넣고 달인다.
- 주침(酒浸) : 약재를 술에 일정시간 담가 술이 약재 속까지 배도록 하고 이를 꺼내어 약간 눅눅한 정도로 말려서 쓴다.
- 초(炒) : 약재를 저어가면서 적당히 볶는다.
- 초탄(炒炭) : 약재를 저어가면서 약한 불이나 중불로 가열하여 겉은 초흑색(炒黑色, 까만색)이 되고 속은 초갈색(炒褐色, 갈색 또는 진한 황갈색)이 될 때까지 볶는다.
- 초황(炒黃) : 약재를 계속 저어가면서 약한 불로 표면이 노릇노릇할 때까지 볶는다.
- 초흑(炒黑) : 초탄(炒炭)이라고도 한다.
- 탄자대 : 탄알 크기라는 뜻으로 환약 1개의 무게는 4~5g이다.
- 호환(糊丸) : 밀가루 풀로 약재를 반죽해서 환으로 만든다.

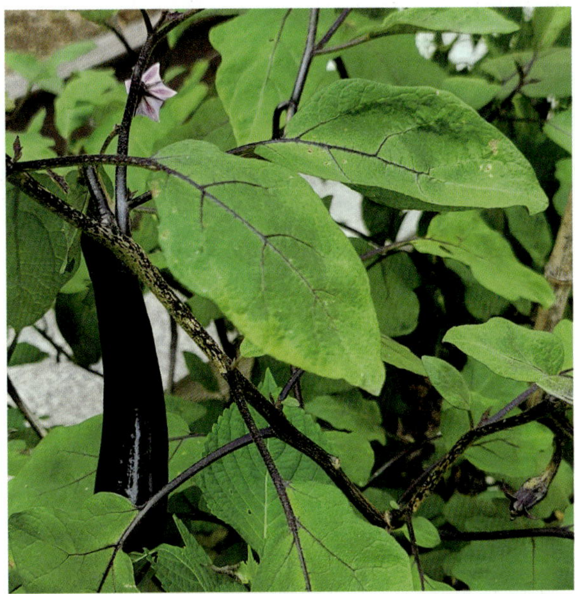

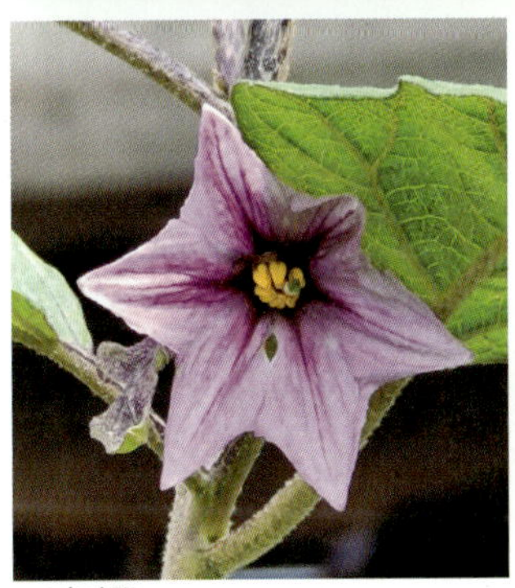

• 가지꽃

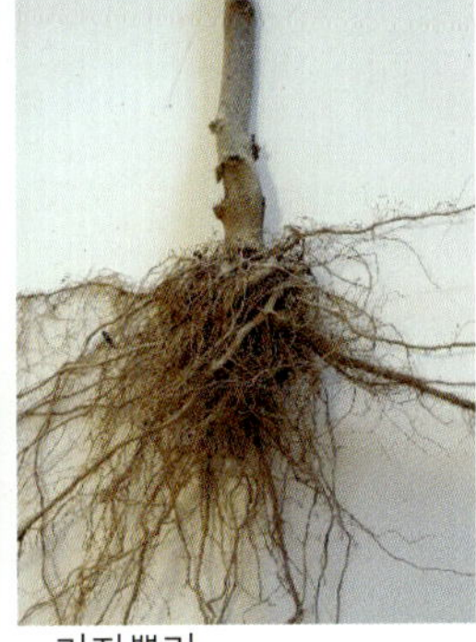

• 가지뿌리

가　근 茄根

가지뿌리
Solanum melongera L.

성미
맵고 차다.

채취 시기
가을

용량
12-24g

효능
이질, 변혈, 각기(脚氣), 치통, 동상, 피부 궤양에도 사용한다

금기
없음.

가지는 우리가 늘 먹는 식품 중의 하나이고, 또 너무 잘 자라면서 흔하다보니 진귀한 줄을 모르고 살아간다. 가지의 과실은 영양성분이 많아서 약용으로는 해열, 하혈에 쓰고, 꽃은 치통에 사용하는데 약용 가치는 뿌리에 더 많다.
이 약은 가지과에 속한 1년생 초본식물인 가지 Solanum melongera L.의 뿌리이다.

【성분】
diosgenin, vanillin, isoscopoletin, p-aminobenzaldehyde, ethylcaffeatae, N-trans-feruloyltyramine, N-trans-feruloyltyramine, trans-ferulic acid, N-trans-p-coumaroyloctopamine

ㄱ

【약리작용】

① 모종의 항균 작용이 있다.
② 항암 작용 : 간암세포, 폐암, 결장암, 백혈병, 골육종류(腫瘤)에 억제작용을 하였다.
③ 중추신경계 작용으로 기억기능 증강 효과
④ 진통 작용
⑤ 심근에 허혈성 개선 작용
⑥ 항혈전형성 작용
⑦ 고지혈강하 작용
⑧ 항균, 항바이러스 작용
⑨ 항염 작용

【임상응용】

1 이질 : 만성 이질에 가근을 태워서 석류피와 등분, 분말로 만들어 설탕을 약간 넣고 복용한다. 소염, 살균 작용으로 치료한다.

2 치통, 치은염

- 가근의 생즙을 치아에 자주 바른다.
- 오래된 가근을 태워서 분말을 노봉방 전탕액으로 복용한다.
- 단순 치통 : 가근 옥수수속대 각 15g을 전탕하여 입에 물고 있다가 뱉기를 반복한다.

3 여성 산후 음부탈출

- 가근을 태워서 분말을 기름종이에 싸서 자궁 안에 삽입한다. 1일 1회 실시하면 염증이 소실되고 정상으로 수축된다.
- 치질 탈출에도 위와 같은 방법을 실시한다.

4 구내염 : 가근을 태워서 분말을 소금 가루와 같이 쌀 식초에 넣었다가 수시로 구내에 바른다. 소염, 살균 작용으로 치료한다.

5 만성 기관지염 : 가근 20g, 길경 금은화 어성초 각 15g, 패모 오미자 각 8g, 계지 4g

6 여름에 발가락 종기 : 가근 전탕액에 발을 담그고 있으면 살균, 소염 작용으로 염증이 소실된다.

7 유방암

- 가지 잎을 건조 분말로 만들어 환부에 바르는데 먼저 소독을 철저하게 하고 실시한다. 창상면의 부종 개선, 창상면의 감소, 전신기능 호전, 악취 제거 등의 효력을 나타낸다.
- 가지도 유방염과 피부 궤양에 효력을 보인다.

8 만성 관절염 : 가자근 15g을 단방으로 전탕하여 복용하거나 혹은 가자근 90g을 고량주 500ml에 7일간 침출 후 1일 2회 매회 15ml를 복용한다.

9 지혈 작용 : 변혈, 하혈, 소변 출혈, 치질 출혈에도 지혈 작용을 나타낸다. 그러므로 적용 처방에 가근을 배합하여 사용하면 유효할 것이다.

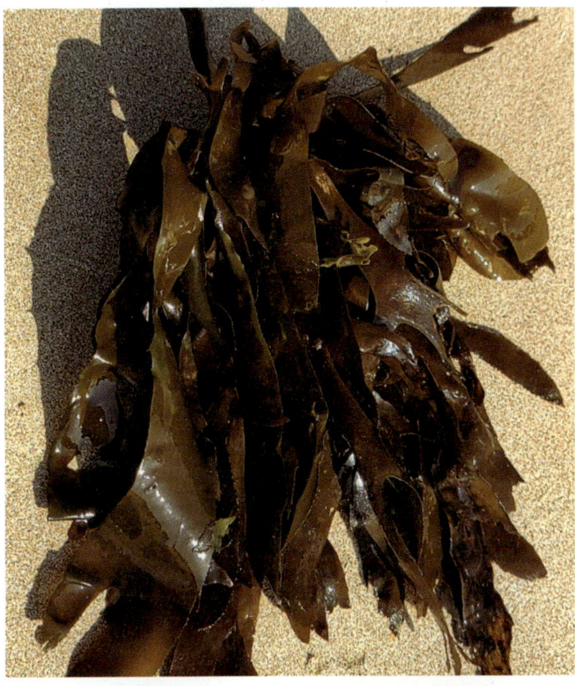

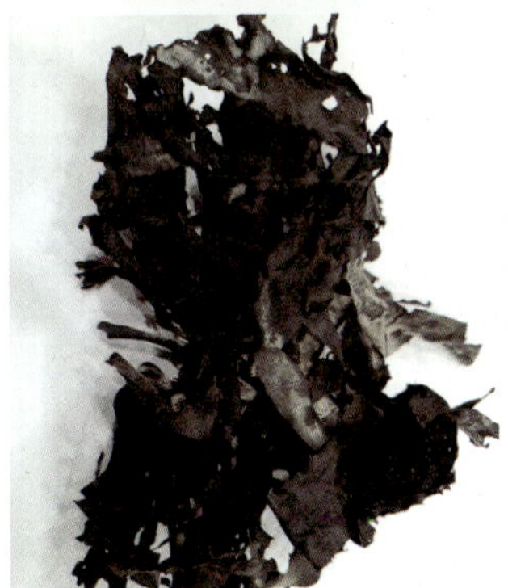

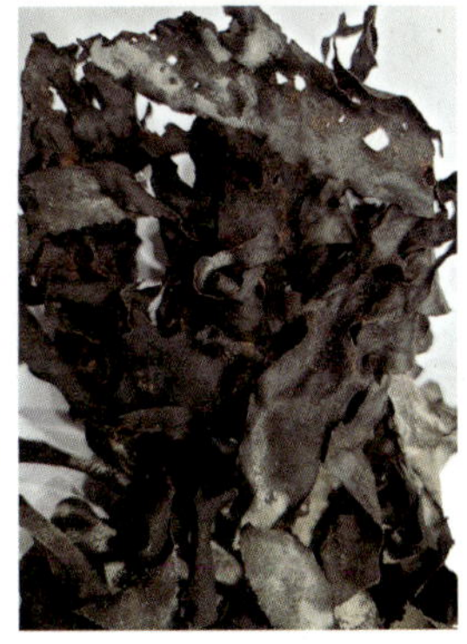

• 감태(건조품)

감　태 甘苔

감태잎
Ecklonia cava Kjellman

성미

짜고, 따뜻하다.

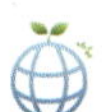

채취 시기

겨울

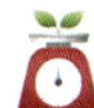

용량

8-12g

효능

소염, 항균, 항당뇨, 면역기능 향상 작용으로 피부염, 인지능력개선, 성장촉진, 항노화 등의 작용을 한다.

금기

없음.

제주도의 동쪽에서 자생하고 완도에서 재배하는 감태는 해조(海藻) 중의 갈조류(褐藻類)인 해양식물이다. 충남 서산지방에서 자라는 감태는 녹조류(綠藻類)인 가시파래(Enteromorpha prolifera)이며 색이 녹색이므로 기원식물 자체가 다르다. 감태는 흑갈색이면서 2-3년 성장하고 수심 20-30m에서 자생하며 길이는 1-2m에 이른다. 감태를 그냥 전탕하여 복용하면 효력이 미약하다. 유효성분이면서 지표물질로 삼고 있는 dieckol 등의 성분을 분리 추출하여 사용하면 효력이 매우 높다. 이 약은 다시마과에 속한 여러해살이 해양식물인 감태 Ecklonia cava Kjellman의 잎을 건조시킨 것이다.

ㄱ

【성분】

alginic acid, fucoidan 등인데 polyphenol 성분으로 dieckol, eckol, quercetin, resveratrol, A Linear phlorotannin, EGCG과 에콜계 화합물로 2-phloroeckol, 6,6'-biekol, 7-phloekol, phlorotannin A, 8,8'-biekol, phlorofucofuroekol A

【약리작용】

① 항염 작용 : 만성 염증 억제 작용으로 활성산소의 발생 억제효과, 통증 유발 효소 억제 작용, 관절염에 유효 작용

② 항산화 작용 : 활성산소 소거능력, 조직 분해 효소 억제 작용

③ 산화 스트레스로 부터의 보호 작용으로 에콜계 화합물이 작용하여 효과. 활성 산소, 활성질소 등 자유기(自由基)를 중화시키는 효과

④ 항균, 항바이러스 작용으로 역전사단백질 및 prostease의 억제활성을 나타낸다.

⑤ 항알러지 반응

⑥ 심혈관 개선 작용으로 토탈콜레스테롤, 나쁜콜레스테롤 수치의 개선 작용

⑦ 체중 감소, 지방 분해 작용

⑧ 항당뇨 작용

⑨ 피부 보호작용으로 eckol, phlorotannin A, triphlorethol, dieckol과 phlofucoekol A 등이 피부 탄력 강화와 단백질인 elastin를 가수분해하는 효소인 elastase의 활성을 감소시킨다.

⑩ 뇌기능 개선 작용으로 인지능력개선, 알츠하이머, 치매에 작용

⑪ 과민성 천식 억제 작용으로 사이토카인 신호를 제지시킨다.

⑫ 고지혈 개선효과

⑬ 항비만 효과

⑭ 수면 촉진

⑮ 장내 중금속 흡착 방지, 배출 작용

⑯ 면역기능 활성화로 항피로, 항노화 작용, NK, 대식세포의 활성으로 정상세포의 강화, 암세포의 혈관신생 억제 작용

⑰ 시력보호 작용

⑱ 항암 작용으로 alginic acid는 대장암세포 억제, tumor 세포의 괴사 작용

⑲ 항방사능 작용

⑳ 항헬리코박터균의 작용

㉑ 지방간 억제 작용

㉒ 변비에 윤변 작용

㉓ 성장 촉진

【임상응용】

1 피부질환

- 건선, 아토피 : 감태 황련 각 8g, 유백피 고삼 각 15g, 연교 어성초 20g.

살균, 항염 작용, 부종억제, 소양감 감소 작용으로 치료한다. 알로에 즙을 피부에 바르면서 치유하면 더욱 효과적이다.

- **피부주름 개선, 탄력강화** : 감태 8g, 산수유 오미자 녹차 서목태 황기 각 10g, 적설초 감초 각 4g.
  얼굴의 노폐물 배출, 피부 탄력강화, 미백, 표피세포의 생존시간 연장 작용이 있다.
- **탈모방지** : 감태 서목태 산수유 숙지황 파고지 각 12g.
  이소플라본과 폴리페놀 성분은 탈모방지, 모발의 윤기와 끊김 방지 효과를 나타내고, 모발의 재생에도 도움이 된다.

2 면역기능 강화, 항노화

- **항피로** : 감태 10g, 황기 태자삼 혹은 만삼 각 15g, 당귀 천궁 산수유 숙지황 각 8g, 육계 인삼 각 6g, 감초 2g.
  피곤, 무력, 의욕상실을 해소시킨다. 후코이단은 NK 세포의 활성작용을 나타낸다.
- **무기력, 식욕감퇴** : 감태 10g, 황기 당귀 각 20g, 인삼 만삼 옥죽 각 12g, 녹용 8g, 백출 6g
- **항노화 작용** : 감태 10g, 황기 옥죽 태자삼 만삼 각 12g, 산수유 파고지 각 15g, 녹용 8g (혹은 녹각 20g).
  피로 감소, 무기력 해소, 기력증가, 근력강화, 식욕증가 작용이 있다.

3 관절염

- **급성 관절염** : 감태 10g, 우슬 두충 목과 각 15g, 위령선 8g, 유향 몰약 각 4g.
  관절 염증 제거, 관절낭 안에 수분 제거 작용과 근육의 수축력 강화 작용으로 통증이 개선되어 보행이 보다 자유로워지고 근육의 탄력이 강화된다. 심지어 척추가 굴절되어 굽은 허리와 척추를 펴 주기도 한다. 이런 현상은 근육의 양이 증가하고 신축력이 증가하면서 발생하는 현상이다.
- **퇴행성 관절염** : 감태 10g, 녹각 20g, 계족 15g, 두충 목과 속단 접골목 각 12g, 위령선 8g, 감초 2g.
  골질의 재생 작용, 소염, 근육의 생성 촉진 작용으로 효력이 나타난다.

4 뇌기능 개선

- **인지기능 개선** : 감태 12g, 은행잎 15g, 원지 석창포 황금 황기 각 10g, 용안육 백출 오미자 각 6g, 녹용 5g.
  감태 속의 polyphenol 성분은 항산화 작용으로 뇌세포 안에서 인지기능을 개선시키므로 집중력을 향상시키고, 뇌세포의 활성 작용으로 건망, 심지어 치매에서도 유효성을 나타낼 수 있다.

ㄱ

- 건망증, 경도의 치매 개선 : 감태 12g, 은행잎 인삼 교고람 각 15g, 적설초 10g, 참당귀미 20g, 연심 4g.
  해마세포의 재생력 촉진으로 기억력 향상, 판단력, 감각기능 회복, 두중(頭重) 개선, 언어구사력 회복 작용을 얻게 된다.
- 숙면 촉진 : 감태 10g, 산조인 20g, 치자 지실 죽여 각 6g, 연자육 원육 각 15g.
  phlorotannin A는 진정 작용으로 불안 해소, 스트레스 완화로 불면증상을 해소시킨다.

5 심혈관계 작용

- 협심증 : 감태 10g, 단삼 은행잎 당귀 천궁 갈근 인삼 각 12g.
  고지혈 용해 작용과 혈관벽의 탄력강화, 혈류촉진, 심근에 수축력 증가 작용으로 협심증을 개선시킨다.
- 심근경색증 : 감태 12g, 단삼 은행잎 갈근 산사 각 15g.
  상승된 콜레스테롤 수치를 내려주고, 항혈액응고 작용, 산소공급 촉진, 혈류촉진 작용으로 심근 속에 지방을 용해시켜서 가슴의 통증완화 하고, 호흡을 편안하게 유지하면서 심장에 허혈성 질환을 억제시킨다.

6 혈당강하

- 당뇨병 : 감태 8g, 천화분 고과 국우 각 15g, 갈근 오미자 산수유 각 10g.
  감태에 들어 있는 알긴산으로 당의 흡수를 느리게 유도하면서 오미자, 산수유, 고과 등의 혈당강하 성분으로 당뇨를 조절하게 된다.
- 초기 당뇨병 : 감태 10g, 숙지황 산수유 연자육 육계 고과 각 12g.
  혈당강하 작용, 단백질의 생성억제 작용 등과 동시에 조직에 염증이 발생하지 않도록 하는 것으로 췌장을 보호하게 된다.

7 시력 보호 : 감태 10g, 구기자 15g, 결명자 12g, 천궁 당귀 하고초 만형자 각 8g.
구기자는 간 기능을 활성화시키면서 시력증강 작용을 하고, 감태는 시력보호, 백내장 억제 작용, 안구 건조증 개선 효과를 얻게 한다. 그러면서 안압 강하, 안구에 혈류촉진반응을 나타낸다.

8 항암 작용 : 감태 12g, 백출 15g, 지각 작약 산사 각 15g, 대황 8g, 목향 감초 각 2g.
대장암세포의 억제 작용이 있다.

9 성장촉진 : 감태 12g, 백출 두충 황기 각 15g, 녹용 인삼 각 8g, 감초 2g.
성장인자의 분비촉진으로 소아, 청소년기에 유효성을 나타낸다.

10 변비 : 감태 12g, 욱이인 마자인 각 15g, 대황 12g, 창출 도인 각 8g.

장관에 수분을 유지하고 장관 운동을 촉진시키므로 유효하다. 감태 속에 알긴산이 다량 함유되어 있어서 장관 운동을 증가시킨다.

11 농약, 중금속 제거 : 감태 12g, 녹두 25g, 대두 15g, 감초 12g, 대황 8g.

농약의 해독 작용과 중금속의 장내 흡착을 방지하므로 유효하다.

12 지방간 : 감태 10g, 강황 15g, 백출 갈근 인진 각 20g, 산사 15g.

간장에 지방 분해 작용, 효소활성화, 간세포의 재생촉진 작용으로 효력이 나타난다.

13 소화기 질환

- **역류성 식도염** : 감태 12g, 백출 20g, 진피 황금 황련 8g, 육계 후박 작약 각 6g, 감초 2g
- **항헬리코박터균 작용** : 감태 12g, 백출 15g, 작약 육계 백굴채 어성초 각 12g.

헬리코박터균의 활성억제 작용으로 치료된다. 기타 항염, 항균 작용으로 유효성을 인정하고 있다.

14 항방사능 작용 : 감태 12g, 인삼 황련 각 15g.

방사능 물질의 방어 작용을 한다.

15 고혈압 : 감태 12g, 하고초 감국 천궁 구기자 각 15g, 결명자 12g, 백출 10g, 백지 4g.

혈압강하, 두통, 두중(頭重), 어지럼증, 구역 증상이 개선된다.

ㄱ

계관화 鷄冠花

맨드라미꽃
Celosia cristata L.

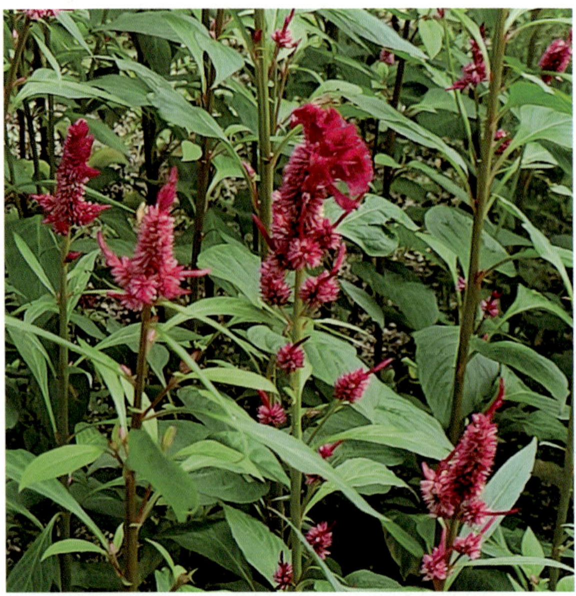

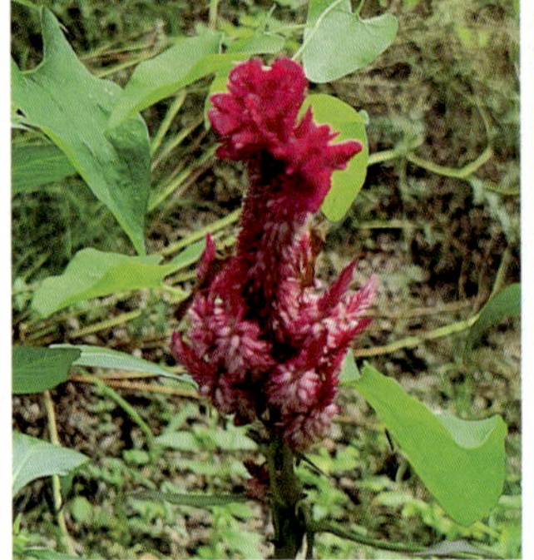

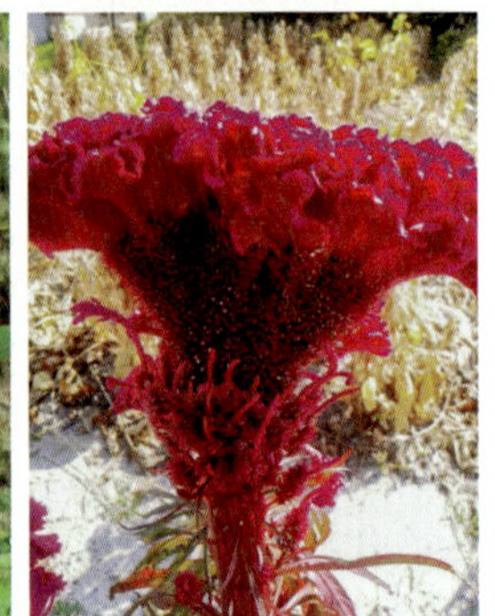

성미
달고 서늘하다.

채취 시기
9-10월

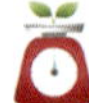
용량
6-12g

효능
양혈(凉血), 지혈 작용으로 치질 출혈, 토혈, 해혈(咳血), 소변 출혈, 자궁 출혈, 적백이질, 적백대하에 효력이 있다.

금기
없음.

가을을 장식하는 맨드라미는 색상이랑 생김새가 특이하여 많은 이들에게 사랑을 받는다. 요즘에는 이것도 변종이 많이 나와서 재래종보다 꽃이 작고 노란색으로 위로 곧게 자란 것도 있고 잎의 형태도 다른 것들이 많아졌다. 원예 종을 개발하는 이들은 쉴 사이 없이 새로운 품종을 만들어 정원을 장식한다. 종자는 아주 작고 반짝이며 꽃은 수탉의 벼슬같이 아름답고 요란하다. 종자는 청상자로 안과 질환에 빈용되고 있다.

【성분】
kaemferitin, amaranthin, pinite

【약리작용】

① 음부 적충병에 양호한 반응을 얻고 있다.

② 유산 작용

【임상응용】

1 지혈 작용

- **치질 출혈** : 항문 부위가 붓고 아프면서 걸을 수가 없고 오래도록 치유가 안 되면, 계관화 지유 권백 봉안초(鳳眼草, 가죽나무열매) 각 40g을 추말(麤末, 거친 가루)로 만들어 전탕 후에 훈증을 하고 환부를 세척하여 지혈시킨다.
- **하혈 탈항(脫肛)**
  - 계관화 방풍 지유 저백피 각 등분을 분말로 만들고, 오자대 크기로 환약을 만들어서 1회 70환을 복용하여 지혈시킨다.
  - 계관화초 종려탄 강활 각 40g을 분말로 만들어 1회에 8g을 미음으로 복용한다.
- **토혈부지** : 백계관화 괴화 각 40g을 분말로 만들어 1회에 80g 복용하여 지혈시킨다.
- **해혈(咳血)** : 생계관화 20–30g(건조품은 8–20g)을 돼지 폐에 넣고 1시간 전탕하여 식사 후 2–3회 복용한다. 여기에서 백급 15g을 가미하면 더욱 효력이 높다.
- **생리과다증** : 계관화 단방으로 건조품을 분말로 만들어 1회에 8g을 공복에 복용한다. 단, 생선과 돼지고기는 먹지 않는다.
- **자궁 출혈** : 계관화 생지황 숙지황 각 15g, 선학초 아교주 구기자 연방초 산수유탄 당귀 초백출 각 10g, 승마 형개초 오미자 오배자 각 8g, 백모근 6g, 감초 4g을 전탕하여 복용한다.
- **소변 출혈** : 백계관화 40g을 초탄(炒炭)하여 미음 탕으로 복용한다. 혹은 계관화 괴화 형개 간장을 초흑(炒黑)하여 전탕 복용한다.

2 적백이질

- 계관화를 단방으로 전탕하여 술로 복용한다.
- 계관화 현초 백굴채 각 8g, 작약 백출 황련 각 6g을 전탕하여 복용한다.

3 산후 복통 : 백계관화, 물과 술을 넣고 전탕하여 복용한다.

4 여성 백대하 : 백계관화 금은화 각 20g, 육계 백지 각 4g을 전탕하여 복용한다. 혹은 단방으로 분말로 만들어 공복에 1회 12g을 복용한다.

5 피부 풍진(風疹) : 백계관화 향일화(해바라기) 각 12g, 설탕 40g에 물을 넣고 복용한다.

6 시력 감퇴, 녹내장 : 계관화 애엽근 두형(좀목형뿌리) 구기자 감국 결명자 각 20g을 전탕하여 복용한다.

ㄱ

계시등 鷄屎藤

계요등
Paederia scadens (Lour.) Merr.

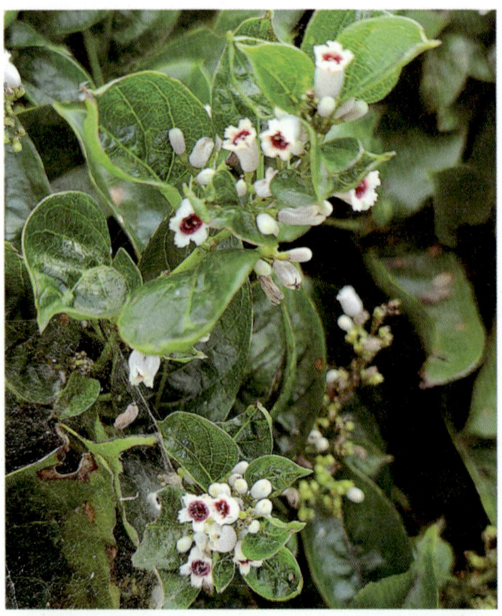

성미
달고 약간 쓰며, 평범하다.

채취 시기
가을

용량
10–15g, 대제는 30–60g

효능
거풍제습(祛風除濕), 해독, 소화촉진 작용으로 풍습성 마비동통, 소화불량, 복부창만, 복통, 설사, 이질, 일사병, 간염, 급성 간염, 해수(咳嗽), 피부염에도 효력이 있다.

금기
약침제에서도 심, 뇌, 간, 신장, 비장에 이상이 나타나지 않았다.

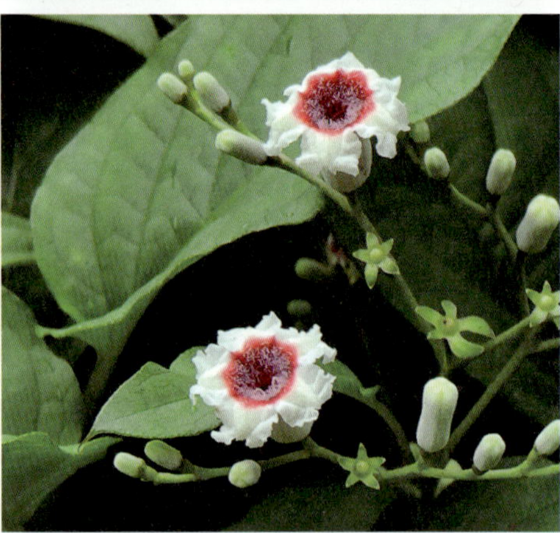
• 계요등꽃

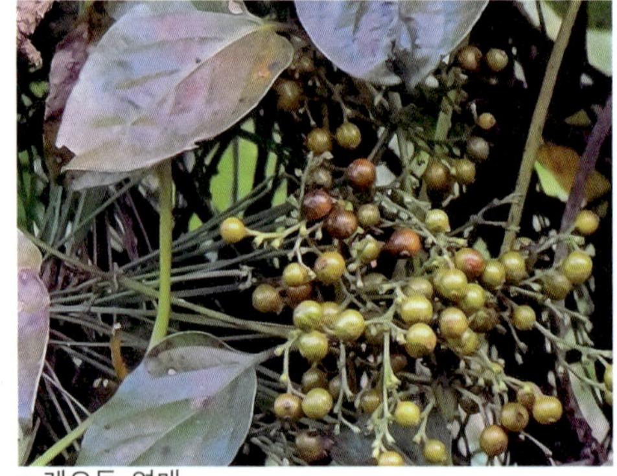
• 계요등 열매

국내에서는 식물명이 계요등이라고 부르는데 실제 약명에서 유래 된 것 같다. 잎에서 나는 냄새가 흡사 닭의 분변과 유사하여 붙여진 이름으로 여겨진다. 덩굴성 긴 줄기에 여름에 피는 꽃은 매우 아름답기도 하다.
이 약은 꼭두선이과에 속한 여러해살이 덩굴성초본인 계요등 Paederia scadens (Lour.) Merr.의 전초와 뿌리이다.

【성분】

iridoid glucoside, paederoside, scandoside, paederoside acid, asperuloside, deacetyl asperuloside, cyanidin glycoside, delphinidin, malvidin, embelin, 잎에는 arbutin, 정유 등이 함유

【약리작용】

① 항균 작용으로 황색포도상구균, 이질균, 폐렴구균에 억제 작용

② 장근육의 억제 작용

③ 진정, 진통, 항경련 작용

【임상응용】

1 관절염

- 풍습성으로 인한 사지마비, 관절동통 : 계시등 낙석등 각 30g, 우슬 20g, 두충 15g, 감초 2g을 전탕하여 복용한다.
- 만성 골수염 : 계시등 토복령 비해 각 30g, 녹각 20g, 육계 12g을 전탕하여 복용하면 염증 소실과 골수의 재생력을 촉진시킨다.
- 연조직 손상
  - 계시등 60g을 짓찧어 환처에 붙여서 치료한다.
  - 계시등 30g, 두충 목과 비해 각 20g을 전탕하여 복용하면 연(軟)조직의 재생력을 촉진시킨다.
- 골결핵 : 계시등 30g, 산수유 비해 각 15g, 녹각 20g, 구척 15g.
  결핵균에 억제 작용과 골질의 재생 작용을 촉진시킨다.

2 소화불량, 복창통(腹脹痛) : 계시등 20g, 백출 산사 지각 각 12g, 후박 작약 각 8g, 신곡 맥아 각 4g, 감초 2g

3 기관지염

- 만성 기관지염 : 계시등 30g, 백부근 길경 백합 각 20g

ㄱ

· 여성 허약성 해수(咳嗽) : 계시등근 50g, 길경 패모 각 12g, 산수유 오미자 각 10g, 갈근 4g

4 피부염

· 만성 피부궤양 : 계시등(생것) 120g, 황기 30g, 금은화 20g, 강활 백지 각 15g을 전탕하여 내복하면 피부 궤양면의 조직 재생 작용으로 회복이 빠르다.

· 신경성 피부염, 대상포진

– 계시등 생것을 짓찧어 두텁게 환처에 붙이면서 치료한다.

– 계시등 30g, 원지 석창포 원지 각 15g, 산조인 대추 각 12g을 전탕하여 치료한다.

5 결막염 : 계시등 12g, 황련 5g의 전탕액을 잘 여과한다. 침전물이 가라앉고 위에 뜨는 물을 점안하면 소염, 자외선 차단으로 치료한다.

6 마비동통 : 관절염, 임파선염, 홍반낭창, 신경통에 약침제로도 효력을 얻고 있다.

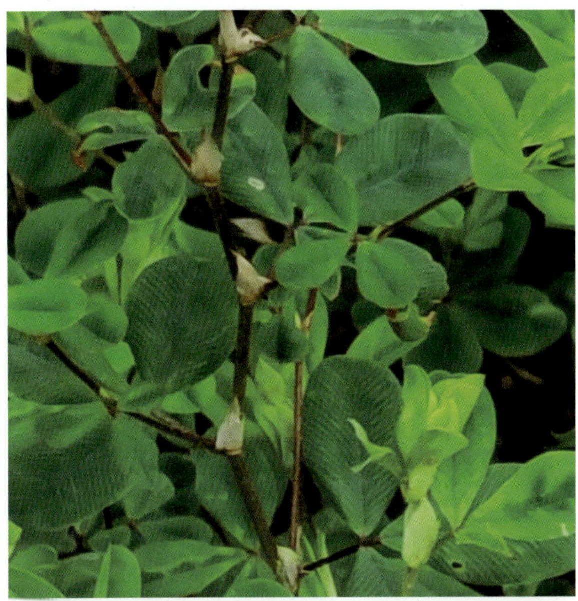

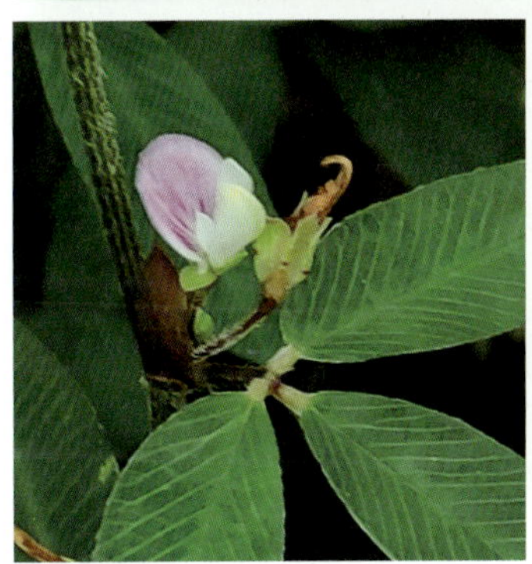

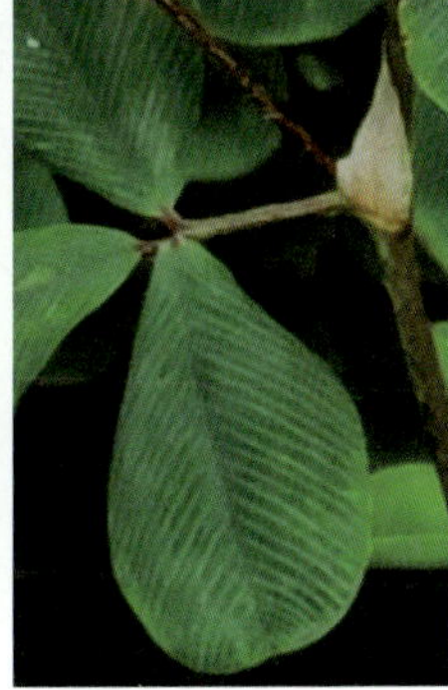

• 매듭풀 꽃

계안초 鷄眼草

매듭풀
Kummerowia striata Schindler

성미

달고 매우며, 약간 쓰며 평범하다.

채취 시기

7-8월

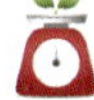

용량

10-30g, 생품은 30-60g

효능

해열, 해독, 건위(健胃), 지혈 작용으로 감기 발열, 여름 설사, 이질, 황달, 종기, 소변 출혈, 토혈, 각혈, 코피, 적백대하, 타박상에도 활용된다.

금기

없음.

길가에서 발에 채이는 풀이며 누구하나 관심을 두는 이가 없다. 줄기에 매듭이 져서 매듭풀이며 키는 10-30cm, 꽃은 8-9월에 홍자색으로 피는데 하도 작아서 눈을 씻고 봐야 그 아름다움을 느낄 수 있다. 이름하여 잡초다. 이 잡초가 유용한 약초가 되고 있다. 약명이 계안초라고 하여 잎이 닭의 눈과 같다고 하였으나 실은 꽃이 그러하다.

이 약은 콩과에 속한 1년생 초본식물인 매듭풀 Kummerowia striata Schindler의 전초이다.

【성분】

genistein, isoorientin, isoquercitrin, isovitexin, kaemferol, luteolin-7-O-glucoside, quercetin, rutin, β-sitosterol, β-sitosterolglucoside

【약리작용】

① 황색포도상구균의 억제 작용(이질균, 대장균에는 항균 작용이 미약)

【임상응용】

1 호흡기 감염증

- 감기 발열 : 계안초 15g을 전탕하여 복용한다.
- 계안초 15g, 계지 작약 마황 각 8g, 갈근 길경 각 6g, 감초 2g.
  발한(發汗), 해열 작용으로 치료한다.

2 급성 간염(황달) : 생계안초 생차전초 각 60g 전탕하여 복용한다.

3 이질, 설사 : 계안초 마치현 지면초 각 30g을 전탕하여 복용한다. 이질균의 발육억제로 치료한다.

4 부종, 소변불리, 동통, 요로감염증

- 단방으로 생계안초 120-180g을 전탕하여 복용한다.
- 계안초 차전자 목통 각 15g, 택사 편축 백출 각 8g

5 폐결핵 각혈

- 계안초 60g, 돼지고기 200g을 넣고 전탕하여 복용한다.
- 계안초 금은화 어성초 각 15g, 길경 패모 자원 관동화 백급 각 8g을 전탕하여 복용한다.

6 안과질환

- 야맹증
  - 단방으로 계안초 10g을 분말로 만들어 돼지고기 150g과 넣고 전탕하여 복용한다.
  - 복방으로는 계안초 충위자 결명자 구기자 창출 각 12g
- 눈에 찬바람을 쏘이면 눈물이 나는 증상 : 계안초 구미초(강아지풀) 각 100g, 구기자 감국 각 30g을 돼지 간 120g과 넣고 전탕하여 복용한다. 간 기능 개선과 시력증강 작용이 있다.

7 타박상

- 생계안초 60g을 주수상반전하여 설탕을 넣고 복용하던가, 환처에 붙여서 치료한다.
- 계안초 우슬 접골목 각 20g, 도인 홍화 각 4g

8 자궁탈출, 탈항(脫肛)

- 계안초 10g을 전탕하여 복용한다.
- 계안초 황기 각 20g, 지각 백출 각 8g, 시호 승마 각 2g

9 치아동통 : 계안초를 전탕하여 입에 물고 있다가 배출한다.

10 피부 자반병 : 생계안초 60g을 전탕하여 복용하는데, 소아는 15-30g 1일 2회 7일 복용으로 유효하다.

11 일사병 : 계안초 생즙을 내서 차게 복용한다. 해열, 해서(解暑) 작용이 있다.

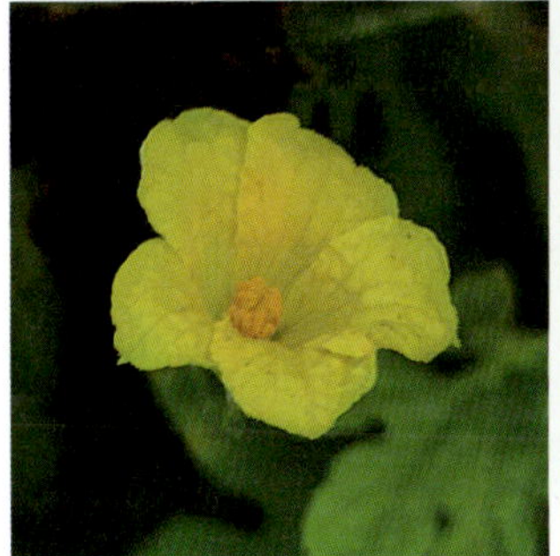

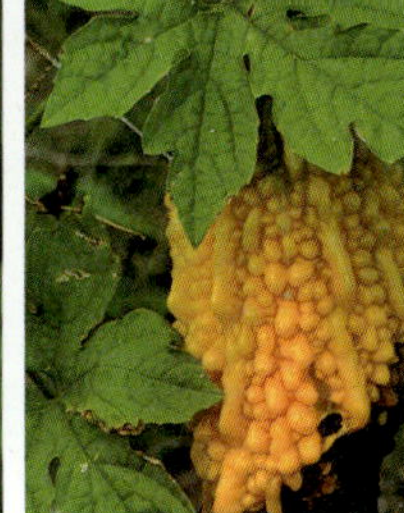

• 여주 꽃

• 익은 여주

고 과 苦瓜

여주
Momordica charantia L.

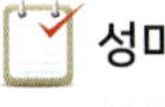

성미

쓰고 차다.

채취 시기

가을

용량

8-15g, 생것은 30-60g

효능

해열, 명목(明目), 해독 작용으로 열병에 번조(煩燥), 구갈(口渴), 일사병, 이질, 안구충혈 동통, 피부 종기, 단독(丹毒)에 효력이 있다.

금기

복통, 설사가 있는 자는 피한다.

열대 아시아 산으로 국내에서는 관상용으로 오랫동안 울타리에 심어왔던 여주이다. 근래에 와서 당뇨병 치료제로 큰 인기를 얻고 있다. 예전부터 심어왔던 종은 열매가 황적색으로 익어가고 다 익으면 과피가 벌어지면서 붉은 종자가 노출된다. 대반에 채집 갔을 때에 아시장에서 보니 과실이 흰색인 것은 즉석에서 갈아 즙을 내서 마시는 것을 본 적이 있고 종류도 여러 종이 있었다. 이 약은 박과에 속한 1년생 덩굴성 초본식물인 여주 Momordica charantia L.의 과실이다. 사실은 뿌리, 줄기, 잎, 꽃까지 모두 약용가치가 있다.

【성분】

charantin, β-sitosterol-β-D-glucoside, 5,25-stigmadien-3β-ol-β-D-glucoside, serotonin, glutamic acid, alanine, β-alanine, proline, phenylalanine, a-aminobutyric acid, petin, galacturonic acid, 종자에는 지방유가 풍부하여 31.0%, elaecostearic acid, momoricine, linoleic acid, linoleic acid

ㄱ

【약리작용】

① 혈당강하 작용 : 전탕액에서 혈당의 현저한 강하 작용이 나타났는데, 당뇨병 환자에게서도 내당(耐糖) 양이 현저하게 개선되었다. 알코올 추출물은 혈당강하 작용이 나타나지 않았다.

② 항암 작용

③ 항바이러스 작용

④ 면역에 작용으로 T, NK 세포의 활성을 증가시킨다.

⑤ 사하 작용

【임상응용】

1 여름 더위, 일사병

- 구갈(口渴), 번조(煩燥), 발열 : 고과 서과피 향유 백편두 각 20g, 맥문동 15g, 오미자 8g
- 여름 구갈(口渴) : 고과 20g, 맥문동 15g, 오미자 인삼 각 8g

2 당뇨병

- 구갈(口渴), 혈당상승 : 고과 천화분 각 20g, 갈근 상엽 상백피 각 15g.
  혈당강하, 구갈(口渴) 제거, 상쾌한 기분을 얻게 된다.
- 고과 20g, 지골피 옥죽 갈근 지모 각 12g, 인삼 오미자 각 8g
- 고과 국우 각 30g, 갈근 상백피 각 15g, 오미자 8g

3 이질 : 고과 백굴채 노관초 각 20g, 창출 작약 각 8g, 목향 감초 각 2g.
이질균의 발육억제 작용으로 치료한다.

4 안구충혈 동통

- 고과 하고초 감국 결명자 각 20g, 차전자 15g.
  간 기능 개선 작용과 혈압, 안압을 하강시켜서 충혈 동통을 그치게 한다.
- 안구 동통 : 고과를 불에 구워 분말로 만들고 등심 전탕액으로 복용하면 열을 내리면서 동통이 해소된다.

5 종기와 악창(惡瘡)

- 발열하면서 열독(熱毒)으로 피부 창진(瘡疹), 단독(丹毒) 발생 시 : 고과 연교 금은화 자초 각 15g, 현삼 12g, 목단피 6g.
  해열, 살균, 소염 작용으로 치료한다.
- 피부 열독(熱毒), 창진(瘡疹) : 고과 금은화 포공영 자화지정 어성초 각 20g을 전탕 복용한다.
  해열, 살균, 소염 작용을 유도하여 치료한다.
- 종기 : 고과 생즙을 환처에 발라서 살균, 소염 작용으로 치료한다.

6 여름 복통 : 고과를 불에 구웠다가 복용하면 위열을 제거하면서 통증이 해소된다.

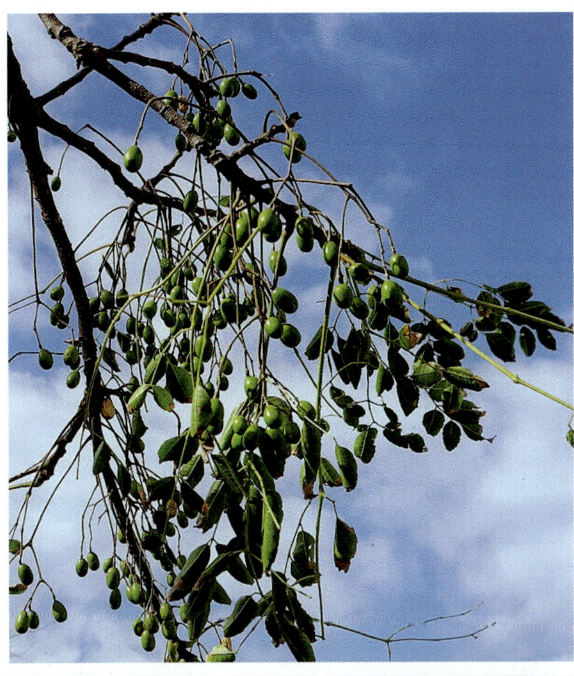

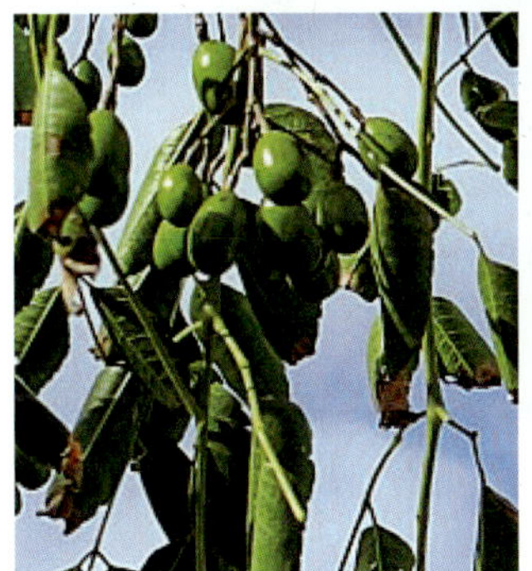

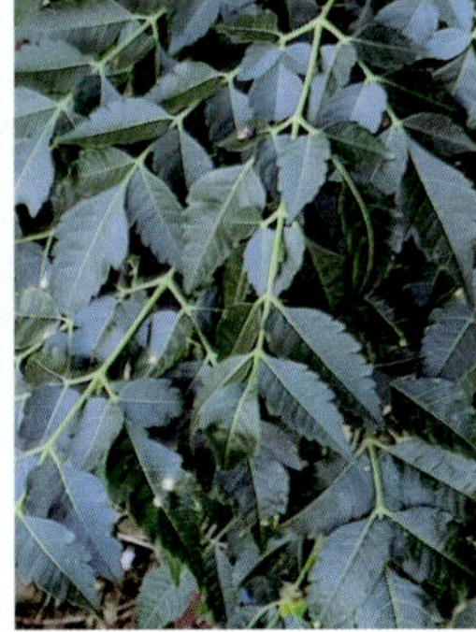

고련자 苦楝子

멀구슬나무
Melia azedarah L.

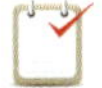

성미

쓰고 차며 독이 약간 있다.

채취 시기

가을

용량

3-10g

효능

행기(行氣) 지통, 살충 작용으로 복부와 옆구리, 갈비뼈의 동통, 산통(疝痛), 장내 기생충 제거, 동상, 두피 염증에 활용된다.

금기

- 비위 허약자
- 과량이나 장기복용을 금한다.

많은 사람들은 천련자(Melia toosendan S. et. Z)가 멀구슬나무의 종자인줄로 알지만 실은 유사할 뿐, 국내에는 없고 중국의 남부지방에서 자라며 효능도 다르고 국내에서는 볼 수 없는 식물이다.
이 약은 멀수슬나무과에 속한 낙엽지는 큰키나무인 멀구슬나무 Melia azedarah L.의 종자이다.

【성분】

melianone, melianol, melialactone, 7-tricosol, catechin, lupeol, β-sitosterol, vanillin, cinnamic acid, azedirachin, 1-cinnamoylmelianolone, salannin, meldenin, linoleic acid, myristic acid

ㄱ

【약리작용】

① 항진균 작용이 매우 강하다.

【임상응용】

1 복통, 간기능장애로 인한 흉협통 : 고련자 현호색 각 10g, 강황 인진 각 15g, 창출 12g. 간 기능 회복과 진통 작용에 유효하다.

2 복통, 복창(腹脹) : 고련자 창출 각 15g, 후박 대복피 각 8g, 지각 신곡 맥아 각 6g, 감초 2g. 행기(行氣) 지통, 창만을 제거하면서 건위(健胃) 작용으로 치료한다.

3 산증(疝症), 고환염 : 고련자 7개, 산조 종자 5매를 전탕 복용한다.

4 생리통 : 고련자 당귀 천궁 작약 향부자 각 10g, 유향 몰약 각 2g. 자궁 기능 활성화와 어혈제거로 통증을 완화시킨다.

5 급성 유선염

- 단방으로 고련자 전체를 분쇄 초황(炒黃)하여 1회에 8g, 흑설탕 60g을 막걸리나 혹은 물 100-200ml로 복용하는데 1일 2회 복용한다.
- 고련자 10g, 금은화 포공영 각 20g을 전탕 복용한다.
- **유방 만성 괴란(壞亂)증** : 늦가을에 채취한 고련자 40g, 쥐분 30g, 노봉방 20g을 약간 볶아서 분말로 만들어 1회 12g을 식후에 술로 복용한다. 약을 다 복용하면 통증, 농혈이 제거된다.

6 피부병

- **두선(頭癬)** : 고련자를 초황(炒黃)하여 분말로 만들고, 돼지기름이나 식물성 기름을 고련자 용량의 50%로 넣고 고약으로 만든다. 환부를 삭발하고 명반 5-10% 물로 닦아 내고 고약을 바르는데, 두께는 2-3mm, 1일 1회, 10일이면 치료 반응을 얻게 된다.
- **두창(頭瘡)** : 고련자 14개, 행인 7개를 볶아서 연기가 다 그친 후에 분말로 만들고 참기름에 개어 환부에 도포한다. 살균 작용으로 치료한다.
- **결핵선 임파선염** : 고련자 조협나무근 조협을 각 등분하여 오동나무 기름에 조합하여 환처에 바른다. 역시 살균 작용으로 치료한다.
- **독창(禿瘡)** : 고련자를 분말로 만들어 돼지기름, 녹차열매기름(차유(茶油)), 식초, 송유 등에 조합하여 도포한다.

7 치질 : 고련자 20개, 백반 40g을 같이 볶아서 분말을 사향 소량과 같이 잠자리에서 환부에 붙여서 염증을 제거한다.

8 신장 결석

- **소변불리 동통** : 고련자 소회향 복령 각 등분하여 분말을 따듯한 술로 복용한다.

9 대변출혈 과다증 : 고련자(초황(炒黃)) 10g, 삼칠근 4g을 분말로 만들고, 오자대 크기로 밀환을 만들어서 온수로 복용한다.

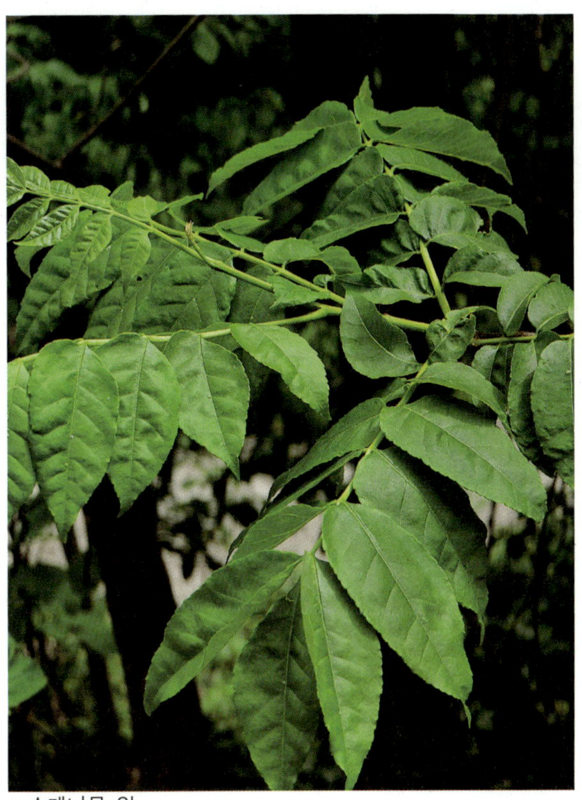
● 소태나무 잎

고수피 苦樹皮

소태나무
Picrasma quassioides (D, don) Benn.

성미
쓰고 차다.

채취 시기
수시

용량
6-15g

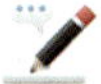
효능
해열, 해독, 살충, 건위(健胃) 작용으로 이질균, 위장염, 담도감염증, 급성 화농성감염증, 피부개선(疥癬), 습진, 화상에 활용된다.

금기
임신부는 삼간다.

우리말에 진짜 소태는 맛도 못 봤으면서도 지독하게 쓴 것을 소태 맛과 같다는 표현을 한다. 소태나무는 나무의 껍질에 쓴 맛이 많고 목심부에는 없다. 껍질의 쓴 맛으로 인하여 약명을 고수피, 고목(苦木)이라고 명명한 것이며, 쓴맛이 강할수록 약용가치를 높게 평가한다. 맛을 보면 몹시 쓴 맛이 오래 가는데 이 맛은 식욕이 돋게 하고, 몸이 가벼워지면서 생각도 명료해짐을 느끼게 한다.
이 약은 소태나무과에 속한 낙엽 큰키나무인 소태나무 Picrasma quassioides (D, don) Benn.의 수피와 근피, 목재 혹은 어린 가지도 약용한다.

【성분】

quassin, picrassin A·E·F, picrasmin, nigakihemiacetal A, nigakilactone A·B·C·E·F·H·J·K·M·N, nigakinone, methyl nigakinone, 2,6-dimethyl-p-benzoquinone, 4,5-dimethylcanthin

-6-one, 2,4-dichloro-6-aminopyridine

【약리작용】

① 건위(健胃) 작용 : 고미건위(苦味健胃) 작용, 식욕증진 효과

② 항균 작용 : 용혈성연쇄상구균, 황색포도상구균, 이질균, 고초균 등에 억제 작용

③ 항염 작용 : 부종 억제 작용

④ 해열 작용 : 복합처방 보다 단미(單味)로 투여했을 때에 해열 작용이 더 강하였다.

⑤ 혈압강하 작용 : 총 알칼로이드 성분은 혈관확장 작용이 현저하였다.

⑥ 국부 혈류량 증가 작용 : 목심부 추출물에서도 장관의 혈류량을 증가시키고 있었다.

⑦ 뱀독 : 약침제로 해독 작용을 나타낸다.

【임상응용】

1 세균성 이질 : 고수피 8g, 백굴채 백두옹 각 12g, 창출 작약 각 8g, 황련 4g, 감초 2g.
이질균의 발육억제로 복통, 이질이 제거되어 정상 변을 보게 된다.

2 건위(健胃), 식욕감퇴 : 고수피 8g, 창출 사인 작약 산사 신곡 맥아 각 8g, 감초 4g.
고미건위(苦味健胃) 작용이 있어 위액 분비 촉진으로 소화력 증진, 위장 운동의 유동 촉진으로 복창(腹脹)을 제거하여 효과를 얻게 한다.

3 급성 화농성염증 : 고수피 10g, 금은화 포공영 어성초 금앵자근 각 12g.
농축액을 1일 3회 복용으로 살균, 소염, 배농 작용을 나타낸다.

4 소아 폐렴 : 고수피 약침제로 유효성을 인정하였다.

5 담낭염 : 복통 제거, 소염, 해열 작용을 나타낸다. 담즙 분비 촉진으로 염증을 치료하는 것이다.

6 고혈압 : 고수피 4-8g을 전탕하여 복용한다.
혈압강하 작용. 대개 약성이 찬 약들은 혈압강하 작용과 소염 작용을 나타내고 있다. 복용 후에 두통, 두중(頭重), 안면 상기, 홍분, 두현(頭眩)이 제거된다.

7 피부습진, 건선, 화상

- 외용으로는 농축액을 환처에 바르거나 세척한다. 화상에도 외용하여 치료한다.
- 내복제로 고수피 10g, 연교 포공영 대청엽 금은화 각 15g을 전탕하여 복용하면 소염, 살균 작용으로 치료된다.

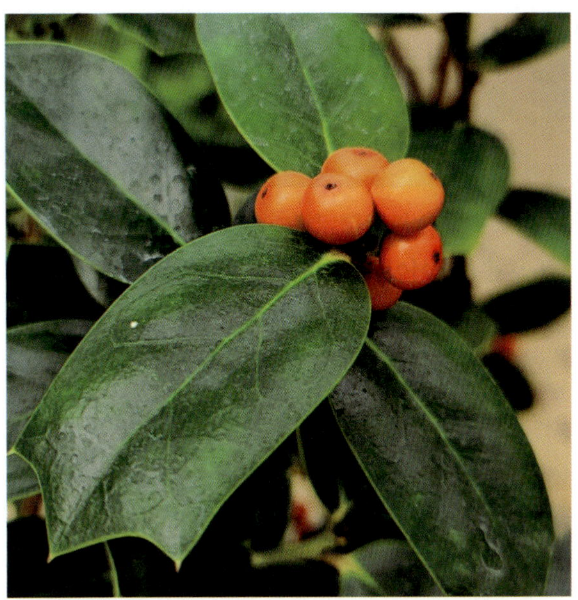

• 호랑가시나무 열매

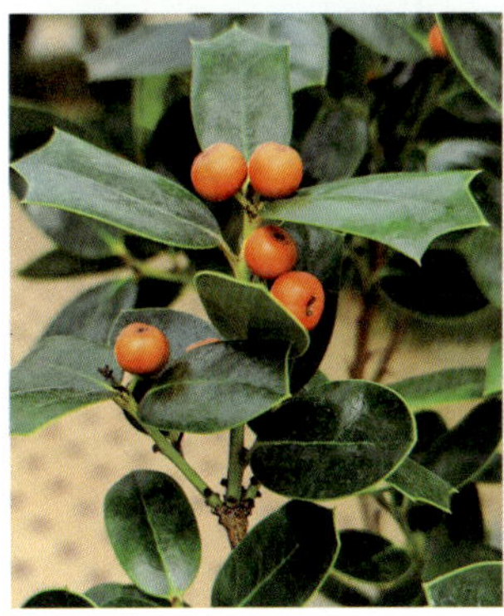

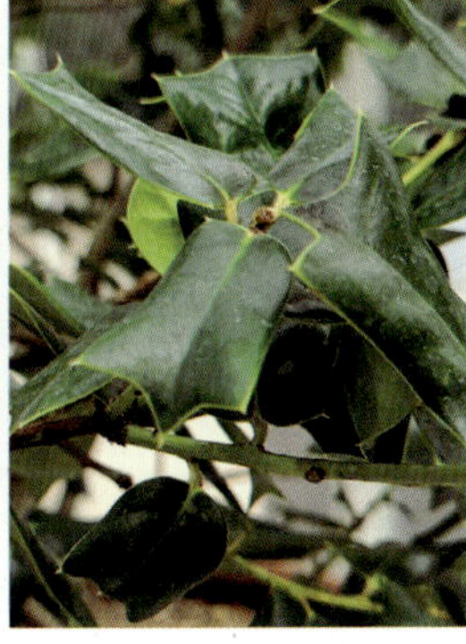

공로엽 功勞葉

호랑가시나무
Ilex cornuta Lindl.

성미

쓰고 서늘하다.

채취 시기

가을

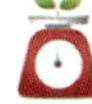

용량

8-15g

효능

허열제거, 간신(肝腎)기능 활성화, 거풍(祛風) 작용으로 골증노열(骨蒸勞熱), 전신 미열 동통, 해수각혈(咳嗽咯血), 두현(頭眩), 목현(目眩), 요슬 연약무력, 사지마비동통, 백전풍에도 적용된다.

금기

비위허약자와 정력이 부족한 남자는 복용하지 않는다.

잎이 특이하게 두텁고 단단하며 광채가 나고 양측 끝으로 깊고 둥글게 들어가면서 끝는 씨르는 가시같이 뾰족하게 자라는 것이 신비하기만 하다. 겨울이면 푸른 잎 사이로 빨간 열매가 촘촘히 달린다. 잎은 공로엽, 종자는 구골자라고 하여 다 같이 약용한다. 이명으로는 구골엽, 묘아자(猫兒刺)라고도 한다. 이 약은 상록성의 작은 키 나무인 호랑가시나무 Ilex cornuta Lindl.의 잎이다.

【성분】

caffeine, lupeol, ursolic acid, daucosterol, zigu-glucoside I·II, cornutaside A·B·C·D, cornutaglycolipide A·B, 3,4-dicaffeoylquinic acid, adenosine, ilexside I methyl ester

ㄱ

【약리작용】

① 관상동맥의 혈류량 증가와 강심 작용
② 피임과 항생육 작용
③ 전립선의 촉진 작용

【임상응용】

1 뼈 속이 아프고 미열, 구갈(口渴), 사지무력연약 : 공로엽 지골피 구기자 각 15g, 숙지황 산수유 산약 각 12g, 지모 황백 각 2g, 대추 10개

2 폐결핵 : 공로엽 15g, 백합 어성초 금은화 각 12g.
결핵균의 억제 작용과 살균, 배농 작용을 돕는다.

3 폐결핵 각혈, 조열(潮熱) : 공로엽 15g, 사삼 길경 맥문동 백급 아교 각 12g

4 요슬 동통, 이명, 두현(頭眩) : 공로엽 구기자 여정실 한련초 각 15g, 천궁 백지 두충 오가피 각 12g.
간신음허(肝腎陰虛)로 나타나는 증상을 개선시킨다.

5 요통, 허리근육무력, 골질연약동통 : 공로엽 상기생 두충 각 15g, 구척 토복령 녹각 각 12g.
골질의 재생력 촉진, 혈류 촉진, 근육의 수축력 증강 작용

6 관절염

- 공로엽 어린 생것을 120g, 고량주 360g에 넣고 1일 후에 자기 전에 15-30g을 복용하면 통증이 개선된다.
- 공로엽 15g, 우슬 비해 위령선 각 12g, 오가피 두충 구척 각 8g, 감초 2g

7 피부염 : 생잎을 주정에 넣었다가 환처에 붙여서 치료한다.

8 백전풍 : 생잎으로 즙을 내서 환처에 바른다. 여기에 파고지를 동량으로 배합하면 더 유효하다.

9 관절염, 근골동통, 신체허약 미열, 자궁출혈, 대하, 설사 등 : 공로엽 4-8g을 전탕하여 식후 1시간에 복용한다. 종자를 구골자라 하여 사용한다.

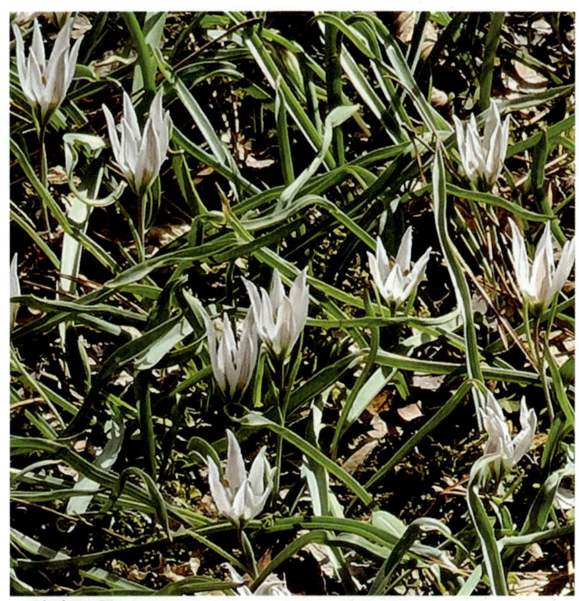

• 산자고 꽃

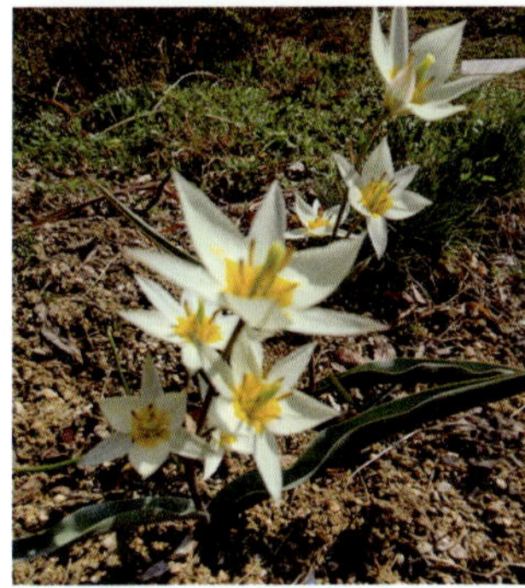

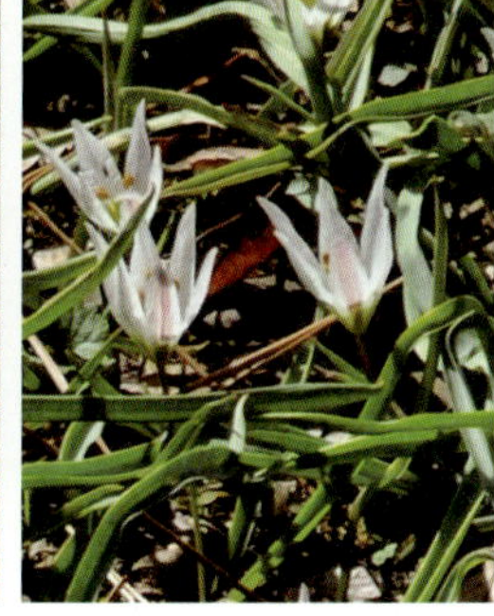

• 만개한 산자고 꽃

광자고 光慈姑

산자고

Tulipa edulis Bak.

성미

달고 차며 독성이 있다.

채취 시기

초여름

용량

4–8g

효능

산결(散結) 어혈 제거 작용으로 인후 종통(腫痛), 임파선결핵, 피부종기, 악창(惡瘡), 산후 어혈 제거에 활용된다.

금기

신체 허약자는 복용하지 않는다.

해마다 봄이 되면 야생화로 이름 높은 사자고는 꽃이 종을 엎어 놓은 듯 위로 향하면서 흰색의 꽃잎이 6개로 피어나는 것을 보면 자연스럽게 카메라로 촬영하게 된다. 그런데 식물이름이 산자고이지 약 이름은 광자고이며, 산자고는 약난초를 정명으로 하고 있다.

이 약은 백합과에 속한 여러해살이 초본식물인 산자고 Tulipa edulis Bak.의 인경이다.

【성분】

여러 종의 알카로이도와 전분, colchine

ㄱ

【약리작용】

① 항통풍(痛風)에 작용 : 급성 통풍성 관절염에 특효가 있다. 부종의 홍적색 발적이 소실되고 재발의 방지를 막아준다. 단, 만성 통풍과 염증에는 요산의 배설에 영향을 미치지 못 하였다.

② 항암 작용 : 암세포의 유사분열을 억제시킨다. 백혈병의 백혈구 호흡에 일정한 억제 작용을 나타낸다.

【임상응용】

1 인후 종통(腫痛) : 광자고 8g, 길경 15g, 현삼 사간 산자고 각 4g을 전탕하여 복용한다.

2 무명종기 : 광자고를 짓찧어 환처에 붙여서 소염, 살균시킨다.

3 임파선 결핵 : 광자고 8g, 하고초 금은화 포공영 각 12g을 전탕하여 복용한다.

4 산후 어혈 복통 : 광자고 8g, 당귀 천궁 각 15g, 목단피 도인 각 8g, 홍화 4g을 전탕하여 복용한다.

5 유선암 : 광자고 6g, 포공영 15g, 조휴 10g을 전탕 복용하면서, 잔사(찌꺼기)를 환처에 붙인다.

6 통풍 : 광자고 8g, 진피 취오동 각 15g, 목통 백출 위령선 두충 각 8g

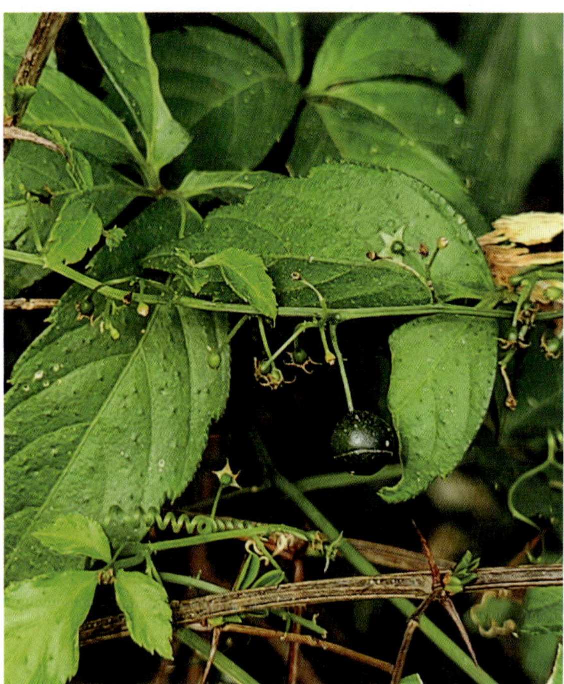

• 돌외 열매

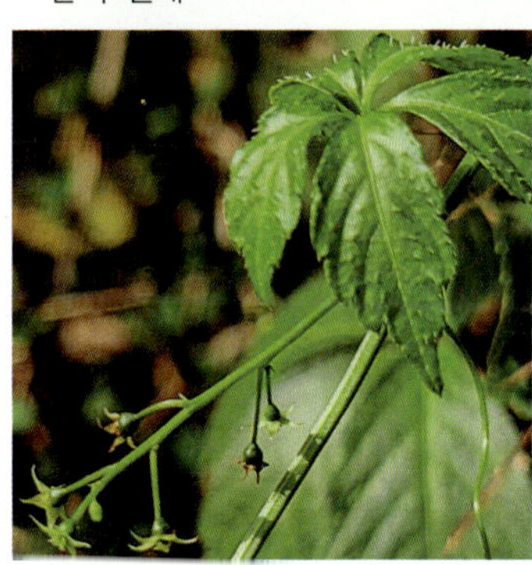

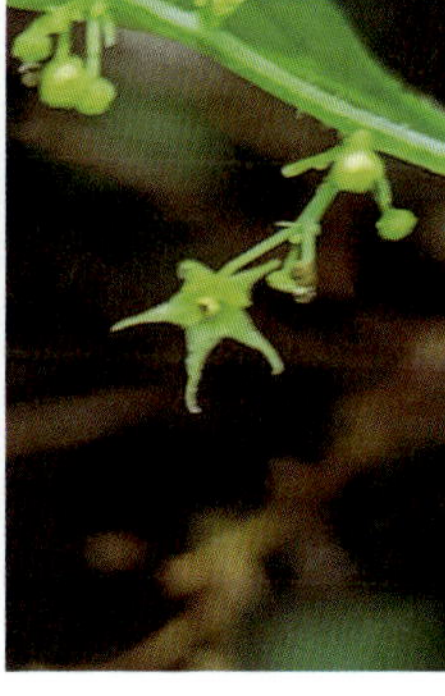

• 돌외 꽃

교고람 絞股藍

돌외
Gynospemma pentophyllum Makino

성미

쓰고 차다.

채취 시기

가을

용량

8-12g

효능

익기건비(益氣健脾), 비심양허(脾心兩虛), 양심안신(養心安神), 청열(淸熱), 지해화담(止咳化痰)으로 기력감퇴, 심신허약, 소화기허약, 무기력, 피로감을 개선시킨다.

· 양심안신(養心安神) : 마음을 편안하게 하고 정신을 안정시킨다.

금기

피부 과민반응을 나타내기도 한다.

한반도의 온난화로 인해 원래는 남부 해안가에서 자라던 식물인 돌외가 서울의 인왕산 둘레길에 만발한 것을 보고는 나와 일행은 퍽 신기하게 느꼈었다.

돌외는 해외의 건강기능식품 시장에서 남쪽에 자생하므로 Southern Ginseng이라고 부르며, 한국 인삼은 Korean Ginseng, 미국 인삼은 American Ginseng이라고 통칭 하고 있다. 이 만큼의 효능을 인삼과 비견한다는 의미이다. 한때 국내와 일본에서는 덩굴성식물이므로 덩굴차라고하여 시판한 적이 있었으나 지금은 흔적도 없는 실정이다. 이 약은 박과에 속한 여러해살이 초본식물인 돌외 Gynospemma pentophyllum Makino의 뿌리와 전초를 약용한다.

ㄱ

【성분】

ginsenoside Rb1·Rb3·Rd·F2, pypenoside, 복합 비타민, 여러 종류의 아미노산, 무기원소 등

【약리작용】

① 면역기관에 영향 : 생쥐 실험에서 흉선의 무게를 증가시켰다.
② 단핵거식세포기능의 증강 작용
③ 사포닌 성분은 체액면역세포의 촉진 작용
④ 교고람의 다당체, 사포닌들은 임파세포 면역을 수평으로 유지, 증진시킨다.
⑤ 백혈구 상승 작용
⑥ NK세포의 활성을 제고(提高)시킨다.
⑦ 항염 작용
⑧ 부신피질의 조절 작용
⑨ 항암 작용으로 대장암세포의 DNA합성을 강하시키고, 핵분열 감소, 세포변성으로 괴사시킨다.
⑩ 혈당강하 작용

【임상응용】

1 기허(氣虛), 비신양허(脾心兩虛)

- 교고람 황기 각 12g, 백출 원지 석창포 용안육 당귀 패모 관동화 자원 각 8g, 감초 2g.
  기력 상승과 정신 안정, 호흡기능 조절로 효력을 얻게 한다.
  기운이 없고 무력하며, 말을 더듬고 식사량도 적고, 만성 해수(咳嗽)에 가래가 희고 심신이 불안하며, 잠을 잘 못자고 헛꿈이 많으며, 잘 놀래고 건망이 있는 증상개선

2 항노화 작용 : 교고람 황기 만삼 각 15g, 산수유 숙지황 당귀 천궁 각 12g, 녹용 8g, 육계 인삼 각 8g, 감초 2g.
보기(補氣), 보혈(補血), 식욕 증가, 혈액순환 개선 작용으로 세포의 생존력을 높여준다. 그리고 항산화 작용, 항노화 작용으로 비장세포의 증가, 면역력의 활성화 작용, NK세포의 활성제고, 세포면역과 체액면역, 거식세포의 활성 등으로 기력을 높이면서 노화를 억제하게 된다.

3 뇌허혈 개선 : 교고람 은행잎 당귀 각 12g, 갈근 단삼 천궁 산사 작약 각 8g.
뇌 안에 모세혈관의 확장 작용, 혈류촉진, 혈관벽의 탄력강화 작용으로 효력을 나타낸다. 뇌혈류 개선과 중추신경억제 작용도 나타낸다.

4 기억력 개선 : 교고람 12g, 당귀 천궁 석창포 원지 은행잎 각 10g, 오미자 황금 녹용 각 6g.
해마세포의 손상을 방어하고 위축된 세포의 재생력 촉진으로 기억력을 개선시키면서 건망, 기억상실증, 치매에도 효력을 나타낸다.

5 빈혈 개선 : 교고람 계혈등 여정실 각 30g, 파고지 당귀 천궁 숙지황 각 12g, 육계 8g, 감초 2g,

대추 3개.

보혈(補血) 작용, 백혈구 감소증으로 인한 암증에서 백혈구수를 증가시키므로 빈혈 개선 효력이 있다.

6 **심장허혈 개선** : 교고람 단삼 15g, 산사 천궁 당귀 산사 은행잎 각 12g, 목단피 작약 각 8g.

심근에 혈류촉진으로 고지혈 용해 작용으로 치료 효과를 나타낸다.

7 **만성 간염** : 교고람 울금 인진 각 15g, 시호 황금 각 10g, 지실 창출 각 8g, 감초 2g.

간세포의 재생촉진, 지질의 과산화반응 억제 작용, 혈액 단핵세포 IL-2 활성과 IL-2R의 현저한 상승 작용이 있다.

8 **만성 위축성 비염** : 교고람 신이 창이자 유백피 각 15g, 갈근 길경 방풍 백지 세신 각 8g, 감초 2g.

병리적 검사에서도 호전반응을 보였고, 소염, 항균 작용으로 호흡개선, 두통제거, 부종 억제 작용을 나타냈다.

9 **만성 기관지염** : 교고람 12g, 길경 산수유 숙지황 각 10g, 오미자 상백피 자원 패모 각 8g.

호흡기도에 염증 개선, 폐와 기관지를 보호하면서 염증을 소실시킨다. 소아는 식욕이 증가하면서 성장 발육에 촉진되고 지력(智力) 상승효과도 나타난다.

10 **건선 개선** : 교고람 유백피 각 12g, 황기 백지 방풍 강활 고삼 각 8g, 감초 4g.

염증 개선, 살균 작용으로 효력을 나타낸다.

11 **당뇨병** : 교고감 고과 국우 각 15g, 산수유 숙지황 산약 천화분 갈근 오미자 각 8g

ㄱ

국　우 菊芋

돼지감자
Helianthus tubersus L.

성미
달고 약간 스며, 서늘하다.

채취 시기
가을

용량
10-15g

효능
해열양혈(解熱凉血), 부종억제 작용으로 발열성 질환, 장출혈, 타박상, 골절상, 당뇨에 적용한다.

금기
저혈압, 몸이 찬 사람은 피하는 것이 좋다.

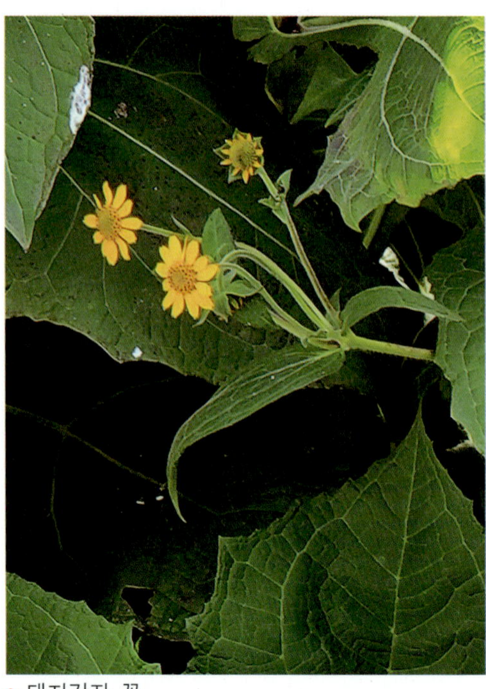

• 돼지감자 꽃

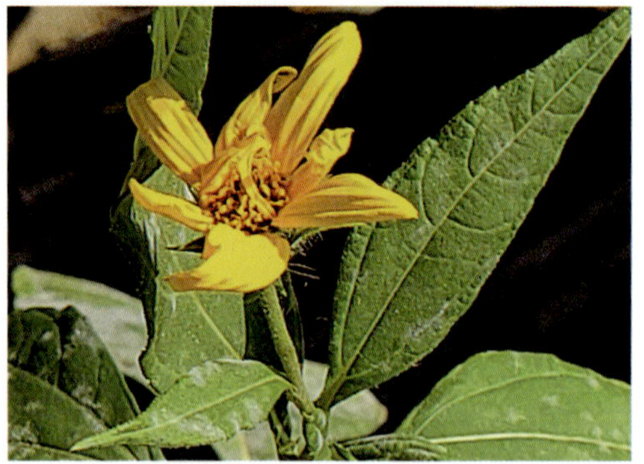

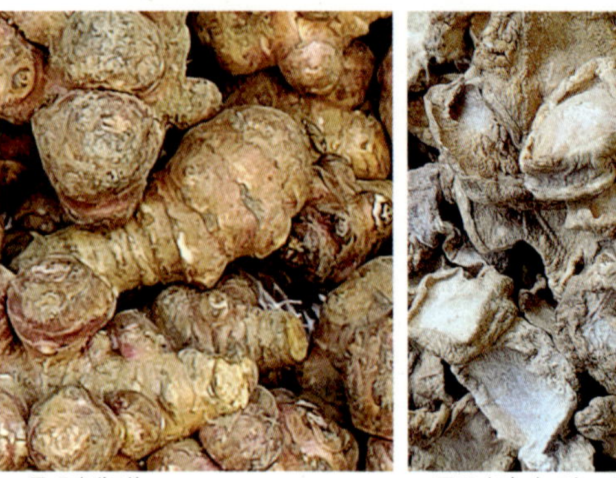

• 국우(생것)　• 국우(절단 건조품)

뿌리줄기의 형태로 보아 생강하고 흡사하여 양강(洋薑)이라고도 부른다. 하지만 국내에서는 뚱딴지라는 이름이 더 알려져 있다. 괴경을 껍질을 벗겨서 생으로 씹어 먹으면 질감과 향기, 수분이 고구마 보다 많아서 상큼한 맛을 느끼게 한다. 재배도 잘 되고 먹기도 좋고 효능도 우수한데 상품화가 덜 된 상태가 안타깝다. 아예 중국에서는 당뇨에는 활용하지 않는다.

이 약은 국화과에 속한 여러해살이 초본식물인 돼지감자 Helianthus tubersus L.의 괴경(塊莖)과 줄기와 잎이다.

【성분】

괴경에는 inulin, sucrose 1F-β-D-fructosytransferase, ribulose-1,5-bisphosphatecarboxylase, inlase, polyphenoloxidase, fructooligosacharides. 잎에는 heliangine, tagitinin, erioflorin, leptocarpin. 전초에는 heliantol A

【임상응용】

1 열병으로 입술이 마르고 타며 갈증이 나고 혀는 붉게 되는 증상

- 단방으로 생것을 먹으면 해열 작용으로 효력을 얻는다.
- 국우 지모 현삼 각 15g, 황백 황련 황금 각 4g으로 위장의 열을 내리므로 설적, 구갈(口渴), 미열을 해소시킨다.

2 당뇨병 : 단방으로 생것을 껍질을 벗겨서 먹으면 갈증도 감소되고 혈당하강 작용을 나타낸다.

3 구갈(口渴), 혈당상승, 정신혼몽 : 국우 고과 천화분 각 15g, 맥문동 오미자 황정 인삼 각 8g. 지갈생진(止渴生津), 혈당강하 작용으로 생기를 얻고 활동력을 발휘하게 된다.

4 지혈 작용

- 장출혈 : 국우 지유 아교 각 15g, 백출 차전자 각 8g, 형개 건강(초흑(炒黑)) 각 4g. 발열성 장출혈로 미열과 하혈이 지속되고 위장이 불편하고 변이 묽으면서 출혈이 오래가면 서늘한 이 약의 약성이 장위(腸胃)에 열을 내리면서 지혈 작용을 나타낸다.
- 외상출혈, 타박상 : 줄기와 잎을 짓찧어 환처에 붙여서 소염, 지혈, 부종억제 작용을 하게 한다.

5 골절상, 미열, 부종, 동통

- 외용으로 국우를 짓찧어 환처에 바르고, 전탕하여 내복도 가능하다. 골절에 유합 촉진과 미열제거, 부종제거로 동통이 감소되고 치유 속도도 신속하게 한다.
- 국우 접골목 각 15g, 우슬 도인 각 8g을 전탕하여 복용한다.

권 삼 拳蔘

범꼬리
Bistorta major S, F, Grey v, japonica Hara

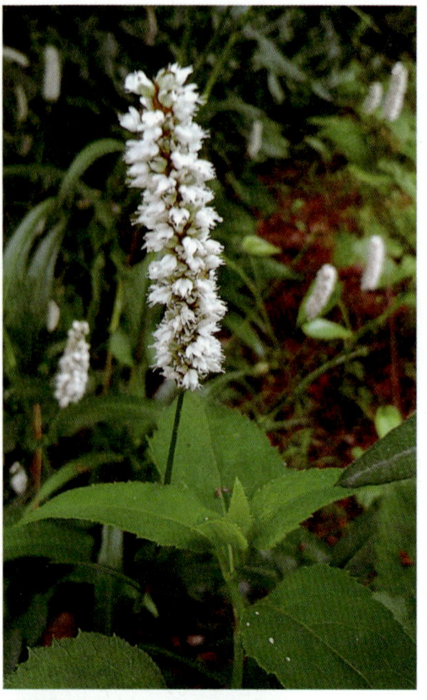

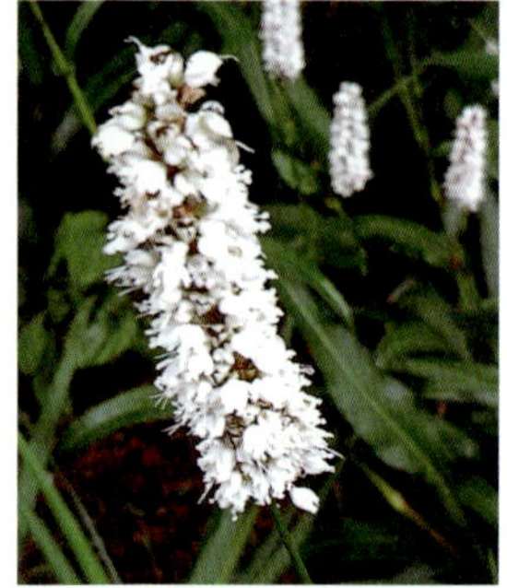

• 범꼬리 꽃

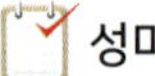

성미

쓰고 서늘하다.

채취 시기

가을

용량

4-15g

효능

청열해독(淸熱解毒), 거습, 소종(消腫) 작용으로 열병으로 고열 경련, 수족 경련, 파상풍, 이질, 피부 종기, 뱀에 물린데 해독 작용을 한다.

금기

몸이 차면 복용하지 않고, 종기도 음증에는 사용하지 않는다.

한여름 고산 초원지대에서 흰꼬리의 꽃을 피워 놓고 바람에 흔들리는 장면을 보면 범꼬리 같지는 않아도 이미지를 품고 자란다. 이 식물은 막연하게 약용으로 알려져 있지만 교과서에도 없고 임상에서 또는 구체적으로 전혀 알려지지 않은 식물이다.

이 약은 마디풀과에 속하는 여러해살이 초본식물인 범꼬리 Bistorta major S, F, Grey v, japonica Hara의 뿌리줄기이다.

【성분】

탄닌 18%-25%, 전분 12-48%, 당류 5.7%-7.5% 탄닌에는 gallic acid, ellagic acid, D-catechol, L-epicatechol, 6-galloylglucoside, 3,6-diyalloylglucoside, 잎에도 탄닌은 5-10%가 함유되어 있다.

【약리작용】

① 지혈 작용 : 각종 출혈 증상에 지혈효과가 인정 되었다.

② 소염 작용 : 황색포도상구균, 녹농균, 고초균, 대장균에 항균 작용

【임상응용】

1 세균성 이질 : 권삼 노관초 각 30g, 작약 백출 복령 차전자 각 8g, 감초 2g.
이질균의 발육억제, 건위(健胃), 소염, 이뇨 작용으로 근원적인 치료를 하게 된다. 장염에도 7일 이내에 치료가 된다.

2 폐결핵

- 권삼 어성초 금은화 각 30g, 길경 패모 자원 관동화 백합 각 15g, 녹용 12g, 감초 2g.
폐의 면역기능을 활성화시키면서 폐렴균, 결핵균에 억균 작용으로 효능을 얻게 한다.
- 숙지황 15g, 산수유 산약 길경 패모 자원 관동화 각 12g을 전탕하여 복용한다.
폐의 기능을 활성화시켜서 치료하는데 만약 양약을 동시에 복용하면 치료가 더욱 신속하다.

3 폐암 : 권삼 백화사설초 황기 만삼 사삼 각 30g, 녹용 백합 어성초 각 15g.
폐암 세포의 증식억제 작용, 폐의 기능 회복력 증강, 면역증강 작용으로 치료에 근접하면서 생명연장 효과를 얻게 한다. 생명연장은 몇 개월이 아닌 몇 년을 더 연장시키게 된다. 여기서 녹용이 암세포의 증식을 돕는다는 견해도 있으나 필자의 임상경험으로는 면역세포의 활성반응으로 더 유효하였다.

4 만성 기관지염

- 권삼 약침제로 유효
- 권삼 패모 어성초 길경 각 15g, 녹용 자원 관동화 계지 길경 각 12g의 전탕 복용으로 유효한 반응을 얻게 된다.

5 열성 경련발작, 수족경련 : 권삼 20g, 조구등 천마 천궁 하고초 각 15g을 전탕하여 진경(鎭痙), 해열 작용으로 뇌압하강, 진정 안신 작용으로 효력을 나타낸다.

6 피부염 : 권삼 연교 금은화 자화지정 각 20g, 현삼 자초 각 15g을 전탕하여 복용하면 해열, 살균, 소염 작용으로 치료한다.

귀전우 鬼箭羽

화살나무
Euonymus altus (Thunb) Siebold.

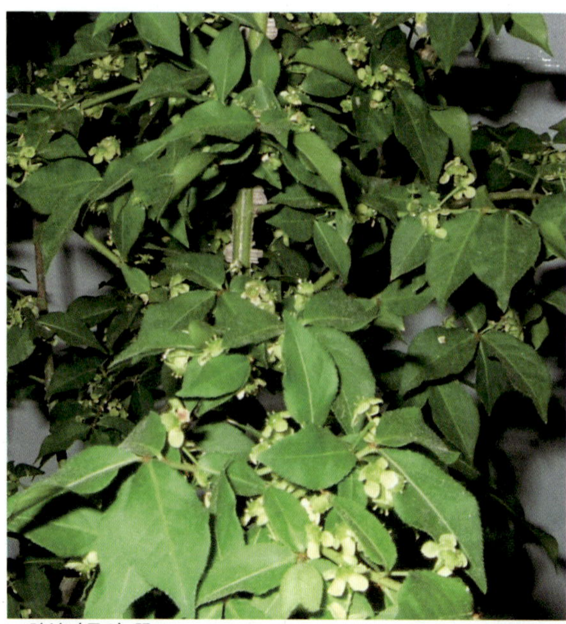

• 화살나무와 꽃

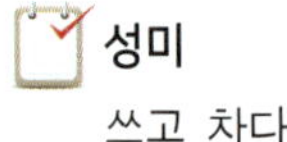

성미
쓰고 차다.

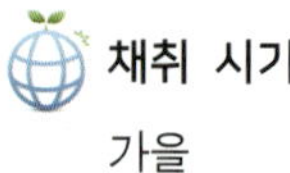

채취 시기
가을

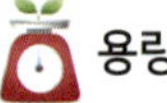

용량
8-15g, 대제는 30g

효능
활혈거어(活血祛瘀) 작용으로 어혈의 정체로 인한 월경통, 산후복통, 자궁 출혈, 타박상, 어혈요통, 풍습성 마비 동통에 적용된다.

금기
임신부와 신체허약자는 복용을 피한다.

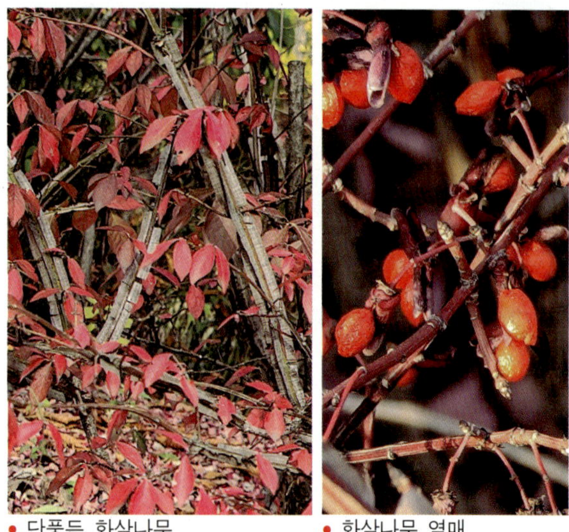

• 단풍든 화살나무 • 화살나무 열매

줄기에 화살촉과 같은 날개가 있다고 하여 붙여진 이름이다. 근래에는 이 식물이 가을이면 단풍이 아름다워 각지에 널리 심고 있다. 그러나 한의사의 입장에서는 약용가치로만 여겨질 뿐이다. 이 약은 노박덩굴과에 속하는 낙엽지는 작은키나무인 화살나무 Euonymus altus (Thunb) Siebold.의 줄기이다.

【성분】

stigmast-4-en3-one, stigmast-4-en-3, 6-dione, β-sitosterol, 6-β-hydroxystigmast-4-en-3-one, dehydrodicatechin, aromadendrin, d-catechin, alatamine, wilfordine, evonine, neoevonine, euonymine, sodium oxalacetate

【약리작용】

① 강심 작용
② 관상동맥확장 작용
③ 고지혈 조절 작용 : 지질대사 조절과 경동맥의 죽상경화증을 경감시킨다.
④ 혈당강하 작용 : 비장의 베타 세포의 증생을 촉진시키고, α-세포의 위축방지, 인슐린 분비촉진으로 혈당을 하강시킨다.
⑤ 뇌동맥의 혈류촉진

【임상응용】

1 심장질환

- **관상동맥경화증** : 귀전우 단삼 울금 각 15g, 갈근 은행잎 산사 각 12g, 당귀 전궁 사 8g을 전탕하여 복용한다.
  강심 작용과 관상동맥의 확장 작용으로 관상동맥경화증, 심장질환, 심근염 등의 심장병으로 인한 심장근육 손상의 치료를 한다.
  심근세포에 직접 작용하여 강심 작용을 나타내고, 관상동맥과 주위 혈관에 혈류촉진으로 고지혈 제거 작용으로 심장병에 효력을 나타낸다.
- **심근염** : 귀전우 옥죽 정력자 각 15g, 은행잎 산사 단삼 육계 각 10g.
  심근에 산소공급 촉진, 어혈제거 작용으로 심근의 손상 방어 작용을 하게 됨과 동시에 심장의 부종을 감소시켜서 증상을 호전시킨다.

2 뇌혈류 부족증

- **뇌혈류 촉진** : 귀전우 15g, 천마 조구등 각 12g, 천궁 백지 고본 각 8g.
  주위 혈관확장 작용과 혈류촉진으로 혈압강하, 혈관경화 억제, 두통과 현훈을 개선시킨다.
  뇌의 모세혈관에 혈액공급이 원활하지 못하면 영양부족과 산소부족, 어혈저체(血瘀抵滯)와 자유기(自由基, 활성산소)의 방해 작용으로 세포가 위축되거나 사멸하여 두통, 현훈, 마비, 졸도하게 된다. 이런 증상을 개선시키는 효과가 있다.
- **뇌혈관 경련, 경추병** : 귀전우 천마 백질여 각 15g, 천궁 단삼 당귀 각 12g, 갈근 백출 각 8g.
  뇌 안에 모세혈관의 경련과 혈액공급 부족으로 오는 두통, 어지럼증, 부분마비증상 개선 작용, 혈관확장으로 혈액공급을 촉진시키고 진정, 진통 작용으로 두통, 두현(頭眩)을 경감시킨다.

3 혈관병

· 귀전우 15g, 생지황 50g, 목단피 호장근 현삼 각 12g.

면역기능 항진으로 인한 혈관염, 혈관경련, 홍반낭창, 류풍습성관절염, 동맥염 등은 어혈저체(血瘀抵滯)로 발생한 것으로 어혈제거와 혈류촉진으로 증상을 개선시킨다. 그리고 발열, 발적, 불안 증상을 치료하게 된다.

· 귀전우 15g, 황기 당귀 천궁 현삼 각 12g.

혈류촉진과 염증을 개선시키므로 효력을 나타낸다.

4 경증 당뇨병 : 귀전우 30g, 생갈근 발계 각 15g, 옥죽 산수유 맥문동 각 12g, 오미자 육계 각 8g.

혈당강하, 구갈(口渴) 제거 기력상승 효과를 나타낸다.

5 생리통

· 생리통, 산후 복통 : 귀전우 10g, 당귀 단삼 적작약 홍화 당귀 천궁 각 8g, 익모초 30g, 향부자 6g.

어혈을 제거하므로 통증을 치료한다.

· 자궁 출혈 : 귀전우 10g, 포황 형개 애엽 천초 당귀 각 8g, 삼칠근 4g

· 산후 복통 : 귀전우 10g, 당귀 천궁 각 15g, 현호색 6g

6 풍습성 마비동통 : 귀전우 30g, 위령선 오가피 두충 목과 각 15g, 유향 몰약 각 4g

7 만성 활동성 간염 : 귀전우 12g, 울금 인진 각 15g, 홍화 10g

8 항암 작용 : 민간에서는 항암제로 전탕하여 내복한다.

귀침초 鬼針草

도깨비바늘
Bidens bipinnata L.

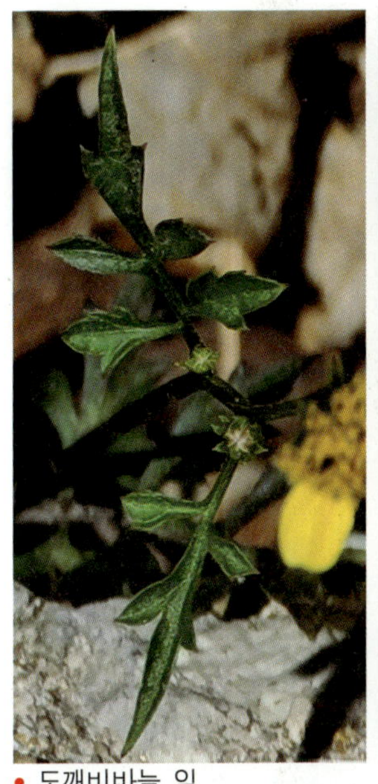
• 도깨비바늘 잎

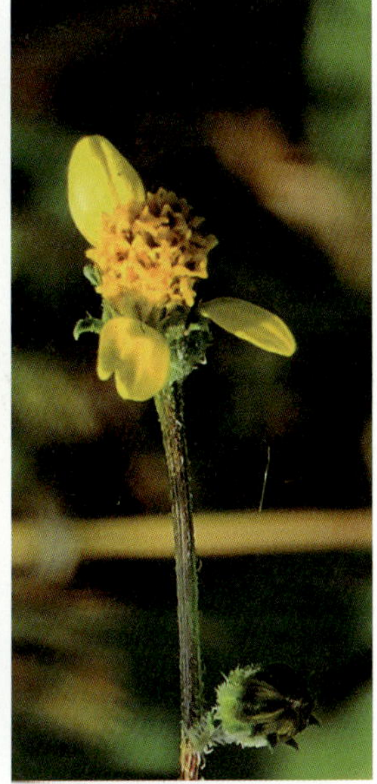
• 도깨비바늘 꽃

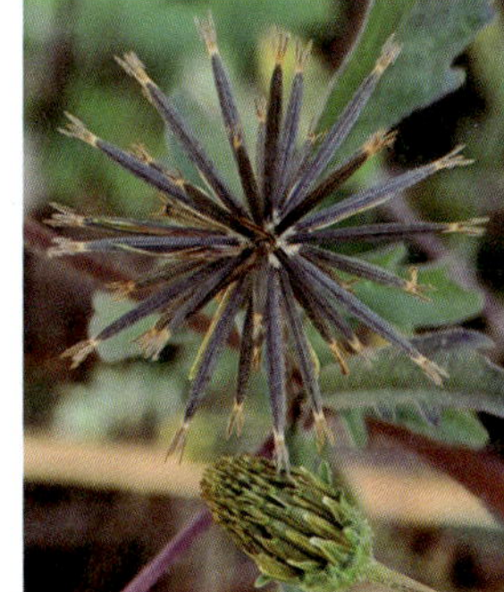

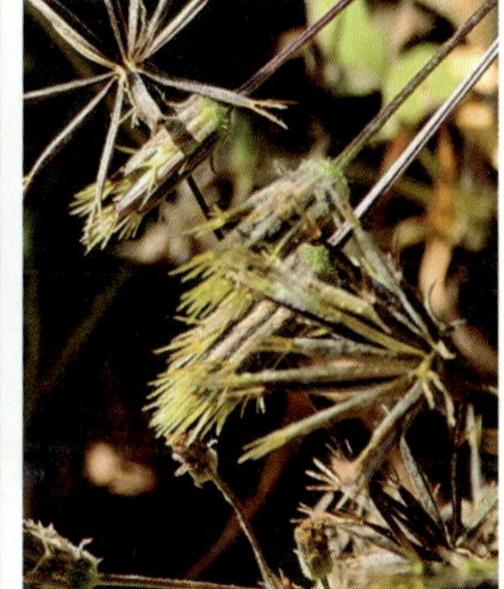

성미

쓰고 약간 차다.

채취 시기

가을

용량

15-30g

효능

해열, 해독, 거풍제습(祛風除濕), 활혈소종(活血消腫) 작용으로 인후염, 이질, 황달, 충수염, 종기, 창양(瘡瘍), 사지마비동통, 타박상에도 유효하다.

금기

없음.

가을에 야산이나 들판을 다니다 보면 바지 아래 단에 작은 갈고리가 딱 붙어서 떨어지지 않아서 퍽 성가셔 했던 기억이 날 것이다. 찌르기 때문에 자침초(刺針草)라고도 부르는데 귀찮은 존재가 아니고 약용의 유익한 자원 식물이다.

이 약은 국화에 속한 1년생 초본식물인 도깨비바늘 Bidens bipinnata L.의 전초이다.

【성분】

hyperoside, isookanin-7-O-β-D-glucopyranoside, maritimetin,salicylic acid, protocatechuic acid, gallic acid, polyacetylene, asparyic acid, threonine, glutamic acid

ㄱ

【약리작용】

① 중추신경계에 작용 : 진통, 진정 작용
② 항고지혈증, 혈전형성억제 작용
③ 항궤양 작용 : 위궤양의 현저한 억제 작용
④ 위액분비 조절 작용
⑤ 위장평활근에 작용
⑥ 급성 간 손상에 보호 작용
⑦ 항암 작용 : 간암, 백혈병 암세포의 증식억제 작용이 나타났다.
⑧ 혈당강하 작용
⑨ 관절염에 항염 작용
⑩ 항균 작용

【임상응용】

1 급성 위장염 : 귀침초 20g, 차전자 창출 신곡 각 10g, 생강 15g, 감초 2g

- 소아 소화불량 : 귀침초 전탕액으로 양쪽 다리에 훈세(熏洗)하여 치료한다.

2 이질 : 귀침초 30g, 백굴채 20g, 황련 8g, 감초 2g을 전탕하여 복용하면 유효하다.

- 복통 : 귀침초 생것 45g, 돼지고기 120g을 넣고 전탕하여 식전에 복용한다.

3 간염

- 황달 : 귀침초 꾸지뽕나무잎 각 15g, 송엽 인진 각 30g을 전탕하여 복용한다.
- 급성 전염성 황달형 간염 : 귀침초 100g, 연전초 60g, 인진 강황 각 30g을 전탕하여 복용한다.

4 급성 신장염

- 귀침초 15g을 전탕하여 달걀 1개를 넣고 대마기름, 혹은 녹차열매기름(차유(茶油))을 넣어서 다시 전탕하여 복용한다.
- 귀침초 15g, 차전자 택사 저령 각 12g, 익모초 30g을 전탕하여 복용한다.
이뇨 신장 조직 보호 작용으로 효력을 나타낸다.

5 충수돌기염

- 단방으로 귀침초 15-30g 전탕하여 복용한다.
- 귀침초 패장 금은화 각 20g, 창출 12g, 후박 대황 각 6g, 감초 2g을 전탕하여 복용한다.

6 만성 전립성염 : 귀침초 40g 농축액을 치골결합 부위와 항문부위에 바르고 전류를 통해 치료하면 효력이 있다.

7 유행성 감기 : 귀침초 60g, 야국화 30g을 전탕 농축하여 복용한다.
해열, 감기 바이러스억제로 치료한다.

8 소아 복통, 설사

- 단방으로 귀침초 전탕액으로 복용시킨다.

· 귀침초 15g, 창출 산사 신곡 맥아 진피 지각 각 8g, 작약 감초 각 4g

9 피부염

· 종기 : 귀침초 생것을 고량주에 3일간 침출 후 국부에 발라서 소염시킨다.

· 뱀이나 벌레 물린데 : 귀침초 생것 60g을 식초를 넣고 전탕하여 상처에 바른다.

· 탕화상 : 귀침초 생즙을 환처에 바른다.

· 외상 출혈 : 귀침초 생것을 짓찧어 환처에 바른다.

· 타박상 : 생귀침초 30-60g, 막걸리 30g에 넣고 전탕하여 1일 1회 복용한다.

10 관절염, 류마티스성관절염 : 귀침초 취오동 우슬 각 120g, 전탕하여 1일 2회 복용한다.

금잔초 金盞草

금잔화
Calendula arvensis L.

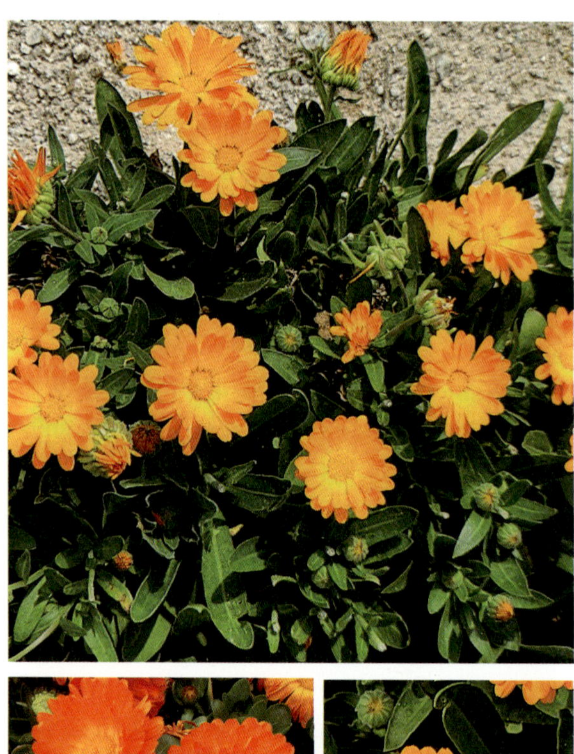

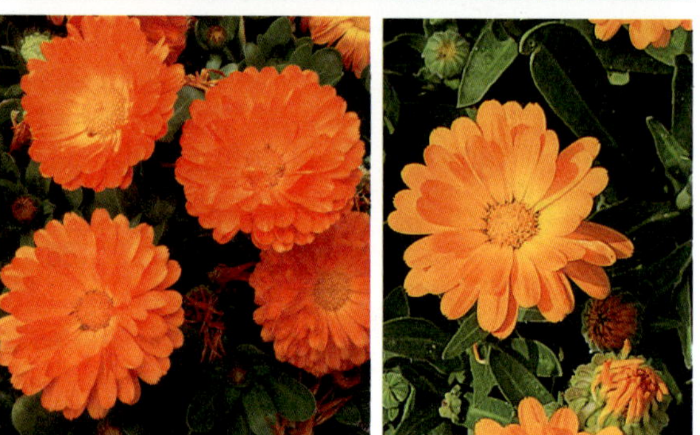

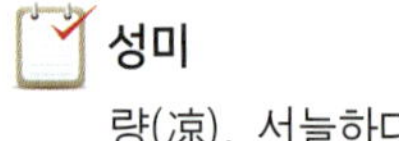

성미
량(凉), 서늘하다.

채취 시기
여름, 가을

용량
4–10g

효능
양혈지혈(凉血止血), 해열 작용으로 장풍하혈(腸風下血, 장염으로 하혈), 안구충혈에 적용된다.

금기
없음.

유럽남부와 지중해 연안에서 도입된 식물로 동양에서 보다는 서양에서 약용으로 명성이 높다. 국내에서는 단지 향료식물로 정원에 관상용으로 식재될 뿐인데 번식력이 왕성하여 다양성 있게 심고 있다. 서양인들은 금잔화를 육체적인 치료보다 영적 지배력이 우수한 존재로 추앙하고 있다. 이 약은 국화과에 속한 1년 혹은 2년생 초본식물인 금잔화 Calendula arvensis L.의 전초와 꽃이다.

【성분】

isoquercitroside, rutoside, narcissoside, arvensoside A·B

【약리작용】

① 항바이러스 작용 : 포진성 구내염바이러스, 비염바이러스에 작용을 하는 것으로 알려져 있다.

② 항염, 항균 작용 : 부종억제, 항돌연변이 작용

③ 면역에 작용 : 다당체는 비교적 강한 면역 자극 작용을 하고 있다.

④ 담즙촉진 작용

⑤ 고지혈강하 작용

【임상응용】

1 변혈

- 단방으로 생금잔초 10개에 식초와 설탕을 넣고 달여서 복용한다.
- 금잔초 지유 각 15g, 괴각 12g, 육계 6g, 감초 2g.

  지혈, 해열, 항염 작용으로 치유된다.

2 안구충혈 : 금잔초 10g, 결명자 국화 하고초 구기사 각 12g, 천궁 백지 각 4g.

안구에 혈류촉진, 해열, 혈압강하 작용으로 치료한다.

3 소화기질환

- 위·십이지장궤양 : 금잔초 10g, 유백피 백출 각 12g, 작약 황련 진피 지각 황금 각 8g, 감초 4g
- 위염 : 금잔초 8g, 백출 작약 황금 산사 각 10g, 신곡 맥아(麥芽) 각 4g
- 소화기 암증 : 금잔초 10g, 백굴채 백출 작약 유백피 각 12g, 용규 15g.

  종양억제 작용과 식욕증가, 수면 개선 작용으로 호전반응을 얻게 된다.

4 면역기능 향상 : 금잔초 10g, 황기 당귀 만삼 천궁 각 12g, 인삼 녹용 각 8g, 감초 2g.

기력상승 작용과 조혈 작용으로 면역력을 활발하게 향상시키게 된다. 임파의 울혈을 풀어주고 염증도 개선시킨다. 그리고 낭종과 심유종을 내려준다.

5 여성 질환

- 생리불순 : 금잔초 10g, 당귀 천궁 작약 육계 각 12g, 목단피 도인 각 4g, 감초 2g.

  자궁에 혈류촉진, 자궁수축, 어혈제거로 치유된다.
- 갱년기 장애 : 금잔초 10g, 백대두(흰콩) 갈근 각 15g, 당귀 천궁 작약 각 8g, 파고지 소회향 각 6g, 육계 감초 각 4g.

  단전(丹田)을 온화하게 유도하면서 상초(上焦)로 상승되는 열기를 하강시켜서 진정, 안심 작용으로 치료한다.

ㄱ

금창초 金瘡草

지칭개
Ajuga decumbens Thunb.

성미

쓰고 달며 약간 찬 성질이다.

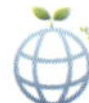

채취 시기

가을

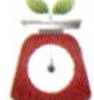

용량

10–30g

효능

청열해독(清熱解毒), 화담지해(化痰止咳), 양혈산혈(凉血散血)하므로 인후염, 폐열, 해수(咳嗽), 폐결핵, 안구충혈 동통, 이질, 종기 등에 활용한다.

금기

특별한 것은 없음.

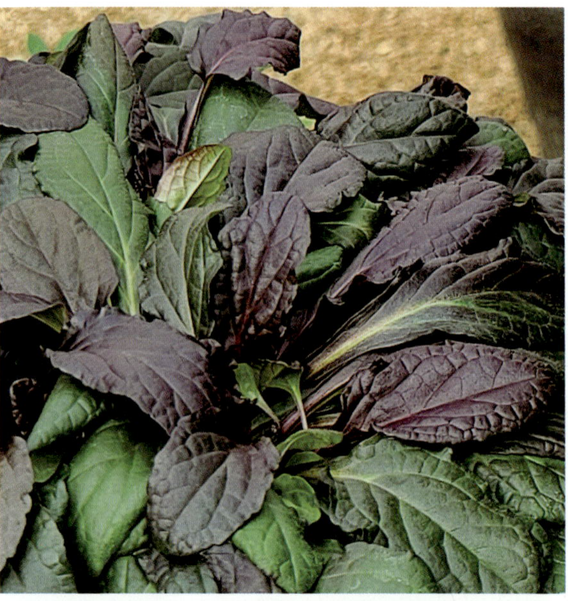

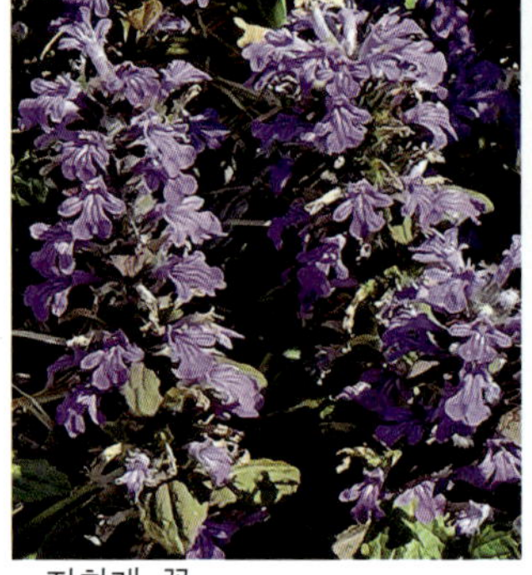

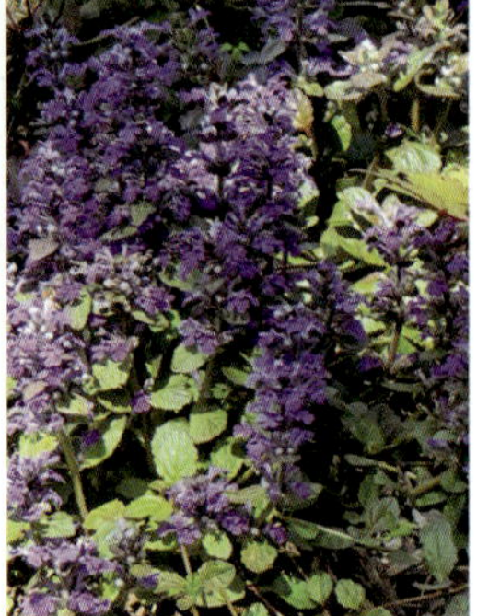

• 지칭개 꽃

잎은 자주색을 띠면서 흰털이 자란다고 하여 중국에서는 백모하고초(白毛夏枯草)라고 부른다. 국내에서는 주로 남부지방에서 자생하는데 최근에는 도입종이 많아서 종이 다양하고 원예용으로도 식재하여 흔한 편이며, 중부지방에서도 흔하게 볼 수 있다.

이 약은 꿀풀과에 속하는 여러해살이 초본식물인 지칭개 Ajuga decumbens Thunb.의 전초를 약용한다.

【성분】

neo–clerodane diterpenes, ajugamarin, ajugacumbin A·B·C·D·E·F, decumbeside A·B·C·D, reptoside, 8–acetyl harpagide, sterols, cyasterne, ecdysterone, ajugasterne B·C, ajugalactone, luteolin, kiransin

【약리작용】

① 호흡기계통에 작용 : 진해(鎭咳) 작용으로 직접 해수중추에 작용, 거담 작용으로 호흡기도의 점액분비세포에 자극 작용, 평천(平喘) 작용으로 기관지천식에 일정한 작용

② 항균, 항바이러스 작용

③ 항염작용

④ 심혈관에 작용 : 정맥압 하강, 관상동맥의 혈류량 증가 작용

⑤ 고지혈증 강하 작용

⑥ 항과민

⑦ 면역기능 향상 : 백혈구수와 기능에 증가 작용, 세포면역증강 작용, 체액면역의 증강 작용

【임상응용】

1 호흡기질환

- 폐결핵 발열, 해수(咳嗽), 가래 : 금창초 길경 각 20g, 전호 과루인 어성초 백합 각 15g, 자원 관동화 각 12g
- 발열, 해수(咳嗽), 농혈을 토해내는 증상 : 금창초 30g, 길경 의이인 금교맥 어성초 각 15g
- 노인성 만성 기관지염 : 금창초 30g, 산수유 어성초 자원 관동화 길경 각 12g, 패모 오미자 각 8g
- 인후염으로 발열, 인후 종통(腫痛) : 금창초 30g, 사간 길경 감초 각 15g

2 담도질환 혹은 충수염

- 담낭염 : 단방으로 전탕 복용 1일 3회 하거나 생것을 짓찧어 환처에 붙여서 염증을 치료한다.
- 충수염 : 금창초 패장 각 30g, 금은화 어성초 각 20g 전탕 복용

3 고혈압 강하 작용 : 금창초 하고초 각 30g

4 감염성 질환(외상, 이질, 장염, 신염, 치통, 홍반성 낭창 등) : 금창초 4-8g을 전탕하여 식후에 복용한다.

항염 작용으로 효력을 얻는다.

5 만성 골수염 : 금창초 30g, 보골지 골쇄보 호장근 각 15g

- 기혈허약으로 인한 만성 골수염 : 만성 골수염 처방에 황기 당귀 각 20g을 추가 배합한다. 여기서 황기는 기력증강과 만성 화농성질환에 소염, 배농효과가 현저하다.
- 음허 냉증으로 인한 만성 골수염 : 만성 골수염 처방에 육계 산수유 산약 숙지황 각 12g을 추가 배합한다.

6 만성 간염 : 금창초 인진 강황 각 30g, 창출 산사 지각 각 8g, 감초 2g

ㄴ

낙석등 絡石藤

마삭줄
Trachelospermum asiaticum var, intermedium Nakai

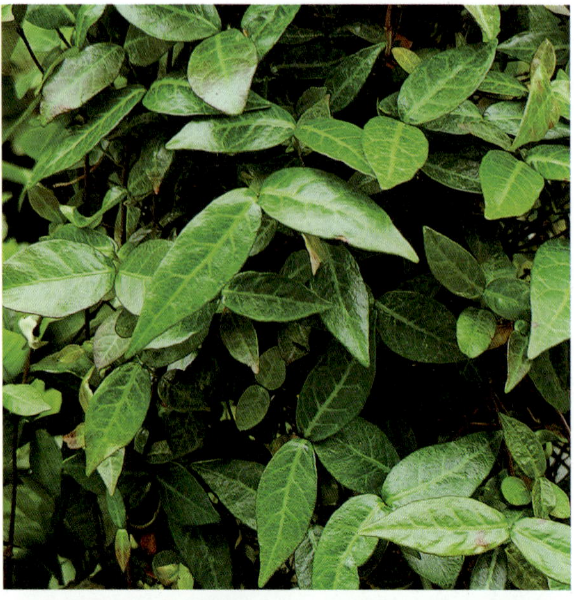

성미

쓰고 매우면서 약간 찬 성질이다.

채취 시기

가을

용량

6-15g 과량은 30g

효능

통락(通絡), 지통, 청열양혈(淸熱凉血), 해독소종(解毒消腫) 작용으로 풍습성으로 인한 사지마비 동통, 요슬 동통, 근맥 구련(拘攣), 인후동통, 피부질환, 타박상과 외상성 출혈

금기

대변이 묽은 자와 임신부는 복용치 않는다.

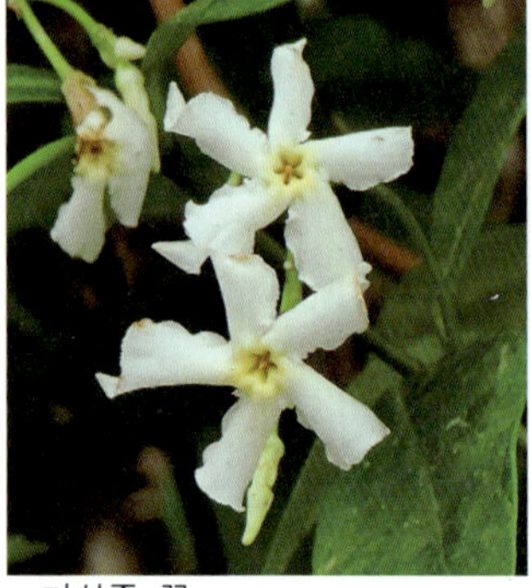

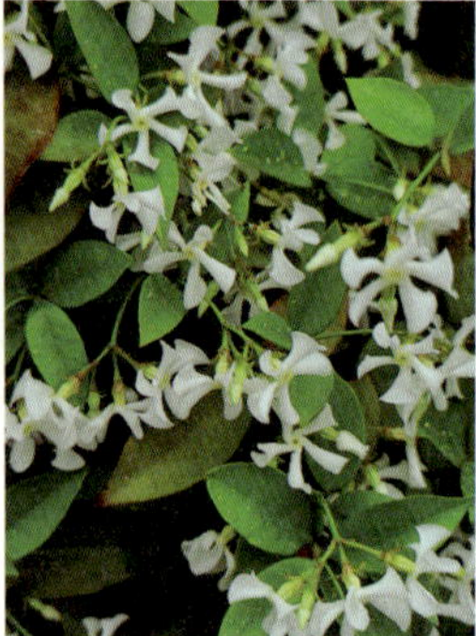

• 마삭줄 꽃

이 약은 ≪신농본초경≫에서 부터 유래가 되는데, 명칭에서 보이듯이 메마른 산이나 암벽의 돌을 타고 자라는 습성이 있어서 생명력이 강한 편이다. 근자에는 여러 품종이 개발되고 도입종까지 있어서 수십 종에 이른다. 협죽도과에 속하면서 주로 남부지방에서 잘 성장하고 중부 이북은 한랭하여 자생하지 않는다.
이 약은 협죽도과에 속한 상록 덩굴성의 마삭줄 Trachelospermum asiaticum var, intermedium Nakai 줄기와 잎을 동시에 약용하고 있다.

【성분】

arctiin, tracheloside, nortracheloside, marairesinoside, dambonitol, arctigenin, matairesinol, shdtrachelogenin, nortrachelogenin, coronalidine, voacangine, vobasine

【약리작용】

① 항균 작용으로 황색포도상구균의 억제 작용, 이질균, 감기바이러스
② 항통풍작용으로 요산의 합성을 촉진시키는 효소를 억제시키고 있었다.
③ 기타 작용으로 중추신경계통에 호흡흥분, 혈관확장, 혈압하강, 장관과 자궁억제 작용

【임상응용】

1 사지관절염

- 풍습성으로 사지관절의 마비, 붉게 붓고 동통, 근육이 저리고 아프면서 당기고, 굴신을 못하고 약간의 미열이 있는 증상 : 낙석등 인동등 토복령 각 15g, 진범 우슬 창출 독활 각 8g을 전탕하여 복용하면 관절의 염증치료와 미열제거, 근육에 소통을 조절하면서 치유시킨다.
- 찬 곳에서 활동을 많이 하고 골절에 동통, 허리와 무릎에 동통이 있을 때 : 낙석등 오가피 목과 해풍등 각 15g, 우슬 두충 각 8g, 감초 2g을 전탕하여 복용하면 마비동통을 완화시킨다.
- 마비동통이 오래되어 신체가 허약하고 기력이 떨어지며, 허리와 무릎에 힘이 없으면서 전신동통, 보행장애가 있을 때 : 낙석등 당귀 황기 각 15g, 두충 우슬 모과 구기자 각 12g을 전탕하여 복용하면 보혈(補血), 보기(補氣) 시키면서 근육과 관절에 염증을 치료하게 한다.
- 좌골신경통 : 낙석등 90g, 토복령 두충 각 50g
- 통풍(痛風) : 낙석등 취오동 진피 각 15g, 우슬 오가피 12g을 전탕하여 그 김을 양쪽 다리에 쐰다.
- 슬관절염 : 낙석등 오가피근 각 30g, 우슬 15g, 위령선 12g을 전탕하여 그 김을 양쪽 다리에 쐰다.

2 인후염

- 인후가 붓고 침을 삼킬 수 없고 열감이 있으면서 동통이 지속 : 단방으로 낙석등을 달여서 자주 복용한다.
- 낙석등 길경 사간 각 15g을 전탕하여 복용하면 해독, 해열, 소염 작용으로 치료한다.

3 해수(咳嗽), 천식

- 기침을 연달아하고 호흡장애를 호소 : 낙석등 길경 어성초 각 15g
- 폐결핵 : 낙석등 30g, 돼지폐 120g, 패모 길경 백합 각 15g

4 피부염

- 피부 종기 발열 동통 : 낙석등을 전탕하여 환부를 세척하면서 내복하면 소염, 살균 작용으로 치료한다.
- 종기 : 낙석등 조각자 과루 금은화 감초 각 10g, 유향 몰약 각 4g
- 백전풍, 피부 악창(惡瘡) : 낙석등 보골지 각 30g을 전탕하여 환부를 세척 혹은 농축하여 환부에 붙여서 치료한다.

5 비뇨기 질환

- 혈뇨 : 낙석등 40g, 익모초 우슬 각 20g, 석위 치자씨 각 8g
- 소변 백탁, 단백뇨 : 낙석등 검인 인삼 복령 각 80g, 용골 40g을 분말로 만들어 1회에 8g씩 공복에 1일 2회 복용한다.

6 복통, 설사 : 낙석등 60g, 백출 40g, 산약 30g, 대추 10개

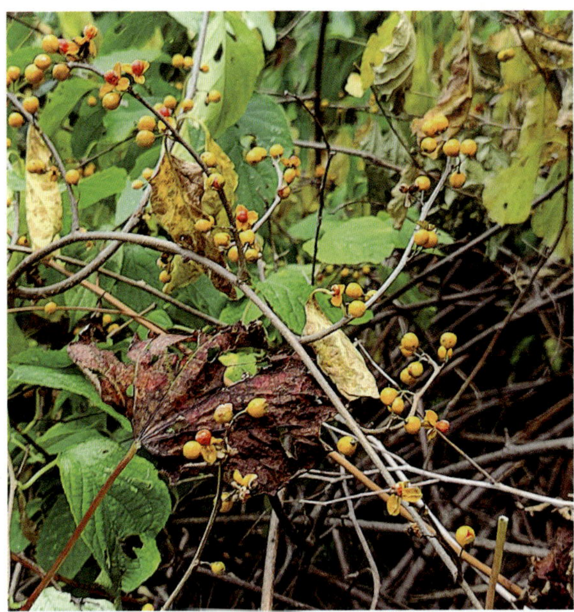

• 노박덩굴 줄기와 열매

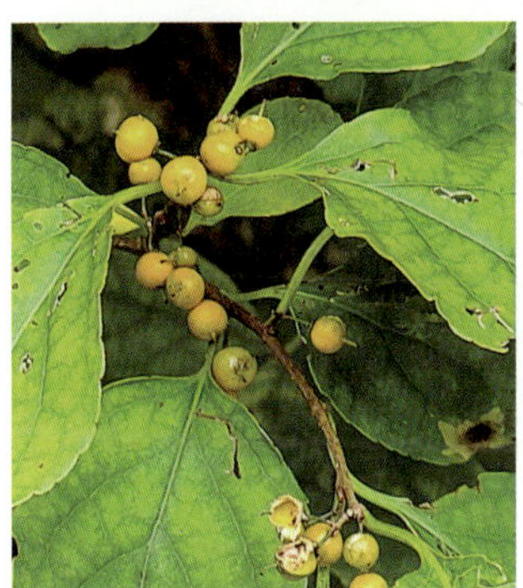

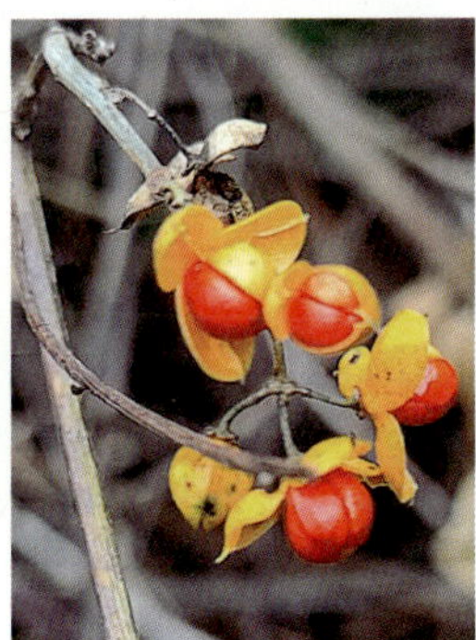

• 잘익은 노박덩굴 열매

남사등 南蛇藤

노박덩굴
Celastrus orbiculatus Thunb.

성미

쓰고 매우며 약간 온화하다.

채취 시기

가을

용량

15-30g

효능

거풍제습(祛風除濕), 통경지통(通經止痛), 활혈해독(活血解毒) 작용으로 사지마비, 관절염, 반신불수, 두통, 치통, 여성 생리통, 소아경풍, 타박상, 이질, 대상포진에 활용한다.

금기

임신부는 복용을 피한다.

봄, 여름에는 눈에 잘 들어오지 않지만, 가을에 덩굴지면서 열리는 작은 홍적색의 열매는 환상적이다. 그뿐인가, 잘 익어서 과피가 벌어지게 되면 가운데서 나오는 적색 종자는 더 아름다워서 금방 따 먹고 싶은 심정이다. 약으로는 줄기를 사용한다.
이 약은 노박덩굴과에 속하고 낙엽지는 덩굴성의 노박덩굴 Celastrus orbiculatus Thunb.의 줄기이다.

【성분】

celastrol, dulcitol

【약리작용】

① 항암 작용 : 간암, 위암, 인후암, 난소암, 전립선암 세포의 증식 억제 작용
② 중추신경계에 작용 : 진통 작용, 진정 작용, 신경세포 보호 작용
③ 항균, 항염 작용
④ 면역계통에 작용
⑤ 심혈관계통 작용 : 항동맥경화 작용, 고지혈증 강하 작용으로 간세포의 지방변성을 개선, 이뇨 작용
⑥ 항풍습성관절염 작용 : 부종경감, 혈청 단백함량의 경감, 관절손상의 지연
⑦ 항산화 작용

【임상응용】

1 **관절염과 근육 동통, 요통** : 남사등 능소화 각 120g, 팔각풍근 두충 각 60g을 고량주 300ml에 넣고 7일 동안 침출한다. 매일 밤에 잠자리 들기 전 15ml을 복용한다.

2 **근육통** : 남사등 두충 목과 각 15g을 전탕하여 복용한다.

3 **소아경풍** : 남사등 10g, 대청근(대청엽의 근) 5g을 전탕하여 복용한다.
몸에 열이 많고 경련발작을 할 때에 적용된다.

4 **치통** : 남사등 30g, 세신 백지 강활 각 8g을 전탕하여 입안에 물고 있다가 삼킨다.
치통에 위염으로 열이 발생하는 증상에 적용된다. 그리고 살균 작용도 나타낸다.

5 **이질** : 남사등 백굴채 현초 각 15g을 전탕하여 복용하면 이질균의 발육억제로 치료한다.

6 **치질, 치루, 탈항(脫肛), 항문소양** : 남사등 괴미 지유 각 20g을 돼지 대장에 넣고 전탕하여 복용한다. 훈증도 가능하다. 소염, 살균 작용으로 치유한다.

7 **생리통** : 남사등 당귀 천궁 향부자 각 15g, 도인 홍화 목단피 각 4g, 감초 2g.
어혈을 제거하고 혈류촉진으로 정상 생리를 유도한다.

8 남사등의 뿌리(根)와 잎도 풍습성 관절염, 요통, 변혈, 피부 소양에 효력이 있다.

노 근 蘆根

갈대뿌리
Phragmites communis Trin.

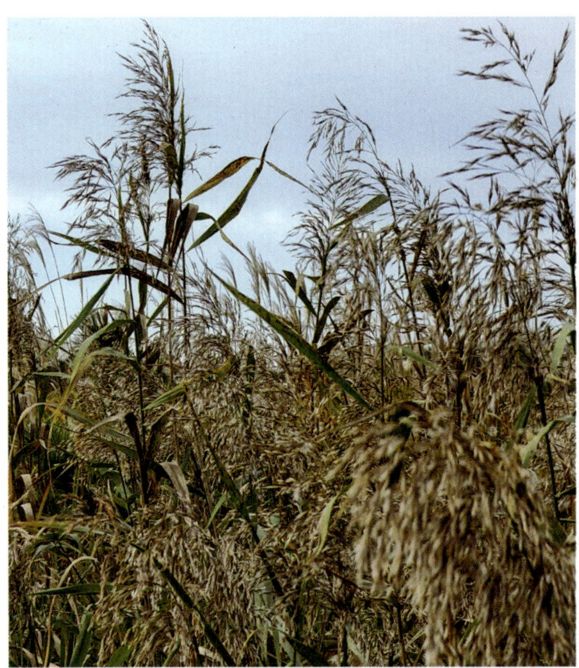
• 갈대

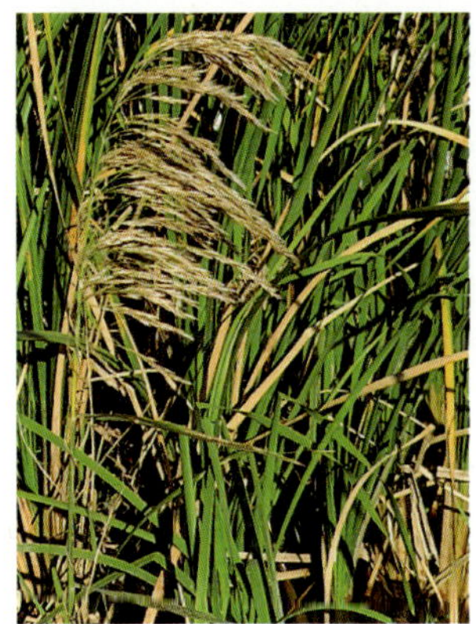

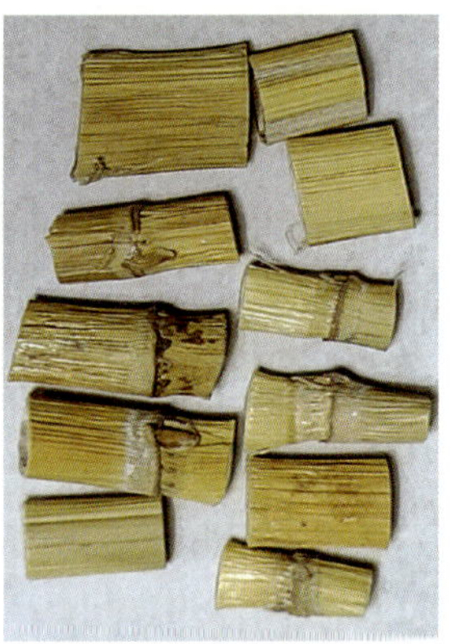
• 노근(절단 건조품)

성미
달고 차다.
폐, 위, 방광경에 들어간다.

채취 시기
가을

용량
15-30g, 생것은 60-120g

효능
해열, 생진(生津), 번조(煩燥) 제거, 구토, 이뇨, 피부 질환에 응용되므로 열병으로 인한 번조(煩燥), 갈증, 위열구토, 폐열, 해수(咳嗽), 폐결핵으로 토혈, 소변불리, 피부염, 복어의 독을 풀어준다.

금기
배가 차고, 설사를 하는 자는 사용하지 않는다.

상(傷)한 갈대를 꺾지 말라는 말이 있다. 갈대는 물가에서 흔하게 자라고 성장력도 매우 왕성하다. 바람에 날리는 갈대를 보고 있으면 모든 시름이 다 사라지는 그런 마음을 갖게 한다. 갈대와 억새를 구별 못하는 이들이 많고, 갈대와 달뿌리풀을 헷갈려하는 경우도 허다하다. 갈대뿌리가 복어의 독을 해독한다는 것은 대개 알고 있으나 그 이상의 효력도 많아서 소개를 한다. 이 약은 화본과에 속한 여러해살이 초본식물인 갈대 Phragmites communis Trin.의 뿌리줄기이다.

【성분】

다량의 다당과 영양소가 들어 있다.

탄수화물류가 51%, 단백질 5%, 지방 1% asparamide, tocopherol, caffeic acid, gentisic acid, 2,5-dimethoxy-p-benzoxquinone, p-hydroxybenzaldehyde, vanillic acid, coniferaldehyde, p-coumaric acid, dioenelignin, syringyl, 4-hydroxylphenyl, coixol, taraerol, 비타민 B1·B2·C

【약리작용】

① 다당체는 타액, 위액, 장액의 분비를 촉진시킨다.

② 면역 촉진 작용

③ 복어의 독을 해독시킨다.

【임상응용】

1 열병

- **번조(煩燥), 갈증** : 노근 생지황 각 30g, 석고 맥문동 천화분 각 15g.
  약성이 차서 열을 내리고 번조(煩燥), 구갈(口渴), 내열번조(內熱煩燥)를 풀어 준다. 노근은 신선한 것이 더 약효가 높다.
- **번조(煩燥), 번갈(煩渴)로 흰 거품을 토해내고 끈끈하며 불쾌감을 나타낼 때** : 노근 배즙 맥문동 각 30g을 전탕하여 복용한다. 해열, 진액생성 촉진으로 증상이 호전된다.
- **감기 후에 미열** : 노근 금은화 각 20g, 연교 형개수 각 15g, 갈근 12g을 전탕하여 복용한다.

2 위열 구토(위염으로 발열 증상을 보이고 구토를 연발)

- 단방으로도 유효하다.
- 노근 죽여 생강 경미 맥아 각 15g을 전탕하여 복용한다.
  미열 제거, 위장에 염증 제거로 치료한다.
- **위염, 위산과다증** : 노근 20g, 백출 황련 황금 작약 각 8g을 전탕 복용으로 치료한다.

3 폐질환

- **폐열, 해수(咳嗽), 폐결핵으로 토농혈** : 노근 상백피 길경 어성초 각 15g, 패모 황금 각 8g.
  진해(鎭咳), 해열, 거담 작용으로 치료한다.
- **폐결핵으로 피와 농을 토해내는 증상** : 노근 길경 어성초 금은화 의이인 동과자 각 20g, 백급 8g, 삼칠근 4g, 감초 2g.
  배농, 진해(鎭咳), 거담 작용으로 치료한다.
- **대엽성 폐렴, 고열, 번갈(煩渴), 해수(咳嗽), 천식** : 노근 30g, 마황 감초 각 4g, 행인 10g, 석고 15g.
  해열, 발한(發汗), 진해(鎭咳), 거담 작용으로 치료한다.

- 골증조열(뼛골이 쑤시면서 미열로 아픈 증상)(폐결핵으로 발병), 번조(煩燥)로 식사를 못하는 증상 : 노근 지골피 맥문동 각 25g, 귤피 복령 각 15g, 녹용 백출 각 8g

4 감기로 해수(咳嗽) : 노근 상엽 각 20g, 감국 길경 각 15g, 오미자 6g, 감초 2g. 해열, 진해(鎭咳) 작용으로 치료한다.

5 비뇨기질환

- 방광염, 소변불리 동통, 미열 : 노근 목통 각 20g, 차전자 지부자 활석 각 15g. 해열, 이뇨 작용으로 효력을 얻는다.
- 소변 출혈 : 노근 백모근 각 8-15g을 전탕하여 식사하기 1시간 전에 복용한다.

6 여성 질환

- 임신 구토 : 생노근 60g, 백출 진피 각 15g, 사인 8g, 생강 빈랑 각 4g
- 산후 구토, 심복통 : 노근 인삼 비파엽 각 40g을 전탕하여 수시로 복용한다.
- 백대하 : 노근 20g, 도수근(복숭아나무근) 금은화 각 20g을 전탕하여 복용한다.

7 구내염 : 노근 150g, 황백 승마 각 120g, 생지황 200g을 전탕하여 농축액으로 입안을 세척한다.

8 치과질환

- 잇몸 출혈 : 노근 전탕액을 차로 복용
- 치통 : 노근(생것) 유수피(버드나무겁질) 각 60g, 세신 백지 각 8g을 전탕하여 입안에 물고 있다가 삼킨다.

9 안구충혈

- 노근 200g, 자감초 40g, 하고초 감국 구기자 각 20g, 천궁 백지 각 8g
- 입안과 안구건조증 : 노근 30g, 석곡 15g, 생지황 맥문동 각 12g. 타액 분비촉진으로 구상과 인후, 안구 건조증에 지갈생진(止渴生津) 작용을 타나낸다.

10 변비 : 노근 하고초 꿀 각 15g, 대황 욱이인 마자인 각 20g을 전탕하여 식사 1시간 전에 복용한다.

11 복어 중독 : 노근 150g, 촉규근 60g을 전탕하여 해독시킨다.

녹제초 鹿蹄草

노루발풀

Pyrola japonica Klenze ex Alefeld

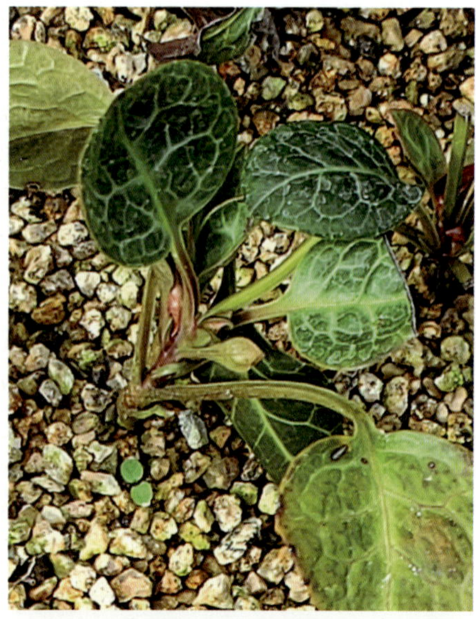

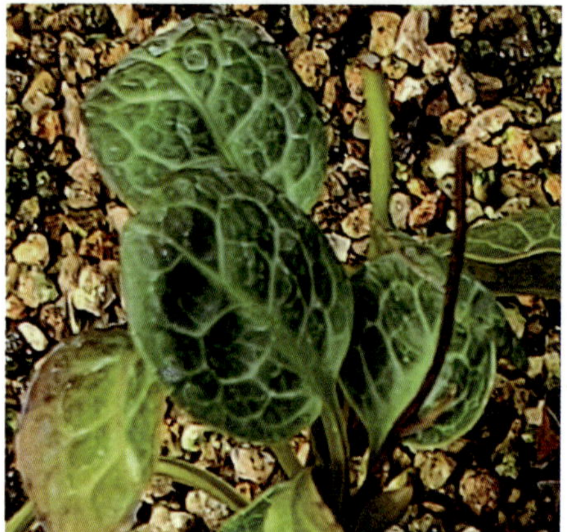

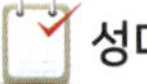

성미

달고 쓰며, 간, 신경에 들어간다.

채취 시기

가을

용량

15-30g, 분말은 6-9g

효능

보신강골(補腎强骨), 거풍제습(祛風除濕), 지해(止咳), 지혈 작용으로 신허로 인한 요통, 사지관절의 마비동통, 근골의 연약무력증, 급·만성 기관지염, 토혈, 코피, 자궁 출혈, 외상성 출혈에 지혈 작용을 보인다.

금기

임신부는 삼간다.

산지에 약초를 보러 다니다보면 눈에 띄는데, 작은 키에 예쁘고 둥근 잎이 겨울을 지나고 황백색의 꽃이 피는 보면 얼마나 진귀한지 모른다. 아마도 겨울을 안 타는 강인함이 내재해 있는 듯하다. 이것을 뽑아 엮어서 민간약으로만 팔고 있다.

이 약은 노루발풀과에 속한 상록성의 여러해살이 초본식물인 노루발풀 Pyrola japonica Klenze ex Alefeld의 전초이다.

【성분】

pyrolatin, arbutin, methyl arbutin, quercetin, hentriacotane, β-sitosterol, a3-sitosterol

【약리작용】

① 심혈관계통에 작용
(ㄱ) 강심 작용, 혈압강하와 혈관확장 작용
(ㄴ) 사지, 귀, 관상동맥, 두뇌부위의 혈류량 증가 작용
(ㄷ) 비, 뇌, 신장 등의 조직 내의 혈관에 고른 혈류촉진 작용
② 항염 작용 : 모세혈관에 투과성 제고(提高)
③ 면역기능에 영향 : 임파 세포의 전화율을 명확히 촉진시킨다.
④ 항균 작용 : 황색포도상구균, 이질균, 감기바이러스, 녹농균, 대장균 등에 현저한 억제 작용
⑤ 항암 작용 : 임파백혈병 세포의 억제 작용
⑥ 인슐린의 분해 억제 작용

【임상응용】

1 요통

· 신허 요통(허리가 연약하고 근골에 무력증이 있으며 보행장애, 운동장애) : 녹제초 20g, 두충 우슬 토사자 목과 각 15g, 숙지황 산수유 독활 창출 각 8g, 감초 2g
· 풍습성 요통(굴신(屈伸)장애, 지나친 운동이나 노동력인해 손상된 요통으로 마비동통) : 녹제초 30g, 위령선 노학초 토복령 두충 각 15g, 독활 8g, 유향 몰약 각 4g
· 관절염 : 녹제초 백출 우슬 두충 각 15g, 택사 12g, 계지 8g

2 고혈압

· 녹제초를 차로 복용하여 혈압을 하강시킨다.
· 녹제초 하고초 각 20g, 감국 구기자 각 15g, 백지 4g

3 경추병

· 약침제로 활용
· 목 디스크 : 녹제초 강활 각 30g, 목과 갈근 계지 상지 각 15g, 백지 방풍 각 8g
· 경추 연조직 동통 : 녹제초 천궁 단삼 각 20g, 갈근 12g

4 폐렴

· 약침제로 활용하여 효력을 얻는다.
· 녹제초 어성초 각 25g, 길경 20g, 패모 관동화 자완 사간 각 8g
· 만성 해수(咳嗽), 가래, 기침 : 녹제초 백합 각 20g, 오미자 길경 패모 각 12g

5 장염 설사

· 약침제로 활용
· 녹제초 초장초 현초 백굴채 각 20g, 창출 진피 지각 각 8g, 감초 2g
· 만성 장염 : 녹제초 현초 백굴채 각 30g, 창출 차전자 각 8g

6 지혈 작용

- 자궁 출혈
  - 녹제초 30g, 지유 건강 형개(초흑(炒黑)) 각 15g, 당귀 천궁 숙지황 육계 각 8g
  - 녹제초 30g, 종려탄 지유 각 20g
- 코피 : 녹제초 애엽 괴화 각 20g, 지모 황백 현삼 각 8g
- 폐결핵, 각혈 : 녹제초 30g, 백급 길경 각 15g, 삼칠근 4g

7 관상동맥경화증 : 약침제로 효력증강, 동통해소, 혈류촉진 한다.

8 혈소판감소성자반병

- 녹제초 100g, 단삼 50g, 당귀 천궁 숙지황 산수유 각 30g
- 녹제초를 건조 분말로 만들어 1회 10g씩 1일 3회 장기 복용한다.

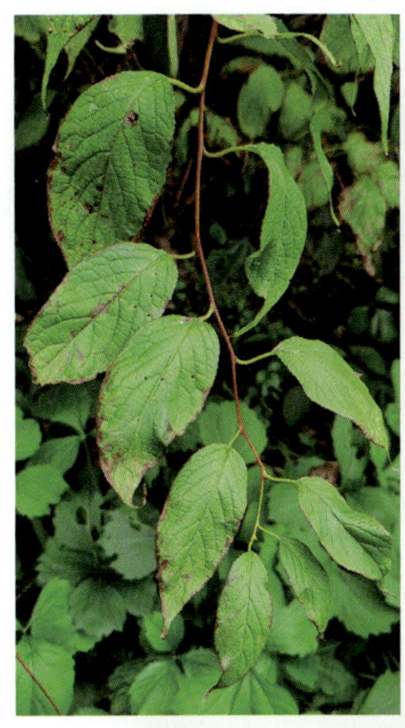
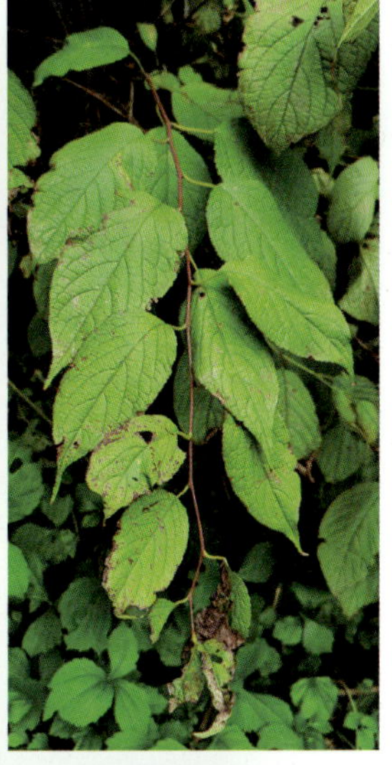
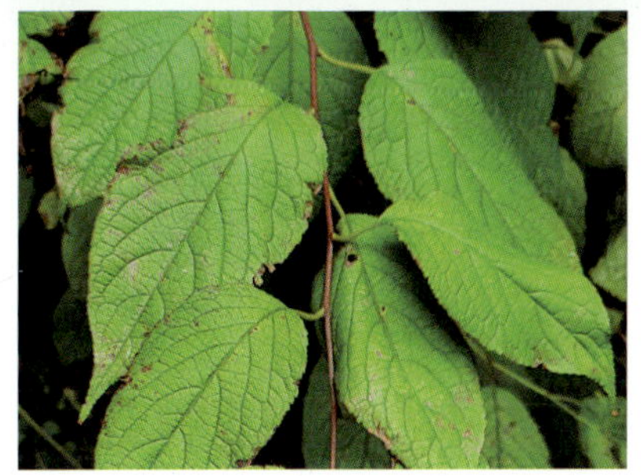

뇌공등 雷公藤

메역순나무(미역줄나무)
Tripterygium regelii Sprague et Takeda

성미

쓰고 매우면서 서늘하다. 독성이 많다.

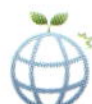
채취 시기

가을

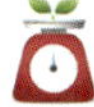
용량

15-25g

효능

항암, 소염, 신장병, 피부염에 작용하므로 폐암, 간암, 유방암, 관절염에 유효하다.

금기

- 심, 간, 신장에 기질적인 병변을 일으키고, 백혈구감소증을 나타낸다.
- 임신부는 복용하지 않는다.

메역순나무(미역줄나무)는 비교적 높은 지역의 산지에서 자라며 봄에 나오는 어린순은 나물용, 가지는 땔감용으로 사용해 왔다.
이 약은 노박덩굴과에 속하는 덩굴성의 메역순나무 Tripterygium regelii Sprague et Takeda의 뿌리에서 표피를 제거한 목질부를 약용한다. 중국에서는 이 식물을 동북뇌공등이라 하고, 뇌공등 T, wilfordii Hook이라 하여 2종을 같은 약명으로 사용하고 있다. 근피(根皮)에는 독성이 있어서 반드시 거피(去皮)하고 목질부 만을 사용한다.

【성분】

① 뿌리에는 wilfordine, wilforine, wilfortrine, wilforidine, wilformine, euonine, wilforzine, neowilforine, 1-desacetyl wilfordine, 1-desacetyl wilfortrine, wilforcidine, celafurine, celabenzine, wilforlide A·B

② 목질부에는 triptotriterpenoidal lactone A, celastrol, tripterine, 3,24-dioxo-friedelan-29-oic acid, 3-epikatonic acid, salaspermic acid, triptotriterpenic acid A

③ 근피에는 wilfornine, wilforjing, triptonide 등

【약리작용】

① 항염 작용 : 피부모세혈관의 투과성을 현저하게 억제, 육아종에 현저한 억제 작용

② 면역계통에 작용

㈀ 비특이성 면역에 작용으로 흉선의 중량은 내리고 있었으나 비장의 중량은 증가, 거식세포의 탐식능력 증가 작용

㈁ 세포면역의 작용으로 심근에 생존시간을 연장시키고, 이식으로 인한 배척반응을 내린다.

㈂ 체액면역에 영향

③ 항암 작용으로 백혈병, 폐암, 위암 세포의 억제 작용

④ 실험성 신염의 작용에 대하여 예방과 보호 작용

⑤ 항생육 작용

㈀ 수컷 생쥐의 정자수 감소, 고환 중량 감소, 이상정자수가 증가, 생육력 상실

㈁ 암컷 생쥐의 자궁 중량 감소, 성주기(性週期) 불규칙, 자궁내막세포의 감소

⑥ 항균, 항바이러스 작용

⑦ 호흡계통에 작용 : 기관지천식으로 인한 호흡 곤란증 경감효과

⑧ 심혈관에 작용 : 동맥죽상경화증을 억제

⑨ 항산화 작용

㈀ 심장, 간, 신조직의 MDA생성억제 작용

㈁ 지질의 과산화 억제 작용

【임상응용】

1 폐암 : 뇌공등 25g, 백화사설초 어성초 각 20g, 길경 백화사 만삼 황기 각 15g, 녹용 패모 자원 각 8g

2 종양 동통

· 간암, 위암, 식도암, 자궁암으로 동통이 격심할 때 : 뇌공등 25g, 위령선 15g, 유향 몰약 각 10g, 감초 8g

· 유방암, 자궁근종, 비인후암 : 뇌공등 8-15g을 전탕하여 식후 1시간에 복용한다. 암세포의 발육억제 작용을 보이므로 일정한 치료반응을 얻게 된다.

3 류마티스성 관절염 : 뇌공등 25g, 위령선 20g, 우슬 계지 진피(물푸레나무 껍질) 12g, 오가피 목통 당귀 강활 각 8g, 감초 4g.

진통, 소염, 부종억제 작용으로 관절에 혈액순환을 개선하여 치료반응을 얻게 된다.

4 신장병(신염, 원발성사구체신염, 자반성신염, 낭창성신염)

- 단방으로 뇌공등 30g을 전탕하여 복용하면 효력이 나타난다.
- **유전성신염, 급성 신염, 만성 신염, 급성 사구체신염** : 뇌공등 25g, 숙지황 15g, 산수유 산약 파고지 단삼, 익모초 택란 각 12g.

  단백뇨 감소, 신장기능 개선 작용을 나타낸다. 단, 만성 신염으로 인한 고혈압에는 효력이 없다.

5 완고성 동통

- 마풍 신경통, 혈관신경성 두통, 좌골신경통, 삼차신경통, 외상 동통에 단방으로 뇌공등 30g을 1시간 전탕하여 복용하거나 농축액을 환부에 붙여서 진통시킨다.
- 뇌공등 가지와 잎을 짓찧어 붙이는데 30분 후에는 떼어야 한다. 그냥 놓아두면 피부 변성을 초래한다.
- 뇌공등 15g, 금은화 15g, 황백 12g, 현삼 8g, 당귀 6g을 전탕하여 1일 2회 복용한다.

6 홍반성낭창 : 단방으로 뇌공등을 1일 30-60g씩 1개월에서 1년간 복용하여 유효율을 높인다.

7 피부염 : 뇌공등을 1일 3회 전탕 복용하거나 농축액을 환처에 발라서 치료한다.

건선, 신경성 피부염, 피부 혈관염, 대상포진, 농포증, 독두(禿頭) 등에 일정한 효력을 나타낸다.

ㄴ

능소화 凌霄花

능소화
Campsis gradiflora K, Schumann.

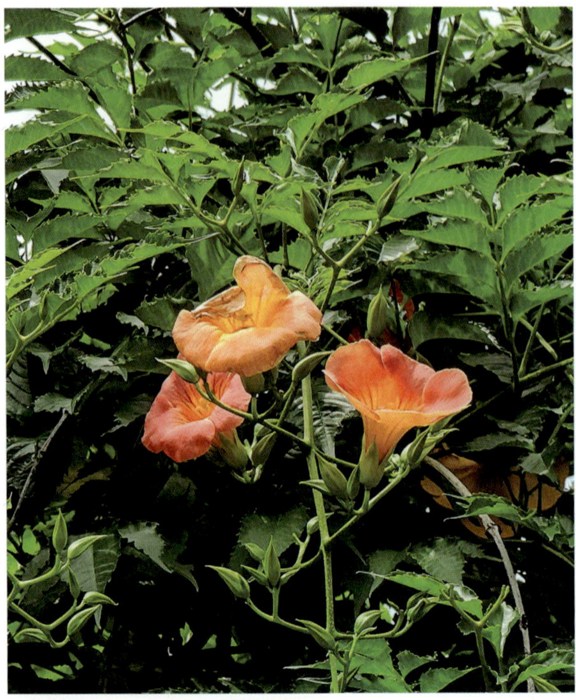

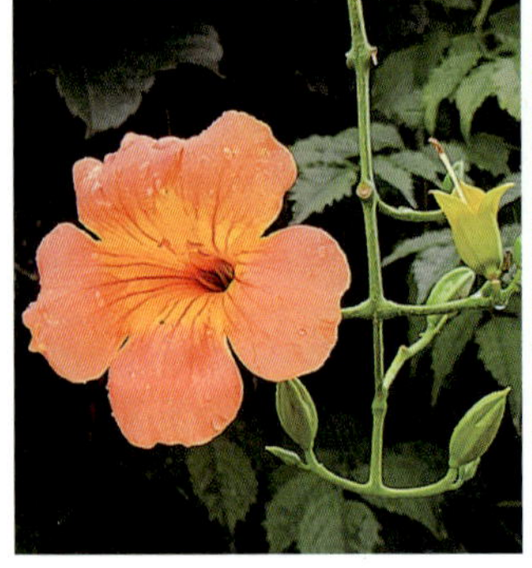

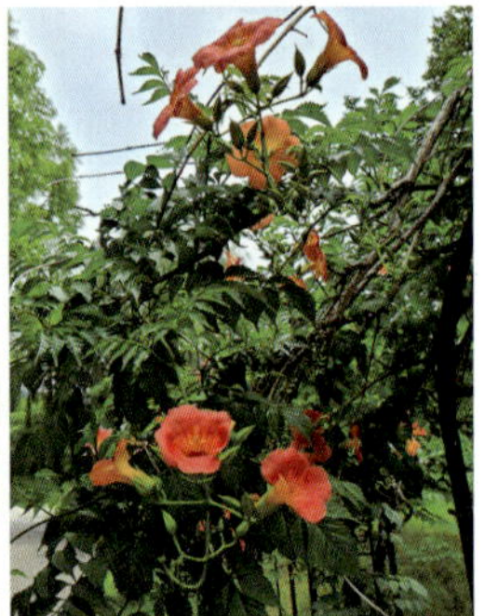

 **성미**

시고 약간 차다.

 **채취 시기**

여름

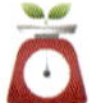 **용량**

3-6g, 대량 10-15g

 **효능**

해열, 어혈 제거, 거풍(祛風), 소양증 제거 작용으로 여성의 생리폐색, 생리통, 자궁 출혈, 피부소양, 개선(疥癬), 은진(癮疹, 두드러기), 주사비(酒皶鼻)를 치료한다.

 **금기**

- 기혈허약자, 어혈이 없는 자, 임신부는 피한다.
- 전탕하면 독성이 제거된다.

한 여름에 능소화의 붉은 꽃이 정원이나 담장을 아름답게 장식해 주는 것을 보면 마음의 응어리가 풀어지고 여유를 되찾게 된다. 본래는 중국이 원산지인데 근래에는 미주능소하가 생겨서 꽃의 색이 더 짙고 아름다운 것 같다.
이 약은 능소화과에 속하는 낙엽지는 덩굴성 나무인 능소화 Campsis gradiflora K, Schumann.의 꽃이다.

【성분】

apigenin, β-sitosterol

【약리작용】

① 관상동맥의 수축 억제 작용
② 혈전 형성 억제 작용
③ 자궁평활근에 작용
④ 항균 작용 : 이질균과 감기 바이러스에 억제 작용

【임상응용】

1 여성 질환

· 생리폐색, 생리통
  - 능소화 단방으로 6g을 전탕하여 복용하면 행혈 작용으로 어혈을 제거하여 치료한다. 혹은 단방으로 능소화 분말을 1회에 8g 복용으로 통경(通經)시킨다.
  - 능소화 6g, 당귀미 적작약 각 15g, 도인 홍화 각 8g을 전탕 복용하여 혈류촉진으로 치료한다.

· 생리불통으로 하복부에 혈괴동통 : 능소화 80g, 삼릉 봉출 천궁 각 40g을 분말로 만들어 1회에 8g씩 술에 타서 복용하면 행혈 작용이 신속하여 통경(通經)하게 된다.

· 생리불통, 신체허약, 소식하면서 몸이 수척한 증상 : 능소화 80g, 건칠 20g, 당귀 백출 구기자 황기 천궁 각 80g, 숙지황 150g을 분말로 만들어 오자대 크기로 밀환을 만든다. 매일 아침마다 20g을 복용한다.

· 자궁 출혈 : 능소화 아교 애엽 각 등분을 분말로 만들어 1회에 5g을 복용한다. 수렴, 지혈 작용을 나타낸다.

2 당뇨로 음수과다증 : 능소화 갈근 고과 천화분 각 40g, 오미자 맥문동 인삼 각 8g을 전탕하여 복용한다.
시갈생진(止渴生津)으로 혈당강히, 구갈(口渴) 제거로 효력을 나타낸다.

3 이질 : 능소화 황련 각 등분을 분말로 만들어 1회에 10g을 복용한다.

4 피부염

· 전신 소양 : 능소화 연교 각 등분을 분말로 만들어 4g을 술로 복용한다.

· 은진(癮疹, 두드러기) 소양
  - 능소화 120g, 화피 300g을 전탕하여 백반 80g을 넣고 혼합하여 환처를 바른다.
  - 능소화 40g, 부자 20g을 분말로 만들어 1회에 4g을 술로 복용한다.
  - 능소화 백편두 감초 각 등분을 분말로 만들어 1회 마다 2g을 꿀물로 복용한다.

· 피부 습진, 개선(疥癬) : 능소화 양제근 각 등분, 고백반 가루를 넣고 환처에 바른다.

- 코 등에 창진(瘡疹) 발열 : 능소화 20g, 유황 40g, 호도 4개를 넣고 혼합하여 고약 상태로 만들어서 환처에 바른다. 살균 작용으로 치료한다.
- 주사비(酒筱鼻) : 능소화 치자 각 등분을 분말로 만들어 1일 2회 공복에 8g씩 복용한다.
- 피부 단독(丹毒) : 능소화 황련 황백 각 등분을 분말로 만들어 꿀로 혼합한 후에 환처에 도포한다. 해열, 살균 작용으로 치료한다.
- 일체의 피부창절
  - 능소화 황백 황련 황금 각등분을 분말로 만들어 환처에 바른다.
  - 능소화 양제근 각등분을 분말로 만들어 식초를 넣고 섞어 환처에 바른다.
- 여성 음부 창양(瘡瘍) : 능소화 분말을 잉어 쓸개와 혼합하여 환처에 바른다.

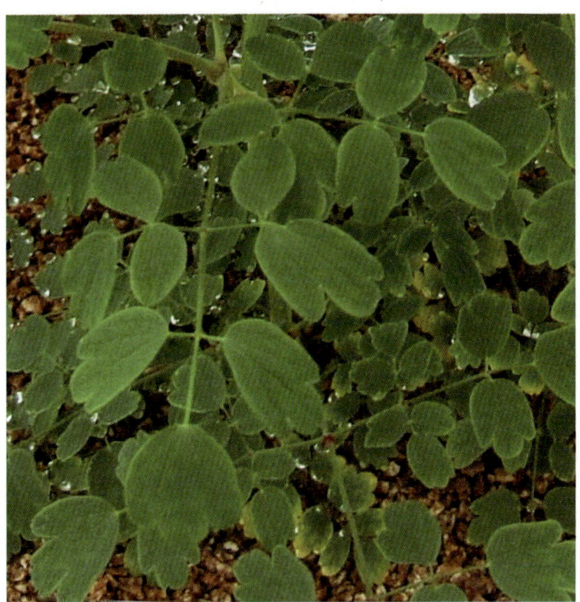

당송초 唐松草

꿩의다리
Thalictrum aquilefolium L, var, sibiricum Regel et Tiling

성미

약성 쓰고 차다.

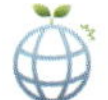

채취 시기

가을

용량

4-10g

효능

해열, 조습, 해독 작용으로 열병의 번열(煩熱) 증상, 이질, 폐열, 해수(咳嗽), 안구충혈, 종기 등에 활용한다.

금기

비위가 찬 사람은 피한다.

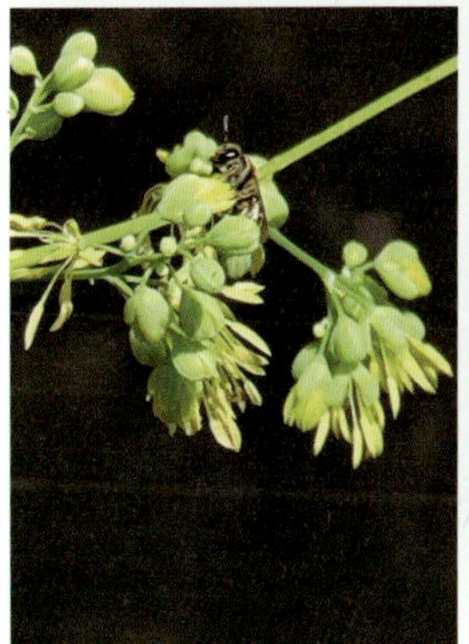

• 꿩의다리 꽃

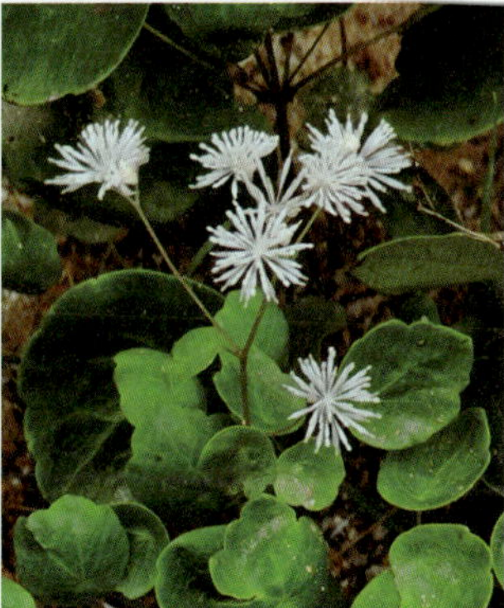

• 연잎꿩의다리 잎과 꽃(희귀종)

국내에서 70년대만 해도 "꿩의다리"를 가지고 "삼지구엽초(三枝九葉草)"라고 하여 필자가 전국에 진위 조사를 다닌 적이 있다. 이 식물의 잎의 끝이 3지9엽으로 되어 있기 때문이다. 특히 경남지방에서 그러했고, 전남에서는 "노루오줌"을, 강원도에서는 설악산에서 나는 "연잎꿩의다리"를 엮어서 팔기도 하였으며 먹기만 하면 금시발복(今時發福)하는 줄로 알고 과소비를 촉진한 적이 있다.
이 약은 미나리아제비과에 속한 여러해살이 초본식물인 꿩의다리 Thalictrum aquilefolium L, var, sibiricum Regel et Tiling의 뿌리와 뿌리줄기이다.

ㄷ

【성분】

palmiatineisoboldine, isocorydine, magnoflorine, aquilegifolin, linarin, monoacetate thalictoside, protoanemonin

【임상응용】

1 폐열, 해수(咳嗽)

- 단방으로 당송초 15g을 전탕하여 1일 2회 복용한다.
- 당송초 상백피 각 15g, 길경 자원 관동화 각 12g, 갈근 비파엽 각 8g, 감초 2g. 해열, 진해(鎭咳), 거담 작용으로 치료한다.

2 안구충혈 종통(腫痛) : 당송초 결명자 각 10g, 국화 결명자 상엽 구기자 각 12g. 해열, 혈압과 안압강하, 안구에 혈류촉진으로 효력을 얻는다.

3 삼출성 피부염

- 단방으로 당송초 생것을 짓찧어 환처에 붙인다. 살균, 소염작용으로 치료한다.
- 당송초 12g, 금은화 포공영 각 15g, 연교 자초 각 10g 전탕하여 복용한다.
- 당송초 송화분 분말을 참기름에 개어 환처에 바른다.

4 종기 : 당송초 10g, 자화지정 50g, 금은화 25g, 황금 연교 각 15g을 전탕하여 복용한다.

5 이질 : 당송초 백굴채 각 10g, 황련 황금 백출 각 8g, 후박 4g, 감초 2g

6 임파선염 : 당송초 하고초 금은화 각 12g, 하수오 12g, 감초 2g

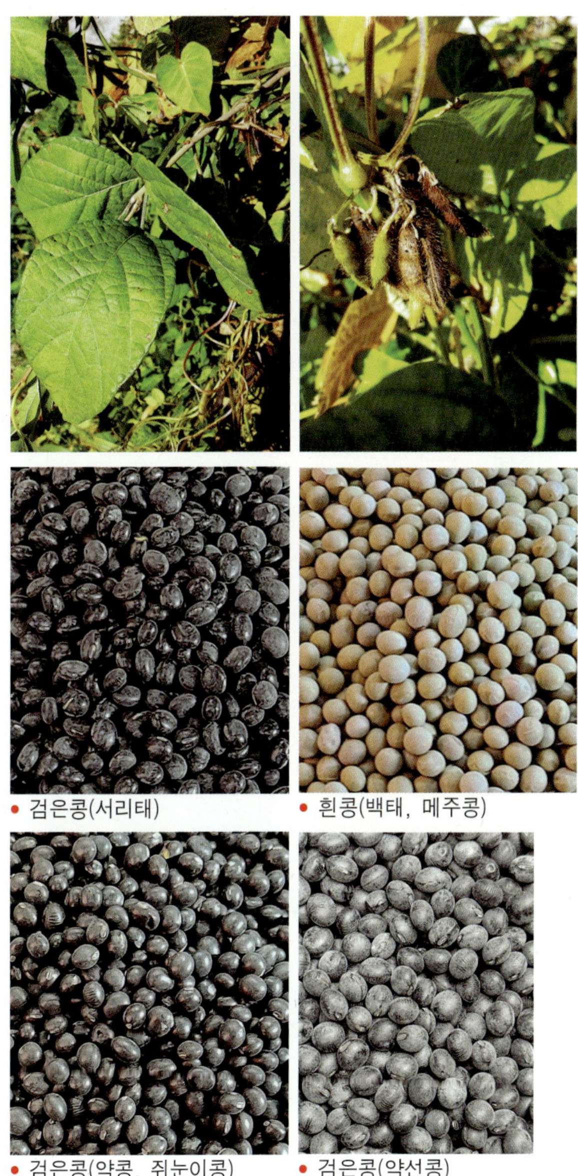

• 검은콩(서리태) • 흰콩(백태, 메주콩)

• 검은콩(약콩, 쥐눈이콩) • 검은콩(약선콩)

대 두 大豆

검은콩, 흰콩

Glycine max (L) Merr.

성미

달고 평범하며 간, 신경에 들어 간다.

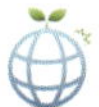

채취 시기

가을

용량

30-90g

효능

활혈, 이뇨, 거풍해독(祛風解毒), 건비익신(健脾益腎) 작용으로 전신부종, 창만, 각기(脚氣), 황달, 신허요통, 유뇨, 사지마비 동통, 산후경련마비, 피부종기, 약물이나 독극물의 해독 작용이 있다.

금기

헛배가 부르고 설사를 하는 사람은 삼간다.

식용으로 너무 친근한 콩은 약으로 사용한다면 도리어 이상할 정도이다. 콩은 그대로도 효용성이 높지만 발효나 싹을 틔워서 임상에 적용한지가 퍽 오래된 약용자원이다. 흰콩에는 이소플라본이 다량 함유되어 있어서 여성 갱년기 질환에 현저한 공효를 나타내고 있다.

이 약은 콩과에 속한 1년생 초본식물인 콩 Glycine max (L) Merr.의 종자이다.

ㄷ

【성분】

단백질, 지방, 탄수화물이 풍부, carotene, vitamin B1·B2, nicotinic acid, daidzin genistin, soyasapogenol A·B·C·D·E, choline, folic acid, folinic acid, pantothenic acid, biotin, sialic acid, levulinic acid

【약리작용】

① 항동맥경화증으로 감비(減肥, 콜레스테롤 억제) 작용 : 고지혈증강하가 현저하고, 체중증가 억제, 혈청 감소, 간 지질 함량과 체내 지방 함량 감소작용이 나타났다.

② 항지방간 작용 : 과산화지질로 인한 간 손상에 방어 작용

③ 항산화 작용, 항노화 작용

④ 심혈관에 작용 : 관상동맥의 현저한 확장 작용과 심근에 영양성 혈류량을 증가시킨다.

⑤ 항암 작용 : 암세포의 분화를 억제시킨다.

⑥ 혈당강하 작용

⑦ 담즙분비촉진 작용

【임상응용】

1 부종 제거

- 전신 부종 : 대두 60g, 저령 택사 차전자 백출 각 15g을 전탕하여 복용한다. 이뇨 작용으로 치료한다.
- 임신 부종 : 흑대두 60-95g, 백출 사인 각 15g, 마늘 1통을 넣고 전탕하여 복용한다.

2 급·만성 신염 : 흑대두 60-95g, 차전자 목통 택사 각 15g을 전탕하여 복용한다. 이뇨 작용, 소염 작용으로 효력을 얻는다.

3 신장기능 허약

- 신허 당뇨병 : 흑대두 천화분 오미자 산수유를 각 등분하여 오자대 크기로 호환(糊丸)을 만들어 1일 3회 복용하면 혈당이 내려간다.
- 당뇨 : 흑대두를 우담 속에 넣고 100일 후에 복용한다.
- 신허 요통, 야뇨 : 흑대두 60g, 파고지 익지인 각 8g, 산수유 오미자 각 10g를 돼지 내장에 넣고 전탕하여 복용한다.
- 신허 신체허약 : 흑두 하수오 20g, 구기자 토사자 파고지 숙지황 각 15g을 분말로 만들어 환약으로 장기 복용한다. 신장기능 강화와 체력증강 작용을 한다.

4 급성 임파선염 : 대두 50g, 하고초 하수오 각 20g을 전탕하여 복용한다.

5 피부염

- 머리의 창양(瘡瘍) : 흑대두를 두부에 넣고 팽창하면 따듯하게 만들어서 환처에 붙인다. 소염, 해독 작용으로 치료한다.

6 소아과 질환

- 소아 두창(頭瘡) : 대두를 태워서 분말을 머리에 붙인다.
- 소아 탕화상 : 대두를 물에 불려서 으깬 다음 환처에 붙인다.
- 소아 단독(丹毒) : 대두 전탕 즙을 환처에 바르면 상처 없이 치료된다.
- 소아 태열 : 흑두 8g, 감초 4g, 등심 죽엽 각 2g을 전탕하고 설탕이나 꿀을 넣어서 복용시킨다. 이뇨, 해열 작용으로 치료한다.

7 녹내장, 백내장 : 흑두 100알, 국화 5송이, 하고초 구기자 각 15g의 전탕액으로 세안, 찜질을 하여 치료한다.

8 구내염 : 흑대두를 잉어에 넣고 고아서 입안에 물고 있다가 삼킨다.

도 두 刀豆

작두콩
Canavalia gladiata (Jacq.) DC.

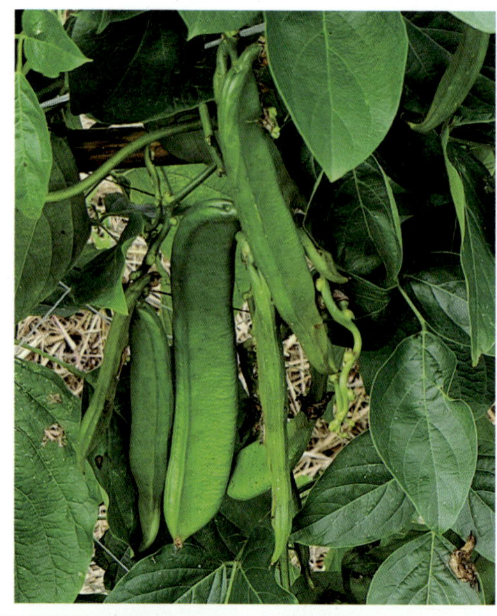

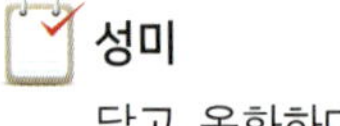

성미
달고 온화하다.

채취 시기
가을

용량
8-15g

효능
온중하기(溫中下氣), 익신(益腎)시키므로 허한성 딸꾹질, 신허 요통에 적용한다.

금기
위열이 심한 자는 복용하지 않는다.

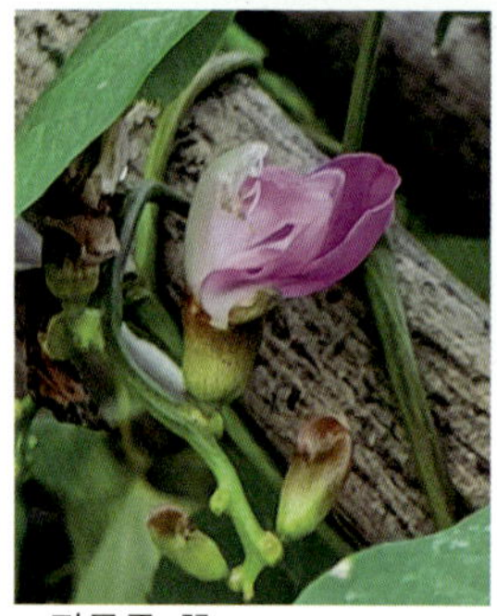

• 작두콩 꽃

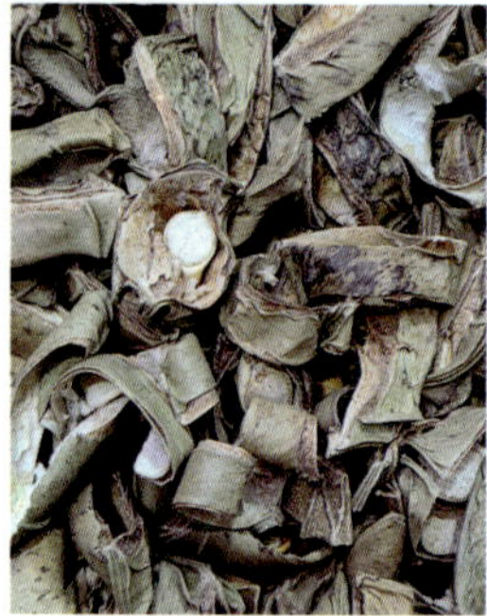

• 도두(절단 건조품)

콩 종류 중에서도 유난히 크고 길고 넓으면서 흡사 식칼 모양을 하고 있어서 칼 도(刀)자 도두라고 하는 것이다. 대개는 관상용으로 심지만 약용으로도 훌륭하다. 열대지방에서 도입한 귀화종으로 국내에는 역사가 그리 길지 못하다.

이 약은 콩과에 속한 1년생 초본식물인 작두콩 Canavalia gladiata (Jacq.) DC.의 종자이다. 과피는 약용하지 않는다.

【성분】

단백질 28.75%, 전분 37.20%, canavanine, canavalmine, γ-guanidinooxypropylamine, aminopropylcanavalmine, aminobutylcanavalmine, concanavaline A, agglutinin

【약리작용】

① lipoxygenase의 활성작용 : 혈장 내의 황체생성 호르몬과 난포 자극 호르몬의 돌연 상승 작용

② con A는 일종의 식물 혈액응집소로서 강력한 유사분열 촉진 작용

【임상응용】

1 딸꾹질, 횡경막 경련

- 차서 일어난 딸꾹질
  - 단방으로 도두를 태워서 분말을 복용한다.
  - 도두 15g, 정향 시체(柿蒂) 각 8g을 전탕하여 복용한다.
- 기체(氣滯)로 가슴이 갑갑하고 딸꾹질을 연발하는 증상 : 도두 12g을 볶아서 분말로 만들어 냉수와 복용한다. 순환을 촉진시켜서 치료한다.
- 병후 딸꾹질(병후 허약성으로 애역증상) : 도두 10g, 만삼 옥죽 백출 당귀 각 15g, 정향 4g을 전탕 복용한다. 기력상승, 건위(健胃), 하기(下氣) 작용으로 진정시킨다.

2 요통

- 신허 요통 : 도두 12g, 소회향 6g, 오수유 파고지 각 4g, 산약 산수유 숙지황 두충 각 15g
- 기혈불화 요통 : 도두 12g, 우슬 목과 당귀 황기 속단 각 15g.
  기혈을 증강시키면서 치료한다.
- 허리 근육 손상으로 요통 : 도두 15g, 고련자 택란 목과 두충 각 12g

3 축농증

- 비염 : 도두를 건조하여 가루내고, 신이(辛夷) 8g을 분말로 만들어 이 두 약재를 약한 술 12ml과 함께 공복에 복용한다
- 축농증에 코가 막히고 냄새를 못 맡으며, 두통이 있고 농을 배출시킬 때 : 도두를 불에 초(炒)하여 분말로 만들고 1회에 6g을 공복에 복용한다.

4 생리폐색 복통 : 불로 건조한 도두 분말 6g, 천궁 당귀 각 20g을 전탕액으로 복용하면 어혈성을 풀어주면서 생리를 정상으로 유지한다.

5 치은염 : 도두를 태워서 분말로 만들어 용뇌 가루와 같이 치아에 바르면 살균, 살충 작용으로 냄새도 없어지고 염증도 소실된다.

6 비위불화, 소화불량으로 음식감소 : 도두 8g, 백출 15g, 작약 12g, 사인 후박 진피 육계 각 6g.
위액분비촉진, 건위(健胃) 작용으로 식사를 정상으로 유도하면서 기력을 소생시킨다.

ㄷ

동충하초 冬虫夏草

밀리타리스버섯
Cordyceps militalis

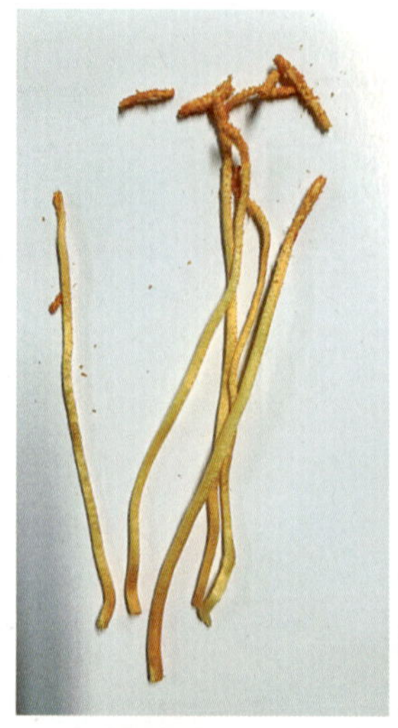
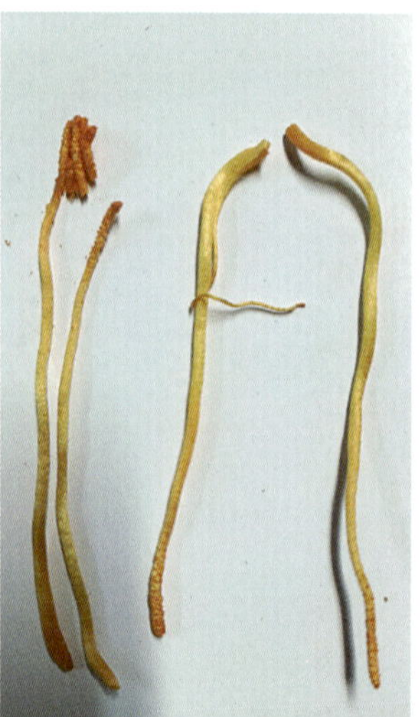
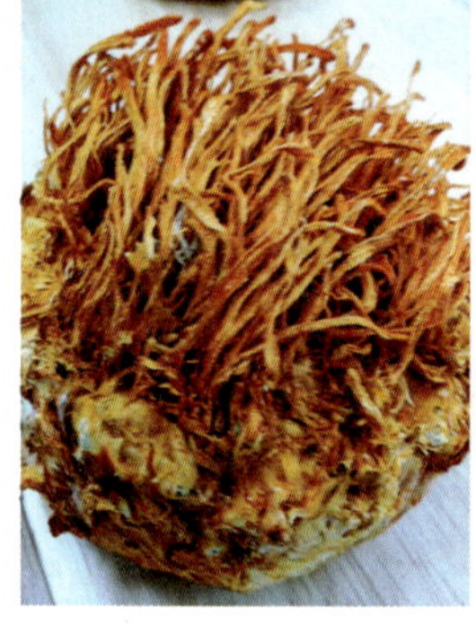
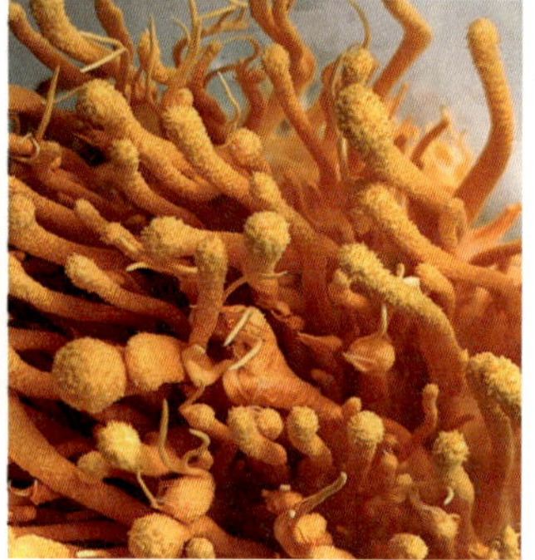

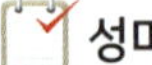

성미

약간 달고 뒷맛은 쓴 편이다.
성질은 온화하다.

채취 시기

수시

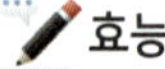

용량

5-12g

효능

보간신(補肝腎), 익기(益氣), 활혈 작용으로 폐의 호흡기능을 활성화 시키면서 간기능 개선 작용, 정신 안정, 보기혈(補氣血), 혈당 조절과 여성의 생리조절 작용에도 효력이 나타난다.

금기

없음.

이약은 맥각균과에 속한 진균체인 동충하초, 즉 Cordyceps 속에 들어 있는 militalis 종의 자실체이다. 밀리타리스 동충하초(Cordyceps militalis)는 동충하초(Cordyceps sienesis)와 같은 속(屬) 식물인데 종(種)이 다른 것으로서 번데기나 곡물(穀物) 기타 곤충류에서도 균주가 성장 발육하고 있다.

동충하초는 고산성으로 희소하고 수량이 매우 적어서 활용하기에 매우 난삽하고 또한 고가이므로 임상응용이 어려운 실정이며 진품종이 재배가 안 되고 있는 것이 현실이다. 그러므로 품종 개량과 특화한 대체품으로 수년간 연구개발한 결과로 오히려 C. sinensis 보다도 밀리타리스 동충하초가 더 우수한 약효성분 cordycepin, 베타그루칸, 아데노신 등이 다량 추출되고 있다. 특히 이 약의 주성분인 cordycepin 성분은 자연산 동충하초 보다 무려 15배가 증가하였다는 사실에 놀라지 않을 수 없다.

국내에서 대량 재배되고 있는 눈꽃동충하초(Paecilomyces japonica)는 넓게 보면 같은 과(科)의 버섯이지만 속(屬), 종(種)이 다르고 약효성분도 cordycepin이 검출되지 않고 있다.

【성분】

cordycepin, adenosine, 베타글루칸, aspartic acid, glutamic acid,, serine, histidine, glucine, threonine, arginine, tyrosine, alanine, triptophane, methionine, valine, phenylalanine, isoleucine, cordycepic acid, cordycepic polysacaride 비타민, 아미노산 등

【약리작용】

1. cordycepin의 작용

① 면역조절 작용이 현저하다.

(ㄱ) 골수조혈세포기능의 증강 작용

(ㄴ) 거식세포계통의 증강 작용

(ㄷ) NK세포계통의 증강 작용

(ㄹ) 세포면역의 증강 작용

(ㅁ) 체액면역 조절 작용으로 cordycepin 성분은 단백질 합성을 억제할 수 있어 glycosyl nucleoside phosphorylase의 균열을 억제하고 있다.

(ㅂ) 적혈구 면역기능의 증강 작용

② 항암 작용

(ㄱ) 백혈병에 효과 : 백혈병 억제 기능으로서 cordycepin은 dT+백혈병을 억제하는 기능이 있다. cordycepin은 adenosine deaminase의 억제제로서 Terminal deoxynucleotidyl에 음성 백혈병 세포(TdT−)에 대하여서도 억제 작용을 보이고 있다.

미국 FDA에서 급성 림프구성 백혈병에 치유 작용을 인정하고 있다.

(ㄴ) 종양세포 억제 작용 : 종양세포의 RNA, RNA에 대한 억제 작용으로 효소활성 DJR 억제, 종양세포의 억제 작용을 보이고 있다. 그리고 악성 종양세포에 대하여 억제 작용을 보이고 있다.

(ㄷ) 다당체는 종양세포의 성장을 억제시키고 있다.

(ㄹ) 실험적 육종, 복수암, 폐암, 유선암에 대하여 현저한 억제 작용이 나타났다.

③ 염증억제 작용 : cordycepin은 일산화질소(NO)생성물의 억제 작용을 한다. 그러므로 만성 염증성질환에 응용할 수 있다.

④ 항바이러스 작용 : cordycepin은 Broad−spectrum antimicrobial 작용을 나타내므로 Virus

RNA의 합성을 억제하게 된다. Bacillus subtilis 및 Bird Mycobacterium tuberculosis에 대하여 모두 억제 작용을 한다. HIV-1형 바이러스에 대해서도 살상 작용이 있다.

2. Adenosin의 작용

① 항바이러스 작용 : 포진 바이러스의 구조를 단순하게 하고 뇌염바이러스, 인플루엔자바이러스를 억제 작용을 보이고 있었다.

② 장내 비피더스균의 성장에 도움을 주고, 결장에 치명적인 염증을 일으키는 클로스트리디움 디피실의 성장을 억제 하므로 설사를 일으키지 않게 한다.

③ 항곰팡이 작용 : 위장관, 비뇨생식기, 내분비계, 신경계, 면역계 등 광범위하게 이상증상을 유발하는 칸디다 알비스칸스와 칸디다 krusel를 억제시키고 있었다.

④ 면역체계의 조절 작용

⑤ 암세포의 증식을 돕는 인터루킨 2의 억제 및 면역 활성화물질의 생성에 관여하는 인터루킨 10의 생산을 최대화 하고 있었다.

⑥ 백혈병과 관련하여 이상변이를 한 암세포를 제거하는 일을 담당하는 apotosis를 유도하고 있다.

3. 베타글루칸의 작용

버섯에서 다량 함유되어 있는 베타글루칸 성분이 다른 버섯에 비교하여 다량 함유되어 있어서 면역기능 항진 작용으로 신체의 저항력을 증대시키게 된다.

4. 항균작용

포도상구균, 연쇄상구균, 탄저균, 결핵균, 폐렴균에 억제 작용을 한다.

5. 가바(GABA) 함량 제고(提高)

gaba(gamma-aminobutyric acid) 함량이 매우 높게 나타나고 있어서 신경전달물질의 촉진 작용과 진정효과를 인정하고 있다.

6. 항방사능 작용

방사능동위원소에 대한 저항 작용을 인정하고 있다

7. 항인플루엔자 바이러스 작용

유행성 감기 바이러스에 대한 억제작용이 나타났다.

8. 심장에 영향

관상동맥의 혈류량을 증가시키고, 심근에 산소 소모량을 감소시키면서, 산소결핍을 차단하고, 급성 병독성 심근염에 보호 작용을 얻게 한다.

9. 조혈 작용

골수에서 조혈모세포의 생성을 촉진시키고 있었다.

10. 신장조절 작용

① 신장에서 Na+, K+, ATP 효소활성, 지질과산화로 인한 손상감소

② 신사구체세포의 재생촉진 작용, 그리고 필수 아미노산을 보충시키면서 단백질 대사 촉진

③ 지질(脂質)대사를 조절하며, 인지질(燐脂質)대사 조절, 면역기능 조절, 빈혈상태 개선 작용으로 신장을 보호

【임상응용】

1 항피로 작용 : 황기(3년생) 15g, 만삼 인삼 당귀 천궁 백출 각 12g, 밀리타리스 동충하초 10g, 감초 2g, 대추 2개. 미동충하초는 100c에서 40분간 전탕, 나머지 약재는 2-3시간 전탕하여 1일 2회 복용, 재탕 가능하다.

항체생성촉진으로 면역기능 개선 작용을 하여 피로억제에 유효하다. 동물 실험에서 항피로 작용이 나타났다.

2 항노화 작용 : 숙지황 15g, 미동충하초 10g, 산수유 황기 당귀 천궁 육계 백출 인삼 녹용 각 8g, 감초 2g.

보음, 보양, 보기(補氣), 보혈(補血) 작용으로 면역기능의 증강 작용, 혈류촉진, 세포의 쇠퇴 억제 작용, 항산화 작용으로 노화를 지연, 영양성분의 보충 효과, 일에 지치지 않고 활력을 유지.

실험에 의하면 뇌조직 중에 혈청에서 SOD, GSH-Px 활력 제고(提高), 생쥐의 뇌조직과 혈청 중에 MDA의 형성을 억제시켰다. 동충하초의 다당체들은 항노화에 작용하고 있는 결과들이다.

3 항염, 항바이러스 작용 : 황기 20g, 백출 방풍 인삼 미동충하초 각 10g.

항바이러스 작용으로 유행성, 전염성 감기 예방과 치료 작용을 한다.

4 면역증강 작용 : 황기 20g, 당귀 천궁 미동충하초 각 15g, 백출 자오가피 각 10g, 인삼 녹용 각 8g.

여러 가지의 전염성 질환의 방어 작용과 비특이성 면역증강물질의 생성으로 체력항진, 식욕증진, 자생력강화 작용, 자신감과 행복감을 유지 향상 작용, 비장에서 DNA 합성 촉진, 핵산과 단백질 함량 증가로 비장세포의 증식을 촉진한다.

5 심혈관계통에 작용

- **관심병(冠心病) 치료** : 백과엽 산사 당귀 천궁 단삼 각 15g, 갈근 12g, 미동충하초 10g. 고지혈로 인한 심근의 혈류장애, 관상동맥경화, 협심증의 개선, 예방과 치료 작용을 한다.
- **불안, 초조, 불면, 근심, 화병의 진정, 안심 작용** : 미동충하초 연자육(연심포함) 각 12g, 원육 원지 석창포 인삼 감초 각 10g.

6 **당뇨병 조절 작용** : 고과 20g, 돼지감자 15g, 미동충하초 10g, 오미자 산수유 각 8g. 혈당강하 작용, 비장 기능 보호 조절 작용을 한다.

7 **호흡기질환**

- **폐암 억제 작용** : 어성초 15g 녹용 12g 미동충하초 10g 황기 맥문동 패모 백합 각 8g. 암세포의 억제, 소염, 진해(鎭咳), 폐의 기능 향상 작용을 한다.
- **만성 기관지염** : 숙지황 산수유 각 15g, 패모 자원 오미자 길경 미동충하초 백합 호도육 각 10g. 해수(咳嗽)가 심하고 가래, 기침을 연달아하는 증상에 보폐(補肺), 진해(鎭咳), 거담 작용을 한다.
- **기관지확장증** : 동충하초 12g, 황기 15g, 용골 모려 복령 작약 오미자 각 8g, 감초 4g
- **폐결핵에 각혈** : 길경 어성초 각 15g, 자원 관동화 백합 각 12g, 백급 8g, 감초 4g

8 **자한(自汗), 도한(盜汗)** : 황기 15g, 인삼 미동충하초 각 12g, 오미자 백출 숙지황 각 8g. 자한(自汗), 도한(盜汗)은 체력이 크게 감퇴되는 망양(亡陽) 증상이다. 미동충하초의 보기(補氣), 면역조절 작용과 함께 피부(주리(奏理))의 한선(汗腺)을 조절한다.

9 **정력 감퇴** : 음양곽 30g, 마카 20g, 토사자 음양곽 미동충하초 각 12g, 백질여 숙지황 산수유 복분자 구기자 파극 각 10g, 녹용 8g, 부자 4g.

보(補) 명문(命門)으로, 정액 분비 촉진, 정자의 활성 작용을 한다.

10 **간장 질환**

- **만성 간염** : 강황 지구자 인진 각 15g, 미동충하초 12g, 백출 택사 황기 육계 각 10g. 간장내의 효소활성화와 간세포의 재생력 촉진 작용을 한다.
- **간경화** : 미동충하초 12g, 인진 20g, 강황 창출 산사 갈근 각 8g, 오미자 5g. 미동충하초의 다당체는 만성 활동성 간경화에 3개월 복용으로 간 기능 개선 작용과 혈청단백율 상승, 감마구단백은 하강되였고, Lg류는 큰 변화가 없었으나, HGsAg는 호전반응을 나타냈다.
- **숙취해소** : 지구자 산청목 갈화 각 15g, 인진 오미자 백출 지각 각 10g, 감초 2g. 간장과 체내에 축적되어 있는 알코올 성분을 분해시키는 작용을 하게 된다.

11 **알러지 비염** : 유백피 창이자 신이 각 15g, 미동충하초 12g, 세신 방풍 백지 길경 갈근 각 8g, 영지 4g.

항알러지, 소염 작용으로 효력 증진 결과를 얻게 된다.

12 **피부 미용**

- **피부 미용** : 황기 15g, 당귀 천궁 오미자 녹차 서목태 미동충하초 각 10g, 갈근 백지 각 6g.

피부 표피조직을 견실하게 유도하고, 외부의 병원성 물질의 방어 작용으로 감염을 방지한다. 표피의 재생촉진 작용과 동시에 주름 개선 작용을 한다.

· 건선 : 마치현 현삼 연교 각 12g, 미동충하초 황금 황백 각 10g, 감초 4g

13 공진단 배합 : 녹용 당귀 산수유 미동충하초(발효액이나 농축액으로 제환) 황기 각 100g, 인삼 숙지황 육계 각 50g, 목향 15g, 감초 10g, 사향 20g을 1환 5g씩 탄자대 크기로 밀환을 만들어 1일 1환 공복에 온수로 복용한다.

14 뇌기능 개선

· 인지능력 향상 : 미동충하초 백과엽 원지 석창포 오미자 인삼 각 10g, 황금 녹용 각 8g. 항산화 작용과 뇌혈관 안에 고지혈증 개선, 혈류 촉진, 해마세포의 재생력 촉진, 뇌세포의 분화를 촉진 하며, 세포의 쇠퇴를 방지해준다.

· 알츠하이머 예방 : 백과엽 20g, 참당귀 15g, 원지 오미자 석창포 산수유 용안육 각 15g. 뇌세포 퇴화와 위축으로 오는 알츠하이머와 치매의 예방과 개선 작용을 한다.

· 우울증 : 연자육 50g, 향부자 20g, 원육 15g, 산조인 대추 당귀 천궁 작약 백출 각 12g. 행기해울(行氣解鬱) 작용으로 정신 안정시키고, 뇌세포의 쇠퇴를 감소시키면서 정신 안정 작용을 한다.

· 중풍 예방 : 미동충하초 15g, 당귀미 천궁 천마 각 12g, 인삼미 석창포 각 8g.
동맥죽상경화증을 치료해 주고, 뇌혈관의 탄력 강화, 뇌혈류 촉진, 산소 공급, 유해산소 제거 작용으로 중풍을 예방한다.

· 중풍 치료 : 미동충하초 황기 당귀 각 15g, 천궁 작약 두충 우슬 백출 위수 각 10g, 육계 지실 각 6g.
장기간의 수족마비, 식욕감퇴, 보행장애, 언어장애로 몸이 수척하고 무기력하면서 근육에 탄력이 없을 때에 보기(補氣), 보혈(補血), 무기력 증상, 고지혈 용해 작용으로 효력을 얻게 한다.

15 고혈압 : 하고초 하수오 각 15g, 미동충하초 12g, 천궁 백지 갈근 조구등 각 10g.
혈압강하 조절 작용을 한다.

16 불면 : 산조인 20g, 힐초 미동충하초 각 10g, 치자 원지 원육 석창포 용안육 각 8g.
진정, 정신 안정 작용으로 수면을 개선한다.

17 여성의 생리조절 작용 : 당귀 천궁 작약 숙지황 미동충하초 각 12g, 파고지 갈근 백태 각 10g.
생리가 불규칙하고 생리통 증상에 효과가 있으며, 심지어 불임에도 유효하다.

18 각막이식 거부반응 : 미동충하초 12g, 결명자 구기자 감국 각 15g.
안과질환이 급증하는 시기에 각막이식 환자가 증가하고 있는 실정이다.

19 신장 보호 작용

- 급·만성 신장염에 유효 : 미동충하초 15g, 복령 택사 저령 각 12g, 차전자 보골지 유계 각 6g. 신장을 보호하면서 소염, 이뇨, 부종억제 작용을 한다.
- 만성 신장염 : 미동충하초 15g, 백출 숙지황 산수유 산약 각 8g, 육계 복령 택사 각 4g. 아미노산과 단백질 대사 촉진, 사구체세포의 재생촉진 작용으로 효력을 얻게 한다.

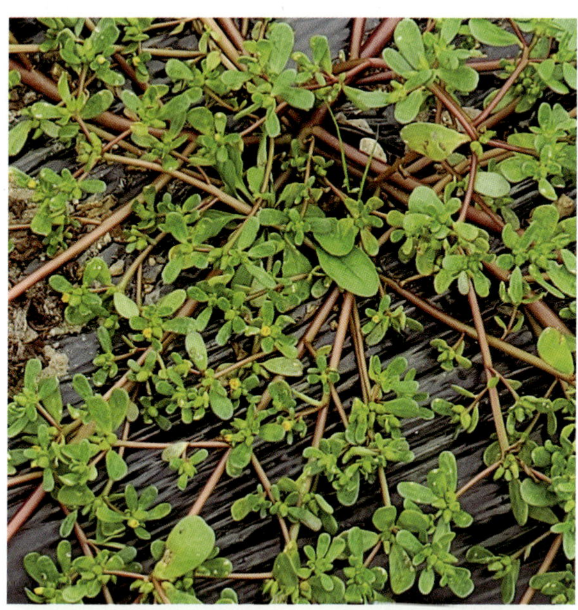

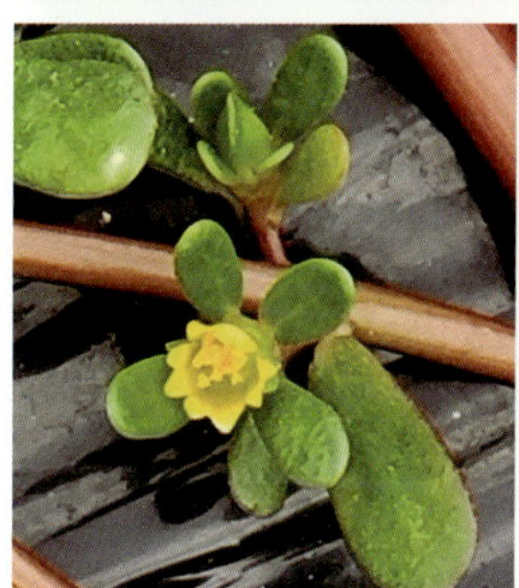

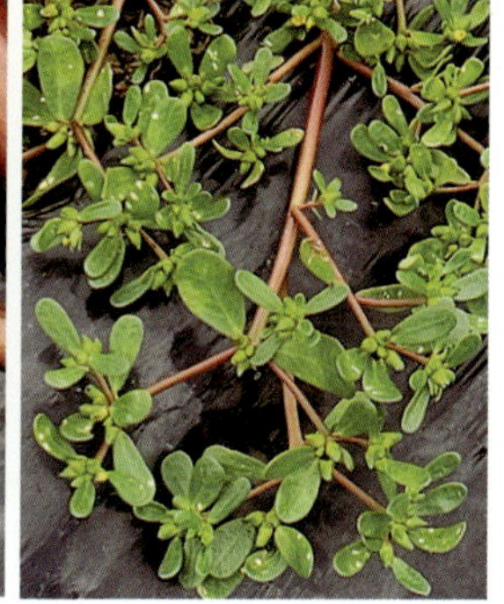

• 쇠비름 꽃

마치현 馬齒莧

쇠비름
Portulaca oleacea L.

성미

시고 차다.

채취 시기

여름

용량

10-15g

효능

해열, 해독, 이질, 이뇨 작용으로 여름에 이질, 여성의 대하, 자궁 출혈, 치질 출혈, 피부 종기, 단독(丹毒), 습진 등에 적용된다.

금기

임신부와 변이 묽은 사람과 비허 설사 자는 피해야 한다.

평양에서 피난을 온 한의사 동기동창은 6.25사변 피난시절에 먹을 것이 없어서 온 식구가 쇠비름나물을 삶아서 아침에 먹고는 모두 잠이 들어 저녁에 일어났다는 이야기를 한 적이 있다. 이 만큼 약성이 강하다는 의미이다. 나물로 조금 먹는 것은 가능해도 밥 대신 많은 양을 먹는 것은 피해야 한다. 잡초로 제거하려고 해도 좀처럼 없어지지 않는 것이 이 식물이다.

이 약은 쇠비름과에 속한 1년생 초본식물인 쇠비름 Portulaca oleacea L.의 전초이다.

【성분】

noradrenaline, dopamine, betanidin, isobetanidin, betanin, isobetanin, oxalic acid, malic acid, citric acid, glutamic acid, aspartic acid, alanine, glucose, fructose, sucrose, 비타민 A

ㅁ

【약리작용】

① 자궁에 작용 : 자궁근육의 수축 작용
② 혈관과 호흡에 영향
(ㄱ) 혈압강하 작용
(ㄴ) 쇠비름의 생즙은 심근에 수축력을 증가시키고, 중추와 말초성 혈관에 수축 작용을 나타낸다.
③ 골격근에 작용 : 복직근에 경련수축을 경감시킨다.
④ 소장에 작용 : 소장운동의 억제 작용
⑤ 항균 작용 : 이질균, 녹농균, 인플루엔자균, 대장균, 결핵균, 황색포도상구균, 피부진균 등에 현저한 억제 작용이 있다.

【임상응용】

1 세균성 이질

- 발열성 이질로 피가 섞인 변을 보고 이급후중(裏急後重) : 마치현 15g, 차전자 창출 황련 현초 각 8g.
  지혈시키면서 이질을 치료한다.
- 열이 없는 이질, 설사 : 마치현 백두옹 각 12g, 황련 진피(秦皮) 대산 창출 각 8g, 감초 4g
- 만성 궤양성 결장염 : 마치현 백두옹 황백 각 12g, 육계 4g
- 급성 장염
  - 마치현 단방으로도 유효
  - 복방으로는 마치현 15g 현초 12g 창출 백굴채 각 8g 황련 4g 감초 2g
  - 후중증(後重症)과 복통, 농혈변에 소염, 살균 작용으로 효력을 얻게 된다.

2 여성의 적백대하, 소변불리

- 마치현 저백피 각 15g, 촉규화 금은화 각 12g, 오적골 백지 각 6g
- 민간방으로 마치현 생즙에 계란 흰자만 넣고 달여서 복용한다.

3 비뇨기질환(급성 요도염, 방광염, 신우신염)

- 마치현 지부자 각 12g, 석위 차전자 각 10g.
  이뇨, 살균 작용으로 치료한다.
- 마치현 120-150g을 30분 동안 전탕한 후에 설탕 90g을 넣고 복용하여 약간의 땀을 낸다.

4 지혈, 양혈(凉血) 작용

- 마치현 단방으로 전탕하여 복용한다.
- 마치현 10g, 천초 소계 지유 괴각 각 8g

5 피부질환

- 마치현 포공영 각 12g, 대청엽 금은화 백화사설초 각 12g.
  해열, 해독, 살균으로 효력을 나타낸다.
- **하지궤양** : 마치현 남과자 각 등분을 짓찧어 환부에 붙인다.
  비타민 A가 풍부하여 상피세포의 정상화와 궤양 부위의 유합 촉진에 기여하게 된다.
- **대상포진** : 마치현을 짓찧어 생즙을 환처에 발라서 살균, 소염 작용을 얻게 한다.

6 **근골 동통** : 마치현 오가피 창출 두충 목과 각 12g을 전탕 복용한다.
척추 손상과 골격근에 강직을 풀어 준다.

7 **폐결핵** : 마치현 길경 어성초 각 15g, 패모 자원 관동화 백합 각 8g.
해수(咳嗽), 흉민(胸悶), 두통, 피곤, 무력증이 해소된다.

8 **급성 충수염** : 마치현 포공영 패장 금은화 각 15g을 전탕 복용한다. 1일 4-5회 연속 복용하면 빠른 효과가 나타난다.

9 **장수와 관계** : 매일 마치현 5g, 양파와 콩을 넣고 죽을 만들어 먹으면 장수한다.
일반 야채에 비하여 불포화지방산이 15배나 많이 함유 되어 있다. 그러므로 암종의 발생을 촉진하는 단백질의 억제 작용을 나타낸다고 보고되어 있다. 그리고 지방산은 심장 보호 작용을 하며, 혈액 중에 중성지방을 내려주어 심장질환의 발생률을 감소시킨다.

만병초 萬病草

만병초
Rhododendron brachycarpum D, Don ex G, Don

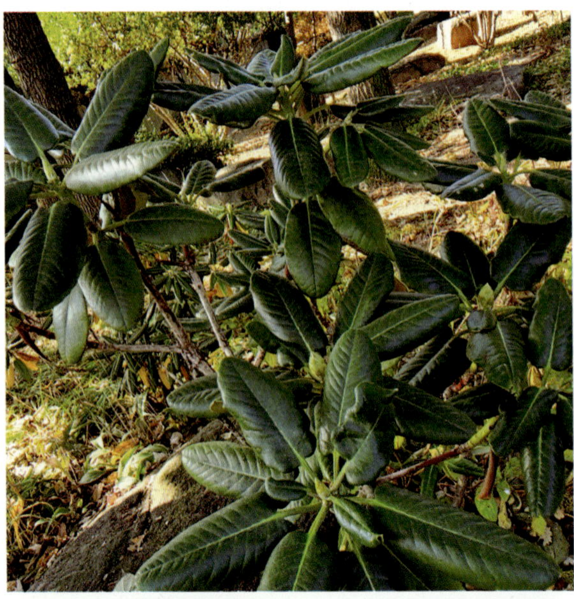

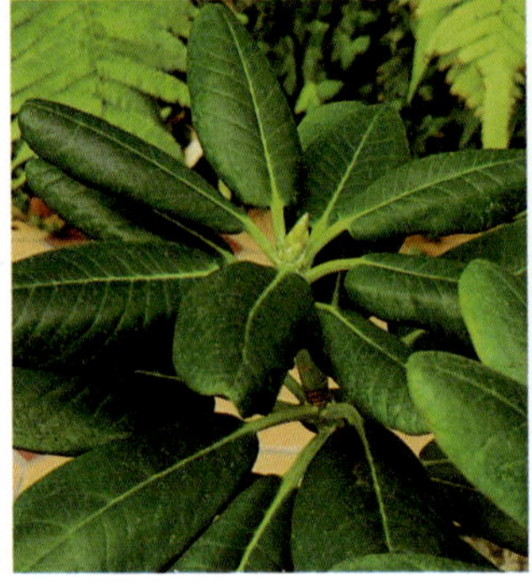

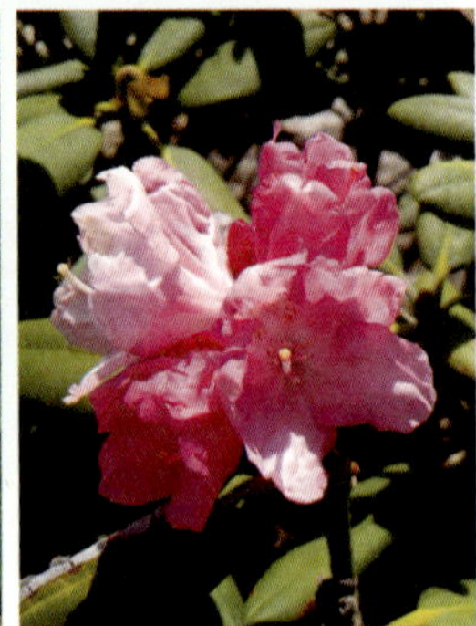

• 만병초 꽃

성미

시고 쓰고 차며, 약간의 독성이 있다.

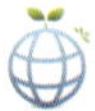

채취 시기

여름

용량

15-30g

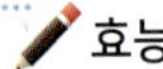

효능

진해(鎭咳), 거담 작용으로 급·만성 기관지염에 유효하다.

금기

- 임신부
- 장기 복용은 피한다.

높은 산의 정상 부근에서 혹한에도 불구하고 파란 잎을 자랑하면서 생존하는 이 식물을 만병초라고 부른다. 봄이 되면 흰색에 약간의 분홍색을 띠는 꽃이 여러 송이가 피는 것을 보면 얼마나 화려하고 탐스럽고 자랑스러운지 그냥 두고 떠나기가 아쉬워진다. 민간에서는 잎을 따서 달인 물로 무좀을 치료하기도 했었다.
이 약은 진달래과에 속한 상록의 작은 키 나무인 만병초 Rhododendron brachycarpum D, Don ex G, Don의 잎이다.

【성분】

hyperside, isohyperoside, farrerol, 8-demethyl farrerol, myricetin, kaemferol quercetin, azaleatin, gossypetin

【약리작용】

① 호흡기에 작용

(ㄱ) 진해(鎭咳) 작용

(ㄴ) 거담 작용

(ㄷ) 평천(平喘) 작용

(ㄹ) 기관과 폐조직의 호흡억제, 산소 소모량을 내려준다.

② 심혈관계통에 작용

③ 간 보호 작용 : 간 조직에 효소활성화 작용

④ 혈압강하 작용

【임상응용】

1 만성 기관지염

- 만병초 분밀 60g을 고량주 500ml에 7일간 침출 후 1회에 15−20ml, 1일 3회에 복용하면 천식이 진정된다.
- 만병초 30g, 길경 20g, 산수유 패모 자원 관동화 각 15g, 오미자 12g, 감초 건강 각 4g을 전탕하여 복용한다.
- 만성 기관지염이 폐원성으로 유발 : 만병초 20g, 인삼잎 구기자 오미자 각 10g을 전탕하여 복용한다. 임상에서 알코올 추출물은 도리어 어지럽고 위에 작열감을 호소하였다.

2 해수(咳嗽), 천식 : 만병초 200g, 백부근 길경 원지 오미자 각 100g을 전탕하여 복용한다. 이때에 원지는 거담 작용의 신속을 위하여 배합한 것이다.

3 감기 해수(咳嗽) : 만병초 15g, 길경 20g, 자원 갈근 패모 각 8g, 오미자 6g, 감초 2g. 진해(鎭咳), 거담 작용은 비교적 강하였고, 천식은 그 다음이었다.

4 폐결핵, 폐농혈 : 만병초 어성초 포공영 각 30g, 숙지황 산수유 각 15g, 아교 12g, 감초 2g

5 심근염 : 만병초 20g, 은행잎 단삼 당귀 천궁 산사 각 15g, 도인 홍화 각 4g

6 위장염, 소화장애 : 만병초 12g, 백출 10g, 지각 진피 사인 작약 각 8g, 신곡 맥아 각 4g, 감초 목향 각 2g

ㅁ

망　초 芒草

진교(오독도기, 진범)
Aconitum loczyanum Nakai
A, logecassidatum Nakai

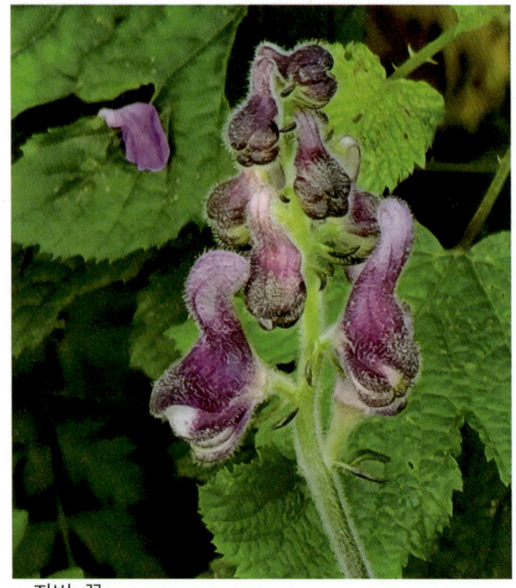

• 진범 꽃

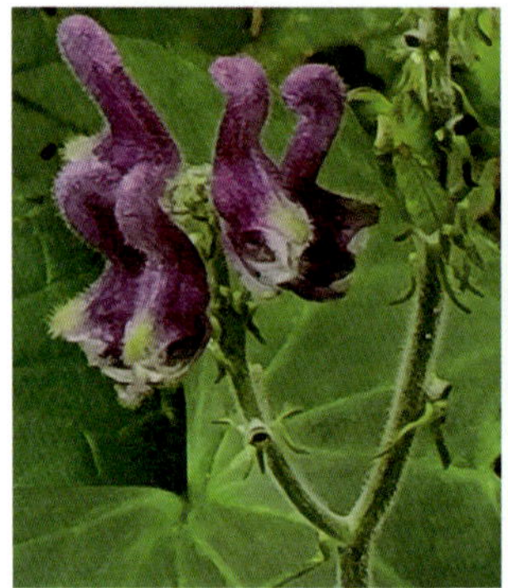

• 진교 꽃

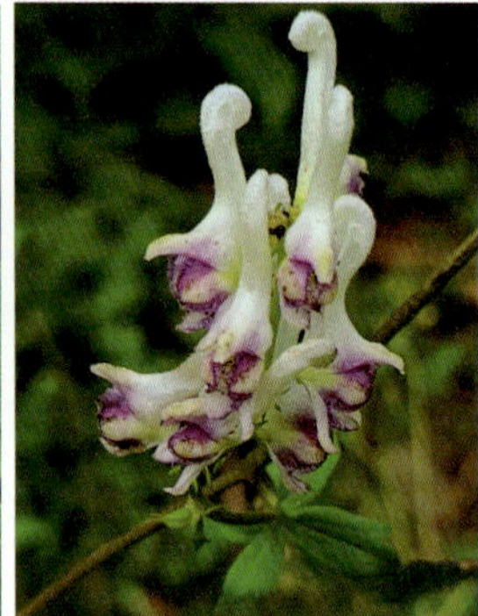

• 흰진교 꽃

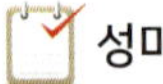

성미

쓰고 매우며, 뜨겁고, 독이 있다.

채취 시기

가을

용량

4-10g

효능

거풍지통(祛風止痛) 작용으로 사지마비 동통, 요통, 관절불리(關節不利), 수족냉증을 제거한다.

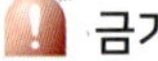

금기

임신부와 간·신장 기능 허약자는 피한다.

동의보감에서 진교는 "오독도기"라고 표기했는데, 진품 진교는 Gentiana 속으로서 Aconitum 속의 진교(오독도기)와는 전혀 다른 식물이며 약재인 것이다. 당시만 해도 식물학적인 이해가 부족하여 오류를 범한 것이다.

이런 연유로 해서 지금까지도 국명의 진범, 진교를 약명의 진교로 오인하면서 사용하고 있는 실정이다. 그러므로 물명고(物名考)에서 진교를 망초라고 한 것은 정확한 표현으로 받아들여진다. 중국에서도 진교는 약용하지 않고 있으나 국내에서는 오랜 임상경험의 축적으로 우리는 우리 나름의 독창성을 발휘해야 할 목적으로 수록하는 것이다.

이 약은 미나리아제비과에 속한 여러해살이 초본식물인 진교 Aconitum loczyanum Nakai, 흰진범 A, logecassidatum Nakai의 뿌리이다.

【성분】

aconitine

【약리작용】

① 지통 작용

② 진경(鎭痙) 작용

【임상응용】

1 **중풍 반신불수** : 망초 8g, 두충 목과 위령선 속단 우슬 각 10g, 유향 몰약 각 5g, 감초 2g. 전신마비, 편마비를 풀어주고 통증을 완화시키면서 근육의 경련을 풀어준다.

2 **요통**

- **척추디스크** : 망초 8g, 두충 구척 토복령 각 15g, 녹각 위령선 우슬 각 12g, 감초 2g. 척추디스크의 통증완화 작용, 근육 수축력 강화 작용, 지통 작용으로 효력을 나타낸다.
- **척추의 퇴화성 동통** : 망초 8g, 두충 위령선 녹각 각 12g, 유향 몰약 각 5g
- **보행장애, 감각마비** : 망초 8g, 속단 목과 구척 당귀 천궁 각 12g, 단삼 8g. 혈류촉진, 감각신경 재생 부활 작용으로 마비가 개선된다.

3 **슬관절염**

- **관절부종** : 망초 8g, 우슬 20g, 비해 토복령 발계 각 10g, 감초 2g. 슬관절낭에 이뇨, 이수 작용으로 소염 효과를 나타내므로 유효하다.
- **퇴행성슬관절염** : 망초 8g, 우슬 두충 녹각 속단 구척 각 12g, 위령선 4g. 골질의 재생 촉진 작용, 소염, 혈류촉진, 경련 완화 작용으로 효력을 보인다.

4 **수족 냉증** : 망초 부자 각 4g, 육계 건강 각 8g, 당귀 천궁 12g. 조혈 작용을 강화시키면서 혈류를 촉진하고, 혈관 벽을 든든하게 유도하여 체온상승 효과를 나타내므로 수족 냉증에 유효하다.

매괴화 玫瑰花

해당화

Rosa rugosa Thunb.

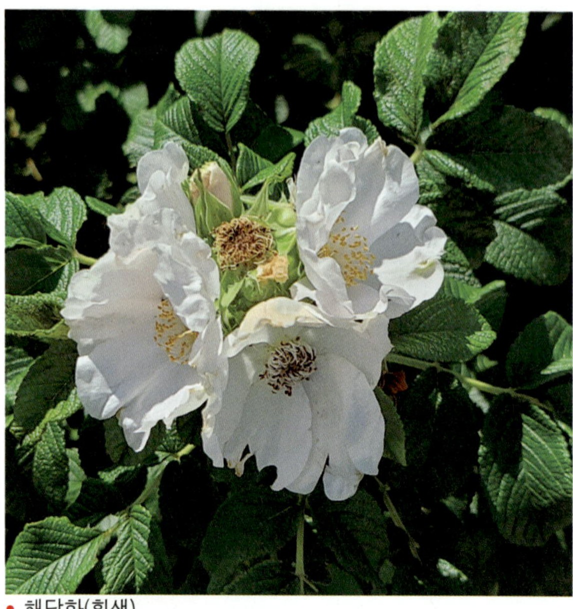

• 해당화(흰색)

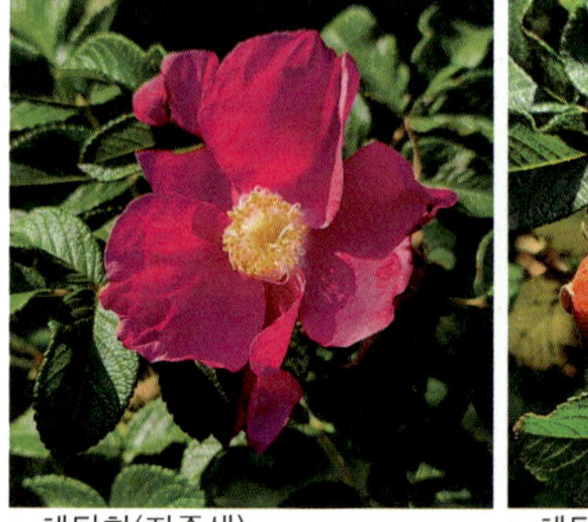

• 해당화(자주색)

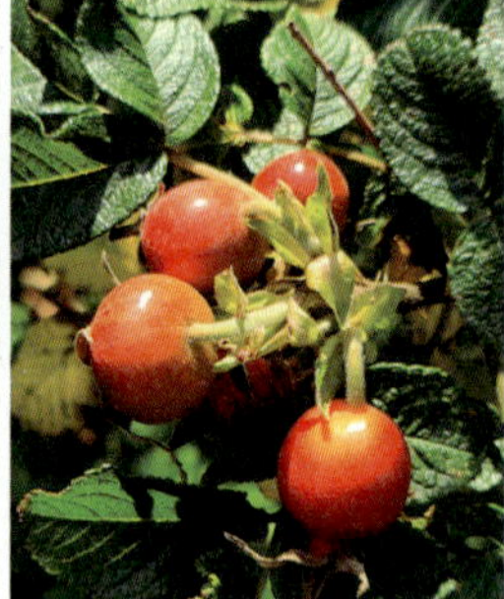

• 해당화 열매

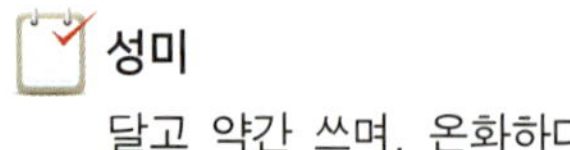

성미

달고 약간 쓰며, 온화하다.

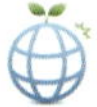

채취 시기

여름

용량

4-10g

효능

해울(解鬱), 화혈, 조경(調經) 작용으로 간염, 흉협 동통, 복통, 복창(腹脹), 유방염, 여성 생리불순, 이질, 설사, 대하, 타박상, 종기 등에 활용된다.

금기

음허자로 열이 있으면 복용하지 않는다.

전설과 노래 가사 중에 수없이 출연되는 것이 해당화이다. 여름이면 보기도 아름답고 향기가 진하고 환상적이므로 사람의 마음을 요동시키는 마력이 있는 식물이다. 관상가치도 높지만 약효도 우수한데 꽃의 색상에 반해서 약효를 모르고 살아간다. 단지 뿌리가 혈당을 내린다는 것에만 집착한다. 생명력이 강해 그 추운 러시아에서도 성장하는 것으로 보고는 놀라지 않을 수 없었다. 이 약은 장미과에 속한 낙엽지는 작은 키 나무인 해당화 Rosa rugosa Thunb.의 꽃이다.

【성분】

방향성 정유 성분으로 linalool, linayl formate, citronellyl acetate, geraniol, geranyl formate, geranyl acetate, phenylethanol, nerol, 3-methyl-1-butanol, pentadecane, 2-tridecanone, eugenol

【약리작용】

① 항바이러스 작용 : 에이즈바이러스, 백혈병 바이러스, T세포백혈병 바이러스에 항바이러스 작용

② 항간디스토마 작용

③ 항암 작용

④ 담즙촉진 작용

【임상응용】

1 간염 흉복통

- 남에게서 마음에 상처를 심하게 받고 일어난 간 기능 장애로 흉협 부위의 동통, 소화불량과 가벼운 복통 : 매괴화 향부자 청피 각 9g, 울금 지각 각 12g.
  억울 증상을 해소시키면서 간 기능을 정상으로 회복시킨다.
- 간염 두통(간 기능장애로 두통) : 매괴화 6g, 감국화 구기자 천궁 각 12g

2 여성 질환

- 유방염
  - 매괴화 정향 각 등분하여 전탕 복용한다.
  - 매괴화 천련자 귤엽 각 8g, 왕불류행 목통 금은화 각 15g
  - 소염, 해열, 유즙활성화로 염증을 제거한다.
- 생리불순 : 매괴화 8g, 당귀 천궁 익모초 향부자 각 15g, 육계 8g, 소회향 4g.
  혈액순환 개선과 하복부에 냉감 제거로 치료한다.
- 월경불순 : 매괴화 월계화 각 10g, 익모초 30g, 단삼 15g을 전탕하여 복용한다.
- 월경불순이 간기울결로 발병 : 매괴화 단방으로 전탕하여 설탕을 가미하고 복용한다.
- 백대하 : 매괴화 10g, 오적골 12g, 계관화 9g, 금은화 20g, 백지 4g

3 위장질환

- 복통 : 매괴화 8g, 작약 백출 산사 진피 각 12g, 신곡 맥아 각 6g, 감초 2g
- 장염, 이질, 설사 : 매괴화 10g, 백두옹 백출 복령 각 12g, 마치현 30g
- 단순 이질 : 매괴화 황련 각 9g, 연자육 10g, 백굴채 15g

4 피부염

- 종기 초기 : 매괴화의 꼭지를 버리고 4g을 술로 복용한다.
- 피부 창양(瘡瘍) 초기 : 매괴화 6g, 자화지정 포공영 금은화 각 15g을 전탕하여 복용한다.
  소염, 살균, 해열 작용으로 치유한다.
- 타박상 : 매괴화 30g을 전탕하여 복용한다. 어혈을 제거하여 치료한다.

5 사지마비 동통 : 매괴화 12g, 당귀미 홍화 각 4g, 우슬 두충 목과 각 15g.
어혈을 제거하고 마비동통을 개선시킨다.

ㅁ

명 자 榠子, 木瓜

명자나무
Chaenomeles speciosa Nakai

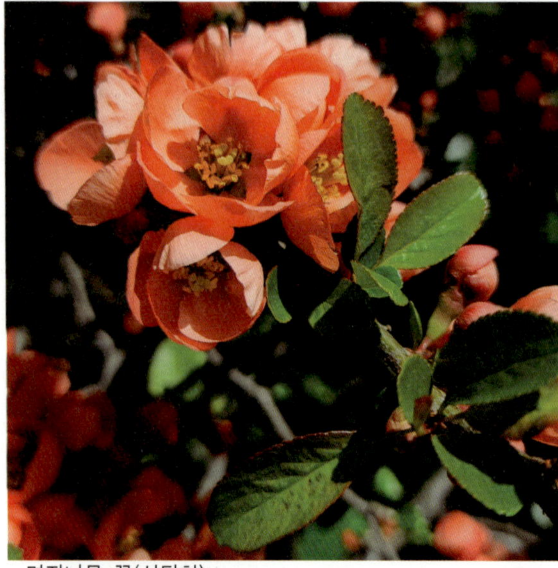
• 명자나무 꽃(산당화)

성미
시고 떫으며, 온화하다.

채취 시기
가을

용량
6-10g

효능
근육운동 촉진, 건위(健胃) 작용으로 사지관절염과 요통, 하지무력증, 보행 장애, 근육 경련, 부종을 내려준다.

금기
소변불리 자는 피한다.

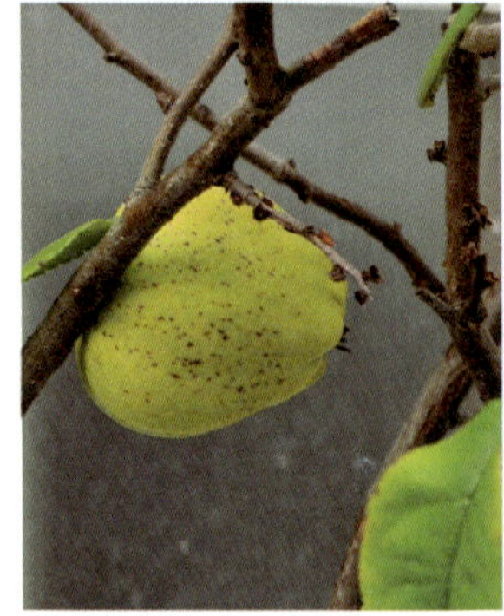
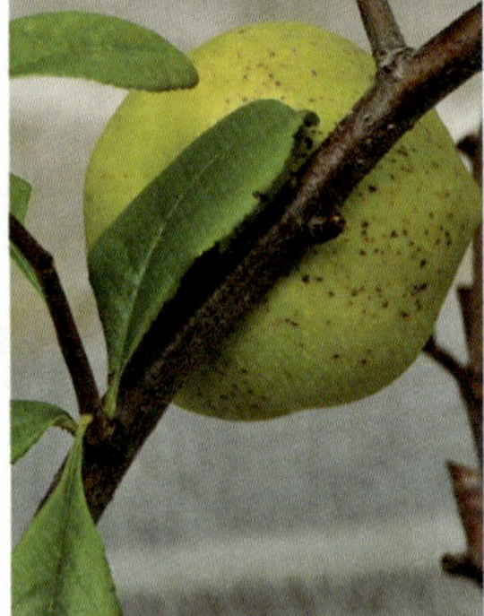
• 명자나무 열매(목과)

이른 봄에 짙은 적색 꽃이 피는 나무를 명자나무, 꽃은 산당화라고 부른다. 꽃이 지고 난 다음에는 작은 열매가 달리기 시작하여 여름에는 제법 주먹만한 열매를 맺는데, 그 시기에는 다 주변이 녹색이니까 구별을 못 하고 지나칠 뿐이다. 그런데 목과(木瓜)는 바로 이 약이며, 우리가 큰 교목의 목과나무 Chaenomeles sinensis는 명사(榠樝)라고 하여 같은 속으로 종이 달라서 목과와 유사종이다.
이 약은 장미과에 속한 작은키 나무인 명자나무 Chaenomeles speciosa Nakai의 과실이다.

【성분】
amlic acid, tartaric acid, citric acid, olleanolic acid

【약리작용】

① 항균 작용 : 목과 전탕액은 이질균, 감기바이러스, 대장균, 황색포도상구균, 녹농균, 용혈성연쇄상구균의 발육억제 작용

② 간 보호 작용 : 간세포의 괴사와 자방변성을 회복시키고 혈청 효소의 하강을 정상으로 유도한다.

③ 기타 : 복수암세포의 억제작용

【임상응용】

1 근육과 골격질환

· 하지관절동통, 마비, 굴신불리, 무겁고 당기면서 아픈 증상, 감각마비, 근육무력증 :
목과 10g, 독활 오가피 당귀 위령선 구척 해풍등 각 8g.
마비 동통, 보행 장애를 치료한다.

· 하지 마비 동통이 신허(腎虛)로 온 증상 : 목과 육종용 우슬 구척 두충 각 10g, 숙지황 산수유 파고지 각 8g.
신장 기능을 강화 시키면서 하지무력, 보행 장애를 회복시킨다.

· 요통, 허리디스크 : 목과 우슬 두충 각 10g, 파극 8g, 회향 목향 육계 각 6g, 감초 2g.
근육과 골격에 힘을 얻게 한다.

· 사지의 감각마비 : 단방으로 목과 술을 만들어서 장기간 약으로 복용한다. 그러면 근육에 탄력이 발생한다. 물론 평소에 걷기운동을 지속적으로 해가면서 복용한다.

· 각기(脚氣), 근육경련

- 평소 비위장이 허약하고 몸이 차서 여름에 토사곽란이 자주 발생 : 목과 백출 각 10g, 오수유 회향 육계 각 6g으로 비위장을 덥게 하면서 근육경련을 풀어 준다.
- 체열이 많은 자 : 목과 10g, 잠사 황련 치자 각 8g.
  해열, 근육완화, 신축작용으로 효력을 얻는다.
- 습열 각기(脚氣), 경련 : 목과 의이인 각 15g, 백출 복령 각 10g, 황백 8g.
  체내에 축적된 수분을 배설하므로 근육경련을 풀어 준다.
- 일체 각기(脚氣)로 허리, 무릎에 동통 : 목과 30g, 부자 애엽 각 10g을 전탕하고 여기에 다시 식초를 넣고 전탕 농축시켜서 복용하면 허리와 무릎이 몹시 차고 기허 하면서 혈액 순환이 안 되면서 통증을 호소하는 증상에 효과가 있다.
- 각기(脚氣)로 다리가 많이 붓는 증상 : 목과 두충 각 10g, 목통 우슬 각 12g, 차전자 택사 각 8g.
  이뇨 작용으로 원만하게 부종을 치료하면서 근육의 수축력을 증가시킨다.

- 빈혈로 다리경련 : 목과 당귀 각 10g, 우슬 석곡 속단 백작약 진피 각 8g을 전탕 복용하여 보혈(補血), 근육경련완화 작용으로 치료한다.

2 소화기 질환

- 제(臍)복통, 이질 복통, 설사 : 목과 작약 각 10g, 파고지 상엽 각 8g, 오수유 4g, 감초 2g
- 상복부 창만, 동통 : 목과 강황 작약 각 10g, 후박 나복자 진피 견우자 봉출 각 8g, 육계 4g, 감초 2g
- 이질, 설사가 지속될 때 : 목과 작약 건강 감초 백굴채 각 10g을 전탕하여 복용하면 이질균의 발육억제 작용으로 치료된다.
- 적백이질 : 목과 차전자 백굴채 작약 백출 각 10g을 전탕하여 공복에 1일 3회 복용하면 즉시 효험을 얻게 된다.
- 급성 세균성 이질 : 목과 현초 백굴채 각 10g을 전탕 복용으로 신속하게 치료한다.

3 항강(項强), 근육경직 회전불능 증상 : 목과 갈근 각 15g, 국화 애엽 백지 강활 각 8g, 계지 6g, 감초 2g.
근육에 경련을 완화시키면서 목 디스크를 치료한다.

4 급성 간염 : 목과 인진 강황 각 12g, 창출 산사 작약 신곡 맥아 각 6g.
간세포의 손상방어, 회복촉진 작용으로 회복력이 신속하다.

5 다리에 개선(疥癬) : 목과 자초 연교를 각 등분하여 전탕액으로 세척한다. 살균, 억균 작용으로 효력을 나타낸다.

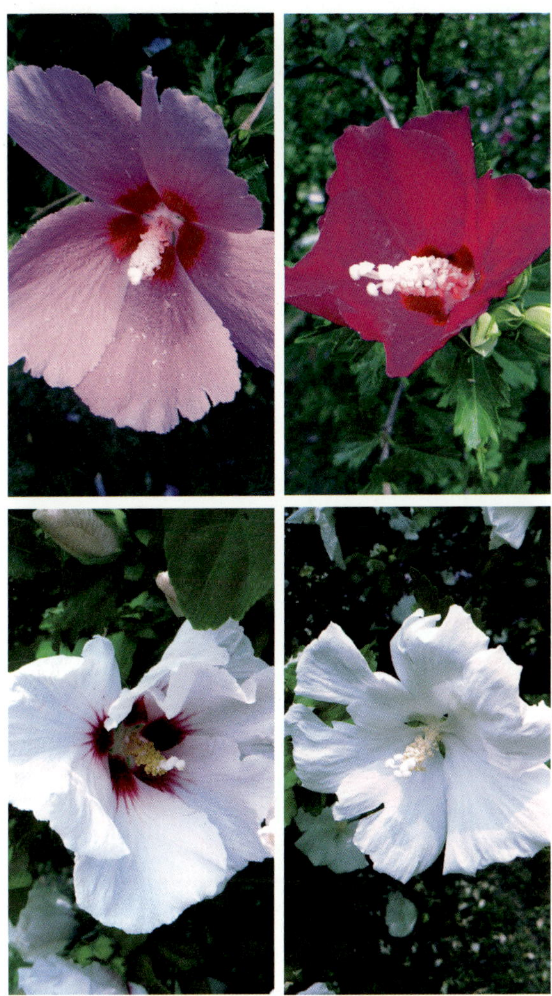

목근화 木槿花

무궁화꽃

Hibiscus syriacus L.

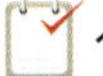 **성미**

달고 쓰고, 서늘하다.

 **채취 시기**

가을

 **용량**

4-10g

 **효능**

해열양혈(解熱凉血), 해독 작용으로 대변 출혈, 적백이질, 치질 출혈, 해수(咳嗽), 각혈, 백대하, 피부종기, 창양(瘡瘍), 탕화상에 활용된다.

 **금기**

없음.

우리나라의 국화이기도 하지만 꽃피는 기간이 길고 소담스러우면서 색상도 다양하고 화려하며 또 많이 핀다. 생것이 땅에 떨어져서 뒹구는 것을 보면 안타까운 생각이 든다. 국외에서 수입되는 히비스커스는 여성 질환에 너무도 잘 이용되는데 우리 것은 왜 사용하지 않을까? 의문만 들뿐이다. 무궁화의 나무껍질은 목근피(木槿皮)로 지혈, 피부염에 활용한다.

이 약은 아욱과에 속한 낙엽지는 작은 키 나무인 무궁화 Hibiscus syriacus L.의 꽃이다.

【성분】

lutein-5,6-epoxide, cryptoxanthin, themaxanthin, antheraxanthin, herg taxifolin-3-O-β-D-glucopyranoside, kaemerol-3-a-L-arabinoside-7-a-L-rhamnoside, cyanidin-3-O-glucoside

【약리작용】

① 피임 작용

② 개선(疥癬) 치료효과

【임상응용】

1 지혈 작용

- 목근화 지유 괴화 괴각 각 10g, 창출 후박 각 6g을 전탕하여 복용한다.
- 대변 출혈에 단방으로 목근화 10g을 전탕하여 복용한다.
- 치질 출혈 : 목근화 15g, 괴화탄(槐花炭) 가루 15g, 지유탄(地楡炭) 10g, 향부자 8g을 전탕하여 복용한다.
- 기침에 출혈 : 목근화 생것 30g, 길경 자원 패모 어성초 각 12g

2 여성 대하

- 백대하 : 목근화 패장 계관화 금은화 각 15g, 백지 8g
- 습열 대하(비만체질의 자궁내막염) : 목근화 금은화 각 30g와 돼지고기를 넣고 전탕하여 복용한다.

3 세균성 이질

- 단방으로 목근화 분말을 1회에 2g, 2시간마다 3-5일 복용하면 치료된다.
- 목근화 백굴채 각 15g을 전탕하여 복용한다.

4 가래가 옹체 : 목근화 길경 각 15g, 반하 진피 패모 자원 각 10g을 전탕하여 복용한다. 목근화의 흰 꽃이 가래 제거에 더 우수하다.

5 식은 땀

- 목근화 건조분말을 1회에 4g 복용한다.
- 목근화 황기 각 15g, 산수유 구기자 오미자 각 8g을 전탕하여 복용한다.

6 대상포진, 종기 : 목근엽(木槿葉)을 짓찧어 환처에 붙인다. 소염, 살균 작용으로 치료한다.

목 숙 苜蓿

개자리, 자주개자리
Medicago hispida Gartn.

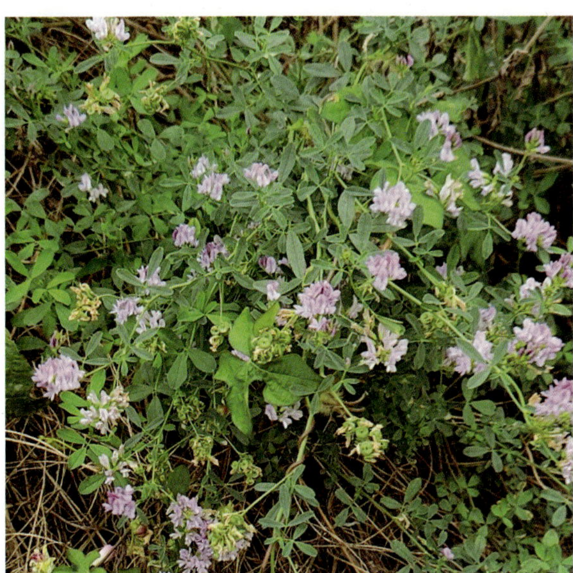
• 자주개자리 꽃

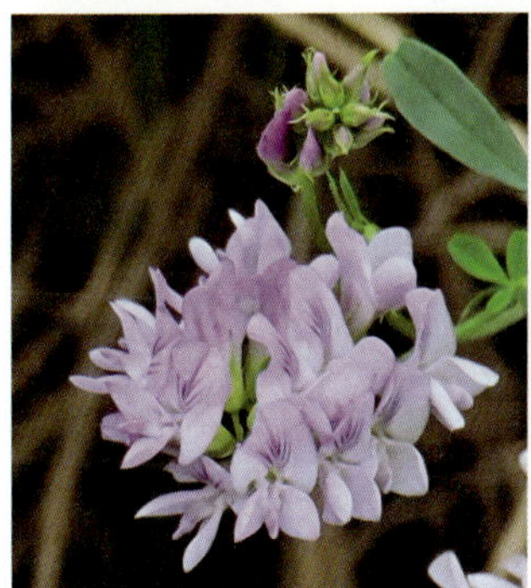
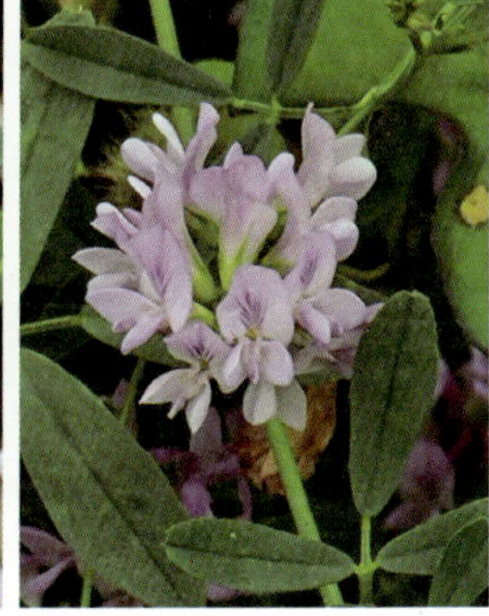
• 자주개자리 꽃

성미

쓰고, 달며 떫고 평범하다.

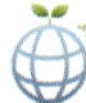
채취 시기

8, 9월

용량

15-30g

효능

해열, 황달, 소변불리, 결석 치료제로서 열병으로 번만, 황달, 장염, 이질, 부종, 요로 결석, 치질 출혈에 유효하다.

금기

과용하면 냉기가 근육에 들어가서 몸이 수척해 진다. 그러나 비만인에게는 치료제가 된다.

외래종으로 길가에 흔한 들풀이다. 개자리는 유럽원종이고 지주개자리는 지중해연안에서 도입된 종들이다. ≪명의별록≫에 수재된 것으로 보면 약용으로는 1500여년의 역사를 지니고 있다. 그러나 국내에서는 약용기록을 찾기가 매우 어려운 실정이다.
이 약은 콩과에 속한 1년생 초본식물인 개자리(남목숙) Medicago hispida Gartn. 자주개자리(자목숙) M, sativa L.의 전초이다.

【성분】

① 남목숙 : carotene, hispidacin, soyasaponin I, phytosterol, pitosterolesters, free fatty acid

② 자목숙 : saponin, lucernol, sativol, coumesterol, daidzin, tricin, citrulline, canaline, dicoumarol

【약리작용】

① 항죽상동맥경화증 : 고지혈증을 강하시키므로 관상동맥과 동맥병변의 소실 작용이 현저하였다.

② 항산화, 남성호르몬에 작용을 미치고 있었다.

③ 면역기능을 향상 : 임파세포의 분열지수를 억제시키므로 세포의 활동력, 생장률, 생존시간을 증가시킨다.

【임상응용】

1 열병 번만(열병으로 눈이 황적색, 소변 황색, 번만, 주달(酒疸)) : 목숙 즙액을 마시고 토하거나 이뇨 작용을 하면 바로 치유된다.

2 간염, 황달 : 목숙 차전자 인진 편축 각 15g, 대추 10개 넣고 전탕하여 복용하면 간염 치료로 황달이 제거된다.

3 결석

- 방광결석(소변불리와 출혈을 동반) : 목숙 전초 15-30g을 전탕하여 복용한다. 혹은 생목숙 60-90g을 즙내서 복용하면 결석용해 작용과 이뇨 작용을 나타낸다.
- 요로결석 : 목숙 금전초 각 20g, 목통 오령지 천산갑 각 10g을 전탕하여 복용한다.

4 장염 : 목숙 15-30g을 전탕하여 복용 혹은 생목숙 30-60g을 생즙으로 복용하면 이질균의 억제로 치유된다.

5 세균성 이질 : 목숙 30g을 전탕하여 꿀을 넣고 1일 2회 복용한다.

6 부종 : 목숙 차전자 목통 택사 저령 각 15g을 전탕하여 복용한다. 1일 2회 공복에 복용, 이뇨 작용으로 부종을 소실시킨다.

목천요 木天蓼

개다래
Actinidia polygama Miq.

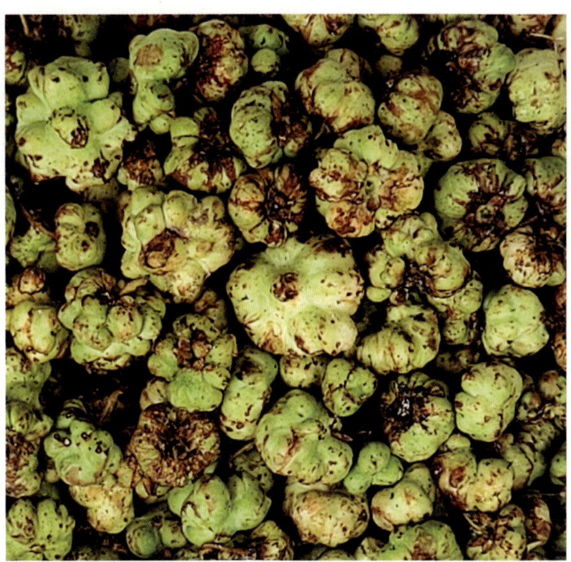
• 개다래 열매

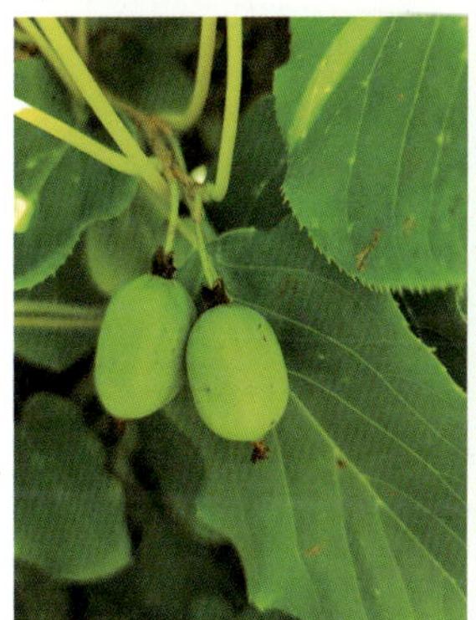
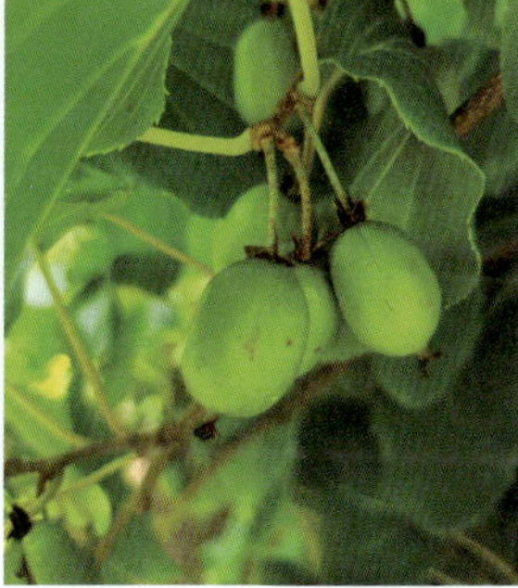
• 다래 열매

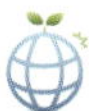

성미

쓰고 맵고 온화하지만 약간의 독이 있다.

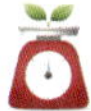

채취 시기

봄, 가을

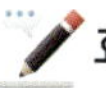

용량

4-10g

효능

거풍제습(祛風除濕), 온경시통(溫經止痛), 증가(症瘕, 암조직) 제거 작용으로 중풍 반신불수, 사지마비 동통, 요통, 증가적취(症瘕積聚, 암조직의 일종), 기리(氣痢), 백전풍에 사용된다.

금기

장기 복용하면 기력감퇴, 손기(損氣) 작용으로 수명 단축

다래의 종류이지만 익으면 다래보다는 열매가 작고 길면서 끝이 뾰족한 것이 특징이다. 다래는 맛이 달고 과육도 많지만 개다래는 맛도 떫으면서 아린 감을 느끼게 된다. 그래서 식용으로 보다는 술을 담가서 마시면 독특한 향취를 느끼게 된다. 이 약을 처음 시작한 것은 당나라 때에 ≪신수본초≫에서부터 사용하였으니 1500여년의 임상 결과물을 자랑하는 약이다.

이 약은 다래나무과에 속한 덩굴성 식물인 개다래 Actinidia polygama Miq.의 가지와 잎이다. 열매는 목천요자로서 중풍, 구안와사에 사용하고, 뿌리는 목천요근으로 충치 예방약에 유효하다.

【성분】

actinidine, matatabilactone, matatabiether, neomatabiol, a−iridodiol, β−iridodiol, actinidol, actinidiolide, dihydroiridodiol, matatabiol, 5−hydtoxymatatabiether, 7−hydroxydihydromatatabiether, allomatatabiol

【약리작용】

① 중추신경계 작용 : 진정, 최면 작용
② 심혈관계 작용 : 혈압하강 작용
③ 타액분비 촉진 작용
④ 성주기에 영향 : 단축성 성주기의 휴식기를 연장시킨다.

【임상응용】

1 중풍 반신불수, 요배반장(腰背反張)(중풍으로 수족을 못 쓰면서 허리를 뒤로 젖히면서 통증을 호소하는 증상)

- 목천요 10g을 물로 전탕하여 1일 3회 단방으로 복용한다.
- 목천요 두충 모과 토복령 각 10g, 위령선 당귀미 천궁 위령선 각 8g을 전탕하여 공복에 1일 2회 복용한다.

2 오로칠상(五勞七傷)의 거풍익기(祛風益氣) : 황기 옥죽 각 15g, 목천요 당귀 천궁 각 10g, 녹용 혹은 녹각 8g, 감초 2g.

신체가 허약하고 전신에 마비동통을 호소하는 증상, 원인도 없이 몸이 점점 더 쇠약해지고 기력이 없는 증상을 치료한다.

3 빈혈로 사지마비 동통 : 목천요 당귀 각 30g, 두충 오가피 우슬 신근초 각 15g, 녹용 8g, 대추 3개, 생강 2편을 전탕하여 1일 2−3회 장기 복용하면 빈혈이 개선되면서 마비동통이 치유된다.

4 기리(氣痢)

- 단방으로 목천요를 분말로 만들어 식사 전에 미음으로 복용한다.
- 목천요 백굴채 현초 각 10g, 황기 백출 육계 각 8g, 목향 감초 각 2g
- 기운이 폭탈하여 이질이 오래도록 치유가 안 되는 증상에 이질균의 억제 작용과 기력을 상승시킨다.

5 백전풍 : 목천요 보골지 천마 각 12g을 전탕하여 식사 전에 장기 복용한다.

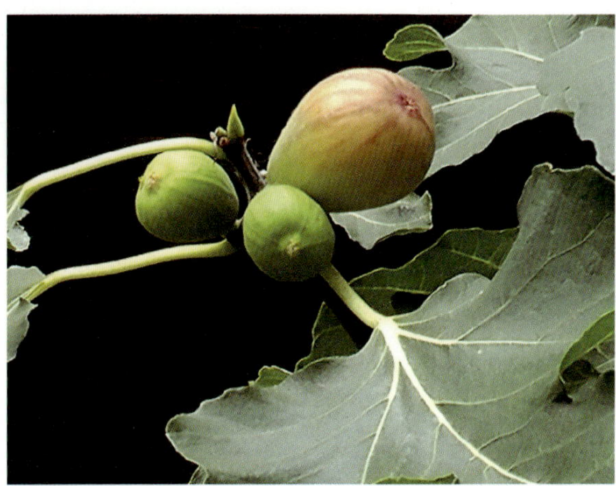
• 무화과나무 열매

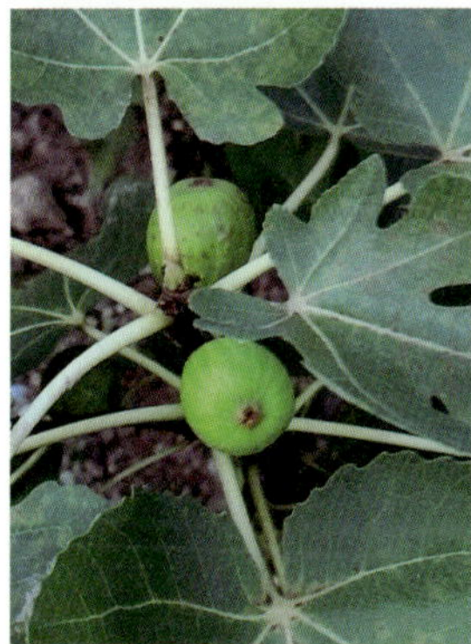
• 덜익은 열매

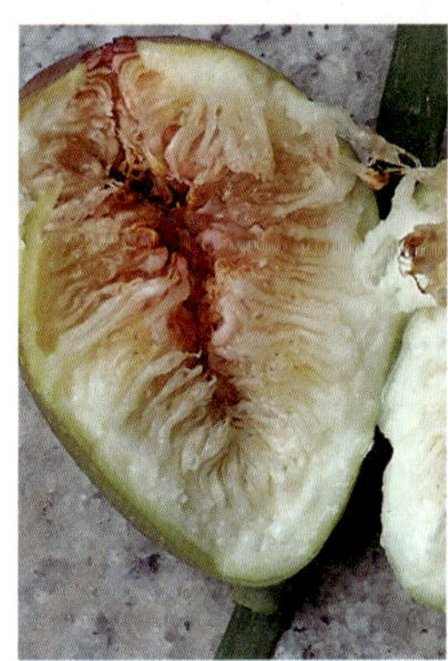
• 열매 자른 단면

무화과 無花果

무화과
Ficus carica L.

성미
달고 서늘하다.

채취 시기
가을

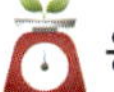
용량
10-15g, 대제는 30-60g

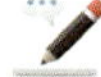
효능
해열, 생진(生津), 건위(健胃), 해독, 부종억제 작용을 나타낸다.

금기
소화기가 찬 사람은 복용을 피한다.

꽃이 안 피고 열매를 맺지 않는다고 하여 붙여진 이름이다. 그러나 잘 익은 과실의 내부에서는 꽃이 펴서 짝을 이루면서 성숙한다. 그래서 은화(隱花)식물이라고 부른다. 대개는 과실로 많이 생산하고 먹어왔지만 약용가치도 매우 높아서 수록한다.
이 약은 뽕나무과에 속한 낙엽지는 작은키나무인 무화과나무 Ficus carica L.의 과실이다.

【성분】
유기산으로 그 중에는 대량의 구연산과 fumaric acid, quinic acid, shikimic acid, propane diacid, ficin, aflatoxin B1·B2·G1·G2, γ carotin, violaxanthin, aspartic acid, glycine, glutamic acid, alanine, methionine

【약리작용】

① 항종양 작용 : 미성숙과실의 유즙에서 이식성 육종, 골수성 백혈병, 유선암, 간암, 폐암 억제 작용이 나타났다.

② 면역기능 향상 : 연속 8일 간, 복용으로 적혈구세포의 면역기능을 제고(提高)시켰고, 거식세포의 탐식능력향상과 비장계통의 세포면역기능을 증강시켰다.

③ 진통 작용

④ 지질과산화 반응 : 정맥주사로는 반응을 보였으나 경구투여에서는 나타나지 않았다.

⑤ 설사 작용 : 영양성분이 많아서 식용하면 변비에 유효하므로 가벼운 설사를 일으킬 수 있다.

【임상응용】

1 인후염 : 무화과 7개, 길경 감초 금은화 각 15g, 현삼 사간 각 8g

2 폐열로 음성변질 : 무화과 건조품 15g, 오미자 12g을 전탕하여 입 안에 물고 있다가 서서히 삼킨다.

3 마른 기침, 만성 해수(咳嗽) : 무화과 10g, 건포도 길경 각 15g, 오미자 8g, 감초 6g

4 유즙부족 : 무화과 60g, 제니 숙지황 각 30g을 전탕하여 복용한다.

5 변비 : 생과일은 식용으로, 건조품은 전탕하여 꿀을 넣고 공복에 복용한다.

6 소화불량, 복통, 설사 : 무화과 산사 계내금 각 10g을 초(炒)하고 후박 창출 각 5g과 전탕하여 복용한다.

7 만성 설사 : 무화과 5-7개를 전탕하여 복용한다.

8 만성 이질 : 무화과 15g, 현초 석류피 각 10g, 작약 황련 각 4g, 감초 2g

9 치질 : 무화과 10-20개를 물 2리터로 전탕하여 잠자기 전에 1차로 항문 세척하고 연속 7일 실시한다. 수렴, 살균, 항염 작용으로 치료한다.

10 항암 작용

- 식도암 : 무화과 신선품 500g, 돼지고기 100g을 30분 전탕하여 고기와 물을 복용한다. ≪항암본초≫에서 인용하였다.
- 방광암 : 무화과 30g, 목통 15g을 전탕 복용한다. ≪항암본초≫에서 인용하였다.
- 위암, 장암 : 신선품은 매일 식사 후에 5개를 복용하고 건조품은 20g을 전탕하여 복용한다.

11 정력 감퇴 : 무화과 신선품 10개, 돼지고기 250g을 전탕하여 고기와 같이 복용한다.

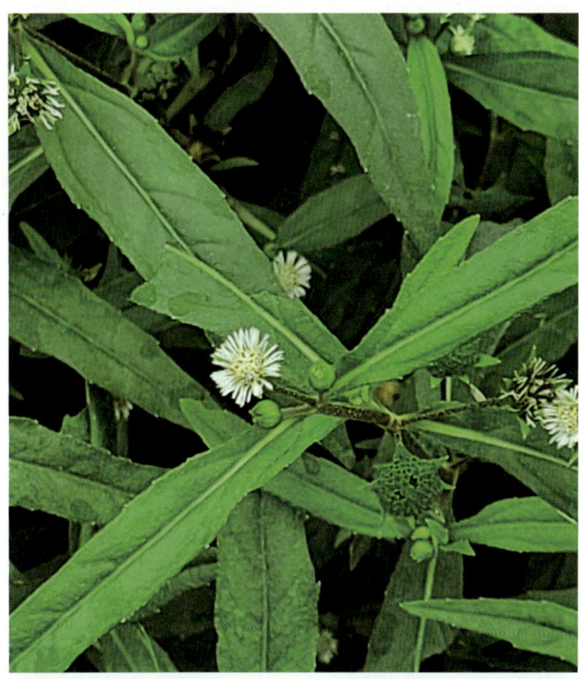

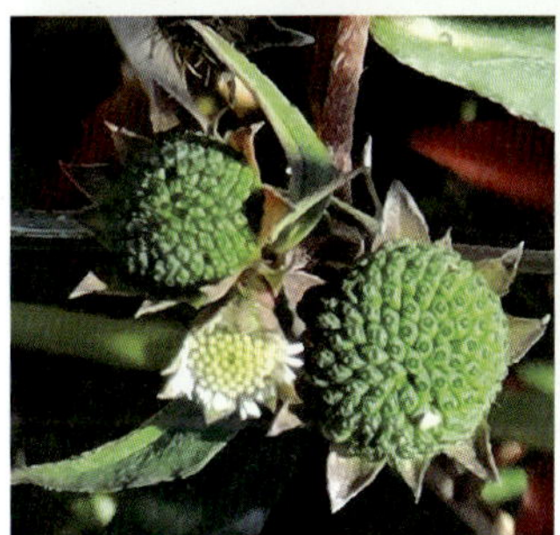

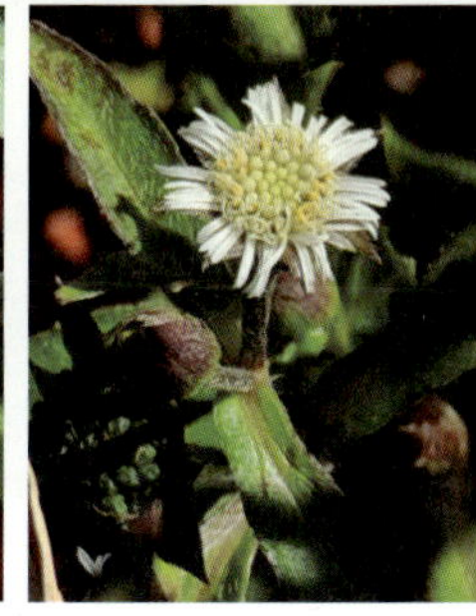

• 한련초 꽃과 열매

묵한련 墨旱蓮

한련초
Eclipta prostrata L.

성미

달고 시고, 약간 서늘하다.

채취 시기

가을

용량

8–30g

효능

간신 기능을 활성화시키고 지혈 작용을 하므로 주로 간신 기능이 감퇴되어 일어나면 머리와 눈이 어지럽고 멍멍하며, 머리가 일찍 희는 증상에 적용한다. 그리고 지혈 작용으로 토혈, 각혈, 코피, 대변 출혈, 치질 출혈, 자궁 출혈에 작용을 한다.

금기

비위가 허약하여 음식을 잘 못 먹고 변이 묽으면 피하는 것이 좋다.

농촌진흥청에 전문위원으로 있을 시, 그 해에 농작물 현장품평회에 갔을 때에 논에 나는 잡초를 제거하기 위한 설명을 들은 적이 있다. 잡초 중에 한련초를 보고는 이것은 잡초가 아닌 약초인데 하고 놀란 기억이 생생하다.

이 약은 일반적으로 잘 안 사용하는 지혈제이지만 최근에는 면역기능을 향상시키는 약물로 평가하고 있어서 기술하는 바이다.

이 약은 전국 각지의 물가에 자생하는 국화과에 속한 1년생 초본식물인 한련초 Eclipta prostrata L.의 전초이다.

ㅁ

【성분】

nicotine, apigenin, luteolin, luteolin-7-O-glucoside, wedelolactone, demethylwedelolactone, thiophene, a-terthienylmethanol, ecliptal, phytosterol "A"glucoside, hentriacontanol

【약리작용】

① 억균 작용 : 이질균, 황색포도상구균, 녹농균, 인플루엔자균에 억제 작용

② 간 보호 작용 : 간 손상에 대한 일정한 보호 작용

③ 면역증강 작용 : T, B 임파세포의 증식을 현저하게 촉진시키고, 비특이성 면역과 세포면역기능을 현저하게 촉진시킨다.

④ 지혈 작용 : 혈액응고시간 단축 작용으로 지혈반응을 얻게 한다.

⑤ 항돌연변이 작용 : 신체면역기능 증강시키므로 신장 기능을 활성화시키므로 항노화와 연결되고 있다.

⑥ 심혈관계통 작용 : 관상동맥의 혈류량 증가작용으로 관심병(冠心病), 심근교통에 일정한 효력을 나타낸다.

⑦ 기타 : 식도암세포의 억제 작용, 진정, 진통 작용, 수면시간 연장 작용이 있다.

【임상응용】

1 두현(頭眩), 목현(目眩)(간신기능 허약으로 인한) : 구기자 흑한련 각 25g, 산약 토사자 산수유 숙지황 각 15g, 천궁 천마 당귀 결명자 밀몽화 각 8g.
간 기능 개선과 신장 기능 개선으로 어지럽고 물체가 잘 안보이면서 모호하고 앉았다가 일어나면 눈에서 꽃이 피면서 어지럼증이 있는 증상을 해소시킨다.

2 머리가 일직 희면서 잘 빠지고, 치아가 흔들리는 증상

- 하수오 흑한련 각 30g, 흑두 파고지 산수유 숙지황 생지황 여정실 각 15g.
  신기능을 개선시키면서 검은 머리가 나고 백발을 지연시키면서 방지한다.
- 흑한련 농축액에 오배자 명반을 넣고 머리에 바른다.
- 백발 : 흑한련 하수오 상심자 각 25g, 흑지마 흑두 각 20g, 숙지황 산수유 각 15g을 전탕하여 내복하거나 혹은 고약이나 환제로 장기 복용한다.
  신장 기능을 보호하면서 효력을 나타낸다.

3 미발(眉髮) 변색(눈썹이 희고, 치아가 흔들리는 증상) : 생것을 즙내서 눈썹에 붙여서 치료하고 혹은 건조분말, 농축액으로 만들어서 바르기도 한다.

4 고치(固齒) 작용

· 청염, 청과를 흑한련에 혼합하여 눈썹과 치아에 바른다.

· 7월에 채취한 한련초 600g, 청염 150g, 식염 40g을 3일간 발효농축 후에 치아에 바른다.

5 관상동맥경화증 : 한련초 30g을 1일 2회 전탕하여 복용한다.
두통, 두현(頭眩)과 등쪽이 아프면서 가슴이 뛰는 증상에 고지혈을 용해시키면서 효력을 보인다.

6 항노화 작용

· 흑한련 상심자 동충하초 각 등분하여 농축하고 다시 여정실 술에 담갔다가 9증 9포하여 복용한다.
백발이 검게 되고 노화가 억제된다.

7 지혈작용

· 토혈 : 흑한련 즙에 우절탕을 복용하면 지혈작용이 신속하다.
우설탕은 연뿌리를 달인 물이다.

· 해수(咳嗽)로 토혈 : 흑한련 백급 각 10g을 분말로 만들어 물로 복용한다.

· 위·십이지장출혈 : 흑한련 등심초 각 30g을 물로 달여서 복용하면서 삼칠근 5g을 복용하면 지혈이 신속하다.

· 이질 : 흑한련 백두옹 황련 각 8g을 전탕하여 복용한다.

· 소변 출혈 : 한련초 차전초 생즙을 반컵 복용한다.

· 자궁 출혈 : 한련초 선학초 생것 각 30g을 달인 후에 빈랑탄(檳榔炭) 8g을 분말로 만들어 혼합 후에 복용한다.

· 외상 출혈 : 한련초 생것을 짓찧어 붙인다.

8 여성의 백대하, 꿈이 많고 헛꿈이 잦음 : 흑한련 60g, 검인 30g, 은행 15개, 설탕 30g을 넣고 달여서 복용한다.

9 단백뇨 : 흑한련 검인 산수유 금은화 토복령 연자육 각 15g, 차전자 8g.
신장기능 개선으로 효력을 나타낸다.

10 피부염(여성의 음부소양증) : 흑한련 150g, 조구등근 소량을 넣고 농축하여 다시 여기에 백반을 조금 넣고 환처에 바른다.

11 만성 간염 : 흑한련 인진 강황 각 20g, 창출 진피 시호 산사 각 8g

12 두통(편두통이나 정두통(正頭痛)) : 한련초 생즙을 코 안에 넣어서 두통을 치료한다.

ㅁ

문 형 問荊

쇠뜨기
Equisetum arvense L.

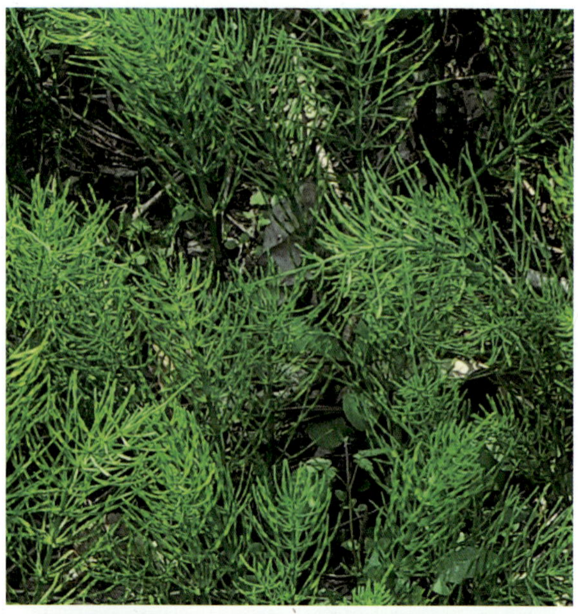

성미
달고 쓰며 평범하다.

채취 시기
봄, 여름

용량
4-15g

효능
지혈, 이뇨, 명목(明目) 작용으로 코피, 토혈, 각혈, 변혈, 자궁 출혈, 외상 출혈과 소변불리, 안구 충혈, 예막(瞖膜)에 활용한다.

금기
없음.

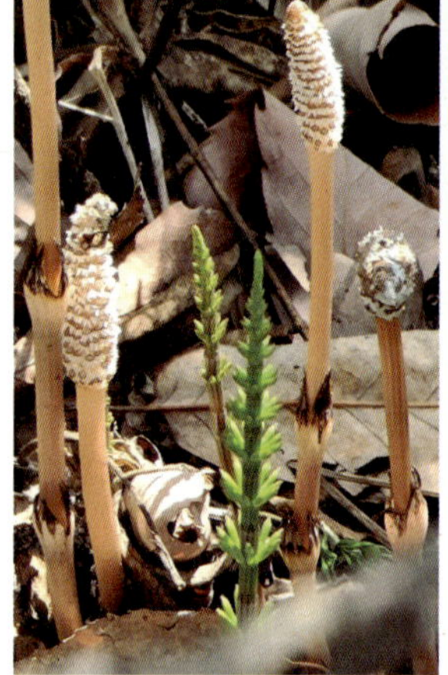

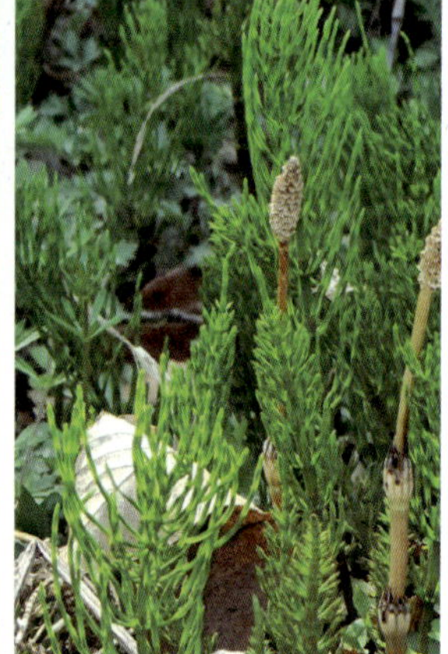

• 쇠뜨기 어린싹

물기가 있는 음습지에 잡초로 마구 자라는 이 풀은 이용가치가 없어서 모두 베어 버린다. 성장 속도도 빠르고 짐승도 먹지를 않으니 귀찮은 존재가 되어버렸다. 그러나 약으로의 효용성이 뛰어나서 버리기엔 너무 아까운 풀이다.
이 약은 속새과에 속한 여러해살이 초본식물인 쇠뜨기 Equisetum arvense L.의 전초이다.

【성분】

astragalin, populnin, equisetrinkaemferol-3-7-diglucoside, kaemferol-3-sophoroside, protogenkwanin-4'-glucoside,isoquercetin, 6-chloroapigenin, luteolin-5-glucoside, gossypitrin, vanillic acid, p-coumaric acid, aconitic acid, ferulic acid, protocatechuc acid, naringenin

【약리작용】

① 항암 작용 : 간암의 현저한 억제 작용과 결장암, 위암, 폐암, 유선암, 자궁경부암, 전립선암에 억제작용이 나타났다.

② 중추신경계에 작용 : naringenin 성분은 신경보호 작용을 발휘해서 지적능력향상, 지력(智力)을 촉진시키고 있었다. 뿐만 아니라 이 성분은 고지혈증 강하와 비만 억제 작용을 보이고 있었다.

③ 간 보호 작용 : 간장에서 고지혈증과지방간의 억제 작용, 급성 간손상에도 방어 작용을 하고 있었다.

④ 항균 작용 : 황색포도상구균, 고초균의 활성억제 작용

⑤ 혈당강하 작용 : 혈장 중에 포도당의 함량 강하, 상승된 인슐린과 hemoglobin을 수평을 유지시켰으며 혈당하강 작용

⑥ 이뇨, 형압강하 작용

⑦ 항바이러스 작용

⑧ 면역계통에 영향 : 면역성 급성 간손상에 보호 작용, 다당체는 패혈성 쇼크에 보호 작용

⑨ 안구에 영향 : 시망막의 혈관신생반응을 억제시키고, 상승된 안압의 혈류를 조절하고 허혈성 시망막 기능을 회복시킨다.

⑩ 자궁 출혈에 지혈 작용

【임상응용】

1 각종 출혈에 지혈 작용

- 코피 : 문형 한련초 애엽 각 15g
- 자궁 출혈
  - 문형 익모초 당귀 아교 각 15g, 형개 건강(초흑(炒黑)) 각 8g, 감초 2g
  - 문형 마차현 각 30g을 전탕하여 복용한다.
- 변혈, 치혈 : 문형 지유 괴화 각 20g, 권백 15g을 전탕하여 복용한다.

2 안구충혈, 백태

- 문형 상엽 국화 구기자 곡정초 각 15g.
  안압하강, 안구에 혈류촉진으로 충혈을 방지하고 눈과 머리가 밝고 가벼워진다.
- 안구충혈 동통 : 문형 곡정초 차전자 야국화 각 12g을 전탕하여 식후 30분에 복용한다.
- 백내장 : 문형 국화 각 15g, 선퇴 구기자 각 8g을 전탕하여 복용한다.

3 만성 기관지염

- 기관지천식 : 문형 30g, 길경 산수유 오미자 각 15g을 아침저녁으로 복용하고 진해(鎭咳), 거담, 효과가 현저하게 개선되었다.
- 해수(咳嗽)로 숨이 넘어갈 것 같은 증상 : 문형 어성초 패모 각 15g을 전탕하여 복용한다.

4 요통 : 문형 60g, 두충 30g을 두부에 넣고 전탕하여 복용한다.

5 타박상 : 문형 생것을 짓찧어 환처에 붙인다.

6 폐에 공동제거 : 문형 20g, 길경 패모 자원 관동화 각 12g.

문형에는 규소가 들어 있어서 폐에 공동이 발생하여 유합이 안 되였을 때에는 이 약을 복용하면 치유가 잘 된다.

7 심장병

- 관상동맥경화증, 심근염 : 단방으로 1일 3회 복용한다. 4-8주 후에 심전도 상에서 개선효과를 나타냈다.
- 문형 단삼 은행잎 각 15g, 산사 갈근 당귀 천궁 각 12g.

  단방으로 보다는 복방 처방에서 더 유효하고 신속한 반응을 얻게 될 것이다.

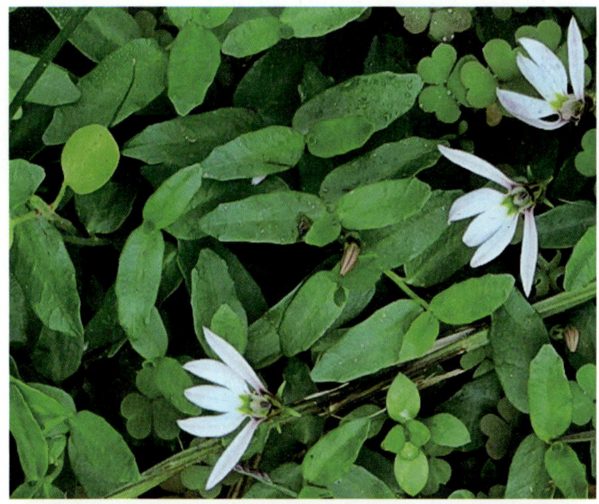

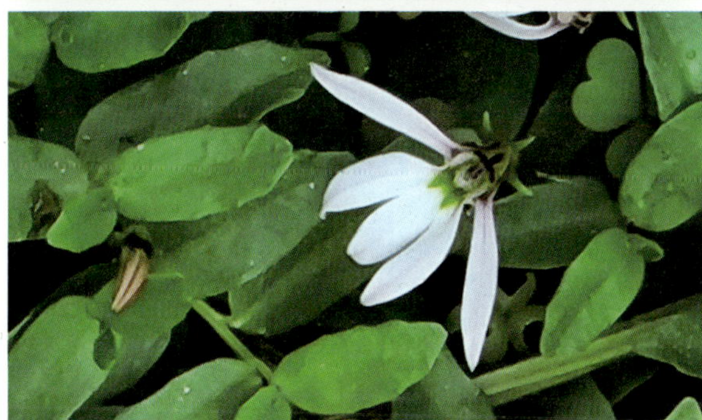

• 수염가래꽃

반변연 半邊蓮

수염가래꽃
Lobelia chinenese Lour.

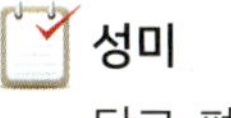

성미

달고 평범하다.

채취 시기

가을

용량

15-30g

효능

해열, 해독, 이뇨, 소염 작용으로 뱀독 제거, 편도선념, 습신, 건선, 간염, 장염, 신염, 간경화 복수, 충수염, 각종 암증에 유효성을 보인다.

금기

신체 허약 부종자

물가의 습지지역에 작은 풀이 누워있고 여기에 하얀 꽃잎이 한 방향으로 길고 가늘게 5장이 필 때면 금방 눈에 들어온다. 가냘픈 이 식물을 약용하는 줄 누가 알리요.
이 약은 초롱꽃과에 속하는 어러해살이 초본식물인 수염가래꽃 Lobelia chinenese Lour.의 뿌리가 달린 전초이다.

【성분】

알칼로이드로서 lobeline, lobelanine, isolobelanine, 다당과 아미노산, 플라보노이드, inulin, p-hydroxy-benjoic acid, fumaric acid, succcinic acid, lobelinin

ㅂ

【약리작용】

① 이뇨 작용 : 총사포닌 성분은 지속적인 이뇨 작용, 요량 증가를 나타내고 있었다.

② 신경계통에 작용 : 자율신경절, 부신피질, 연수와 중추신경 등에 모두 먼저 흥분 작용을 나타내고 후에 억제 작용을 나타냈다.

③ 호흡 흥분 작용 : 호흡중추를 흥분시키고, 기관지 확장 작용을 나타냈다.

④ 이담 작용 : 담즙분비 촉진 작용

⑤ 심혈관 계통에 작용

(ㄱ) 심장 흥분 작용

(ㄴ) 혈압하강 작용 : 호흡 흥분과 동시에 심박을 완만하게 유도하면서 혈압을 올리고 있었다.

⑥ 항사독 작용

⑦ 최토(催吐) 작용

⑧ 항균 작용 : 황색포도상구균, 대장균에 억제 작용

【임상응용】

1 뱀독을 제거

- 뱀독에 반변연 단방으로 전탕액을 복용하거나 생것을 짓찧어 환처에 붙여서 해독시킨다.
- 반변연 15g, 계관화 30g을 탁주와 혼합하여 내복, 외용한다.

2 피부염

- 소아 다발성 종창(腫瘡) : 반변연 자화지정 금은화 각 30g, 야국 15g을 전탕하여 환처에 바른다.
- 피부 종창(腫瘡), 일체의 양성 종창(腫瘡) : 생반변연을 짓찧어 소금을 넣고 환처에 붙이면 노란 물이 나오면서 치유된다. 소염, 살균 작용으로 치유된다.
- 습진 : 반변연 연교 금은화 고삼 각 20g을 전탕하여 내복, 외용한다.
- 옻독 피부염 : 단방으로 짓찧어 생즙을 환처에 바른다.
- 대상포진 : 생것을 짓찧어 환처에 붙여서 소염, 살균, 해열, 동통해소 작용을 얻게 한다. 1일 2-3회 반복 치료한다.

3 급성 중이염 : 생즙을 술에 타서 귀 안에 삽입한다.

4 유선염 : 생즙을 환처에 붙여서 염증을 제거한다.

5 급성 안질환

- 반변연 생것을 즙내서 좌안(左眼)에 질환이 있을 때는 우측 코 안에 삽입하고 우안(右眼)에 질환이 있을 때는 좌측 코 안에 삽입한다. 3-4시간 순번으로 실시한다.
- 생즙을 안검에 붙여서 1일 2회 실시한다.

6 급성 간염

- 반변연 백모근 인진 각 30g을 전탕하여 복용한다.
- **간경화 복수** : 30-40g 전탕액을 1일 4회 복용으로 요량 증가, 복수 감소, 간 기능과 정맥순환개선, 적혈구단백과 적혈구세포가 증가하였다.

7 항암 작용

- **비강암** : 반변연 생노학초 각 60g, 신이 20g을 전탕하여 복용한다.
- **간암** : 반변연 반지련 의이인 인진 각 30g을 전탕하여 복용한다.

8 구토 설사 : 반변연 15g, 유피(버드나무껍질) 15g, 차전자 30g, 나복자 20g을 전탕하여 복용한다.

ㅂ

발　계 菝葜

청미래덩굴
Smilax china L.

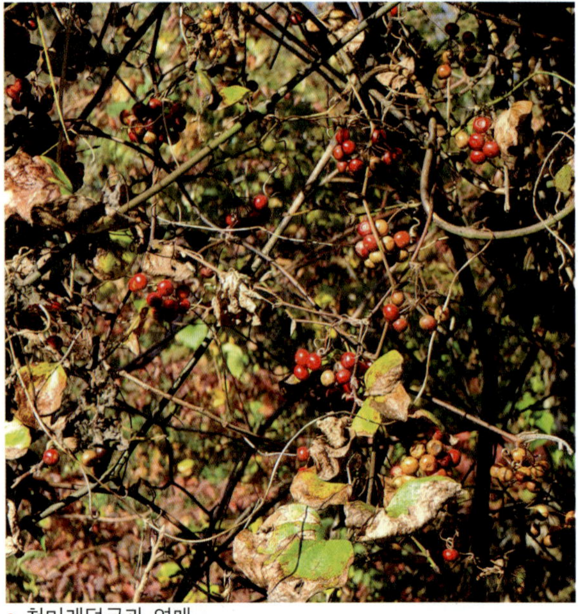
• 청미래덩굴과 열매

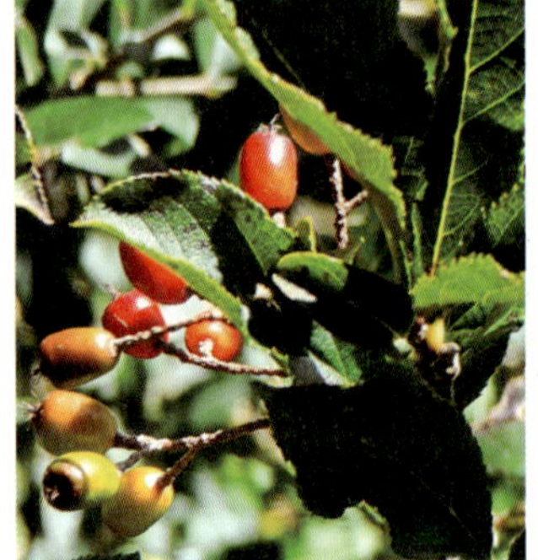
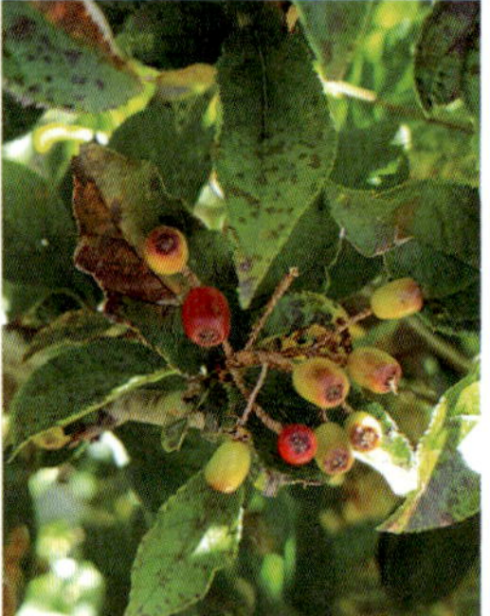
• 열매

성미
달고 시며, 평범하다.

채취 시기
가을

용량
10-30g, 대제는 30-60g

효능
지통, 이뇨, 소염 작용으로 관절염, 비뇨기질환, 피부염, 폐농양에 활용된다.

금기
녹차와 식초를 금한다.

국내에서 지천으로 자라고 토복령과 유사하므로 이 약을 토복령이라고 흔히 부르는데 이것은 잘 못 알고 있는 것이다.
토복령은 Smilax glabra Roxb.로서 아열대산으로 속(屬)명은 동일하나 종(種)이 다르며 국내에는 자생하지 않는다. 몇 해 전에 베트남에서 한 뿌리를 가져다가 집 안에서 잘 키우고 있다.
발계가 약용되기 시작한 것은 ≪명의별록≫ 부터이니까 약 1500년의 임상 역사를 가지고 있어 효능이 우수하다는 증거이다.
이 약은 백합과에 속한 덩굴성의 낙엽지는 작은 키 나무 청미래덩굴 Smilax china L.의 뿌리줄기이다.

【성분】

smilaxin, isoengeletin, oleanolic acid, kaemferide, dihydrokaempferide, prosapogenin A of dioscin, dioscin, gracillin, methylprotogracillin, methylprotodioscin, diosgenin

【약리작용】

① 항유충, 항균 작용 : 황색포도상구균, 연쇄상구균, 녹농균, 대장균에 억제 작용

② 항염 작용

③ 항암 작용

㈀ 포도당성분은 여러 종류의 암종 세포 증식을 억제시키고 있었다. 특히 폐암과 백혈병 모델형

㈁ 위선암과 난소암에 증식억제 작용이 현저하였다.

㈂ 간암과 복수암세포의 직접 살상 작용을 나타냈다.

㈃ 추출물의 항암 작용은 간암세포의 혈청에 하강반응을 보였다.

④ 심·뇌혈관 계통에 영향 : 혈소판의 응집 억제 작용으로 혈액순환촉진 고지혈 용해 작용으로 효력을 나타낸다.

⑤ 혈당강하 작용 : 혈당강하 작용과 간장에서 당원 함량을 증가시킨다.

⑥ 면역계통에 작용 : 면역기관인 비장과 흉선의 중량을 높였는데, 고용량에서 더욱 현저하였다.

⑦ 항염 작용 : 육아종 형성에 억제 작용이 있었는데 이것은 만성 염증에 일정한 억제 작용을 인정하는 것이다.

【임상응용】

1 관절마비 동통

- 사지관절이 아프고 근육이 당기면서 무겁고 보행 장애 : 발계 30g, 목과 오가피 두충 노학초(세잎쥐손이) 각 15g.
  관절에 소염, 부종억제 작용으로 마비동통에 효력을 얻게 한다. 단방으로도 효력이 있으나 약하다.
- 요척동통, 굴신과 보행 장애 : 발계 토복령 각 30g, 위령선 15g, 유향 몰약 각 8g, 감초 4g.
  진통, 마비 개선, 관절 보호 작용을 얻게 한다.
- 풍습성으로 인한 관절염 : 발계 호장근 우슬 오가근 각 30g, 지유 15g을 주침(酒浸)하고 1개월 후에 복용한다.

2 비뇨기질환

- 소변불리 전립선비대 : 발계 차전자 지부자 석위 편축 각 15g, 금은화 10g

ㅂ

· 비뇨기 결석
  – 분말로 만들어 1회 5g을 1일 3회 공복에 복용한다.
  – 금전초 연전초 각 20g, 발계 30g을 전탕하여 복용한다.
· 단백뇨 : 발계 총목근 검인 각 30g을 전탕하여 복용한다.
· 혈뇨 : 발계 익모초 각 30g.
  부종 억제, 이뇨, 신장 보호 작용으로 효력을 얻게 한다.
· 소변불금, 빈뇨 : 발계근 30g, 숙지황 산수유 익지인 각 12g, 오미자 8g

3 당뇨병

· 소변을 자주 보면서 물을 너무 많이 마시는 사람 : 발계 오매 고과 각 30g, 황기 지골피 오미자 각 20g, 인삼 모려 석고 각 8g.
· 발계 120g를 돼지 배에 넣고 전탕하여 복용하기도 한다.
· 경증 당뇨병 : 발계 20g, 괴전우 갈근 맥문동 각 15g, 산수유 8g, 오미자 6g.
  갈증 해소, 기력 생성 효과가 있다.

4 피부염

· 발계 토복령을 각 등분하여 농축액을 복용한다.
· 생발계 60g을 전탕하여 내복한다. 연속 20-30일 복용하거나 혹은 발계 120g, 오매 30g, 감초 15g을 물에 24시간 침출 후 연속 40-60일을 복용한다.

5 폐농양 : 발계 60g, 어성초 금은화 양유근 길경 각 15g

6 급성 간염 : 발계 금앵자 60g, 인진 시호 각 15g

7 급성 장염 : 발계를 전탕하여 1일 3회 공복에 복용한다.

8 직장 탈수 : 발계 120g, 금앵자근(대용으로 해당근) 90g, 황기 60g, 시호 승마 각 10g을 전탕하여 복용한다.
근육의 하수(下垂)를 상승시킨다.

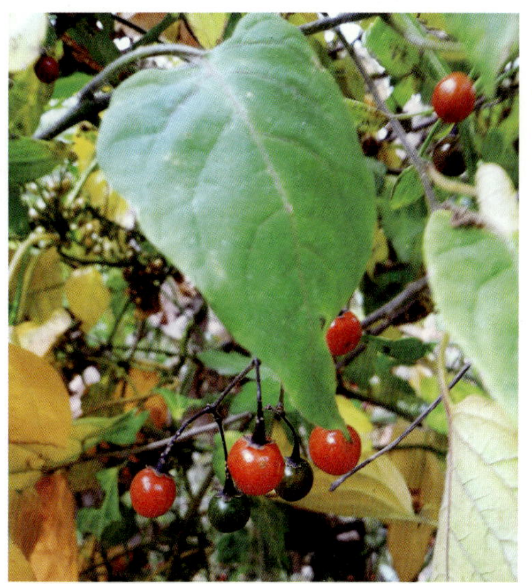
• 배풍등 열매

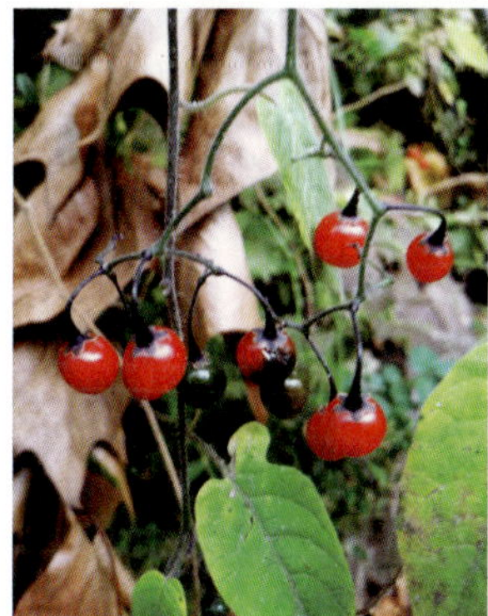

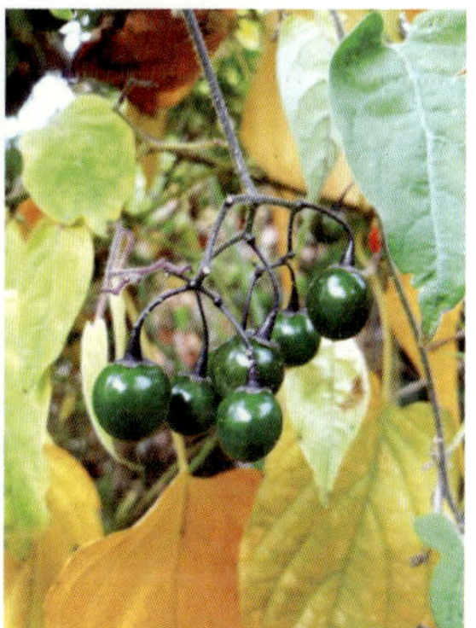
• 덜익은 배풍등 열매

배풍등 排風藤

배풍등
Solanum lyratumThunb.

성미

달고 약간 쓰며 차다.

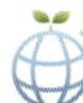
채취 시기

가을

용량

12-30g, 생것은 60g

효능

해열, 해독, 소염, 항암 작용으로 급성 간염으로 황달, 담낭염, 담결석, 신염 부종, 관절염, 여성대하, 소아의 고열경련, 피부습진 소양, 대상포진, 여러 종류의 암증에 활용된다.

금기

독성이 있어서 과량과 장기 복용은 피한다.

잡초로서 덩굴지며 7-9월에 삭은 흰 꽃이 피고나면 이내 콩 만한 열매가 달리고 이것이 아주 빨갛게 익어서 늦은 가을에 운치를 더해 준다. 약 이름으로 중국에서는 백모등(白毛藤), 백영(白英)이라고 하는데 국내의 도감에는 배풍등이라고 명명하여 간편상 약명도 배풍등으로 하였다. 이 약은 가지과에 속한 여러해살이 덩굴성의 초본식물인 배풍등 Solanum lyratumThunb.의 전초이다.

【성분】

steroidal glucoside, tigogenin, neotigogenin, diosgenin, yamogenin, aspidistrin, methylprotoaspidistrin, solasodine, soladulcidine, a-soladulcidine, solasonine, solamargine

ㅂ

【약리작용】

① 면역기능 : 신체의 항체방어 촉진 작용, 비특이성 면역증강 작용, 항진균 작용

② 항암 작용 : 복수암, 자궁암세포의 현저한 억제 작용

【임상응용】

1 전염성 간염

- 배풍등 강황 인진 각 20g, 창출 삼백초 차전자 지각 시호 각 8g, 감초 2g.
  식욕부진, 전신무력, 황달, 간 종대, 동통 개선 작용이 있다.
- 급성 간염 : 배풍등 인진 각 30g, 치자 작약 복령 각 8g

2 담낭염, 담결석 : 배풍등 60g, 금전초 인진 각 30g, 치자 24g.
소염, 결석 용해 작용이 있다.

3 관절염 : 배풍등 인동 오가피 각 30g.
전탕하여 복용하거나 술에 침출시켰다가 복용한다.

4 여성 백대하 : 배풍등 60g, 금은화 촉규화 당귀 각 30g, 백지 10g.
대하의 양이 과다할 때에 살균, 소염 작용으로 치료한다.

5 피부염

- 과민성피부염
  - 배풍등 생즙을 내서 환처에 바른다.
  - 배풍등 30g, 연교 금은화 포공영 각 20g, 현삼 15g을 전탕하여 복용한다.
- 대상포진 : 배풍등 생것을 에탄올 75%에 넣고 침출액을 환처에 바른다.
- 피부소양 : 배풍등 고련피엽 고삼 각 등분을 전탕하여 내복, 외용한다.
- 낭습소양 : 배풍등 송엽 사상자 각 등분, 전탕하여 환부를 세척한다. 살균 작용으로 치료한다.

6 암종

- 성대암 : 배풍등 용규 길경 사간 각 30g, 사매 금교맥근 각 15g, 맥문동 석위 오미자 각 12g
- 폐암 : 배풍등 수분초(돌나물) 어성초 길경 각 30g
- 위암, 식도암 : 배풍등 백화사설초 대추 각 30g
- 자궁암 : 배풍등 반지련 각 30g
- 모세혈관종 : 배풍등 60g, 대추 50g을 전탕하여 복용한다.

7 인후염증, 임파선염, 임파결핵 : 배풍등 라마(박주가리) 길경 각 30g, 사간 15g

8 소아 고열경련 : 배풍등 12g, 선퇴 현삼 황금 각 10g.
해열, 진경(鎭痙) 작용으로 치료한다.

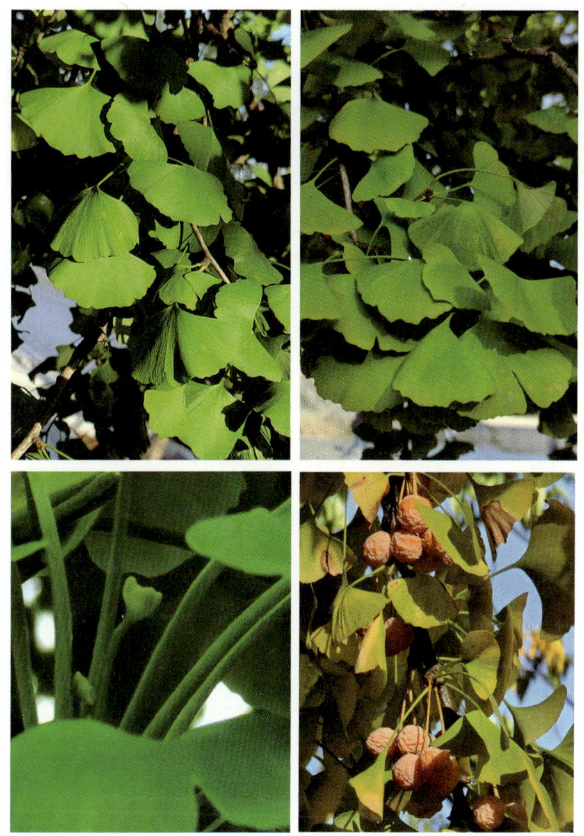

• 은행나무 암꽃 • 은행나무 열매

백과엽 白果葉

은행나무잎
Ginkgo biloba L.

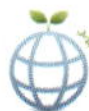

성미

쓰고 달고 떫으며, 평범하다.

채취 시기

여름, 초가을

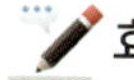

용량

4-12g

효능

활혈양심(活血養心), 험폐(斂肺), 삽정(澁精)하므로 뇌 기능 개선, 고지혈 강하, 고혈압 강하, 흉비(胸痞), 심통, 해수(咳嗽), 천식, 이질, 설사, 피부 미용과 염증, 백대하에 적용된다.

금기

생것은 독성이 있으나 전탕액은 유독물질이 파괴되고 분해되어 무방하다.

동양 문화권에서는 은행나무를 길러오면서 과실만을 먹고 약용해 왔지만 서양인들은 잎을 약용하여 크게 성공하고 있었다. 그 결과로 우리도 은행잎의 과학적인 결과물들을 보고 너무 신비스럽고 감탄스러워서 약용하고 있다. 그런데다 국내산은 중국, 일본산 보다도 더 효력이 우수한 것으로 입증되었다. 그러므로 약용과 건강식품으로 세계적인 명품을 생산해 나갈 수 있는 명약이다. 몇 백년 된 나무보다 몇 십년 된 젊은 나무의 효력이 우수하다. 그리고 이미 단풍이 된 잎은 사용할 수가 없다.

이 약은 은행나무과에 낙엽지는 큰키 나무인 은행나무 Ginkgo biloba L.의 잎이다.

【성분】

플라보노이드 성분으로 kaemferol, luteolin, myricetin, quercetin, isorhamnetin, syringetin, kaemferol−3−rhamnoglucoside, amentoflavone, bilobetin, ginkgetin, isoginkgetin, sciadopitysin, catechin, epicatechin, gallocatechin, 또 쓴맛의 ginkgolide A·B·C·J·M과 bilobalide A, ginkgolic acid, hydroginkgolinic acid,

【약리작용】

① 뇌 순환에 영향

(ㄱ) 뇌혈류량 증가와 뇌세포 대사개선으로 개, 고양이, 사람의 뇌혈류량 혹은 국부뇌혈류량 증가와 혈관에 탄력을 떨어트린다.

(ㄴ) 뇌 조직의 허혈, 산소부족, 중독성 부종으로 뇌 조직의 손상 보호 작용

(ㄷ) 뇌혈류장애의 보호 작용

② 중추신경계에 작용

(ㄱ) 학습과 기억력 개선 작용

(ㄴ) 신경의 보호 작용으로 어지럼증, 평형기능실조, 어지럼증의 빈도, 강렬한 정도 및 지속 시간의 고른 개선 작용

(ㄷ) 해마의 기능 개선, 대뇌 피층에서 noradrenaline의 밀도 감소를 증가시킨다. 노년층에 뇌기능문란증으로 인한 기억감퇴, 불면, 치매, 심지어 억울증 문란을 개선시킨다.

③ 심·혈관 계통에 작용

(ㄱ) 강심작용 : 비대심장, 허혈성심근, 심장 박동력 이상의 감소를 정상으로 유지시킨다.

(ㄴ) 실험동물의 귀혈관, 경동맥, 뒷다리혈관에 조절작용, 혈관벽에 영양물질 증가 작용

(ㄷ) 혈관벽에 탄력 감소, 혈류량 증가 작용

④ 자유기(自由基, 활성산소) 제거, 지질의 과산화 억제 작용 : 세포내의 자유기제거와 SOD.의 활력 제고(提高), 혈액의 점도 하강 작용을 유도

⑤ 항(抗)혈소판 응집인자 작용 : 혈소판 활성인자는 발염매개물질인 천식, 쇼크, 허혈, 과민, 이식배척 반응, 신장질환, 중추신경문란증과 염증 등을 유발하는 중요 물질인데 은행잎의 유효 성분들은 이것을 고도의 특이성으로 차단하는 작용을 나타낸다.

⑥ 혈소판의 기능 억제 : 실험에서 흰쥐나 토끼의 혈소판 응집에 억제 작용을 했다.

⑦ 생물막 안정작용 : 흰쥐의 혈청 ALT 활성감소, 간세포막의 보호 작용을 하고, 항자유기(抗自由基), 지질의 과산화감소, 적혈구 막의 보호 작용을 하게 된다.

⑧ 평활근에 작용

(ㄱ) 기관지 평활근에 이완 작용

(ㄴ) 위장 평활근에 작용으로 장연동 작용을 명확하게 증가시킨다.

⑨ 고지혈 강하 작용 : 고콜레스테롤, 혈청콜레스테롤, 중성지질의 감소 작용

⑩ 항미생물 작용 : 황색포도상구균, 이질균, 녹농균, 등에 억제 작용

⑪ 성호르몬에 조절 작용 : 남성호르몬과 갑상선호르몬의 개선 작용

【임상응용】

1 뇌기능 개선 작용

- 중풍 예방(동맥경화증, 고콜레스테롤로 두통, 현훈, 뇌혈류장애) : 백과엽 단삼 각 12g, 당귀미 천궁 작약 산사 각 10g, 황금 갈근 각 8g.
  고지혈 용해와 혈류촉진으로 기능을 회복, 촉진시킨다.
- 반신불수 : 백과엽 300g, 단삼 200g, 두충 갈근 목과 우슬 각 150g, 황금 위령선 각 120g, 유향 몰약 각 40g, 감초 20g.
  뇌 혈류촉진으로 신체의 편측 마비 동통을 개선시키면서 고지혈 용해, 중성지방 제거, 신경전달 물질 활성화로 마비를 점차 풀리게 한다.
- 중성지방 과다 : 백과엽 단삼 각 12g, 산사 20g, 양총 30g
- 뇌혈류장애, 허혈성 두통 : 백과엽 12g, 당귀미 천궁 단삼 갈근 각 15g
- 중풍 후유증(보행장애, 사지마비 동통) : 백과엽 12g, 천궁 조구등 고본 천마 당귀미 각 10g, 육계 8g
- 기억감퇴, 건망 : 백과엽 12g, 원지 석창포 황금 산수유 오미자 갈근 당귀 천궁 각 10g
- 지능지수 상승요법 : 백과엽 12g, 당귀미 인삼 오미자 천궁 갈근 원지 석창포 연자육 원육 각 10g, 녹용 8g.
  뇌 안에서 신경전달물질인 시냅시스의 전달, 소통 작용을 신속하게 조절한다고 알려져 있으며, 해마의 pyramidal cell의 파괴 차단, 재생력 촉진효과를 나타내므로 인지능력과 기억세포의 민활성을 제고(提高)하는 것으로 보고 있다. 이런 효능은 임상적으로 또는 약리실험에서 오래 전에 입증된 바가 있다.
- 인지능력 감퇴 : 백과잎 300g, 갈근 석창포 원지 각 150g, 연자육 원육 인삼 오미자 각 80g.
  지적 능력이 약화되어 사물에 대한 인지력, 판단, 예지, 느낌, 조절 작용이 지둔하게 되는 증상을 개선한다. 전전두엽의 활성화, 해마의 세포의 재생력 촉진 작용으로 효력을 나타낸다.
- 감정, 감각이 예민, 혹은 지둔하면서 성급 : 백과엽 300g, 갈근 150g, 황금 지모 황백 각 80g
- 노화, 치매, 뇌기능 장애 : 백과엽 15g, 단삼 당귀 천궁 각 12g, 원지 산수유 오미자 석창포 천마 각 10g, 인삼 8g.
  뇌 안에서 산소가 부족하게 되면 세포 손상이 심해지고 퇴화와 뇌세포의 위축이 빨라지므로 이런 현상을 차단하는 작용을 하게 된다. 그리고 나날이 자유기(自由基, 활성산소)는 뇌 안에 β-amyloide를 촉진시켜서 정상세포의 파괴를 초래하는데 이런 작용을 하는 물질들을 참당귀에 들어 있는 decurcin, decurcinol, decurcinangelate 성분이 파괴시키므로 효력을 얻게 되는 것이다.

· **뇌혈관 경련** : 백과엽 15g, 조구등 천마 고본 각 15g.

조구등은 15분만 전탕해야한다.

· **뇌 허혈** : 백과엽 참당귀미 천궁 작약 각 12g, 숙지황 녹용 각 10g

· **불안, 초조, 불면** : 백과엽 300g, 산수유 파고지 호로파 육계 각 150g, 원지 석창포 연자육 오미자 각 80g.

대장에서 미생균의 활성화로 Serotonin의 분비가 촉진되어 신경전달 물질의 활성화와 보호 작용, 조절 보호 작용으로 매사에 의욕과 자신감을 얻게 되면서 행복감을 얻게 된다.

자신감, 행복감을 고취시키면서 불안, 초조, 불면을 해소시킨다.

· **뇌세포 위축** : 백과엽 참당귀 천궁 각 150g, 산수유 숙지황 천마 각 120g, 육계 오미자 인삼 각 80g.

혈관에 산소 공급, 영양물질 공급, 혈류 촉진으로 세포의 위축과 감소를 차단시킨다.

2 심장질환

· **관상동맥경화증, 심근경색** : 백과엽 12g, 단삼 산사 각 10g, 천궁 갈근 해백 각 8g, 유향 몰약 각 4g.

고지혈증 용해 작용, 심혈관에 산소 공급 촉진, 혈류 촉진, 혈관에 탄력 강화 작용으로 효력을 나타낸다.

· **협심증, 심장교통** : 백과엽 15g, 단삼 해백 12g, 산사 작약 갈근 각 12g, 하수오 8g, 현호색 6g

· **부정맥** : 백과엽 12g, 인삼미 10g, 원지 석창포 연자육 각 8g.

심장의 박동력을 일정하게 유지 발전시키도록 유도한다.

3 이질 : 백과엽 백굴채 각 10g을 전탕하여 복용한다.

4 소아장염 : 백과엽을 전탕하여 용천, 수장심, 거궐혈을 세척하여 치료한다.

5 피부염 : 백과엽 농축액을 도포한다.

자외선차단과 미용에 적용한다.

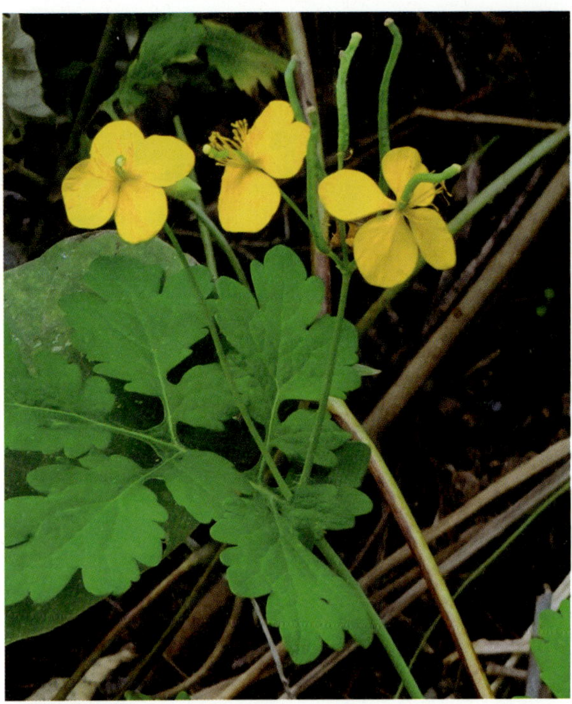

• 애기똥풀 꽃

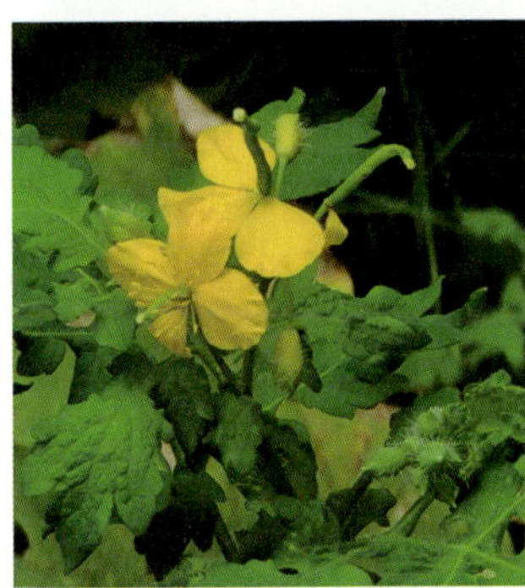

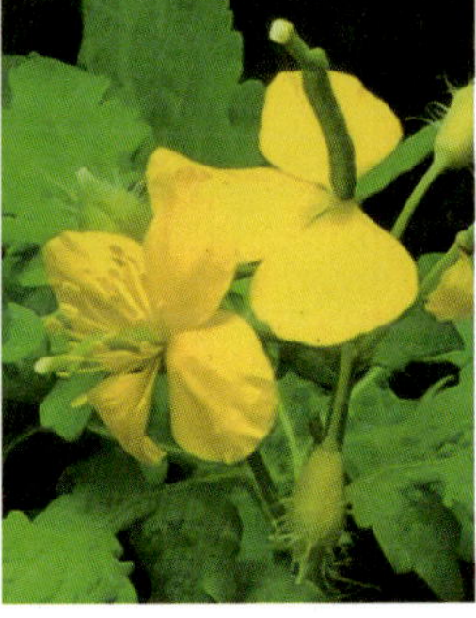

백굴채 白屈菜

애기똥풀
Chelidonium majus L.

성미

쓰고 서늘하다.

채취 시기

봄

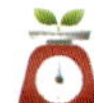

용량

3-6g

효능

진통, 진해(鎭咳), 이뇨, 해독 작용이 있어 위장질환으로 인한 복통, 장염, 이질, 만성 기관지염, 백일해, 해수(咳嗽), 간염, 복수, 피부염 등에 적용된다.

금기

- 번조(煩燥), 불안증상에는 기피한다.
- 과량을 투여할 때는 신체조건을 참조하여 복용시킨다.

생명력이 강하여 전 세계적으로 온대지방에서 번성하고 있다. 대개는 잡초라고 하지만 약용가치는 매우 높고 효능도 뛰어나다. 너무 지천으로 자라서 효과도 무시하고 지낸다. 꽃도 봄부터 가을까지 피고 줄기를 잘라보면 노란 액이 나오는데 이를 비유하여 애기똥풀이라는 이름이 붙여졌다.

이 약은 양귀비과에 속한 여러해살이 초본식물인 애기똥풀 Chelidonium majus L.의 전초이다.

【성분】

chelidonine, protopine, stylopine, allocryptopine, chelirubine, sanguinarine, chelerythrine, cotisine, stylopine β-methohydroxide, berberine, corysamine, sparteine, chelidoniol, choline, methylamine, histamine

【약리작용】

① 중추신경계 작용 : 진통, 진정, 최면(催眠) 작용
② 평활근 경련완화 작용 : 장관 수축을 현저하게 증가시킨다.
③ 진해(鎭咳), 거담, 평천(平喘) 작용
④ 항염 작용
⑤ 항균, 항바이러스 작용 : 항균 활성과 유행성 감기 바이러스에 억제 작용
⑥ 항암 작용

【임상응용】

1 위장질환

- **만성 위염, 위경련성 동통** : 백굴채 6g, 백출 진피 육계 산사 지각 진피 각 8g.
  지통, 위경련 완화 작용으로 효력을 나타낸다.
- **복통 오래되면 암을 형성** : 백굴채 6g, 포공영 작두콩, 백출 지작 각 10g, 황련 4g.
  소염, 통증 개선과 소화력 증진, 소화액의 분비조절 작용으로 효력을 나타낸다.
- **위암** : 백굴채 반지련 백출 각 10g, 포공영 30g
- **위·십이지장궤양** : 백굴채 8g, 백출 작약 각 10g, 유백피 15g, 황련 황금 각 6g, 육계 6g.
  소염, 제산 작용과 위와 십이지장 창상, 궤양면에 신생조직을 촉진시켜서 치료한다.
- **장염, 이질** : 백굴채 현초 백두옹 각 10g을 전탕 복용한다.
  이질균의 발육 억제, 장내 염증 제거 작용으로 치료한다.

2 간질환

- **간경화 복수** : 백굴채 4g, 인진 30g, 포공영 차전자 각 15g.
  염증 개선, 간세포 재생력 촉진, 이수 작용으로 효력을 나타낸다.
- **급성 간염** : 백굴채 10g, 포공영 인진 강황 각 30g.
  황달 소실, 간세포의 재생력을 촉진시킨다.
- **만성 간염** : 백굴채 15g, 인진 20g, 백출 진피 산사 지각 작약 각 8g, 신곡 맥아 오미자 각 6g.
  피로회복, 간 기능 개선 작용으로 치료된다.

3 피부염

- 피부 결핵 : 백굴채 건조 분말을 피부에 외용한다.
- 피부 개선(疥癬) : 백굴채 생것을 50% 알코올에 침출시켜서 환처에 외용한다. 살균, 소염 작용으로 치료한다.
- 피부 악창(惡瘡), 종창(腫瘡) : 생것을 짓찧어 환처에 외용한다.
- 피부 사마귀 : 백굴채 생것의 노란 액즙을 수차례에 바르면 자연적으로 소실된다.
- 피부가 갈라지는 증상 : 백굴채 황백 각 60g, 낭독 30g을 전탕 농축하여 장뇌(樟腦) 6g을 배합하여 환처에 바른다. 살균, 소염 작용으로 치료한다.

4 호흡기질환

- 백일해 : 백굴채 전탕액에 설탕을 넣어서 복용시킨다.
  소아 6개월 이내는 10~15ml, 1세는 8~10ml, 1~3세는 10~15ml을 1일 3회 복용시킨다.
  진해(鎭咳), 거담 작용으로 효력을 나타낸다.
- 만성 기관지염
  - 백굴채 6g, 길경 금은화 어성초 각 20g을 전탕 복용한다.
  - 폐허, 비허, 신허, 발열, 허천(虛喘) 등을 진찰하여 가미하면 더욱 효과적이다.
  - 백굴채 150g, 천문동 백부근 각 150g, 사삼 백전 길경 각 50g

ㅂ

백수오 白首烏

이엽우피소
C. wilfordii (Max) Hemsl.

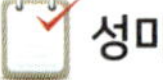

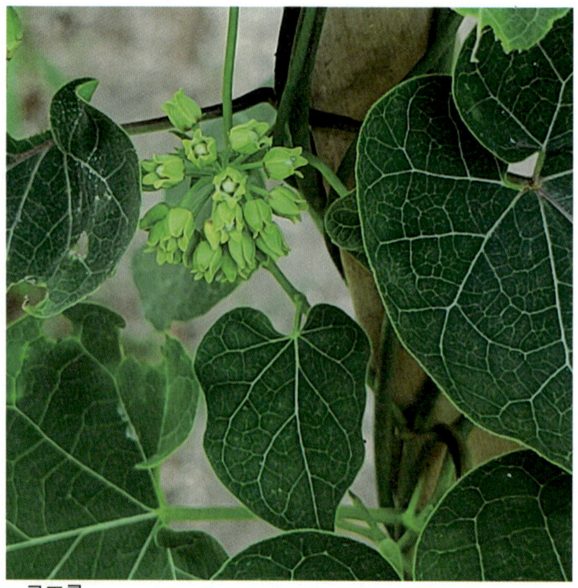

• 큰조롱

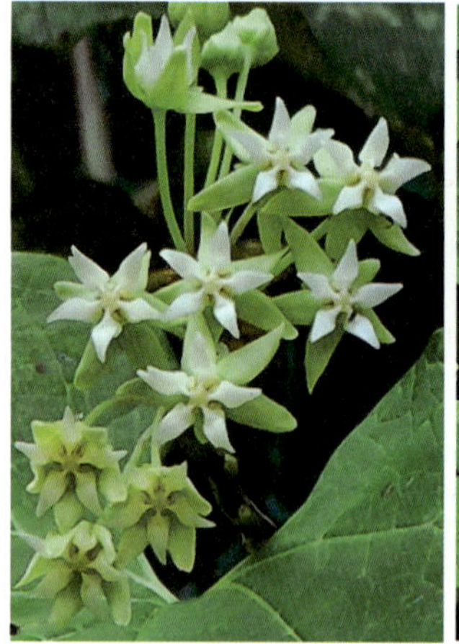

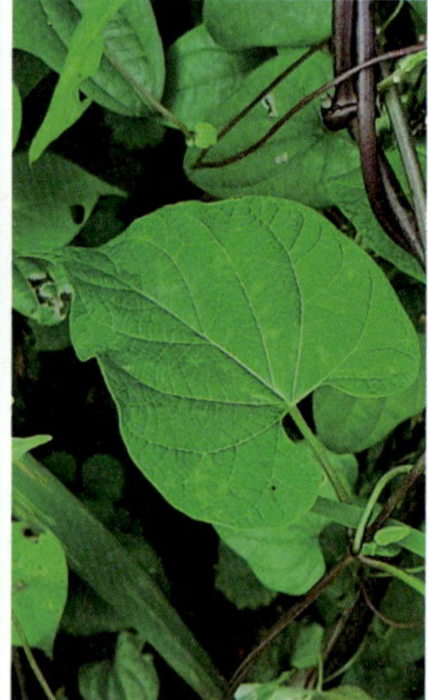

• 이엽우피소 꽃

성미

달고 약간 쓰며 평범한 성질이다.

채취 시기

가을

용량

6-15g

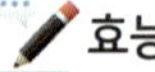

효능

간·신기능을 보호하며 근육과 골격강화, 정혈을 돕고 건위(健胃), 해독 작용으로 허리와 무릎의 연약무력 증상, 남성의 정력감퇴, 두통, 현훈, 이명, 불안 불면, 식욕감퇴, 해산 후에 유즙분비 부족에 활용된다.

금기

과량 복용은 삼간다.

한동안 국내에서 백수오 파동이 났었는데 이 일은 우매한 의약처와 입안자들의 오류에서 일어난 일이다.

백수오는 ≪구황본초≫에서 우피소(牛皮消), ≪본초강목≫에서 격산소(隔山消)로, ≪동의수세보원≫에서 백하오, 백하수오로 기록한 것이 유래가 돼서 흔히 백하수오(하수오와 구별하기 위하여) 적, 백으로 지칭하였다. 문헌에 의하면 813년에 하수오(何首烏) 록(錄)과 ≪개보본초≫에 하수오를 적, 백 2종으로 기록하였는데 적자는 여귀과에 속한 하수오, 백자는 박주가리과에 속한 백수오를 지칭한 것이다.

≪식물명회≫에서 구황본초의 우피소를 고증해보면 Cynanchum caudatum Max. 중국식물지에서는 C. auriculatum Royle ex Wight과 일치한 것으로 보고 있다. 이 약은 박주가리과에 속한 우피소 Cynanchum auriculatum Royle ex Wight(중국약용식물지에서는 이엽우피소(耳葉牛皮消)), 극엽우피소(戟葉牛皮消) C. bungei Decne. (격산우피소(隔山牛皮消))를 사용하고, 한국에서는 큰조롱 C. wilfordii (Max) Hemsl.의 괴근 만을 주장하고 있다. 그러나 이엽우피소나, 큰조롱은 동일한 약명으로 사용해야 할 것이다.

【성분】

① 우피소 : phyospholipid, C 21 sterolid ester glycoside, wilfoside C3N·C1N·C1G·K1N, cynauricuoside A·B·C, gagamine, caudatin, metaplexigenin, kidjoranin

② 극엽우피소 : bungeiside A·B·C·D, 4−hydroxyacetophenone, blumenol A

【약리작용】

① 항산화 작용으로 뇌, 간, 폐 등의 생리기능 감퇴를 경감시킨다. 그리고 지질의 과산화반응에 억제 작용

② 면역조절 작용으로 세포면역과 체액면역의 기능의 증강 작용, 흉선과 비장, 임파세포의 위축을 방지한다.

③ 고지혈증 감소 작용

④ 항암 작용으로 다수의 종양세포의 파열을 얻게 한다.

⑤ 강심 작용으로 심근세포의 수축력을 억제시킨다.

⑥ 빈혈에 유효

⑦ 모발의 생장 촉진 작용

【임상용용】

1 요슬 동통

- 간, 신기능 허약으로 인한 요통, 사지관절 동통 : 백수오 두충 속단 우슬 각 15g. 사지관절에 영양공급과 염증제거, 근육활성화로 통증을 개선시킨다.
- 요통과 관절불리(關節不利) : 백수오 두충 각 15g, 토사자 녹각 보골지 구기자 우슬 각 8g
- 사지 권태무력, 소변불리, 정력 감퇴 : 백수오 당귀 두충 각 12g, 건강 익지인 청피 진피 향부자 녹용 각 4g

2 남자 정력 감퇴 : 백수오 음양곽 마카 각 15g, 토사자 금앵자 복분자 산수유 각 12g

3 신경과민 : 백수오 산조인 합환피 각 15g, 원지 석창포 당귀 천궁 원육 태자삼 구기자 각 8g.

두현(頭眩), 이명, 불면, 심계항진을 치료한다.

4 소화불량

- 백수오 백출 각 12g, 맥아 산사 나복자 신곡 후박 각 8g, 감초 4g.
  건위(健胃), 소화를 촉진 하고 복창(腹脹)을 해소시킨다.
- 소아의 소화불량, 비위허약, 복통설사 : 백수오 계내금 신곡 맥아 각 등분을 분말로 만들어 1회 8g씩 1일 2회 복용한다.
- 복통, 이질 : 백수오 포공영 백굴채 각 12g을 전탕하여 복용한다.
- 식중독, 복창(腹脹) : 백수오 30g, 백출 방풍 각 20g
- 태음증으로 복통, 갈증은 없고 소변이 정상일 때 : 백수오이중탕 복용

5 장조변비(腸燥便秘) : 백수오 생용 30g.
윤장통변(潤腸通便)시킨다.

6 각기부종(脚氣浮腫) : 백수오 차전자 우슬 각 30g

7 산모 유즙부족 : 백수오 30g을 내장을 제거한 닭과 함께 전탕하여 복용한다.

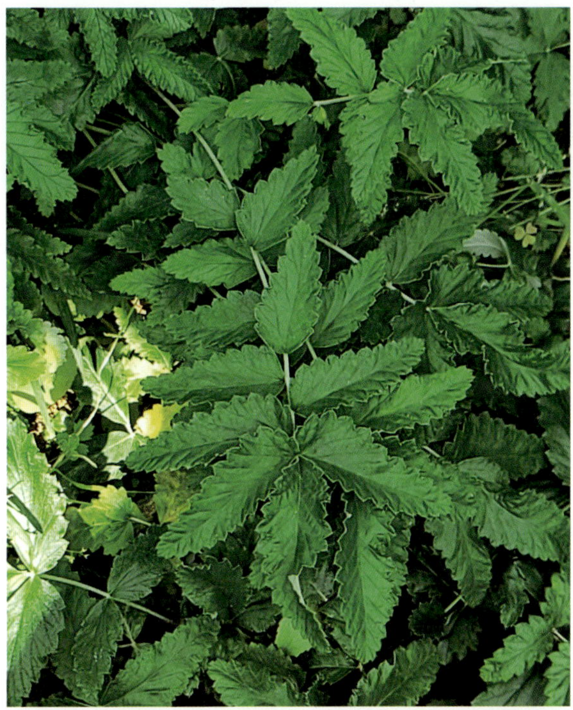

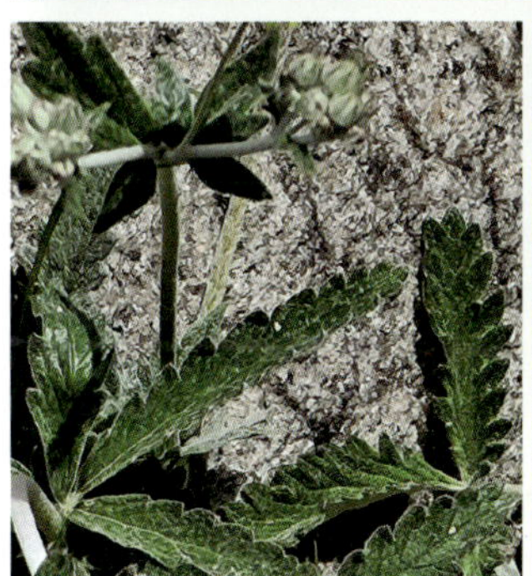

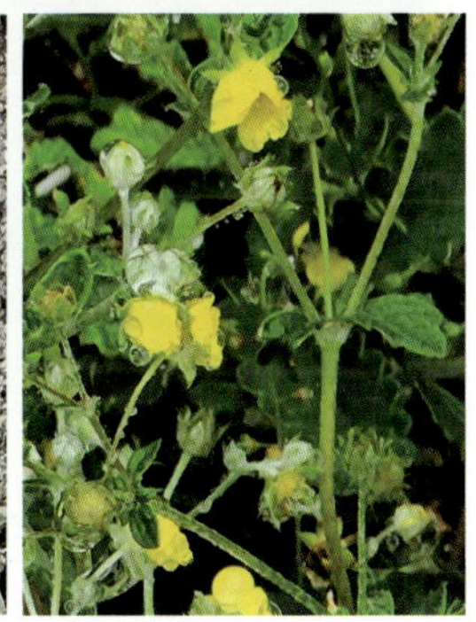

• 솜양지꽃

번백초 翻白草

솜양지꽃
Potentilla discolor Bunge

성미

달고 약간 쓰며, 평범하다.

채취 시기

여름, 가을

용량

10-15g

효능

해열, 해독, 지혈 작용으로 폐열, 해수(咳嗽), 이질, 각혈, 토혈, 변혈, 자궁 출혈, 피부 종기, 창종(瘡腫)에 유효하다.

금기

없음.

'이것도 약이 되나?'하는 생각으로 지나치게 되는 이 식물은 산과 들에 나지만 전체에 흰털이 덮혀 있어서 보기엔 다소 여유감을 주기도 한다. 그러므로 약명에서 번백초라는 말은 흰털에 많이 밀생한다는 의미에서 붙여진 이름이다. 이 약의 다른 이름 중에 계퇴자(鷄腿子)라는 말이 있는데 잎의 형태가 마치 긴 타원형으로 되어 있어서 붙여진 형태적인 이름이다.
이 약은 장미과에 속한 여러해살이 초본식물인 솜양지꽃 Potentilla discolor Bunge의 뿌리가 달린 전초이다.

【성분】

주로 탄닌과 플라보노이드로 fumaric acid, gallic acid, protocatechic acid, quercetin, naringenin, kaemferol, m-phthalic acid

【약리작용】

① 평활근에 작용 : 장연동 작용에 억제 작용, 기관지 평활근에 이완 작용, 대량은 자궁근육의 수축을 일으킨다.

② 항균 작용 : 세균성이질에 강한 억제 작용

③ 항아메바 작용

【임상응용】

1 폐결핵(피고름을 배출) : 번백초뿌리 금은화 어성초 길경 각 30g

2 적백이질, 아메바성 이질

- 번백초 15g, 백두옹 현초 각 30g
- 번백초 24g, 백굴채 12g, 적작약 감초 각 6g

3 급성 인후염, 편도선염, 구강염 : 번백초 생것을 즙내서 입 안에 물고 있다가 뱉는다. 소염, 살균, 해열 작용으로 치료된다.

4 지혈 작용

- 토혈이 그치지 않을 시 : 번백초 15g을 전탕하여 복용하고 삼칠근 4g을 분말로 만들어 복용한다.
- 자궁 출혈 : 번백초 지유 아교 애엽 각 15g을 전탕하여 복용한다.
- 대변 출혈 : 번백초 지유 괴각 각 15g을 전탕하여 복용한다.

5 급성 유선염 : 번백초 반변연 고수 각 15g

6 생리통 : 번백초 45g, 익모초 애엽 당귀 천궁 각 12g, 유향 몰약 각 3g

7 만성 비염 : 번백초 15g, 자화지정 신이 창이자 길경 유백피 각 12g

8 피부염

- 종기 초기 화농 전 : 번백초 술을 붓고 전탕하여 복용하고 취한(取汗)하면 치유된다.
- 무릎 뒤에 염증 : 번백초를 전탕하여 세척 혹은 훈세(熏洗)하면 소염, 살균 작용으로 치료된다.

9 임파 결핵 : 번백초 60g을 막걸리 750ml에 1일 침출 후 수시로 복용한다.

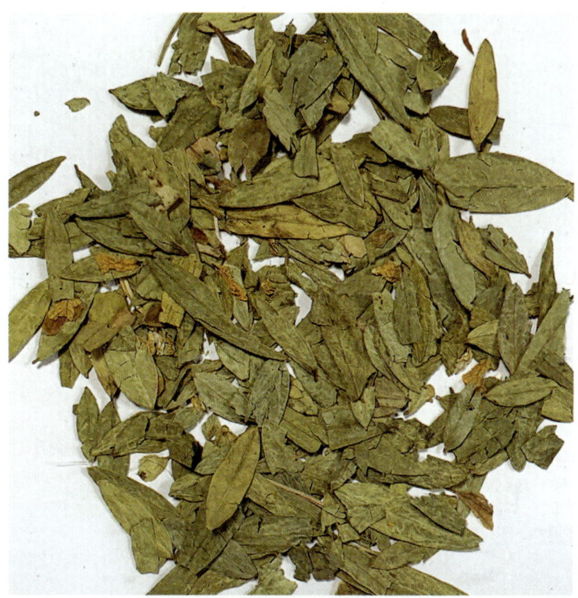

• 번사엽(건조품)

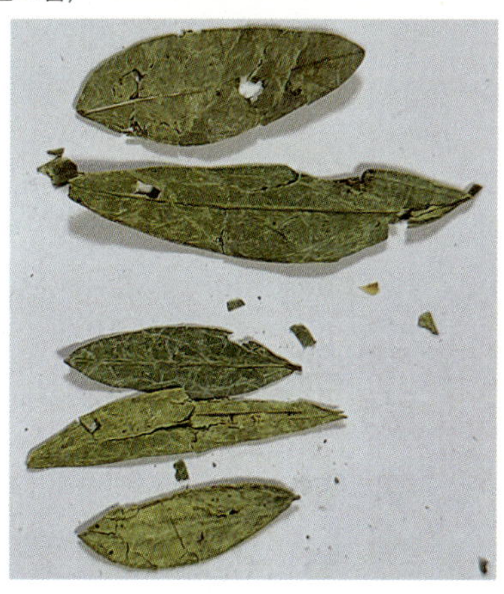

번사엽 番瀉葉

첨엽번사잎
Cassia acutifolia Delile,
C. angustifolia Vahl

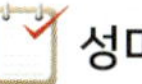

성미

달고 쓰고, 차다.

채취 시기

여름

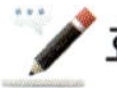

용량

1-3g

효능

해열, 통변 작용으로 음식물 적체 복통, 변비불통, 소량은 건위(健胃) 촉진, 소염, 항균 작용을 한다.

금기

- 임신부
- 여성생리기간
- 과량 복용하면 중독 증상으로 사망한다.

흡사 아카시아잎 같지만 그것의 5배나 작은 잎인데 변비 치료에 기가 막힌 효력을 나타내고 있다. 이 식물은 국내에는 없고 멀리 인도의 북부지방에서 널리 야생하는 잡초이다. 뉴델리에 있는 약초원에 갔는데 이 식물을 볼 수가 없어서 물어보니 너무 흔하여 심어 놓지 않았다는 이야기를 듣고 허망하게 되돌아 왔다. 근자에 이 약이 다량 수입되어 필자가 감별검사를 한 적이 있다. 그러나 많은 이들은 이 약의 이름조차도 모르고 있어서 소개를 한다.

이 약은 콩과에 속한 작은키나무인 첨엽번사 Cassia acutifolia Delile, 협엽번사 C. angustifolia Vahl의 잎이다.

【성분】

senoside C, rhein, chrysophanol, chrysophanic acid, aloe emodin, emodin glucoside, 탄닌

【약리작용】

① 사하 작용 : 성분은 위와 소장에서 흡수된 후 간에서 분해된다. 분해 산물은 혈액 속에 들어가서 골반신경절을 자극하여 대장을 수축시켜서 복통, 설사를 일으킨다.

② 항균 작용 : 개선(疥癬)균과 피부진균에 억제 작용

【임상응용】

1 위장 허약, 소화불량, 변비, 복창(腹脹) : 번사엽 진피 각 3g, 대황 0.6g, 황련 0.5g, 정향 0.6g을 온수에 2시간 침출하여 잔사(찌꺼기)를 버리고 1일 3회 분복(分服)한다.

2 직장, S상결장 경색증 : 번사엽 5g을 10분간 전탕하고 현탁액을 2-3회 분복(分服)하여 변비를 치료한다.

3 복부 수술 후 복창만(腹脹滿) : 번사엽 10g을 물 200ml에 10분 침출하여 복용한다. 장명(腸鳴), 항문 가스 배출, 배변 작용으로 복창(腹脹)이 해소된다.

4 장관 청결제 : 번사엽 1-3g을 물 400-500ml과 같이 복용한다.

5 완고한 변비 : 번사엽 1g, 대황 12g, 욱이인 마자인 각 15g, 도인 행인 각 8g

6 소화기도 출혈 : 번사엽 2g을 분말로 만들어 복용한다. 출혈시간이 단축된다.

7 만성 신기능부전 : 번사엽 5-10g을 물 100ml-150ml에 2시간 침출 후 1일 2회 복용으로 전해질의 평형실조가 균형을 갖게 되었다.

8 유행성출혈열 : 번사엽 30-60g에 물 200-300ml 붓고 차로 3-5일 복용하면 해열, 지혈이 된다.

9 변비 : 번사엽 600g, 대황 1200g을 녹두 낟알 크기로 밀환을 만들어 저장 후 수시로 복용한다. 대개 1회에 5g을 공복에 복용한다.
배변이 용이해지거나 혹은 설사를 유발한다. 이 약과 처방은 식품이 아닌 의약품이다.

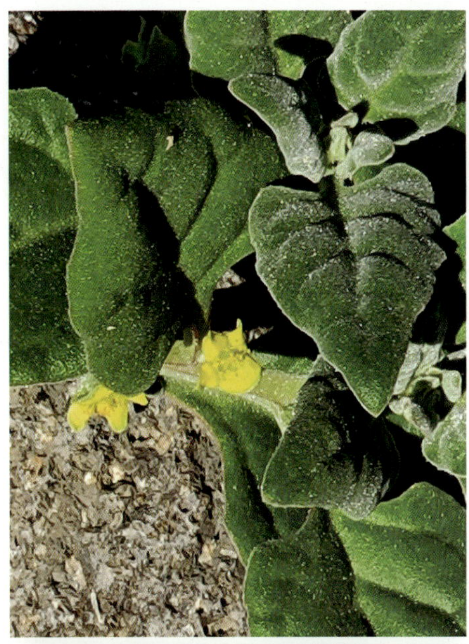

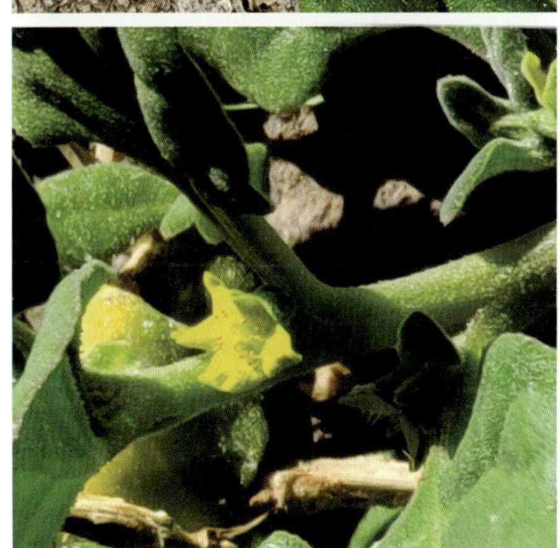

• 번행초 꽃

번 행 番杏

번행초

Teragonia tetragonoides (Pall) Kuntze

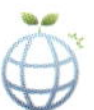

성미

맛은 약간 달고 조금 시면서, 평범하다.

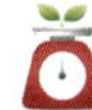

채취 시기

여름, 가을

용량

30-45g

효능

소풍청열(疎風淸熱), 해독소종(解毒消腫) 작용으로 안구충혈 동통, 피부 종기, 장염, 패혈증, 종양에 유효하다.

금기

없음.

바닷가 모래밭에 지천으로 자라고 번식력이 매우 강하다. 잎은 두텁고 어긋나면서 달걀모양으로 둥글고 끝이 뭉뚝하면서 꽃은 초가을에 황색으로 핀다. 자생지는 비교적 온난한 지역에 많이 자생하므로 제주에서는 흔하게 보이는 잡초에 일종이다.

이 약은 석류풀과에 속하는 여러해살이 초본식물인 번행초 Teragonia tetragonoides (Pall) Kuntze의 전초이다.

ㅂ

【성분】

β-carotene, oxalic acid, potasium chloride, 풍부한 비타민 A·B, 철분, phosphatidylethanolamine, phosphatidylserine, phosphatidylinositol, tetragonin, 1-O-β-D-glucopyranosyl-2-N-2'-hydroxypalmitoyl-sphinga-4,8-dieneine

【약리작용】

① 항궤양 작용 : 자극성 궤양에 현저한 억제 작용을 나타낸다.

② 항염 작용 : 관절염 부종에 억제 작용이 현저하였다.

③ 항암 작용 : 복수암 세포의 성장을 현저하게 억제시킨다.

【임상용용】

1 소화기 암증

- **식도암, 위암** : 번행초 30g, 어성초 의이인 석결명 백출 능인(마름전분) 각 25g을 전탕하여 복용하면 암조직의 성장 발육을 억제시킨다.
- **위암** : 생것을 쌈으로 장기복용하면 위암세포의 억제 작용을 나타낸다.
- **장염 설사** : 번행초 30g, 창출 현초 백굴채 각 15g을 전탕하여 복용하면 소염, 소화촉진, 장운동을 촉진하면서 유익한 미생물의 활성을 돕게 된다.

2 **자궁경부암** : 번행초 생것 90g, 와송 80g, 당귀 천궁 각 20g.
암세포의 성장을 억제시키면서 면역세포의 증식을 활성화시킨다.

3 **안구충혈 동통, 시력장애** : 생 번행초 즙에 우유를 조금 넣는다. 30분 후에 잘 여과하고 점안하여 소염 작용을 유도한다. 1일 3-4회 반복하면 안구, 망막에 혈류촉진으로 효력을 나타낸다.

4 피부 발적 종창(腫瘡)

- 생것을 짓찧어 환처에 붙여서 소염, 항균, 억균 작용으로 효력을 나타낸다. 1일 2-3회 반복 치료한다.
- **외상 출혈** : 생것을 짓찧어 붙이면 상처가 쉽게 치료된다. 항생제보다 더 신속하게 염증도 발생하지 않고 치유가 된다.

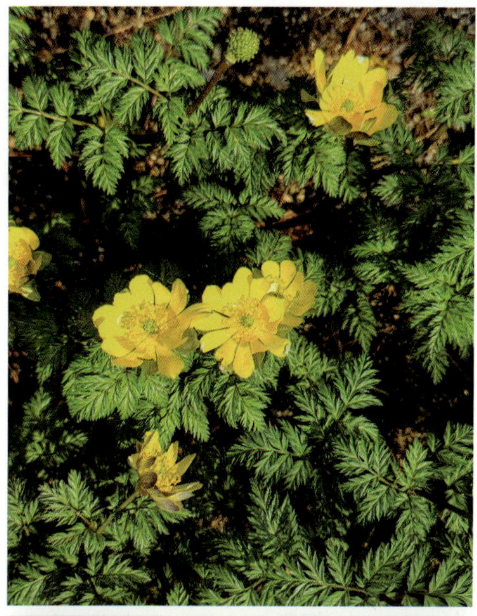

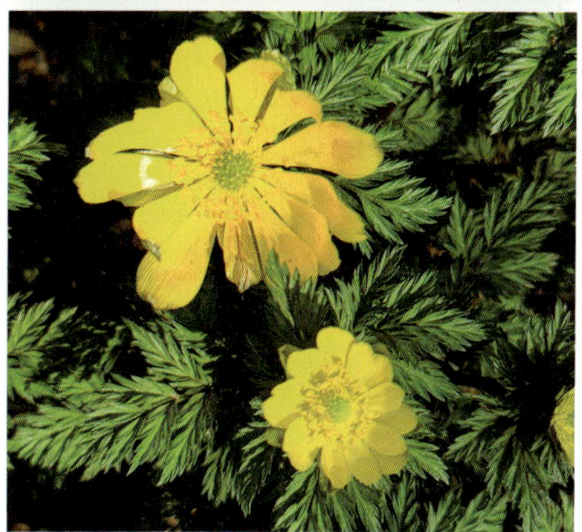

• 복수초 꽃

복수초 福壽草

복수초
Adonis amurensis Reg. et Radde.

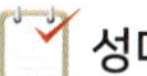

성미

쓰고 평범하며, 독이 약간 있다.

채취 시기

봄

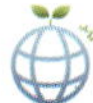

용량

1–1.5g

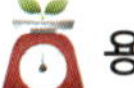

효능

강심, 이뇨 작용으로 심계항진, 부종, 전간(癲癎)에 억제 작용을 나타낸다.

금기

과량을 복용하면 심박 정지로 사망에 이른다.

잔설을 뒤집고 나오는 샛노란 색의 복수초는 소담스럽고 신비스러우며 아름답고 보기만 해도 봄기운과 자연의 신비를 같이 느끼게 한다. 그래서 야생화를 촬영하는 이들은 이른 봄부터 무거운 줄도 모른 채 카메라를 메고 산을 오르내린다. 이름에서 아는 것은 이 식물은 복과 수명을 연장시키는 식물로 알지만 실상은 독이 있어서 보약과는 전혀 상관이 없다.

이 약은 미나리아제비과에 속한 여러해살이 초본식물인 복수초 Adonis amurensis Reg. et Radde.의 뿌리와 전초이다.

【성분】

① 뿌리 : cymarin, cymarol, corchoroside A, convallatoxin, k-strophanthin-B, somalin, lineolone, isolineolone, adonilide, fukujusone

② 잎 : isoramnone, nicotinoyl isoramanone, digitoxigenin, strophanthidin

【약리작용】

① 중추신경에 작용 : 진정 작용으로 과도한 흥분, 불면, 전간(癲癎)에 유효한 반응을 얻게 한다.

② 강심, 이뇨 작용

③ 흡수와 축적 작용

【임상응용】

1 **심장 박동력 완화 작용** : 복수초 1g, 인삼 천궁 작약 당귀 은행잎 각 12g

2 **만성 고산병, 충혈성 심장쇠약** : 약침제로 1회에 0.1mg, 점차 0.2, 0.4mg 씩 증량해가면서 치료한 결과, X선상에서 확대된 심장의 회복, 심박도 정상범위, 심장 황망, 단기(短氣), 부종의 경감, 간장회복을 나타냈다.

3 **심계항진** : 복수초 1.5g, 은행잎 10g, 당귀 천궁 원지 석창포 복령 원육 각 10g, 인삼 10g, 감초 2g

4 **심력쇠약** : 복수초 1.5g, 인삼 천궁 당귀 각 15g

5 **충혈성 심장쇠약, 심장기능 부전으로 수종** : 복수초 1.5g, 복령 목통 목단피 도인 단삼 각 12g.
심장 부위의 어혈을 풀어주고 강심, 이뇨 작용으로 부종을 소실시킨다.

6 **전간(癲癎)** : 복수초 1.5g, 연자육 조구등 원육 천궁 천마 각 12g.
진정, 안정 작용으로 경련발작을 완화시킨다.

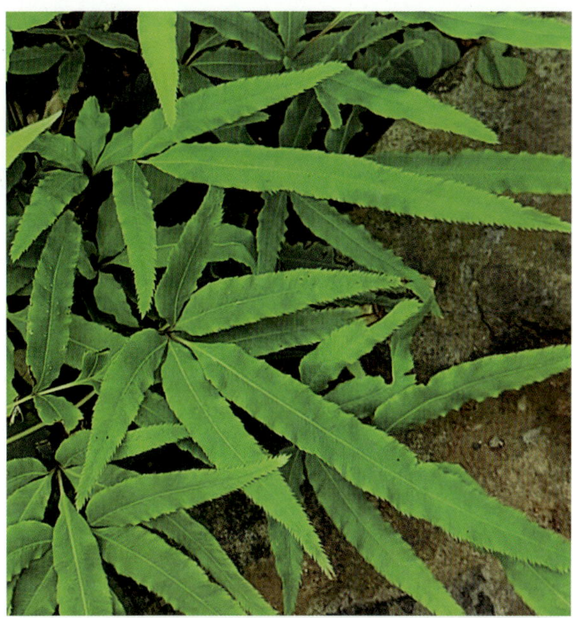

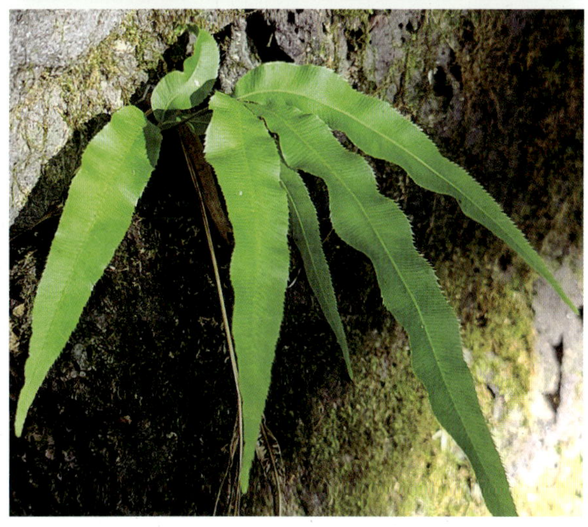

봉미초 鳳尾草

봉의꼬리

Pteris multifida Poir

성미

담담하면서 쓰고 차다.

채취 시기

수시

용량

10-15g, 대제 30g, 생것은 60g

효능

해열, 해독, 소염, 지혈 작용으로 이실, 설사, 여성의 내하, 급성 간염, 임파결핵, 고열경련, 유선염, 토혈, 코피, 요혈, 변혈, 외상 출혈에 유효하다.

금기

임신부와 배가 차서 일어난 이질 환자는 복용하지 않는다.

봉황은 실제로 존재하지는 않지만 그 신비성을 강조하여 봉황의 꼬리라는 명칭이 붙게 되었다. 양치식물인 이 봉의꼬리는 가장자리에 톱니가 거의 없고 긴 특이한 형태를 하고 있으며 그늘진 숲에서 자란다. 관중을 약용하는 것은 알아도 이것을 약용하는 것은 잘 알지 못하고 관상용으로만 기억될 뿐이다. 이 약은 봉의꼬리과에 속한 여러해살이 양치식물인 봉의꼬리 Pteris multifida Poir의 전초와 근경까지 사용한다.

【성분】

pterosin B·C·F·O·S, pterosinC-3-0-β-D-glucoside, 2β-15a-dihydroxy-ent-kaur-16-ene, 2β, 16a-hydroxy-ent-kaurane, creticoside A·B, apigenin-7-O-β-O-glucoside, luteolin-7-O-β-D-glucoside

【약리작용】

① 항균 작용 : 나선균, 황색포도상구균, 이질균, 대장균, 결핵간균에 억제 작용

② 항암 작용 : 생쥐의 육종 S180에 대하여 억제작용이 3-33%, 혹은 33%-45%

【임상응용】

1 급성 세균성 이질, 설사

- 단방으로도 속효를 본다.
- 봉미초 마치현 지변초(땅빈대) 백굴채 각 15g을 전탕하여 복용한다.
- 이질균의 억제로 효력을 쉽게 얻는다.

2 소변불리

- 급성 요로감염증 : 단방으로 봉미초 30g을 전탕하여 설탕 15g을 넣고 복용한다.
- 소변불리, 백탁 : 봉미초 차전자 목통 의이인 계관화 각 30g, 해금사 15g을 전탕 복용하면 이뇨, 소염, 살균 작용을 나타낸다.
- 소변 백탁, 유미뇨 : 봉미초 석연자 각 30g, 의이인 차전자 검인 각 15g

3 여성 대하 : 봉미초 금은화 촉규화 각 20g, 백지 육계 파고지 각 8g.
소염, 살균 작용으로 냄새와 분비물의 분비 억제 작용을 나타낸다.

4 유선염 : 봉미초 생것 60g을 전탕하여 복용하면서 짓찧은 봉미초를 술에 혼합하여 염증 부위에 붙인다. 소염, 해열 작용을 유도한다.

5 급성 간염 : 봉미초 60g, 호장근 어성초 인진 각 15g을 전탕하여 복용한다.

6 요로결석 : 봉미초 백화사설초 각 15g, 금전초 차전자 연전초 각 30g.
결석 용해 작용이 현저하다.

7 악성종양 : 봉미초 반지련 백화사설초 각 등분을 전탕하여 복용하면 악성종양에 일정한 억제 작용을 나타낸다.

8 지혈 작용

- 일체 출혈 증상 : 단방으로 봉미초를 전탕하여 복용한다.
- 소변 출혈 : 봉미초 지유 한련초 괴화 백모근 각 15g을 전탕하여 복용한다.

- **해혈** : 봉미초 길경 백급 고삼 아교 각 15g을 전탕하여 복용한다.
- **변혈** : 봉미초(생것) 한련초(생것) 각 30g, 지유초 괴각 각 20g

9 **고열경련, 안적(顔赤), 심번(心煩) 증상** : 봉미초 삼백초 생것 각 30g을 즙을 내서 잔사(찌꺼기)를 버리고 복용하면 해열 작용으로 경련 발작을 완화시킨다.

10 **구내염** : 봉미초 생것에 유채기름을 넣고 1분간 전탕 후에 꿀과 혼합하여 구내에 바른다. 소염, 살균 작용으로 효력을 얻는다.

ㅂ

북두근 北斗根

새모래덩굴
Menispermum dauricum DC.

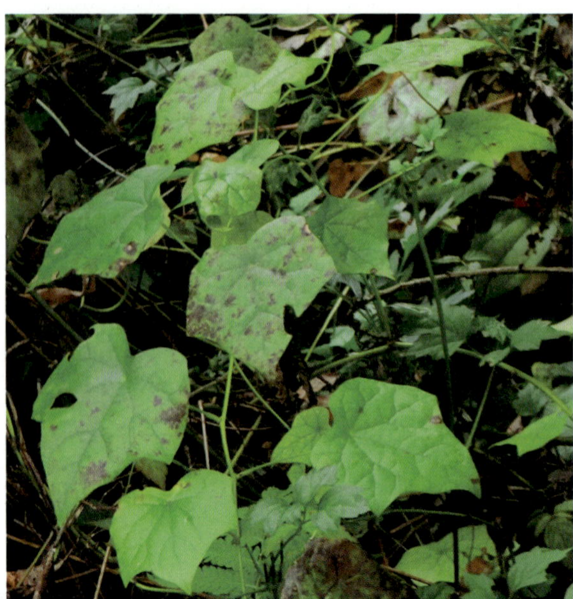

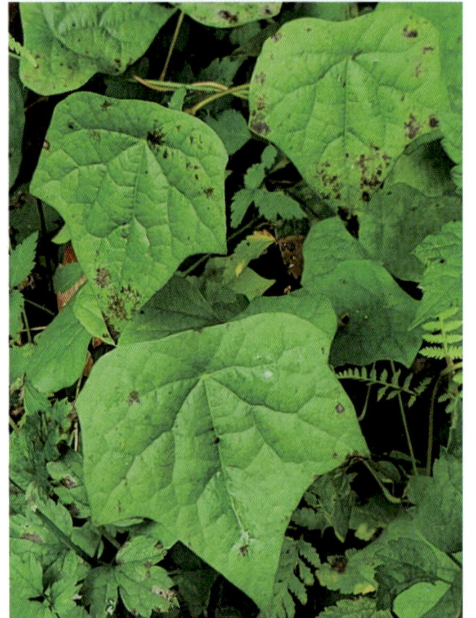

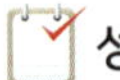
성미
쓰고 차면서 약간의 독이 있다.

채취 시기
가을

용량
3–10g

효능
청열해독(清熱解毒), 부종 억제, 지통 작용으로 인후염, 폐열, 해수(咳嗽), 이질, 설사, 황달, 관절염, 치질에도 적용된다.

금기
- 변이 묽은 자
- 1회에 15g 이상은 복용하지 않는다.

길가에 너무도 지천으로 자라는 이 식물을 대개는 잡초로만 여기면서 지나쳐 버리기 마련이다. 그러나 연구가 많이 되고 약용가치가 높다는 것을 알면 다시 살피게 될 약용자원이다. 이 약은 새모래덩굴과에 속한 낙엽지는 덩굴성 목본식물인 새모래덩굴 Menispermum dauricum DC.의 뿌리줄기이다.

【성분】

dauricine, daurinoline, dauricinoline, magnoflorine, sinomenine, menisperine, daucoline, acutumine, acutumidine, bianfugecine, bianfugedine, bianfugenine, cheilanthifoline, stepharine, stepholidine, daurisoline

【약리작용】

① 항부정맥작용 : 심근에 흥분성, 자율성을 내려준다.
② 혈압강하 작용
③ 혈소판응집억제와 혈전형성에 영향 : 혈소판의 응집억제 작용이 현저하였고, 실험성 동맥혈전 형성을 억제시킨다.
④ 항염, 진통 작용
⑤ 항신장 손상 작용 : 신장조직 세포의 손상에 방어 작용
⑥ 근육이완 작용
⑦ 항균 작용
⑧ 항암 작용
 (ㄱ) 단일 성분으로서의 항암 작용 : 결장암, 폐암, 백혈병, 자궁경부암, 난소암, 유선암에 세포증식억제 작용
 (ㄴ) 근경 추출물의 여러 종류의 지용성 알칼로이드 성분 혼합물은 자궁경부암, 백혈병, 위암, 폐암, 식도암, 유선암, 간암, 인후암에 억제 작용을 나타냈다.
⑨ 진해(鎭咳), 거담 작용
⑩ 국부마취 작용

【임상응용】

1 호흡기 염증

- **인후 종통(腫痛), 발열, 해수(咳嗽)** : 북두근 사간 현삼 금은화 각 10g.
  해열, 소염, 진통 작용을 유도한다.
- **급성 디프테리아로 호흡곤란, 가래가 심하고 침이나 음식을 넘기지 못하는 증상** : 판람근 15g, 북두근 토우슬 길경 현삼 각 10g, 산두근 4g
- **폐열, 해수(咳嗽), 인후부종, 안면홍조, 기침을 연달아 하는 증상** : 길경 15g, 황금 패모 어성초 각 12g, 감초 10g, 전호 우방자 비파엽 각 8g.
  인후부종 억제, 해열, 소염 작용으로 치료한다.
- **만성 편도선염** : 북두근 10g, 길경 현삼 사간 각 8g
- **만성 기관지염** : 북두근 오미자 패모 비파엽 백합 각 8g을 전탕하여 1일 3회 복용한다.
  진해(鎭咳), 거담, 소염 작용으로 치료한다.
- **만성 비염** : 북두근 10g, 신이 창이자 유백피 길경 각 12g, 세신 패모 각 4g

2 볼거리염 : 판람근 연교 금은화 포공영 각 15g

3 심장부정맥 : 전탕하여 복용하고 호전반응을 나타냈다.

4 사지마비 동통 : 북두근 방기 각 10g, 독활 위령선 각 15g, 우슬 두충 각 12g

5 항암 작용

- 식도암 : 북두근 14g을 전탕하여 1일 3회 복용한다.
- 간암조직 종유 축소 작용이 있고, 식도암, 분문암에 세포반응성 증강 차단 작용이 있다.
- 약침제로도 사용한다.

6 이질, 장염 : 북두근 서장경 현초 각 10g, 육계 8g

7 식도암, 분문암 : 북두근 황약자 권삼 하고초 패장 백선피 각 12g.
2개월 이상 장복한다.

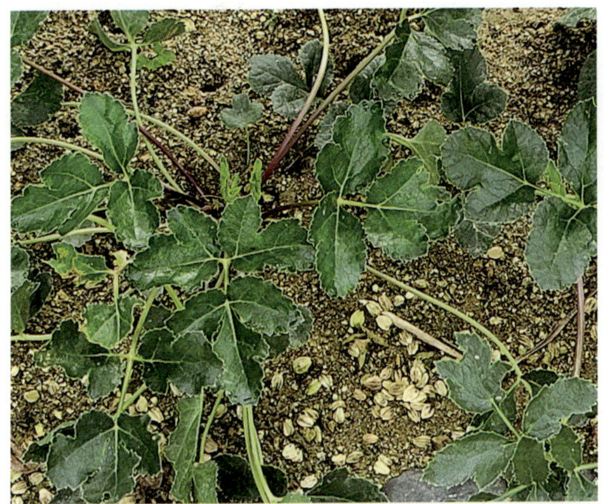

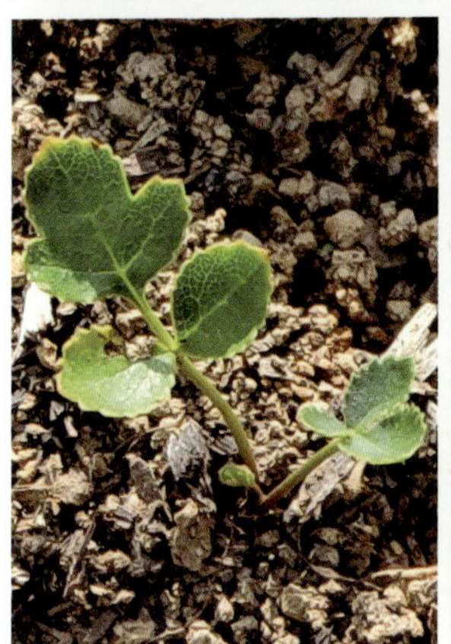

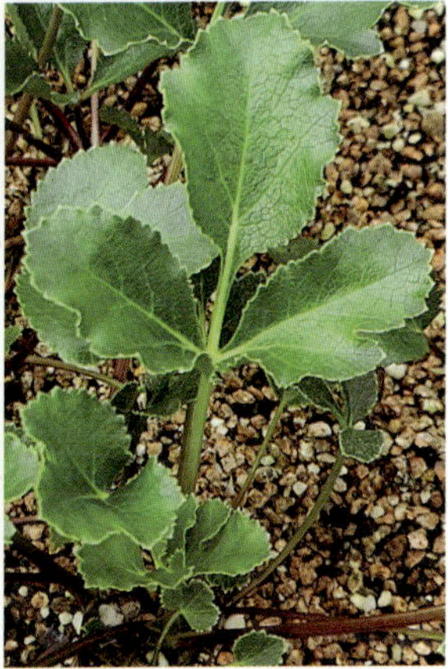

• 갯방풍 어린싹

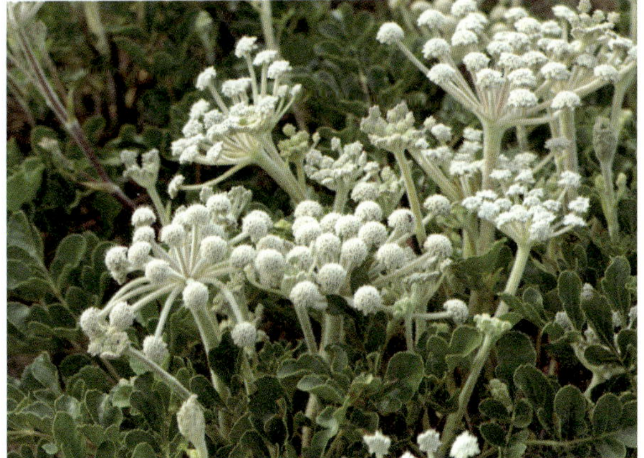

• 갯방풍 꽃

북사삼 北沙蔘

갯방풍
Gehnia littoralis Fr. Schmidt ex Mig.

성미

달고 약간 찬 성질이다.

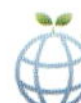

채취 시기

가을

용량

5-12g, 대제는 15-30g

효능

양음(養陰), 칭폐(淸肺), 익위(益胃), 생진(生津) 작용으로 폐기능 허약으로 인한 마른 기침, 기침할 때에 피가 섞이는 것을 방지한다. 그리고 열병에 구갈(口渴)을 풀어준다.

금기

감기로 해수(咳嗽), 폐위(肺胃)가 허약하고 찬 사람은 복용을 피한다.

한동안 국내에서 원방풍(元防風)이라고 하여 방풍 중에 으뜸으로 불리면서 식방풍(植防風)과 구별해서 고가로 유통된 적이 있었다. 지금도 한국에서만 식방풍, 소위 갯기름나물을 사용하는 것은 우스운 이야기로 관습이 무섭다는 생각이 든다. 효능도 거풍(祛風) 약이 아닌 보음약으로 연구가 깊고 임상에도 많이 활용한다.

북사삼은 남부지방의 해변가 모래밭에서 땅속 깊이 자생하고 재배도 역시 그런 지역에서 잘 성장하고 있다.

이 약은 미나리과에 속한 여러해살이 초본식물인 갯방풍 Gehnia littoralis Fr. Schmidt ex Mig. 의 뿌리이다.

【성분】

북사삼 다당, phospholipid 140−150mg/100g, 그 중에 lecitin dir 51%, cephalin 약 18%, psoralen, bergapten, xanthotoxin, isoimperatoron, 9−geranyloxypsoralen, cnidilin, xanthotoxol

【약리작용】

① 면역에 작용

(ㄱ) 세포면역의 영향으로 북사삼 다당은 면역억제 작용이 현저하다. 특히 정상인의 임파세포의 증식 억제 작용이 나타났다.

(ㄴ) 다당은 거식세포의 탐식능력을 증강시킨다.

(ㄷ) 면역기관에 영향으로 흉선과 비장의 중량을 현저하게 증가시킨다.

(ㄹ) 체액면역에 작용

(ㅁ) 물이나 에탄올 추출물은 항돌연 변이 작용이 나타났다.

② 항암 작용 : 사람의 폐암 세포의 억제 작용

③ 해열, 진통 작용 : 체온하강 작용, 진통 작용이 나타났는데 잎의 에탄올 추출물도 뿌리 다음으로 작용하였다.

【임상응용】

1 호흡기질환

· 폐렴 : 북사삼 산약 어성초 길경 각 15g, 패모 자원 관동화 각 12g, 감초 2g

· 폐암 : 북사삼 사삼 천화분 어성초 길경 각 20g, 녹용 오미자 맥문동 백미 백화사설초 반지련 각 8g, 패모 4g.

폐암 조직의 증식억제 작용과 기침, 가래, 호흡곤란을 치료한다.

· 폐결핵, 골증조열(뼛골이 쑤시면서 미열로 아픈 증상) : 북사삼 지모 별갑 지골피 각 15g,

길경 패모 오미자 각 8g

- 급·만성 기관지천식 : 북사삼 길경 각 15g, 만삼 자원 관동화 차전자 각 12g, 패모 오미자 산수유 각 10g
- 폐농양으로 기침에 피가 섞이는 증상 : 북사삼 90g, 가자 치자 자초 어성초 길경 비파엽 각 20g, 산약 산수유 숙지황 각 15g
- 폐기능 감퇴로 만성 해수(咳嗽) : 북사삼 만삼 각 15g, 오미자 산수유 숙지황 백합 각 12g, 녹용 8g
- 소아 지연성 폐렴 : 북사삼 산약 어성초 각 15g, 녹용 오미자 각 8g

2 위장질환

- 위축성 위염 : 북사삼 구기자 각 25g, 맥문동 생지황 백출 작약 각 15g, 당귀 천련자 옥죽 각 10g.
  2~3개월 연속 복용으로 위액의 분비촉진, 조직의 위축을 방지하게 한다.
- 열병 후에 식욕감퇴, 구갈(口渴), 번조(煩燥), 미열, 불안 초조 : 북사삼 생지황 각 15g, 석곡 맥문동 옥죽 각 12g
- 만성 위염 : 북사삼 12g, 백출 맥문동 옥죽 각 10g, 진피 작약 백편두 석곡 지각 각 8g, 감초 2g. 생진양위(生津養胃) 약으로서 다량의 다당체 성분은 위음 부족으로 진액이 손상되어 일어난 질환 혹은 병후에 진액부족으로 구갈(口渴), 맥박이 빠르고 약간의 번열(煩熱)을 호소하는 증상에 적용된다.
- 위·십이지장궤양 : 북사삼 12g, 창출 작약 유백피 각 10g, 황련 8g, 오수유 4g, 감초 2g. 위산의 분비 억제와 궤양면의 신생조직 촉진 작용을 얻게 한다.

3 피부건소 소양 : 북사삼 맥문동 적설초 생지황 각 15g, 백합 10g, 현삼 8g

4 치통(허화(虛火)로 치통) : 북사삼 지골피 각 15g, 생지황 현삼 지모 백지 각 8g, 세신 2g을 물로 전탕하여 치아에 물고 있다가 서서히 삼킨다.

5 당뇨병 : 북사삼 천화분 각 50g, 생지황 맥문동 지모 각 20g, 모려 복령 각 15g, 감초 10g을 물로 전탕하여 복용한다. 혈당강하 작용을 나타낸다.

6 면역억제 작용(자가 면역병과 홍반성낭창) : 북사삼 15g, 생지황 30g, 황금 맥문동 각 12g, 산수유 8g.

북사삼은 면역억제 작용으로 홍반성 낭창과 건조증상에 빈용된다. 수위, 음허, 내열로 입안의 건조 증상을 개선시키고 인후동통, 타액감소, 폐간질(間質)염으로 해수(咳嗽), 가래, 구강 궤양에 작용된다.

ㅅ

사과락 絲瓜絡

수세미오이
Luffa cylindrica Roem.

성미

달고 서늘하다.

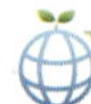
채취 시기

가을

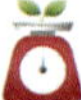
용량

5-15g, 신선한 것은 60-120g, 사과등(絲瓜藤) 30-60g

효능

경락소통, 소염, 해독 작용으로 흉협부 동통, 사지마비 동통, 유즙 불리, 유방염, 폐열, 해수(咳嗽), 피부 창진(瘡疹)에도 유효하다.

금기

- 과량 복용을 피한다.
- 남자가 장기 복용하면 정력이 감퇴된다.

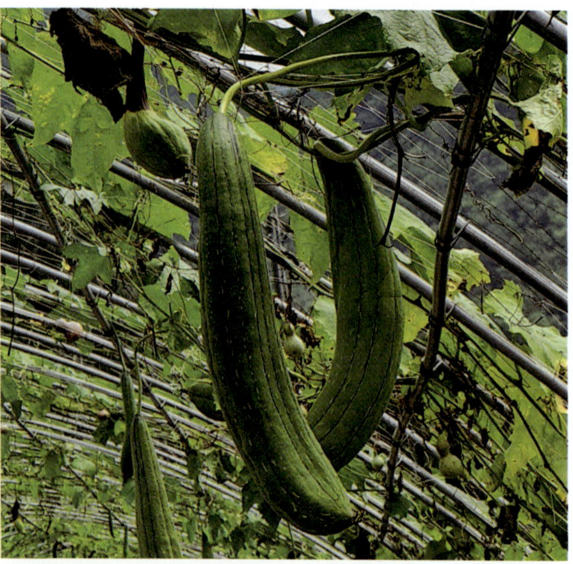

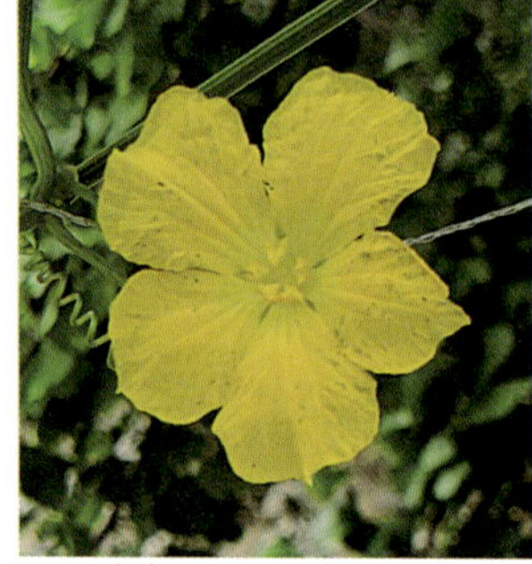
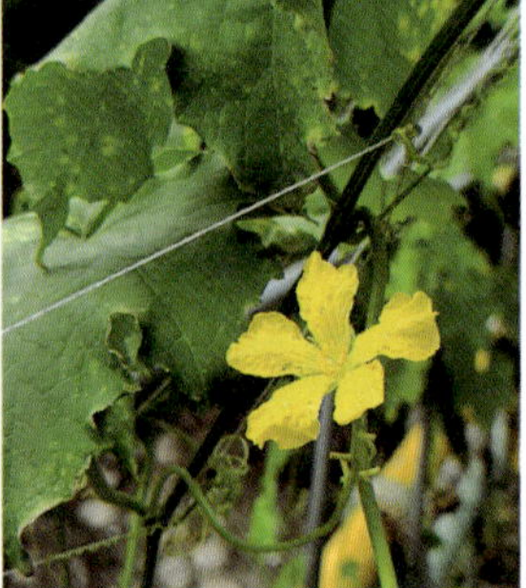

• 수세미오이꽃

꽃은 오이꽃보다 크고 잎은 손바닥 같이 넓다. 긴 열매는 흡사 곤봉모양 같이 굵고 아래로 뻗은 과실은 탐스럽기 그지없다. 이 열매의 외피를 벗겨서 주방 설거지용으로 애용했었다. 너무 지나치게 자라므로 저걸 어디에 쓰나 했는데 약용가치가 높다.

이 약은 박과에 속한 1년생 초본식물인 수세미오이 Luffa cylindrica Roem.의 성숙과실의 유관속이다.

【성분】

xylan, mannan, galactan, luffein, citrulline, cucurbitacin, 비타민 C·B

【약리작용】

① 진해(鎭咳), 거담, 평천(平喘) 작용
② 구충 작용
③ 억균 작용
④ 항임신 작용
⑤ 항염 작용 : 부종억제, 육아종억제 작용이 나타냈다.
⑥ 진정, 진통 작용

【임상응용】

1 흉협부 동통

- 호흡시마다 결리고 아픈 증상 : 사과락 15g, 울금 길경 지각 각 12g.
  대사와 혈액순환 촉진, 기체(氣滯) 소통 작용으로 치료한다.
- 관심(冠心) 동통(관상동맥경화증으로 심흉부위의 동통이 격심하거나 경미하게 자주 있게 되는 증상) : 사과락 해백 각 15g, 단삼 산사 갈근 각 18g.
  고지혈을 용해시키면서 치료한다.

2 요통

- 요통과 사지마비, 굴신불리 : 사과락 15g, 상지 진범 해풍등 우슬 각 12g, 계지 8g
- 관절염 : 사과락 계혈등 우슬 각 15g, 인동등 24g, 위령선 12g을 전탕하여 복용한다.
- 중풍 반신불수 : 사과락 우슬 두충 각 10g, 황기 상지 각 30g.
  운동신경, 감각신경의 재활을 촉진시킨다.
- 견비통 : 사과락 상지 각 20g, 진범 강활 홍화 각 6g

3 유방염

- 유방염에 유즙분비 부족 : 사과락 포공영 각 20g, 천산갑 왕불유행 목통 각 12g
- 유즙분비 부족 : 사과락 30g, 무화과 숙지황 각 60g을 돼지고기 300g과 전탕하여 복용한다.
- 급성 유선염 : 사과락 12g, 목단피 10g, 포공영 금은화 각 15g, 지각 12g을 전탕하여 복용한다. 소염, 유즙분비 촉진 작용으로 치료한다.

4 피부염

- 습진 : 사과락 60g을 전탕하여 훈세(熏洗)하여 진통시킨다.
- 여성 음양증(여성의 음부가 가려워서 고통스러운 증상) : 사과락 사상자를 전탕하고 환부를 세척하여 살균 작용으로 치료한다.

5 복수 : 사과락 목통 차전자 각 30g, 후박 창출 각 8g을 전탕하여 복용한다.

6 만성 기관지염

- 해수(咳嗽), 가래, 흉협통 : 사과락을 태워서 분말로 만들고 설탕에 타서 복용한다. 1회에 2g, 1일 3회 공복에 복용한다.
- 만성 기관지염 : 사과락 길경 각 500g, 감초 60g을 전탕하여 농축하고 복용한다.

7 위축성 비염, 만성 부비강염 : 사과락 신이 유백피 각 10g, 생사과락뿌리 60g을 돼지고기 300g과 전탕하여 복용하면 소염, 살균 작용을 나타낸다.

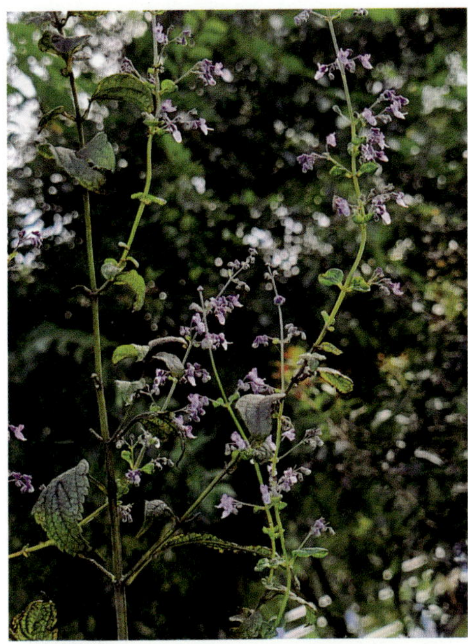

• 방아풀꽃

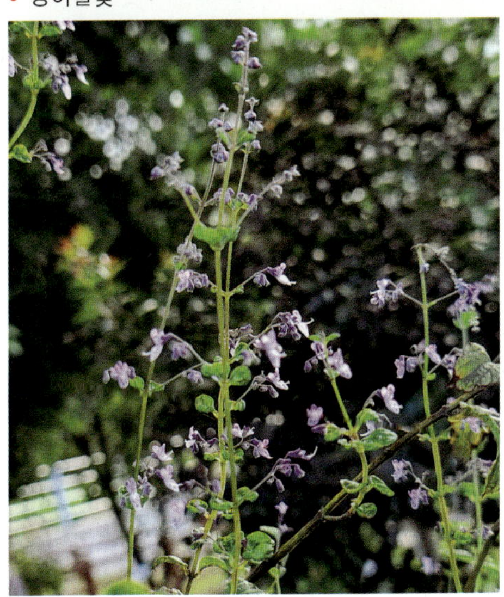

사능간 四棱杆

방아풀
Rabdosia japonica Hara. (Isodon japonica)

 **성미**

달고 쓰고, 약간 차다.

 **채취 시기**

가을

 **용량**

10-15g

 **효능**

해열, 해독, 혈액순환 촉진 작용으로 식도암, 분문암, 직장암, 간암, 폐암, 유방암에 일정한 억제 작용을 나타낸다. 그리고 급성 인후염, 만성 인후염, 편도선염, 기관지염, 만성 간염에 유효하다.

 **금기**

임신부는 복용을 하지 않는다.

산지에 많이 자라는 이 풀을 약으로 아는 이가 전혀 없다. 등산인들도 가을에 피는 산꽃으로 알고 지나칠 뿐이다. 꽃은 많이 피지만 너무 작고 화려하지 않으니 그런가 보다 생각할 따름이다. 이명으로는 연명초(延命草)라고도 한다.

이 약은 꿀풀과에 속한 여러해살이 초본식물인 방아풀 Rabdosia japonica Hara. (Isodon japonica)의 전초이다.

【성분】

elemenol, epinodosinol, rabdosin A·B·C, lasiokaurin, oridonin, lasiokaurinol, rabdosinate, rabdosinatol, rabdosinate, rabdosinatol, nodosin, isodonl, isodonoiol, oleanolic acid

【약리작용】

① 항암 작용 : 전탕액과 알코올 추출물은 여러 종류의 암세포에 고른 억제 작용
(ㄱ) 식도암 세포 주에 명확한 세포 독을 발휘한다.
(ㄴ) 간암 세포주의 세포성장 밀도를 감약, 세포출현 지연, 성장 변화, 세포분열지수 하강, 세포의 재번식 억제, 고농도에서는 DNA합성 억제 작용이 있다.
(ㄷ) 자궁경부암과 복수암 세포에 DNA, 지수하강과 합성 억제, 단백질 합성 억제 작용이 나타났다.
(ㄹ) 식도상피세포의 가벼운 억제 작용
(ㅁ) 백혈병에 일정한 억제 작용
(ㅂ) 백혈구 총수와 신체면역기능에서는 억제 영향이 없었다.

② 혈관 확장 작용으로 혈압하강 작용
③ 세포면역에는 일정한 흥분 작용이 나타났다.
④ 항균 작용 : 황색포도상구균, 용혈성연쇄상구균, 백색포도상구균, 이질균, 대장균, 폐렴쌍구균에 항균 작용이 실증되었다.
⑤ 진통, 진정 작용 : 종유환자의 환자가 복약 중에 동통 경감, 수면개선 작용으로 진정, 진통 효과를 인정하고 있다.
⑥ 식도 평활근에 억제 작용
⑦ 면역계통에 작용

【임상응용】

1 식도암 : 사능간의 농축액을 1일 3회, 1-3개월 복용으로 개선반응을 얻었다.

2 간암
- 사능간의 전탕엑기스를 1일 3회, 2-3개월 복용으로 간부위의 동통 경감, 식욕증진, 간경화 증상 개선이 나타났다.
- 약침제로도 유효

3 식도상피 재생

4 급성 화농성 편도선염, 편도선염, 만성 인후염 : 동통 소실, 체온과 백혈구 총수가 하강되어 정상으로 유지, 가피와 농의 점도가 소실되었다.

5 지연성 간염 : 사능간 15g, 인진 강황 각 30g, 백출 작약 황금 산사 각 15g, 감초 2g

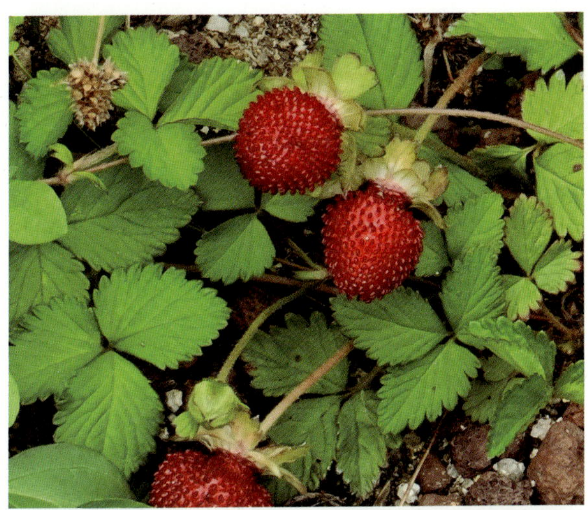

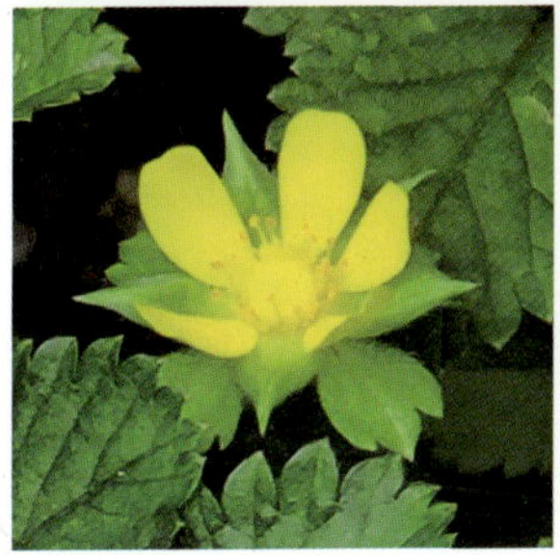

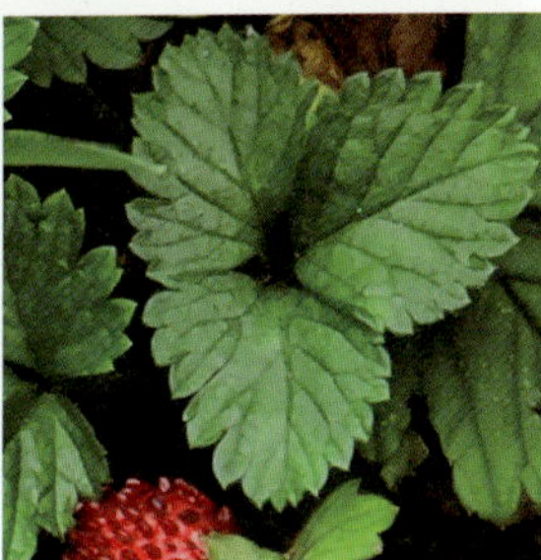

• 뱀딸기꽃

사 매 蛇莓

뱀딸기

Duchesnea indica Focke.

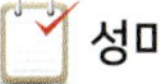

성미

쓰고 차며, 독이 있다.

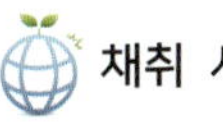

채취 시기

여름, 가을

용량

12-20g

효능

해열양혈(解熱凉血), 해독소종(解毒消腫) 작용으로 발열성 질환, 경풍, 간질, 해수(咳嗽), 토혈, 인후염, 이질, 종기, 뱀 물린데 사독 제거, 탕화상에 효력이 있다.

금기

비위 허약자는 피한다.

뱀딸기는 습기가 많은 땅에 기어 다니면서 자라고 번식력도 강한 편이라 열매도 많이 열린다. 아마도 명명자가 보기에 이 식물이 자라는 곳에서 뱀의 출현을 많이 보았으므로 붙여진 이름으로 여겨지며, 사독 제거에도 치료 효과가 있다.

이 약은 장미과에 속한 여러해살이 초본식물인 뱀딸기 Duchesnea indica Focke.의 전초이다.

【성분】

종자유 중에는 지방산이 많고 아유산 53.1%, β-sitosterol

【약리작용】

① 소염, 살균 작용

【임상응용】

1 해열 작용

- 감기 고열, 구내염 : 단방으로 생즙을 복용하거나, 전탕 복용하여 해열, 소염, 이뇨 작용을 얻게 한다.
- 여름 감기 : 사매 20g, 향유 패란 각 15g을 전탕하여 복용하면 청서해열(淸暑解熱) 작용으로 치료한다.

2 흉복부에 고열, 복통 : 사매 생즙 40-80ml를 복용하여 해열 작용으로 복통을 치료한다.

3 인후염, 편도선염 : 사매 100g을 냉수 200g에 침출시켜서 4-6시간 후 그 물을 입안에 물고 있으면 염증이 소실된다. 살균, 소염 작용으로 치료되는 것이다.

4 소아 구내염 : 사매 분말에 백하 뇌(腦), 고백반을 소량 넣고 입안에 뿌려서 치료한다.

5 세균성 이질 : 사매로 제환하여 1회에 12g, 1일 3회 복용으로 고열, 복통, 탈수현상이 개선되었고 5-7일이면 치유된다. 혹은 사매 40g을 전탕하여 복용해도 잘 치유된다.

6 피부염

- 피부 악창(惡瘡), 종기 : 사매 생것을 짓찧어 환처에 붙여서 치료한다. 화농 전 초기 증상에서는 포공영 생것과 같이 짓찧어 환처에 붙여서 소염 작용으로 치료한다.
- 농포창 : 사매 생것을 짓찧어 환처에 붙여서 소염, 살균, 배농시킨다.

7 타박상 : 사매 생것을 짓찧어 환처에 붙여서 소염 작용으로 효력을 나타낸다.

8 유방염 : 사매 생것을 짓찧어 붙여 염증을 소산시킨다.

9 뱀 물린데 사독 제거 : 역시 사매 생것을 짓찧어 뱀 물린 곳에 붙여서 제독한다.

10 항암 작용 : 사매 건조품 15-40g을 전탕하여 복용한다.

11 결핵성 임파선염 : 사매 40-80g, 하고초 40g을 전탕하여 복용한다.

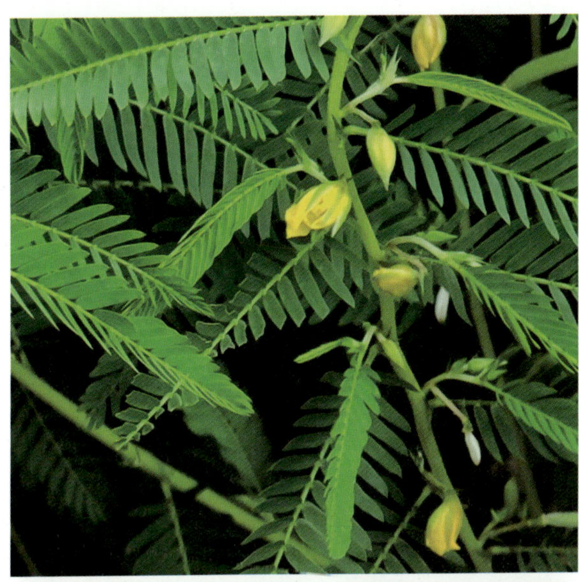

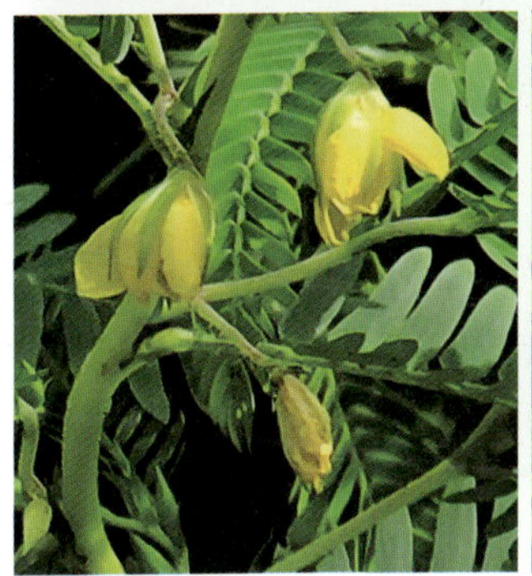

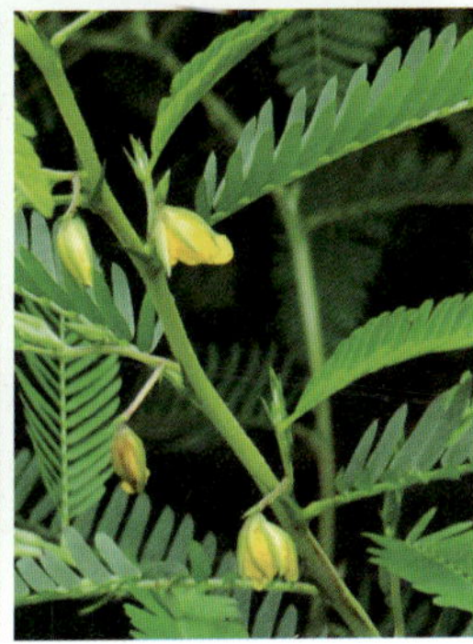

• 차풀꽃

산편두 山扁豆

차풀
Cassia mimoides L.

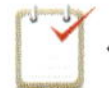

성미

달고 약간 쓰며, 평범하다.

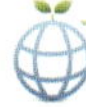

채취 시기

여름, 가을

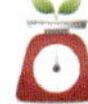

용량

10–18g

효능

해열, 해독, 이습건비(利濕健脾), 변비 치료제로서 황달, 여름에 토사곽란, 전신부종, 소변불리, 습관성 변비, 피부 종기, 뱀 물린 데 사용한다.

금기

- 과량 복용하면 설사를 유발한다.
- 임신부가 다량 복용하면 유산한다.

봄에 나와서 여름이면 들판에 무수하게 사라긴만 누구하나 거들 떠 보는 이가 없다. 앉아서 자세히 들여다보면 노란 꽃이 잎의 겨드랑이에서 1-2송이 피고 잎도 질서 있게 날개모양으로 짝수 겹잎이다. 손으로 만지면 촉감이 아주 부드럽게 느껴진다.
이 약은 콩과에 속한 1년생 초본식물인 차풀 Cassia mimoides L.의 전초이다.

【성분】

n–bentriacontanol, chrysophanol

【임상응용】

1 황달 : 산편두 60g, 인진 울금 각 30g, 백출 산사 지각 각 8g, 산사 신곡 매아 각 6g, 감초 2g으

로 간 기능을 정상으로 유도하면 잘 치유된다.

2 전신부종, 소변불리 : 산편두 편축 각 60g, 차전자 택사 각 15g.
이뇨, 소염, 해열 작용으로 효력을 얻게 한다.

3 야맹증 : 산편두 60g, 결명자 감국 구기자 각 20g

4 피부 종기 : 산편두를 분말로 만들어 꿀에 혼합하고 환처에 발라서 치료한다.

5 폐결핵 해수(咳嗽)와 가래 피를 토해내는 증상 : 산편두(생것) 어성초(생것) 120g을 돼지고기 120g과 전탕하여 그 물과 고기를 같이 먹는다.

6 고혈압 : 산편두 하고초 건조품을 같은 용량으로 차로 달여서 복용한다.
혈압강하, 뇌압하강, 두통 개선 작용을 얻게 한다.

7 습관성 변비 : 산편두 15g, 결명자 6g을 전탕하여 복용하면 장관 안에 수분을 축적, 장관 운동을 하면서 윤변 작용을 얻게 한다.

8 일사병, 여름질환 구갈(口渴), 소화불량 : 산편두 향유 패란 각 20g, 백편두 사인 백출 각 8g

9 옻독 : 산편두 전탕액으로 환처에 바른다. 해독 작용으로 치료한다.

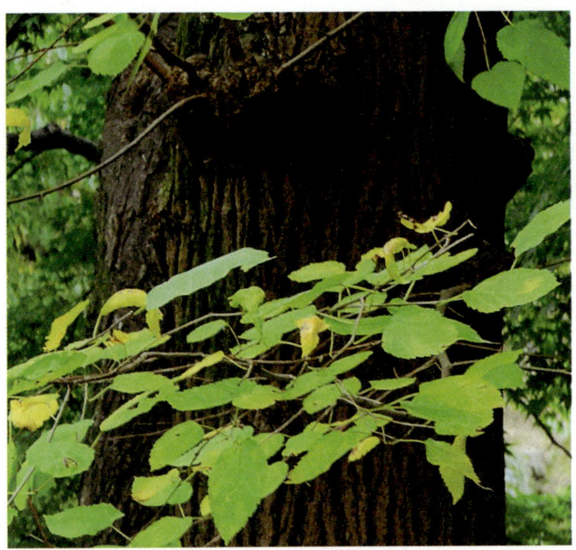
• 뽕나무

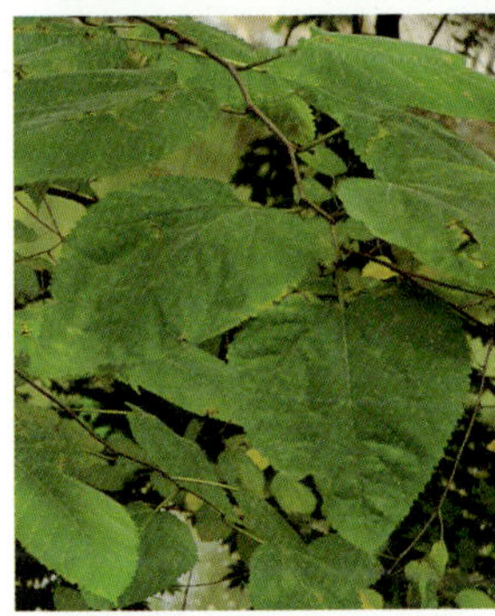
• 뽕나무잎

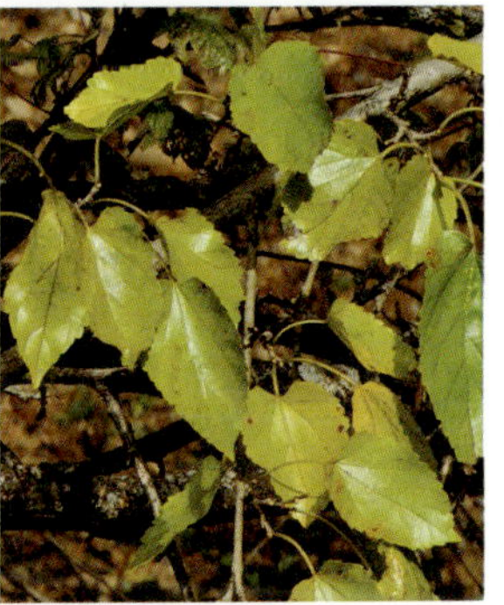
• 단풍든 뽕나무잎

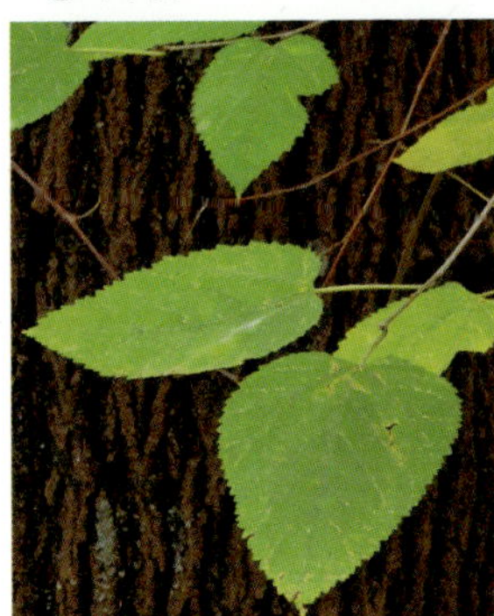
• 산뽕나무

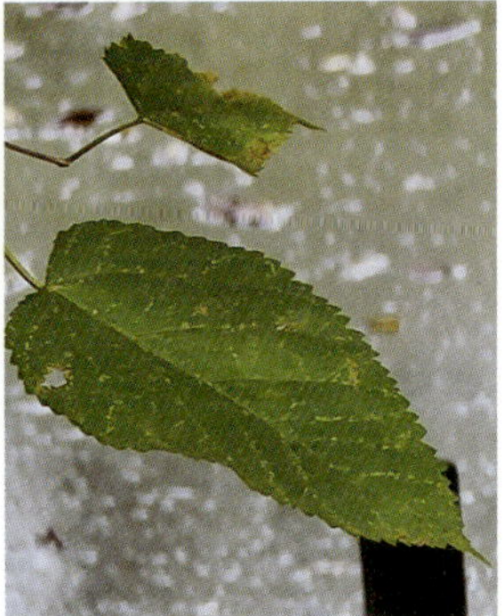
• 산뽕나무잎

상 엽 桑葉

뽕나무잎
Morus alba L.

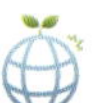

성미

달고 약간 시며 매운 맛도 있으면서 차다.

채취 시기

늦가을

용량

4-10g

효능

해열, 청폐, 명목(明目) 작용으로 감기 초기 발열, 두통, 땀이 나면서 바람을 싫어하는 증상, 해수(咳嗽)와 가슴이 아픈 증상, 혹은 마른 기침을 연달아하고 갈증, 안구충혈 동통을 풀어 준다.

금기

간암에는 사용치 않는다.

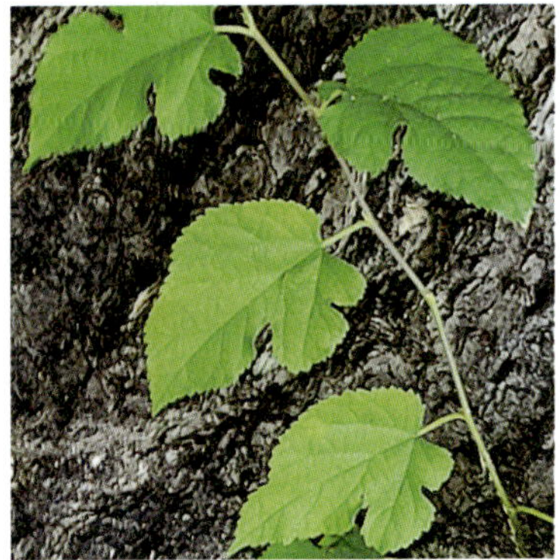
• 가새뽕나무

잎에 가위로 자른 것 같은 모양이 있다고 해서 유래

상백피는 잘 활용해도 상엽은 임상에서 거의 도외시 하고 있다. 그러나 정작 민간약으로 판매하는 것을 보면 뽕나무 잎이 더 인기가 높다. 잎이 얇고 가볍고 흔하다고 우습게보면 안 된다. ≪신농본초경≫에서 부터 유래가 되며 여기에 진가가 있어서 소개한다.

뽕나무는 종류도 많아서 산뽕나무, 몽고뽕나무, 가새뽕나무 등이 있다. 산뽕나무가 효력은 높으나 잎이 작고 산에서만 채취기 가능하므로 밭에서 오디를 수확하기 위하여 심는 잎이 크고 견실해 보이는 것을 약용, 식용한다. 효력은 가을에 단풍이 들고 서리가 내리는 계절에 채약한 것이 우수하다.

이 약은 뽕나무과에 속한 낙엽지는 큰키나무인 뽕나무 Morus alba L.의 잎이다.

【성분】

inokosterone, ecdysterone, stigmasterol, campesterol, lupeol, β-sitosterol, β-amyrin, rutin, quercetin, isoquercetin, moracetin, kuanon, bergapten, scopolin, scoporetin

【약리작용】

① 혈당강하 작용 : 체내에서 인슐린 분비 촉진과 조절 작용

② 성장 촉진 작용 : 진피세포의 분열과 성장 촉진 작용

③ 항균 작용 : 황색포도상구균, 용혈성연쇠상구균, 디프테리아균, 탄저균에 비교적 강한 항균 작용이 있고, 대장균, 이질균, 녹농균에 대하여서는 그 다음이다.

【임상응용】

1 감기 치료

- 인플루엔자 바이러스 균이 신체의 체표에 잠재되어 발열, 전신통, 땀이 나면서 바람이 싫고, 기침을 연달아하면서 가슴이 아프고, 입안이 건조하면서 갈증을 호소하는 증상 : 상엽 10g, 감국화 길경 갈근 박하 연교 행인 패모 담두시 각 8g, 감초 2g
- 해열, 진해(鎭咳), 두통 : 상엽 국화 길경 갈근 각 15g

2 폐열, 해수(咳嗽)

- 해수(咳嗽)로 발열이 심하고 기침을 연달아하면서 가래가 끈끈한 증상 : 상엽 10g, 길경 사삼 각 12g, 옥죽 천화분 맥문동 각 8g.
  상엽은 약성이 차고 열을 내리면서 진해(鎭咳) 작용을 한다.
- 열이 더 높으면서 두통, 번열(煩熱), 마른기침에 가래는 없고, 천식, 인후 종통(腫痛), 코가

건조해지면서 구갈(口渴)이 심하고 혀가 붉은 증상 : 상엽 10g, 석고 아교 흑지마 비파엽 길경 맥문동 각 8g, 생지황 30g

- 발열, 해수(咳嗽), 가래에 피가 섞이면서 조열(潮熱), 도열(盜熱) : 상엽 10g, 감국화 길경 자원 관동화 상백피 아교 각 8g.
  해열, 체온강하 작용을 한다.

3 안질환

- 안구충혈, 눈을 감고 뜨기가 어렵고 아픈 증상
  - 상엽 감국화 구기자 백질여 결명자 청상자 각 12g, 천궁 8g
  - 단방으로 가을에 서리가 올 때 채취한 상엽을 전탕하고 잘 여과하여 눈을 세안해도 효력이 나타난다.
- 신경과민으로 안구충혈, 발열상기, 두통, 두현(頭眩), 목현(目眩) : 상엽 결명자 하고초 만형자 용담 각 10g.
  상기된 기운을 아래로 하강시키면 안압, 뇌압을 동시에 내리면서 안구충혈이 제거되고 열도 내리게 된다.
- 안구충혈 종통(腫痛), 눈물 부족 : 상엽 결명자 구기자 감국 각 등분을 전탕하여 복용하면서 세안한다.
- 간 기능 감퇴로 인해 시력이 감퇴되고 눈에서 불꽃이 피며, 해수(咳嗽), 피부가 거칠고 비듬이 발생하면서 혹 마비증상 : 상엽 구기자 밀몽화 결명자 청상자 각 12g을 전탕하여 복용한다.
- 결막염, 각막염
  - 상엽 금은화 각 등분하여 전탕 후에 증류 액으로 안구세척, 삽입.
    살균, 해열, 혈류촉진으로 효력을 나타낸다.
  - 상엽 10g, 흑지마 15g, 구기자 상백피 각 8g을 분말로 만들어 밀환으로 1회 5g 복용한다.

4 당뇨병

- 성인 당뇨병 : 상엽 맥문동 고과 국우 각 15g, 오미자 산수유 각 8g.
  지갈생진(止渴生津) 작용과 인슐린의 분비조절 작용으로 효력을 나타낸다.
  혹은 상엽을 발효시켜서 사용하면 혈당강하 작용이 더 현저하다. 그러나 근치(根治)가 되는 것은 아니다.
- 소아 당뇨 : 상엽을 전탕하여 수시로 복용하면 혈당강하 작용이 나타난다.

5 백발, 불로연년(不老延年) : 상엽 흑지마 하수오 각 등분하여 밀환으로 장기 복용한다.

6 빈혈로 미열 지속, 활동력 감소, 침울 증상, 수족냉증 : 상엽 황기 당귀 각 15g, 부자 육계 각 4g.

기허혈허 증상과 혈액순환 개선 작용으로 효력을 나타낸다.

7 하지 피부종(다리가 붓고 보행 장애, 피부가 거칠고 갈라지면서 동통 호소) : 상엽 약침제로 사상충병으로 임파관염을 유발한 질환에 동통 감소, 굳고 갈라지는 증상 해소, 활동력 증가 작용을 보였다.

8 태동불안

- 태동불안, 임신오저 : 상엽 사과락 죽여 각 15g을 전탕하여 복용한다.
- 습관성 유산 : 상엽 사과락 죽여 각 10g, 산약 두충 당귀 토사자 작약 각 8g

9 고혈압, 동맥경화증 : 상엽 조구등 하고초 감국 각 15g

10 피부미용, 황갈반 : 상엽 감국화 의이인 향부자 목적 백지를 각 등분하여 전탕액으로 바른다. 피부염과 미용에 유효하다.

11 도한(盜汗) : 1회에 상엽 30g을 전탕하여 복용한다. 혹은 황기 3년생 50g을 전탕하여 복용한다.

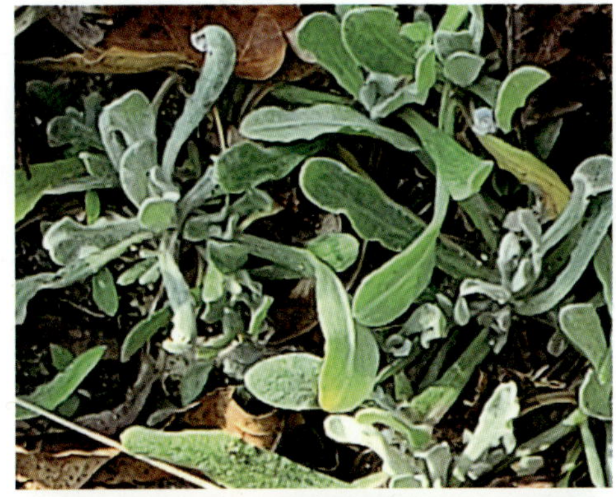

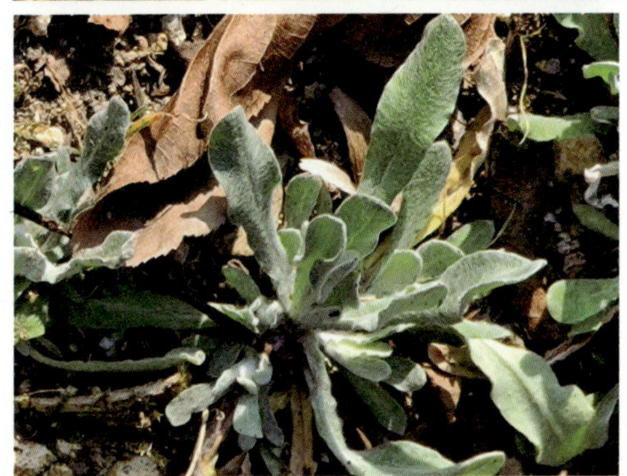

서곡초 鼠曲草

떡쑥
Gnaphalium affine D. Don.

성미

달고 약간 시며, 평범하다.

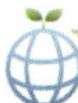

채취 시기

봄

용량

6–15g

효능

거담지해(祛痰止咳), 거풍제습(祛風除濕), 해독 작용으로 가래, 해수(咳嗽), 천식, 사지마비 동통, 설사, 이질, 전신부종, 적백대하, 피부 종기, 낭습, 담마진, 고혈압에 유효하다.

금기

없음.

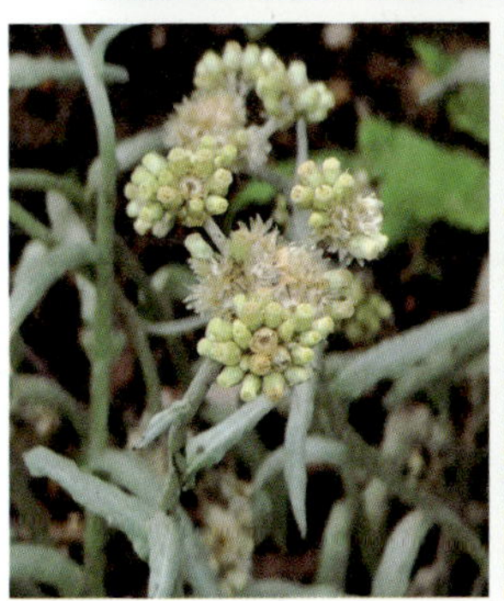

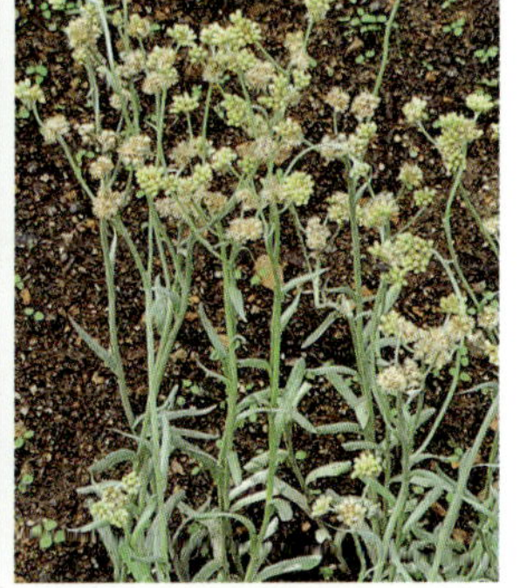

• 떡쑥꽃

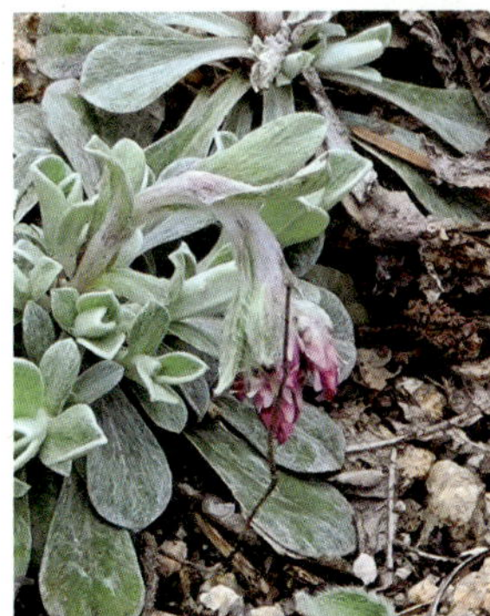

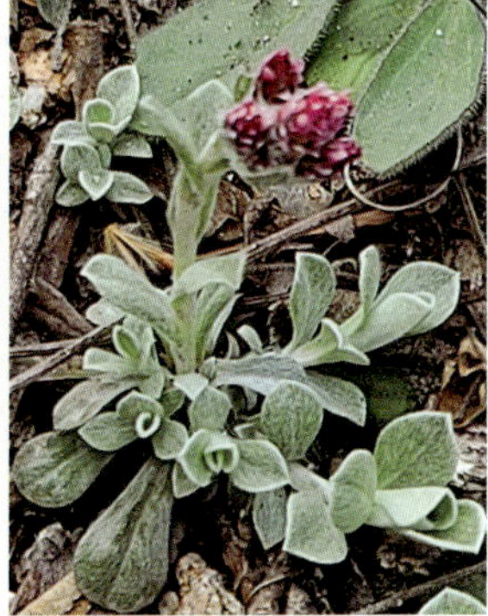

• 백두산 떡쑥꽃

길가의 농가 근처에서 너무 흔하게 보이는 풀이므로 사람들은 눈길을 잘 주지 않는다. 잎도 보잘 것이 없고 꽃도 화려하지 않으며 더군다나 키도 작으므로 보아주지 않는 잡초에 지나지 않으니 안타가울 뿐이다.
이 약은 국화과에 속한 2년생 초본식물인 떡쑥 Gnaphalium affine D. Don.의 전초이다.

【성분】

luteolin-4'-β-D-glucoside, 비타민 B

【약리작용】

① 만성 기관지염에 진해(鎭咳) 작용

② 살균 작용 : 황색포도상구균, 이질균에 억제 작용

【임상응용】

1 가래, 해수(咳嗽), 천식

- 만성 기관지염, 급·만성 해수(咳嗽)
  - 서곡초 길경 관동화 자원 각 15g, 행인 전호 각 8g, 감초 2g.
    진해(鎭咳), 거담 작용으로 치료한다.
  - 서곡초 15g, 관동화 행인 전호 패모 각 8g, 마황 4g
- 해수(咳嗽)에 열이 있을 때 : 서곡초 상백피 각 15g, 패모 어성초 비파엽 각 12g의 전탕 복용으로 해열, 진해(鎭咳), 거담 작용의 효력을 얻는다.
- 폐열이 더 심하면서 해수(咳嗽), 가래와 천식이 심할 때 : 서곡초 15g, 반하 백개자 선복화 각 8g의 전탕 복용으로 거담 작용을 강력하게 하면서 열담(熱痰)을 하강시킨다.
- 기관지염으로 습담이 많으면서 해수(咳嗽), 천식 : 서곡초 관동화 패모 각 12g의 전탕 복용으로 온폐하기(溫肺下氣), 거담, 평천(平喘) 작용을 얻게 한다.
- 노동력을 과다하게 소모, 천식, 해수(咳嗽) : 서곡초 15g, 해송자 호도육 각 30g, 황기 만삼 염부목(붉나무) 길경 패모 각 12g을 전탕하여 복용한다.

2 사지마비 근골(筋骨) 동통

- 서곡초 30-60g을 전탕하여 복용한다.
- 서곡초 15g, 두충 목과 오가피 각 18g

3 위장기능 허약으로 부종 : 서곡초 60g, 창출 진피 지각 산사 차전자 택사 각 15g

4 적백대하 : 서곡초 봉미초 각 10g, 금은화 저근백피 계관화 백과 각 15g, 백지 4g

5 피부질환

- 무명종독(無名腫毒) : 서곡초(생것) 포공영 금은화 각 30g을 전탕하여 복용하면 항균, 소염시킨다.
- 하지궤양 : 서곡초 전탕액을 환부에 세척하여 살균시킨다.
- 풍진 : 서곡초 240g 전탕하여 환처에 바른다.
- 외상 출혈 : 석곡초 분말을 환처에 붙여서 살균 작용으로 치료한다.

6 간염 예방 : 봄에 서곡초 30g을 전탕하여 설탕을 넣고 복용하면 간염이 예방된다.

7 혈압강하

- 서곡초 12g, 조구등 상기생 하고초 각 10g을 전탕하여 1일 2회 복용한다.
- 서곡초 결명자 상지 각 15g을 전탕하여 복용한다.

8 야맹증, 햇빛을 피하고 눈물이 많을 때 : 서곡초(생것) 60g으로 쌀죽을 만들어서 식사용으로 먹거나 혹은 양의 간을 넣고 볶아서 복용하면 간 기능이 회복되면서 눈이 밝아진다. 그러므로 중국 남부지방에서는 청명채, 청명호라고도 부른다.

ㅅ

서장경 徐長卿

산해박
Cynanchum paniculatum (Bge) Kitag.

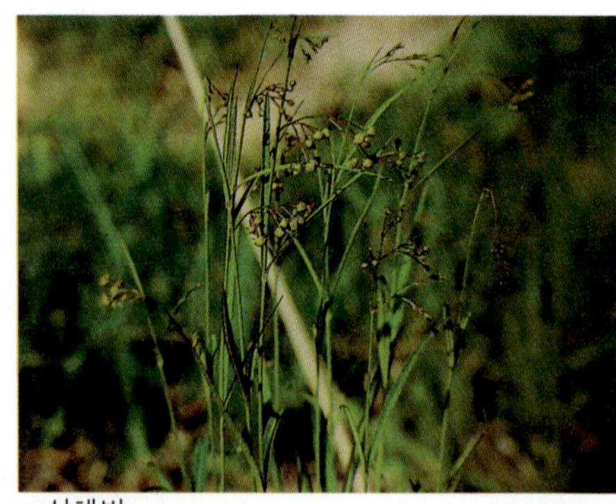
• 산해박

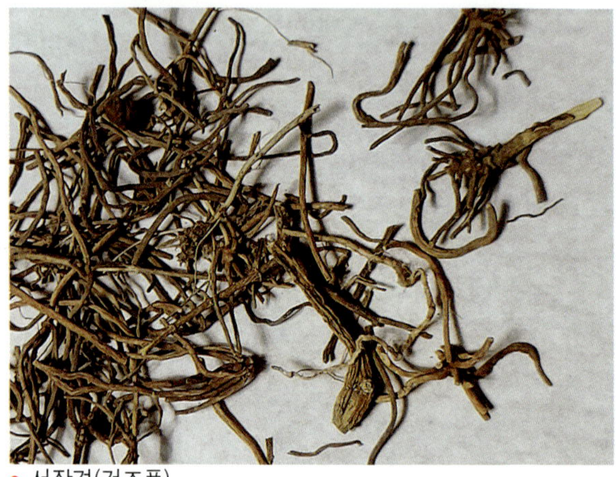
• 서장경(건조품)

성미
맵고 온화하다.

채취 시기
가을

용량
8-15g, 대량은 30g

효능
거풍제습(祛風除濕), 행기활혈(行氣活血), 지통지양(止痛止痒) 작용으로 풍습성으로 인한 마비 동통, 요통, 복통, 치통, 타박상, 소변불리, 이질, 설사, 피부 습진에도 적용된다.

금기
- 신체허약자, 임신부
- 10g 이상 치료자는 신체가 건강하고 실증에 적용해야 한다.

근래에 이 식물의 개체수가 우리의 산야에서 크게 감소되고 수입 약재나 임상 처방에서도 현격하게 줄어든 것을 보면 임상가에서 이 약의 진가를 낮게 평가했음을 알 수 있다. 이 약은 ≪신농본초경≫부터 유래가 된 것으로 긴 임상 경력을 가지고 있다.

이 약은 박주가리과에 속한 여러해살이 초본식물인 산해박 Cynanchum paniculatum (Bge) Kitag.의 뿌리이다.

【성분】

paeonol, isopaeonol, erythritol, triacontane, hexadecene, decyl sterase, β-sitosterol, cynatratoside, neocynapanoside 등

【약리작용】

① 중추신경계통에 작용 : 진통, 진정, 해열 작용
② 심혈관계통에 작용
(ㄱ) 항심근허혈 작용 : 심근에 영양성 혈류량 증가
(ㄴ) 혈압강하 작용
(ㄷ) 항부정맥 작용
③ 고지혈증과 동맥죽상경화증에 영향
④ 혈소판 응집억제 및 항혈전 작용
⑤ 항염, 항돌연변이 작용
⑥ 항균 작용
⑦ 평활근에 작용 : 위장평활근운동의 경련 완화 작용
⑧ 거식세포의 탐식능력 촉진 작용 : 체액면역과 세포면역의 증강 작용
⑨ 항간암 작용

【임상응용】

1 풍습성 관절염

- 관절마비동통 : 서장경 10g, 위령선 우슬 목과 두충 토복령 각 8g, 창출 독활 각 6g, 유향 몰약 각 4g, 감초 2g.
  혈액순환 개선과 마비동통을 풀어주므로 통증이 개선된다.
- 신체가 허약하면서 관절의 마비동통 : 서장경 두충 각 10g, 속단 독활 우슬 육계 숙지황 당귀 황기 각 8g.
  기혈의 소통을 원활하게 유도하면서 마비동통을 개선시킨다.
  요통이 신체 견실자는 서장경이 적용되고, 허약자는 두충이 우수하다. 이 2가지를 동시에 병용하면 더 우수한 치료효과를 나타낸다.
- 만성 요통 : 서장경 호장근 각 10g, 두충 목과 오가피 육계 창출 각 8g, 녹각교 15g.
  척추골격과 근육의 보호 작용, 재생력 촉진, 순환개선 효과를 얻게 한다.
- 다리 건초낭염 : 서장경을 에탄올에 10일간 침출시킨 후 그 액을 환처에 발라서 치료한다.

2 복부냉통

- 서장경 10g, 건강 육계 백출 향부자 각 8g, 부자 4g, 감초 2g.
  복부를 온난하게 하여 위장운동을 촉진시키고 경련을 풀어주므로 치료된다.
- 만성 위염에 약침제로 활용하면 치유력이 높다.

3 생리통

- 어혈성으로 인한 생리통 : 서장경 천궁 당귀 향부자 각 8g, 목단피 계지 각 6g, 도인 홍화

각 4g.

혈액순환 개선과 자궁의 수축력 향상, 하복부의 냉증 제거로 효력을 나타낸다.

- 빈혈로 생리가 없는 증상 : 서장경 10g, 당귀 청궁 작약 숙지황 육계 각 8g, 녹용 6g, 도인 홍화 각 4g, 감초 2g
- 생리과다증 : 서장경 10g, 하엽 용아초 각 8g

4 정신과 질환

- 신경쇠약 : 서장경 전초 분말, 산조인 원지 석청포 원육 각 150g을 밀환하여 1회 5g, 1일 3회 온수로 장기 복용한다.
  두통, 불면, 화를 잘 내고, 초조한 증상이 해소된다.
- 정신분열증(스스로 울다가 비애에 젖기도 하고 때로 황홀감을 느끼는 증상) : 서장경 15g을 분말로 만들어 차로 복용한다.

5 만성 화농성중이염 : 약침제로 주사하면서 침 치료로 견료혈에 2개월 치료하면 효력을 얻게 한다.

6 피부병

- 과민성 피부소양 : 약침제나 전탕액으로 환부를 세척하여 살균시킨다.
- 대상포진, 완고성 담마진, 풍습성 피부염, 접촉성 피부염 : 전탕액을 환처에 발라서 살균작용으로 치료한다.

7 과민성 비염 : 서장경 신이 창이자 각 15g, 박하 12g, 백지 10g

8 기관지염

- 만성 노인성기관지염 : 서장경 30g, 어성초 30g, 석위 길경 패모 오미자 각 10g
- 서장경 약침제로 혈위에 치료하면 속효를 얻는다.
- 서장경 단방으로도 유효하다.

9 신우신염 : 서장경 한련초 편축 석창포 해금사 각 8g

10 폐열, 해수(咳嗽) : 서장경 10g, 사삼 15g, 길경 어성초 패모 자원 관동화 각 8g, 오미자 4g

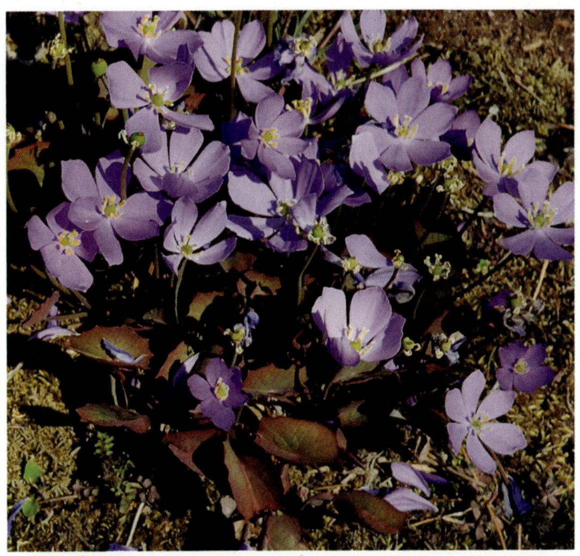

• 깽깽이풀꽃

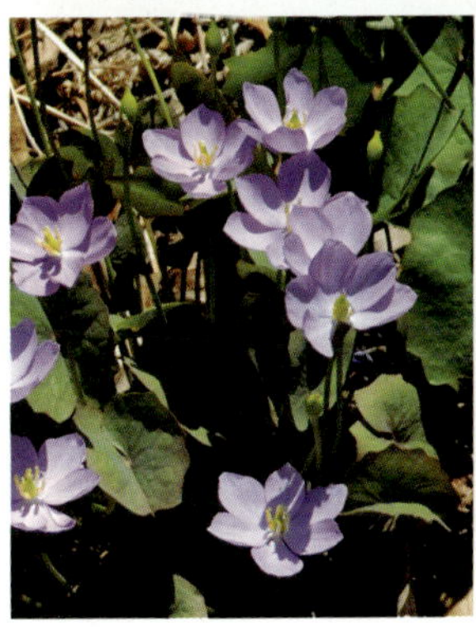

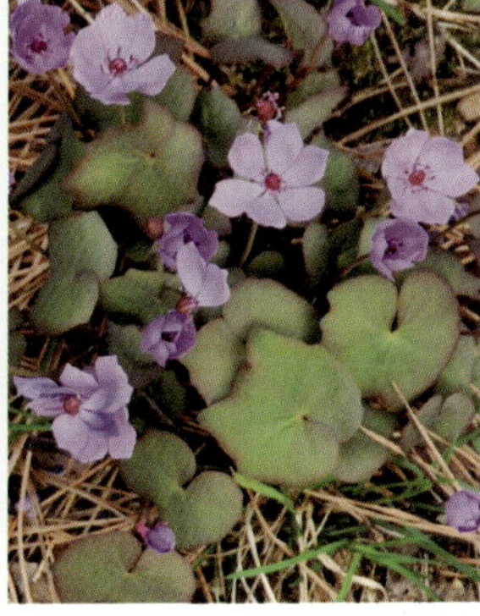

선황련 鮮黃連

깽깽이풀
Jeffersonia dubia (Maxim) Ben et Hook.

성미

쓰고 차다.

채취 시기

여름, 가을

용량

6-12g

효능

해열, 해독 삭용으로 설시, 적백이질, 복통, 구토, 위산과다, 토혈, 코피, 구내염, 안구충혈 동통, 인후염, 종기에 적용된다.

금기

발열자는 복용을 하지 않는다.

이른 봄, 잎이 나오기 선에 연힌 지주색으로 꽃 윆이 5장 올라있는 것을 보면 자연의 신비를 새삼 느끼게 한다. 이것을 촬영하기 위하여 식물원에는 카메라맨들이 장사진이다. 해마다 보고 촬영을 해도 새봄에는 다시 보고 싶은 꽃이 바로 깽깽이풀이다. 그러나 저자는 꽃보다도 잔수염뿌리가 매력적이다. 조금만 뜯어서 씹어 보면 이내 질겁하게 만드는 쓴맛을 느끼게 된다. 이것이 약이다. 중국동북지방에서는 조선황련이라고도 한다.

이 약은 매자나무과에 속한 여러해살이 초본식물인 깽깽이풀 Jeffersonia dubia (Maxim) Ben. et Hook.의 근경과 근이다.

【성분】

berberine, magnoflorine, jatrorhizine, dehydrodiconiferyl-alcohol-4-β-D-glucoside, dehydrodiconiferyl-alcohol-γ-β-D-glucoside

【약리작용】

① 항염 작용

【임상응용】

1 이질(열이 있는 이질) : 선황련 오수유 각 10g을 같이 넣고 초(炒)한 다음에 오수유를 제거하고 목향 3g을 넣고 전탕하여 복용한다.
이질균의 발육 억제와 소염 작용으로 치유한다.

2 소화기질환

- 위열, 위산과다 : 선황련 백출 유백피 각 12g, 황련 8g, 육계 황금 각 6g, 감초 4g
- 소화불량(만성 위염)에 건위(健胃) 작용
  - 소량 4g은 건위(健胃) 작용으로 식욕부진과 식욕감퇴를 치료한다.
  - 선황련 백출 작약 각 10g, 진피 지각 산사 각 8g, 신곡 맥아 각 6g, 육계 목향 감초 각 2g으로 전탕 복용하던가, 환약으로 장기 복용하면 건위(健胃), 소화촉진 작용을 나타낸다.
- 식욕감퇴, 오심구토 : 선황련 백출 각 12g, 진피 반하 사인 백두구 산사 육계 각 8g, 목향 감초 2g
- 위산과다, 식욕부진 : 선황련 유백피 각 12g, 백출 사인 청피 각 10g, 와릉자 15g, 감초 4g

3 안구충혈 동통

- 단방으로 전탕하여 세안한다. 혹은 전탕 복용하여 치료한다.
  선황련의 쓴맛은 위장과 간장에 열을 내려주기도 하면서 안구충혈 동통에 해열, 혈류촉진, 부종제거, 머리와 안구에 압력강하 작용으로 치유된다.
- 결막염 : 선황련 결명자 각 12g, 밀몽화 청상자 구기자 감국 각 10g을 전탕하여 복용한다.

4 협통(간경화왕(肝經火旺)) : 선황련 울금 인진 각 12g, 치자 지작 길경 백출 각 10g.
간 기능을 개선하여 치료한다.

5 구내염, 구취 : 선황련 황금 백출 각 12g, 백지 세신 황련 각 4g, 정향 감초 각 2g.
위열을 내리고 염증을 개선시키므로 치료한다.

6 지혈 작용

- 토혈 : 선황련 아교 괴화 백출 각 12g, 유백피 진피 작약 각 8g, 형개 건강(초흑(炒黑)) 각 4g,

감초 2g을 전탕하여 복용한다.

- **코피** : 선황련 애엽 각 12g, 지모 황백 현삼 각 8g.

  허열을 내리면서 혈액 응고 시간을 단축시켜 해열, 지혈 작용을 하게 한다.

7 인후염 : 선황련 길경 사간 감초 현삼 각 12g, 산두근 4g을 전탕하여 인후에 물고 있다가 서서히 삼킨다. 소염, 해열 작용이다.

ㅅ

소　계 小薊

조뱅이
Cephalanoplos segetum Kitamura.

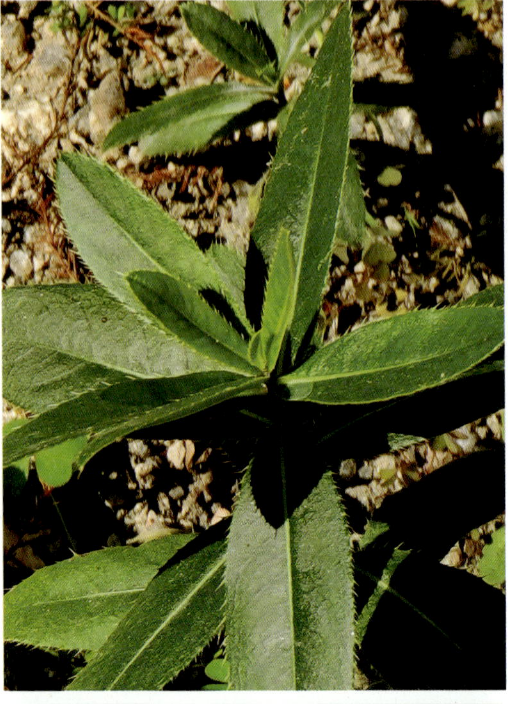

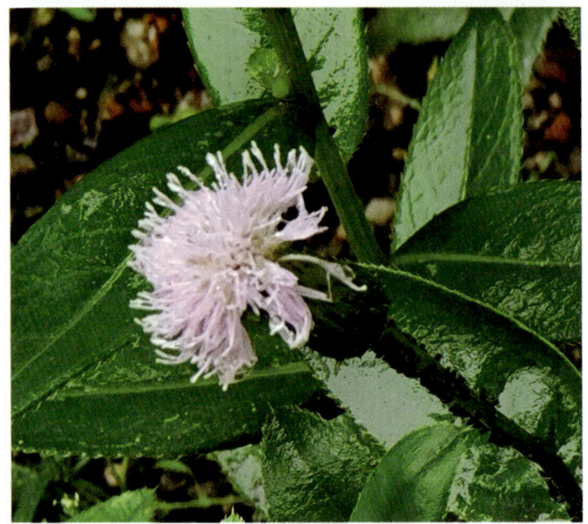

• 조뱅이꽃

성미

달고 서늘하다.

채취 시기

여름

용량

6–15g

효능

양혈(凉血), 지혈, 어혈제거 작용으로 토혈, 코피, 소변 출혈, 변혈, 자궁 출혈, 급성 전염성간염, 외상 출혈, 피부 종기 등에 활용된다.

금기

비위허약자, 어혈이 없는 자는 복용하지 않는다.

엉겅퀴에 비하여 너무 왜소하며 꽃도 비교적 작고 연보라색으로 흐릿하다. 약효가 없을 것 같이 초라해 보여 시판 제품이나 임상에서도 처방하지 않을 정도로 도외시하는 약물이다.

이 약은 국화과에 속한 여러해살이 초본식물인 조뱅이 Cephalanoplos segetum Kitamura.의 전초와 뿌리이다.

【성분】

alkaloid, saponin

【약리작용】

① 지혈 작용 : 지혈시간을 단축시킨다.

② 자궁흥분 작용

③ 간 보호 작용

④ 소염, 진정 작용

⑤ 항균 작용 : 용혈성연쇄상구균, 폐렴균, 디프테리아균에 일정한 억제 작용, 특히 결핵균에 억제 작용이 강하게 나타났다.

⑥ 이질균에 억제 작용

⑦ 심혈관 계통에 작용

(ㄱ) 승압 작용과 동시에 비장용적을 축소, 장유동 억제, 근육주사에 승압 작용

(ㄴ) 개구리와 토끼 실험에서 심장 흥분 작용이 나타났다.

【임상응용】

1 토혈, 구갈(口渴) : 소계 즙, 우절 즙, 우방 즙을 동일한 양으로 여기에 약간의 꿀을 넣고 복용하면 지혈 작용을 나타낸다.

2 토혈, 각혈 : 소계 대계 하엽 각 12g, 편백엽 모근 천초 치자 대황 목단피 종려피 각 8g을 분말로 만들어 무즙으로 복용하면 지혈 작용을 나타낸다.

양혈(凉血), 지혈 작용으로 효력을 얻게 한다.

3 소변 출혈 : 소계근 통초 목통 활석 포황 담죽엽 우절 당귀 치자 감초 각 20g, 생지황 30g을 전탕하여 복용하면 해열, 이뇨 작용으로 효력을 나타낸다.

4 자궁 출혈 : 소계 아교 각 20g, 백출 형개 건강(초흑(炒黑)) 당귀 각 8g

5 설상(舌上) 출혈 : 소계 애엽 각 등분하여 생즙을 복용하면 지혈 작용을 나타낸다.

6 임신중, 산후 출혈

- 소계근엽 익모초 각 20g을 전탕하여 복용하는데 2회 분복(分服)한다.
- **산후 자궁수축부전으로 출혈** : 소계 아교 당귀 향부자 각 등분을 전탕하여 농축액으로 1일 3회 공복에 복용한다. 자궁수축, 지혈 작용을 나타낸다.

7 관절염 : 소계 우슬 송절 두충 각 20g, 목과 구척 토복령 각 15g.

관절 부위의 염증제거, 부종억제, 굴신을 자유롭게 유도하면서 치료한다.

8 전염성 간염 : 소계 대계 인진 각 15g, 창출 산사 작약 신곡 맥아 각 8g, 감초 2g.

간 기능 개선으로 치료된다.

9 코피

- 소계 대계 각 등분을 전탕하여 농축액을 코 안에 1일 3-4회 삽입하면 지혈된다.
- 소계 아교 측백엽 애엽 각 20g, 생지황 50g을 전탕하여 복용한다.

10 외상의 감염 방지 작용 : 단방으로 소계를 전탕 농축하여 환부에 붙인다.

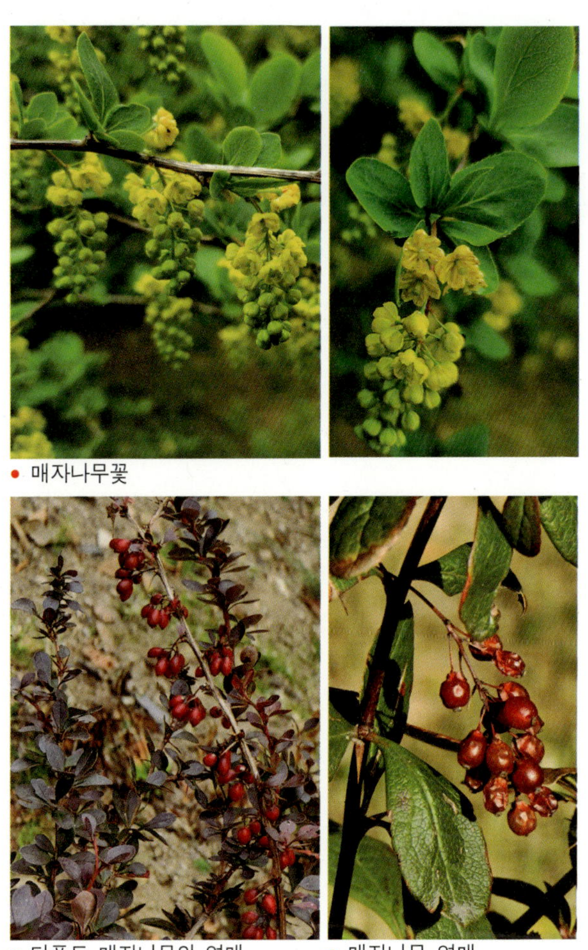

• 매자나무꽃

• 단풍든 매자나무와 열매

• 매자나무 열매

소 벽 小檗

매자나무
Berberis amurensis Rupr.
B. poiretii Schneid.

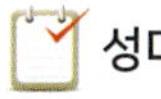

성미

쓰고 크게 차다.

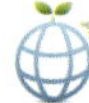

채취 시기

봄, 가을

용량

2-4g

효능

해열, 해독, 사화(瀉火) 작용으로 급성 장염, 이질, 간염, 발열성 사지마비, 폐렴, 결막염, 구내염, 피부염에 유효하다.

금기

메스껍고 복통이 있는 자는 복용을 피한다.

국내에서 자생하는 식물 중에서 수위 berberine 성분을 함유하고 있는 약용자원으로 제일로 꼽는 식물이다. 야생종이지만 담황색의 꽃이 아름다워서 원예종으로도 많이 식재하고 있다. 이 약은 매자나무과에 속한 낙엽지는 작은키 나무인 매자나무 Berberis amurensis Rupr. 당매자나무 B. poiretii Schneid.의 뿌리와 가지이다.

【성분】

berberine, oxyacanthine, jatrorrhizne, magnoflorine, berbamine, oxyberberine, palmitine, columbamine, obamegine, berberubine

ㅅ

【약리작용】

① 심혈관에 영향
(ㄱ) 심근에 근력을 정상으로 유지해 준다.
(ㄴ) 항부정맥 작용
(ㄷ) 심근 허혈에 보호 작용
② 혈압강하 작용
③ 항암 작용
④ 백혈구상승 작용 : 신체면역기능의 제고(提高)
⑤ 혈소판응집 억제 작용
⑥ 진폐증에 효과 : 유행성 감기 독감 후에 폐의 거식세포 탐식기능을 증강시킨다.

【임상응용】

1 호흡기질환

- 만성 기관지염 : 소벽 10g, 길경 어성초 패모 자원 사간 각 8g, 오미자 6g.
  진해(鎭咳), 거담, 소염 작용으로 효력을 나타낸다.

2 소아 폐렴

- 약침제로 활용
- 소벽 4g, 길경 패모 오미자 녹용 각 8g, 맥문동 6g, 감초 2g.
  해열, 항감염, 항염, 항균 작용으로 효력을 얻게 된다.

3 세균성 이질

- 소벽 4g, 백굴채 현초 백출 금은화 각 12g, 감초 2g.
  이질균의 억제 작용으로 정상 변을 유도하면서 복통, 후중증(後重症)을 제거한다.
- 급성 장염 : 소벽 4g, 작약 황련 황금 창출 각 8g, 감초 2g.
  장염균의 발육억제와 위·장의 기능을 정상으로 유도한다.

4 백혈구 감소증 : 소벽 4g, 당귀 천궁 숙지황 작약 녹용 각 15g, 황기 인삼 각 12g.
화학요법을 시행하는 종양 환자, 재생불량성 빈혈, 진폐증 환자가 11개월을 복용해도 간기능에 이상을 찾을 수 없었다.

5 구강염 : 소벽 4g, 야국화 마치현 현삼 황기 각 12g, 황련 4g, 감초 2g.
소염, 미열제거 작용으로 치료한다.

6 결막염 : 소벽 4g, 결명자 국화 구기자 밀몽화 각 12g, 감초 2g.
눈을 뜨고 감기가 어려우며 따갑고 손으로 자주 비비게 되며 충혈되는 증상을 치료한다.

7 피부염으로 창진(瘡疹)

- 소벽을 진하게 농축하여 환부를 찜질하고 바른다.

- 소벽 4g, 연교 포공영 황백 금은화 황기 각 12g.
  살균, 소염시키는데 여기서 황기는 보기(補氣) 작용이 아니고, 피부의 만성 염증에 탁창생기(托瘡生肌) 시키는 작용이 현저하여 피부질환에 활용하는 것이다. 임상 경험적으로도 효력이 탁월하다.

8 사지발열 동통

- 소벽 생근 20-40g을 돼지고기 200g과 전탕하여 복용하면 열기가 제거되면서 통증도 완화된다.
- 소벽 4g, 황백 우슬 두충 목과 비해 토복령 각 15g, 감초 4g.
  해열, 소염 작용과 근골의 연약무력, 마비동통 증상을 해소시킨다.

ㅅ

송 절 松節

소나무마디

Pinus densiflora S. et Z.

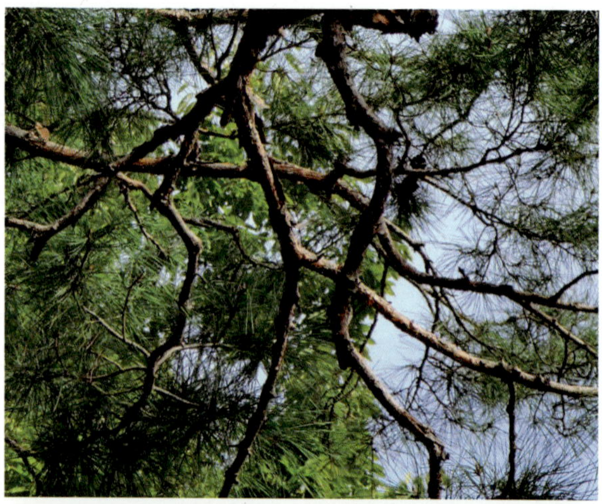

성미

쓰고 온화하다.

채취 시기

가을

용량

10–15g

효능

근육과 경락의 소통을 하고 혈액 순환개선, 지통 작용으로 사지마비 동통, 관절염, 역절풍(歷節風), 하지무력 마비동통, 타박상을 치료한다.

금기

발열 자는 피한다.

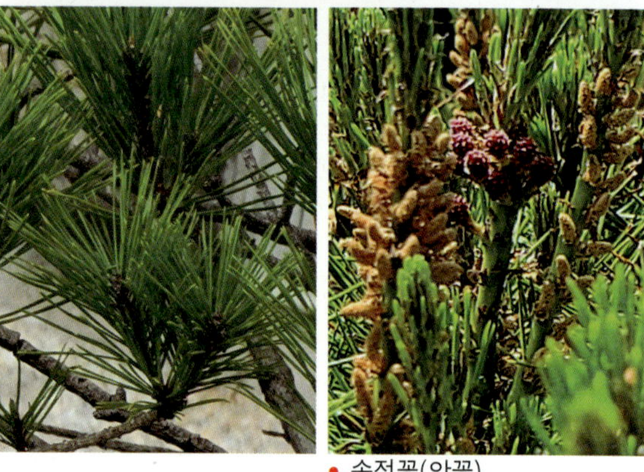

• 송절꽃(암꽃)

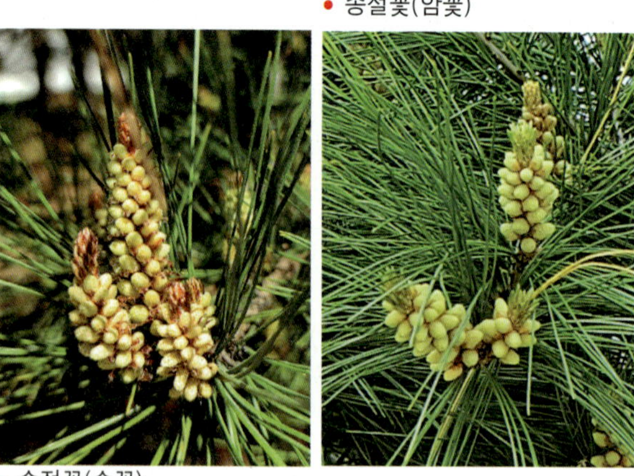

• 송절꽃(수꽃)

국내에 자생하는 소나무는 다양한 형태를 나타내고 있어서 예술적인 가치가 높고 건축과 용재림으로도 매우 뛰어 나며 식용, 약용으로서도 대단히 높은 가치가 있다.

이런 사실들이 너무 감탄스럽지만, 흔하다보니 무심히 살아갈 뿐이다. 순수 우리말로는 광솔이라 한다. 불이 귀하던 시절에는 이것으로 불을 지펴서 다 탈 때까지 들고 길을 찾아 다녔던 어린 시절이 생각난다.
이 약은 소나무과에 속한 상록성의 교목인 소나무 Pinus densiflora S. et Z.의 가지마디(결절(結節)이다.

【성분】

lignin, 소량의 정유와 수지, a,β-pinine 90% 이상, camphene, dipentene, ursolic acid, isopimaric acid

【약리작용】

① 진통, 항염 작용

【임상응용】

1 관절염

- 무릎 관절염 : 단방으로 송절을 술에 7일간 침출하여 복용한다.
- 송절 15g, 독활 당귀 천궁 우슬 목과 각 12g, 창출 8g, 유향 몰약 각 4g.
  마디 결절 부위는 단단하고 유성으로 근육과 골질을 강화하면서 소염, 지통 작용으로 효력을 나타낸다.
- 관절염에 관절부위가 차고 은은히 동통이 제거되지 않고 굴신장애를 호소하는 증상 : 송절 15g, 육계 부자 세신 우슬 각 12g, 감초 4g
- 하지위약, 경련이 자주 발생 : 송절 목과 작약 두충 속단 각 15g, 감초 4g
- 관절부종 동통, 보행 장애, 굴신불리 : 송절 18g, 상지 30g, 목통 계지 목과 각 10g.
  송절은 습기를 제거하는 조습 작용으로 관절에 울체되어 있는 수분을 배설하는 효력을 나타낸다.

2 역절풍(歷節風)(사지관절동통 부종 굴신장애) : 송절 15g, 단삼 녹각 황기 골쇄보 보골지 두충 각 12g

3 타박상(전신동통, 미열, 부종 울혈) : 송절 15g, 유향 몰약 도인 홍화 각 8g.
혈류촉진, 울혈제거로 동통을 개선하고 지통 작용을 나타낸다.

4 각기(脚氣), 심복 동통, 하지 종통(腫痛) : 송절 목과 각 15g, 빈랑 소엽 목과 각 12g

5 피부염

- 건선 : 송절 30g, 오배자 5g, 연교 20g, 밀타승 3g을 분말로 만들어 쌀 식초에 3일간 침출시킨 후에 환처에 바른다.
- 피부가 트고 갈라지는 증상 : 송절 애엽을 각 등분하여 주정에 침출 후 환처에 바른다.

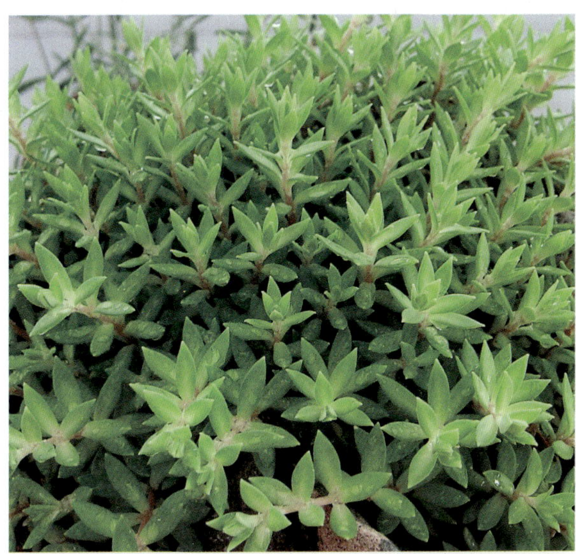

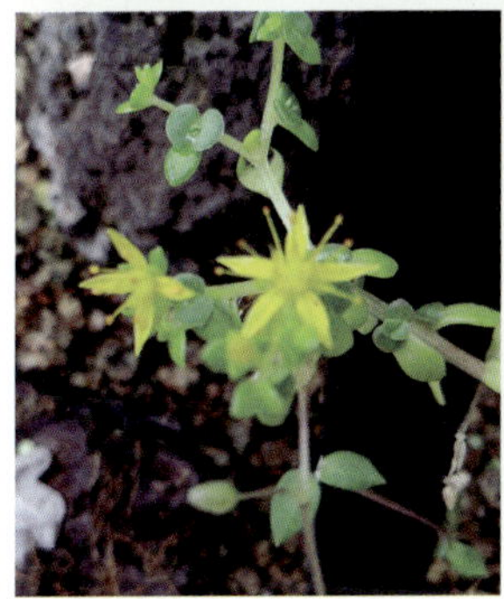

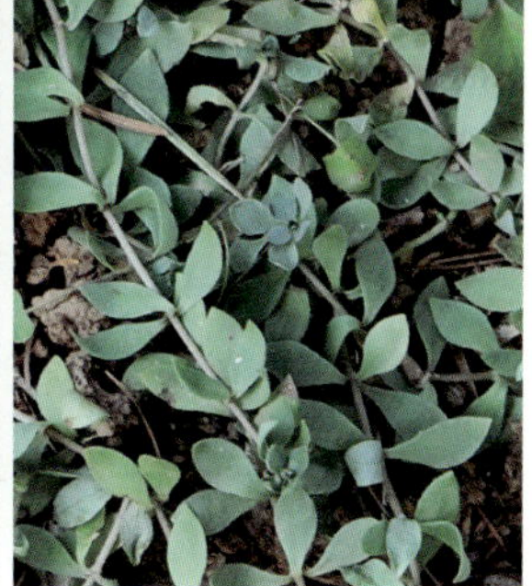

• 돈나물꽃

수분초 垂盆草

돈나물, 돋나물, 돌나물
Sedum sarmentosum Bge.

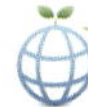

성미

달고 담담하며 약간 시고, 서늘하다.

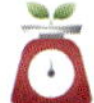

채취 시기

봄, 여름, 가을

용량

15-30g, 생것은 50-100g

효능

해열, 해독, 이뇨 작용으로 황달, 이질, 폐결핵, 충수돌기염, 피부염, 탕화상, 인후염, 구강궤양, 습진, 대상포진에 유효하다.

금기

비위허약자는 피한다.

초봄에 일찍 새싹이 돋는데, 싱싱하여 생나물로 무쳐서 먹으면 신선하면서 기운이 돋는 기분이다. 여름이면 노랗게 피는 작은 꽃이 신비스럽다. 이렇게 식용으로 널리 알려진 돈나물이 약으로도 가치가 높다. 혹자는 화분에 관상용으로 심기도하여 자연의 여유를 즐긴다.
이 약은 꿩의비름과에 속한 여러해살이 육질성의 초본식물인 돈나물 Sedum sarmentosum Bge.의 전초이다.

【성분】

methyisopelletierine, dihydroisopelletierne, 3-formyl-1,4-dihydroxy-dihydropyran, N-methyl-2β-hydroxyprophylpiperidine, sarmentosine, β-sitosterol, mannitol, sedoheptulose

【약리작용】

① 간 보호 작용 : 간에 효소활성화 작용을 촉진시키므로 손상 방어 작용

② 면역억제 작용 : 흉선 안에 흉선세포수를 현저하게 하강시킨다.

③ 항균 작용 : 황색포도상구균, 용혈성연쇄상구균 억제 작용

【임상응용】

1 황달

- 단방으로도 유효하다.
- 수분초 인진 판람근 자금우 강황 각 20g.
  해열, 해독, 간 기능 개선 작용으로 치료한다.
- 급·만성 간염, 지연성 간염, 활동성 간염 : 수분초 인진 강황 각 30g, 차전자 택사 창출 산사 각 12g, 감초 2g

2 요도염, 방광염으로 소변불리 : 수분초 30g, 편축 구맥 지부자 차전자 각 15g.
소염, 이뇨 작용으로 치료한다.

3 이질 : 수분초 30g, 현초 20g, 마치현 백굴채 각 15g, 창출 8g, 황련 4g, 감초 2g.
이질균의 발육억제 작용으로 치료 한다.

4 폐결핵 : 수분초 어성초 금교맥 동과인 각 20g, 길경 패모 백급 각 15g

5 충수돌기염 : 수분초 패장 자화지정 각 30g

6 지혈 작용 : 수분초 대계 소계 백모근 현삼 각 15g, 수우각 12g.
각혈, 코피, 소변 출혈에 양혈(凉血), 지혈시킨다.

7 피부염(대상포진, 탕화상) : 수분초를 짓찧어 환처에 붙여서 치료한다.

8 인후염, 구강궤양 : 수분초 생즙을 입안에 물고 있으면 소염, 살균 작용으로 염증과 궤양이 소실된다.

9 안구각막궤양 : 수분초를 단방으로 진하게 달여서 잘 여과하고 눈에 넣으면 소염, 항균 작용으로 궤양을 치료한다.

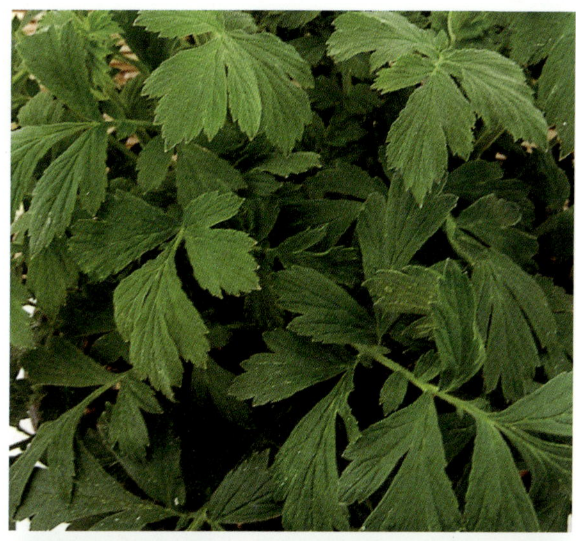

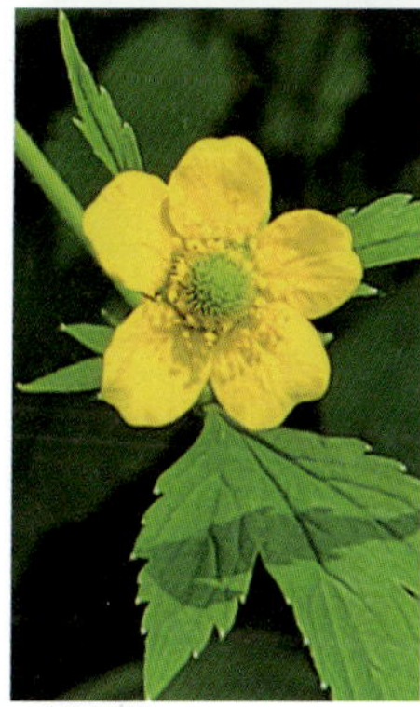

• 뱀무꽃

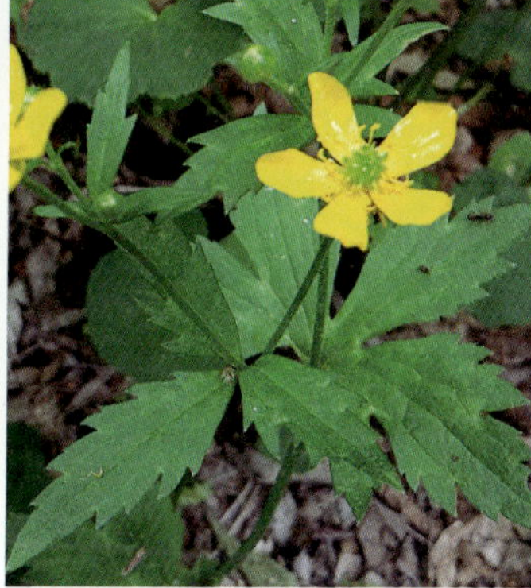

• 큰뱀무꽃

수양매 水楊梅

뱀무

Geum japonicum Thunb.

성미

쓰고 맵고 온화하다.

채취 시기

가을

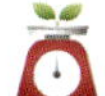

용량

10-15g

효능

보신(補腎), 평간(平肝), 활혈소종(活血消腫) 작용으로 두훈, 헌훈, 소아경풍, 남자 정력 감퇴, 허약성 해수(咳嗽), 사지마비, 월경부조, 피부염, 타박상에 유효하다.

금기

없음.

산야에서 흔하게 만나지만 정작 이디에 사용하는지는 모르고 지나쳐 버린다. 여름에 노랗게 피는 꽃잎 5장이 아름답고 예쁘며 잎에는 부드러운 잔털이 밀생한다. 어느 문헌에는 조릿대근처에 많이 자생한다고 하지만 그렇지도 않다.

이 약은 장미과에 속한 여러해살이 초본식물인 뱀무 Geum japonicum Thunb.의 전초이다.

【성분】

gein, geoside, sucrose

【임상응용】

1 머리가 어지럽고 아픈 증상(특히 노인성으로 어지럽고 특이한 원인도 없이 어지러운 증상)

: 수양매 30g, 천궁 천마 각 15g, 당귀 백지 고본 각 8g

2 소아경풍

- 단방으로 수양매 생것을 짓찧어 즙에 설탕을 넣고 복용하면 진정이 된다.
- 수양매 조구등 각 15g, 천마 당귀 천궁 각 8g, 감초 4g

3 고혈압 : 수양매 하고초 감국 각 15g을 전탕하여 복용한다.

4 신허증으로 신체허약, 정력 감퇴 : 수양매 구기자 각 60g, 육계 황정 산수유 파극 육종용 각 15g을 1일 5회 복용한다.

신장기능 강화로 정력 증강 효과를 나타낸다.

5 호흡기질환

- 폐결핵, 해수(咳嗽), 음성변화 : 수양매 10g, 생비파엽 60g, 생감초 3g, 사삼 길경 오미자 각 15g, 택칠 1.5g을 전탕하여 복용하면 결핵균의 억제 작용으로 진해(鎭咳) 작용을 얻게 한다.
- 허약성 해수(咳嗽) : 수양매 황정 천우슬 황기 당귀 각 10g을 전탕하여 복용한다.

6 빈혈 : 수양매 당귀 천궁 숙지황 각 15g, 녹용 8g, 유계 4g

7 사지마비 동통 : 수양매 두충 목과 토복령 각 15g을 전탕하여 복용한다.

보행 개선, 동통 감소, 근육수축력 개선 작용으로 효력을 얻는다.

8 여성 질환

- 생리통, 생리불순 : 수양매 당귀 각 15g, 용아초 택란 각 10g, 목단피 6g, 홍화 4g
- 하복통 : 수양매 향부자 각 15g, 현호색 8g, 유향 몰약 각 2g.

  어혈 제거로 하복통을 치료한다.
- 유선염, 창진(瘡疹) : 수양매 생것을 짓찧어 환처에 붙여서 소염 작용을 얻게 한다.

9 피부 종기

- 수양매 생것을 달걀과 같이 섞어서 환처에 붙인다. 소염 작용을 나타낸다.
- 수양매 인동등 각 15g, 야국화 10g, 감초 6g을 전탕하여 복용한다.

10 타박상 : 수양매 생것을 짓찧어 환처에 붙여서 치료한다.

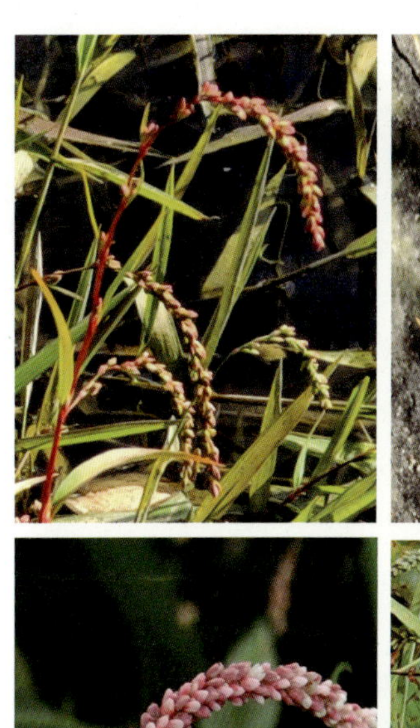
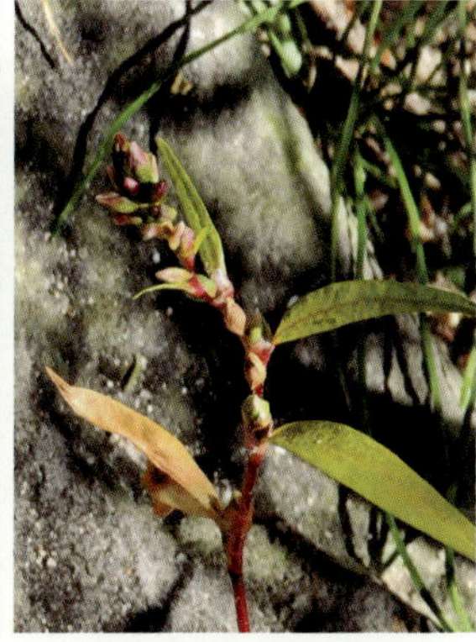
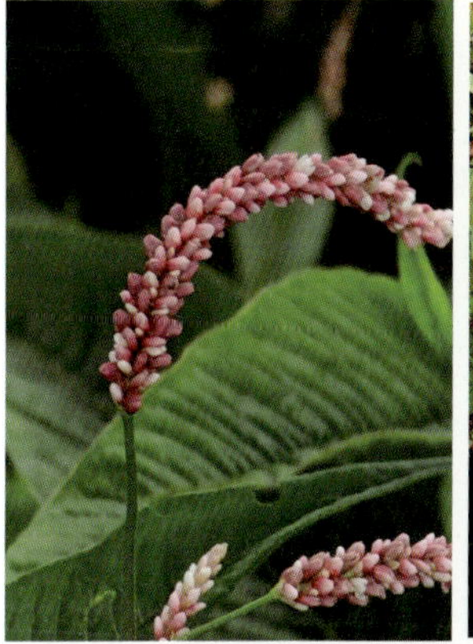

• 명아주여뀌

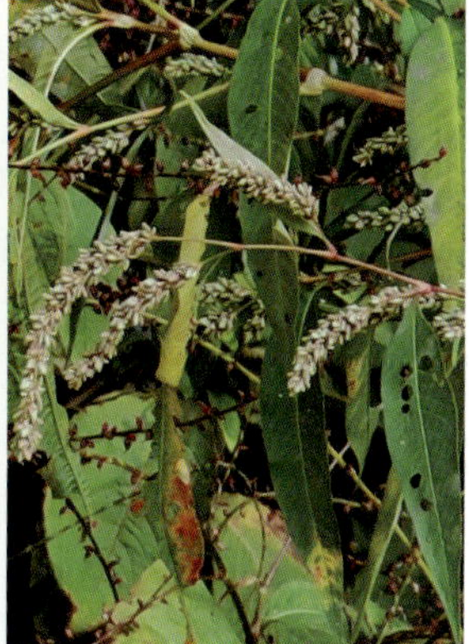

• 흰여뀌

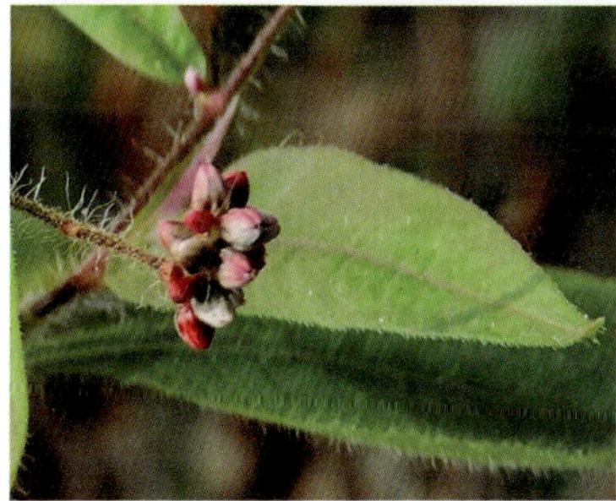

• 털여뀌

수 요 水蓼

여뀌

Persicaria hydropiper (L.) Spach.

성미

맵고 쓰며, 평범하다.

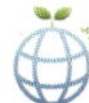

채취 시기

가을

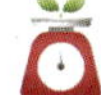

용량

15-30g, 생것은 30-60g

효능

거습, 어혈제거, 소양 해독 작용으로 수로 습기가 복부에 침체되어 일어나는 복부창만, 설사, 이질, 자궁 출혈과 경폐증, 생리통, 타박상, 사지마비동통, 지혈, 피부소양 습진, 풍진, 다리 건선, 종기 등에 활용된다.

금기

과다 복용하면 독성을 유발한다.

물가에서 너무 흔하게 잘 자라고 있어서 귀한 줄 모르고 살아간다. 시골에서는 이 식물의 즙을 짜서 물에 풀면 물고기가 마취되어 이내 물 위로 솟아오르는 것을 잡아서 먹기도 한다. 실제 잎을 뜯어서 씹어보면 혀가 자극되고 마비 감을 느끼게 된다. 이것이 여뀌의 특징이다. 그러나 가을이면 아름다운 작은 꽃이 더러운 물을 정화시키면서 피어나고 있는 것을 보면 고마운 마음이 든다. 약으로는 여뀌만 사용한다.

이 약은 마디풀과에 속한 1년생 초본식물 여뀌 Persicaria hydropiper (L.) Spach.의 전초이다.

【성분】

polygodial, tadeonal, isotadenal, isopolygodial, confertifolin, polygonone, persicarin, persicarin −7−methyleter,quercetin, quercitrin, quercimeritrin, hyperside, melilotic acid

【약리작용】

① 지혈 작용 : 혈액응고시간을 단축시키고 있어서 자궁 출혈에 이용된다.

② 항염 작용 : 모세혈관과 세포의 투과성을 내려주므로 염증 감소, 결제조직의 증생을 억제시킨다.

③ 항산화 작용 : 플라보노이드 화합물은 항산화 작용을 하고, 사료와 화장품의 안전하고 유효한 항산화제이다.

④ 진통, 혈압강하, 혈류촉진, 자궁 평활근에 장력 감소 작용, 피부염을 발생(즉, 발염(發炎) 작용).

⑤ 항암 작용 : 여성 유두암에 억제 작용

⑥ 이질균의 억제 작용 : 잎과 줄기에 탄닌성분은 이질균에 가벼운 억제 작용, 피부진균의 억제 작용과 세포독성을 일으킨다.

【임상응용】

1 소화기 질환(복부 냉통, 음식을 못 먹는 증상)

- 단방으로 수요를 전탕하여 고량주를 넣고 복용한다.
- 수요 15g, 백출 육계 작약 각 12g, 산사 후박 지각 사인 각 8g, 후박 6g, 감초 2g. 건위(健胃), 소염, 행기 작용으로 냉기제거, 식욕증진 작용을 얻게 한다.
- 급성 위장염 : 수요 적설초 백출 각 15g, 작약 산사 사인 각 8g을 전탕하여 복용한다.
- 장염, 세균성이질 : 수요 20g, 백출 황련 8g, 차전자 택사 각 6g, 육계 4g
- 여름 곽란, 사지번동(四肢煩動, 열이 많아서 사지를 자주 움직이는 증상), 몸은 차면서 땀을 흘리는 증상 : 수요 향유 곽향 각 60g을 전탕하여 복용한다.
- 소아 냉리(冷痢)(복부가 차면서 설사, 이질을 하는 증상) : 수요 40g을 전탕하여 복용, 혹은 수요 백작약 백출 각 20g, 황연 감초 각 8g을 전탕하여 복용하면 이질균의 발육억제, 냉기제거로 지사 작용을 한다.

2 지혈 작용

- 여성 생리과다, 자궁 출혈 : 수요 아교 각 20g, 애엽 괴화 각 12g
- 변혈 : 수요 지유 애엽 각 15g, 권백 12g

3 생리통 : 수요 당귀 천궁 작약 각 15g, 목단피 도인 각 8g, 계지 6g

4 피부염, 소양감, 습진

- 소양감, 습진 : 수요 30g, 고삼 연교 금은화 자초 각 15g, 황백 12g을 전탕하여 복용한다. 살균, 소염 작용으로 효력을 나타낸다.
- 악창(惡瘡), 개선(疥癬) : 수요 생것을 짓찧어 환처에 바른다.

5 풍습성으로 사지동통 : 수요 목과 두충 우슬 각 15g, 위령선 10g, 계지 6g, 감초 2g

6 개, 뱀 물린데 : 수요 생것을 짓찧어 환처에 바르면 해독이 된다.

7 인후염 : 수요 생즙에 설탕을 넣고 입 안에 물고 있으면 소염, 살균 작용으로 염증을 소산시킨다.

ㅅ

신근초 伸筋草

석송
Lycopodium clavatum auct. non L.

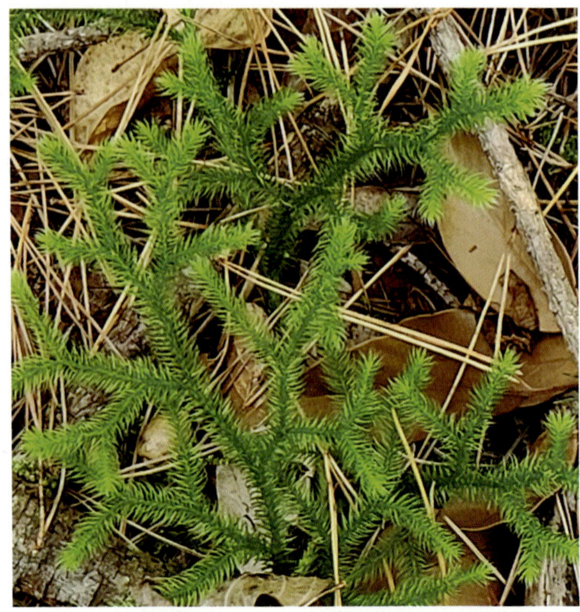

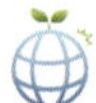

성미

쓰고 맵고 온화하다. 간, 비, 신경에 들어간다.

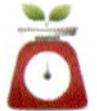

채취 시기

여름

용량

8-15g

효능

거풍(祛風), 서근(舒筋), 활혈, 지해(止咳), 해독 작용으로 관절염, 사지연약무력증, 피부마비, 황달, 해수(咳嗽), 타박상, 피부 종기, 창종(瘡腫), 창진(瘡疹), 탕화상에도 적용된다.

금기

임신부, 출혈 과다 자는 피한다.

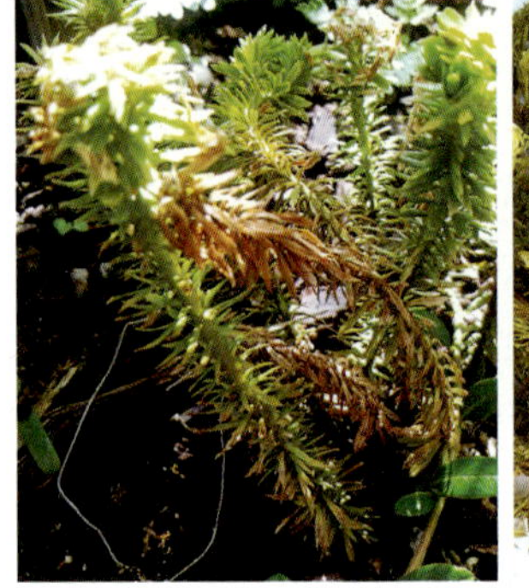

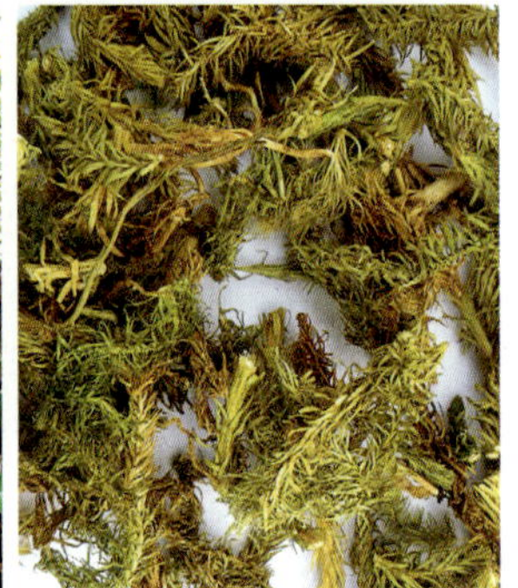

• 석송(건조품)

주로 따듯한 남부지방의 음습한 산중에서 땅으로 기면서 뻗어가는 가냘픈 이 식물이 무슨 약이 되겠나 싶지만, 관절염에 좋은 치료제가 되고 있다. 석송(石松) 이외에도 다람쥐꼬리(L. chinense), 물석송(L, cernuum L.)도 같은 약명으로 사용된다.

이 약은 석송과에 속한 상록성의 여러해살이 초본식물인 석송(石松) Lycopodium clavatum auct. non L.의 전초이다.

【성분】

lycopodine, clavolonine, clavatoxin, nicotine, a-ono-cerin, lycoclavanol, lycoclavanin, serratenediol, diepiserratenediol, 21-episerratenediol, 16-oxodiepiserratenediol, clavatol, lyclaninol, diepilycocryptol

【약리작용】

① 해열, 진통 작용

② 실험성 진폐에 영향 : 폐와 폐문의 임파 결절에 병변을 경감시키므로, 진폐에 양호한 효과를 나타낸다.

③ 중추신경계 작용 : 진정 작용으로 수면 연장 효과

④ 평활근에 영향 : 소장과 자궁 평활근에 흥분 작용이 나타났다.

【임상응용】

1 관절염, 시리고 아프면서 굴신장애 : 신근초 호장근 우슬 각 15g, 두충 모과 오가피구척 각 12g.

염증 개선, 골질 보호 작용으로 효력을 나타낸다.

2 풍습성으로 사지마비 동통, 근육 동통, 굴신불리

- 단방으로 12g을 전탕 복용한다.
- 신근초 15g, 강활 독활 계지 작약 각 8g, 감초 2g

3 하지근육 위약, 보행장애(근육이 감퇴되고 무력감으로 긴장도가 완화되는 증상, 근육이 당기면서 아픈 증상) : 신근초 당귀 작약 목과 각 15g

4 뇌졸중 후에 사지불수, 수족 구련(拘攣) : 신근초 백과엽 단삼 당귀 천궁 각 12g, 목과 두충 구척 각 8g을 전탕하여 복용한다.

5 간염 황달 : 신근초 인진 각 30g, 산사 창출 시호 각 8g.

간 기능 회복으로 급성 간염이 소실된다.

6 소아마비 후유증 : 신근초 15g, 음양곽 20g, 송절 위령선 녹각 각 10g, 천초 6g.

근육과 골질을 강화시켜서 하지에 힘을 돋게 한다.

7 전신 부종 : 신근초 15g, 차전자 저령 창출 택사 각 12g.

이뇨 작용을 촉진시켜서 부종을 제거한다.

8 타박상 : 신근초 접골목 각 15g, 도인 홍화 각 8g

9 대상포진 : 신근초를 분말로 만들고 참기름에 혼합하여 환처에 바른다.

10 소아 발열 경련 : 신근초 단방으로 8g을 달여서 복용하면 해열, 진경(鎭痙) 작용을 나타낸다.

11 폐결핵 해수(咳嗽) : 신근초 자금우 비파엽 어성초 길경 각 15g을 전탕하여 복용한다.

12 외상 출혈 : 신근초 생것을 짓찧어 환처에 붙인다.

산중에서 출혈이 생겼을 때에 이 약을 사용하면 출혈이 그친다.

ㅇ

아마자 亞麻子

아마씨

Linum usitatissimum L.

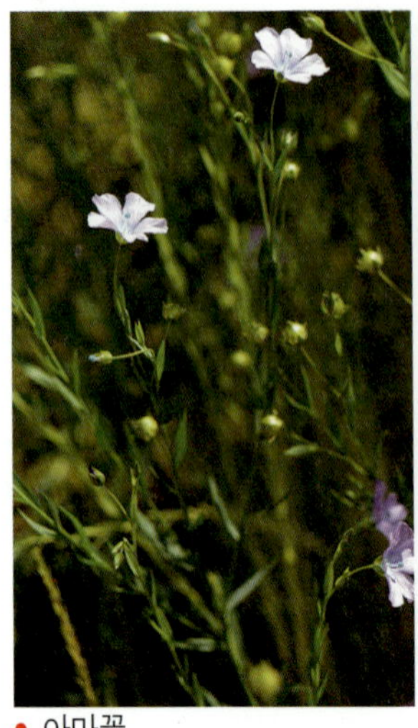
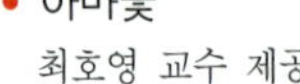

• 아마꽃
최호영 교수 제공

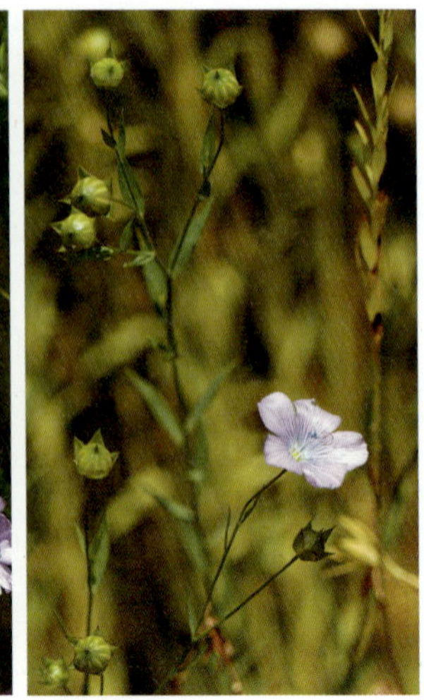

• 아마꽃
최호영 교수 제공

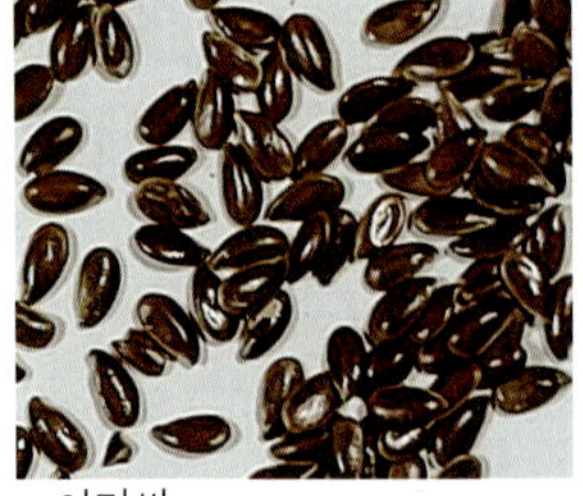

• 아마씨

성미

달고 평범하다.

채취 시기

가을

용량

4-12g

효능

양혈거풍(養血祛風), 윤조(潤燥), 통변(通便) 작용으로 피부 건조 소양증, 머리가 빠지고 피부 창양(瘡瘍), 습진, 변비에 유효하다.

금기

임신부와 설사를 하는 자는 피한다.

한동안 아마 씨를 먹으면 금방 고지혈이 내리고 중풍이 예방된다면서 야단법석들이었다. 종자류 약초 중에는 대개 그런 성분들이 함유되어 있는데 임상적으로는 체내에서 흡수가 잘 안되고 변형되어 효과를 얻기가 매우 어려운 상황이다. 아마는 중앙아시아가 원산지이지만 주로 캐나다에서 대량 수입되고 국내에서는 성장력이 약하다.

이 약은 아마과에 속한 1년생 초본식물인 아마 Linum usitatissimum L.의 종자이다.

【성분】

지방유가 30-40%로 주요성분은 linoleic acid, linolenic acid, oleic acid, myristic acid, palmitic acid, geranylgerninol, cholesterol, campesterol, stigmasterol, cycloarterol, 24-methyllene cycloartanol, eicosanol, linamarin, 점액질 등이다.

【약리작용】

① 아마유는 다량의 불포화지방산을 함유하고 있어서 고지혈증과 죽상동맥화증 예방에 특수한 보호 작용을 나타내고 있었다. 그러나 임상효과는 현저하지 못하였다.

② 지방유와 점액질은 윤장(潤腸), 완화자극 작용을 한다. 그러므로 가벼운 설사를 나타낸다.

【임상응용】

1 피부염

- 전신 은진(癮疹), 소양증 : 아마 우방자 구기자 만형자 화피 각 20g을 같이 볶아서 고삼 과루근 방풍 백질여 각 20g, 경분 8g과 분말로 만들어 1회에 6g, 1일 3회 복용한다. 5-7일 후에 치아에서 구취가 나고 황색 가래를 배출한 후에 농혈 변을 배출시키면서 치료된다.
- 노인 피부 건조증 : 아마자 당귀 각 90g, 자초 30g을 밀환으로 만들어 1회에 9g씩 1일 2-3회 복용한다. 살균, 혈류 촉진으로 피부소양이 제거된다.
- 과민성 피부염, 소양증 : 아마자 백선피 지부자 지골피 각 60g을 밀환으로 만들어 1회 9g씩 1일 3회 복용한다.
- 피부 습진, 창양(瘡瘍) : 아마자 15g, 백선피 12g, 지부자 사상자 각 10g을 전탕하여 환부를 세척한다. 살균 작용으로 치료효과를 나타낸다.
- 탕화상 : 환처를 소독한 후에 아마자 기름을 발라서 살균 작용으로 치료한다.

2 변비

- 노인성, 허약성 변비 : 아마자 당귀 상심자 하수오 각 100g을 밀환으로 만들어 1일 3회 1회에 9g을 공복에 복용한다. 보익효과도 있으면서 윤장통변(潤腸通便) 작용을 나타낸다.
- 산후 대변불통 : 아마자 소자 욱이인 마자인을 각 등분으로 환약을 제조하여 1회 9g씩 식사하기 1시간 전에 복용한다.

3 지루성 탈모 : 아마자 생유지(버드나무 가지) 각 30g을 전탕하여 복용한다.

4 해수(咳嗽), 천식 : 아마자 길경 패모 오미자 각 12g, 상백피 자원 각 8g을 전탕하여 복용한다.

5 고혈압, 혈관경화, 고지혈증 : 아마자 하고초 단삼 각 12g을 전탕하여 복용하면 혈압하강, 고지혈증 용해, 혈관벽의 탄력강화로 치유된다.

압척초 鴨跖草

닭의장풀, 달개비
Commelia communis L.

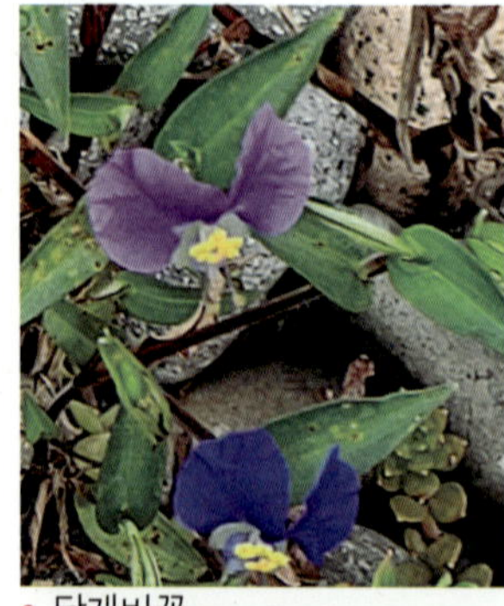
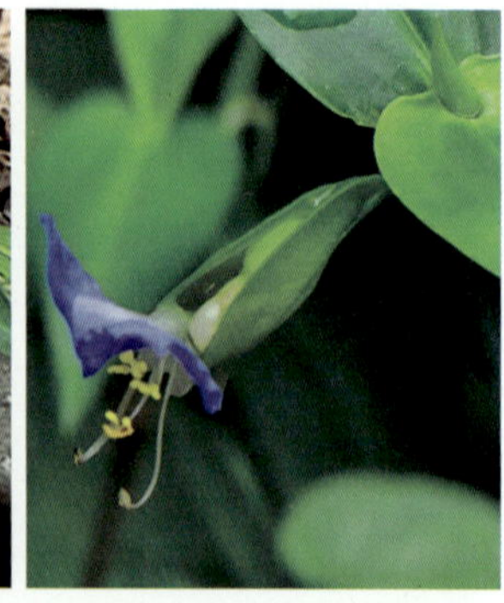
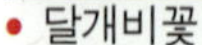
• 달개비꽃

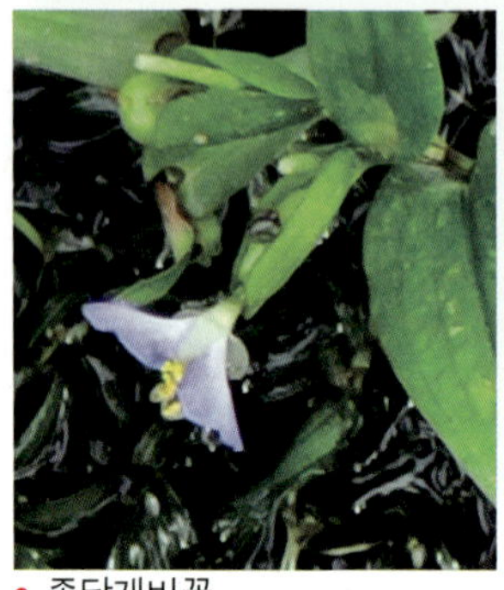
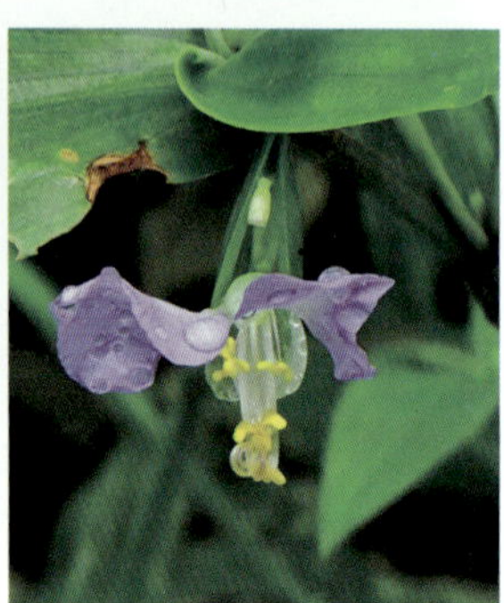
• 좀달개비꽃

성미
달고 차다.

채취 시기
여름

용량
15-30g, 대제는 30-60g

효능
해열, 해독, 이뇨 작용으로 감기 발열, 인후 종통(腫痛), 발열성 소변불리, 피부염, 당뇨병 등에 활용된다.

금기
비위허약자는 피한다.

수분이 많은 지역이나 물가에 흔하게 자라고 여름에는 꽃의 색이나 자태가 매우 환상적이다. 지나치게 많은 잡초지만 볼 때에다 신비하여 카메라를 잡는다. 이 식물의 종도 국내에는 6종에 이르고 있다. 한동안 이 약이 당뇨병에 신통하다고 세상을 떠들썩하게 만들기도 하였다. 이 약은 닭의장풀과에 속한 1년생 초본식물인 닭의장풀 Commelia communis L.의 전초이다.

【성분】

loliolide, friedelin, β-sitosterol, 1-carbommethyl-β-carboline, harman, norharman

【약리작용】

① 항균 작용 : 황색포도상구균, 대장균에 억제 작용
② 이뇨 작용
③ 체온강하 작용
④ 혈당강하 작용

【임상응용】

1 감기로 발열, 인후 종통(腫痛), 전신통 등

- 유행성 감기 : 단방으로 압척초 60-90g을 전탕하여 복용하면 감기 바이러스가 제거된다.
- 발열 감기, 인후염 : 압척초 30g, 박하 우방자 금은화 갈근 창출 각 8g.
  고열에는 석고 지모 각 12g을 배합하여 전탕 복용한다.
  해열, 살균, 소염 작용으로 치료한다.
- 약성이 차서 해열, 살균 작용으로 치료한다.

2 인후염(감기 발열이 심하고 인후 종통(腫痛)) : 압척초 30g, 시호 황금 12g, 인동등 판람근 대청엽 각 10g

3 피부 창양(瘡瘍)

- 피부 창진(瘡疹) : 압척초 자화지정 각 30g, 야국 반지련 연교 금은화 각 15g.
  살균, 소염 작용으로 치료한다.
- 단독(丹毒) : 압척초 생습에 식초를 넣고 1시간 경과 후에 환처에 붙여서 치료한다.
  소염, 해열, 살균 작용으로 효력을 얻는다.

4 전신부종, 소변불리 : 압척초 30g, 목통 택사 차전자 구맥 창출 각 12g.
이뇨 작용, 부종 제거, 요로 감염 제거로 치료한다.

5 고혈압 : 압척초 하고초 감국 30g.
혈압강하로 두통, 뇌압, 안압 제거로 혈압을 안정화한다.

6 급성 간염 : 압척초 강황 인진 각 30g으로 부종 억제, 오심 개선 작용을 한다.

7 고열 경련 : 압척초 조구등 각 30g을 전탕 복용하면 경련 완화 작용을 한다.

8 당뇨병 : 압척초 고과 천화분 갈근 30g, 오미자 산수유 각 15g.
혈당강하, 구갈(口渴) 감소, 체력유지 효과가 있다.

9 맥립종 : 생것의 잎을 제거하고 줄기만을 주정에 넣고 끓여서 잘 여과한 즙액을 안결막 면과 환처에 바르기를 1일 4-5회 실시한다.
국부 염증이 신속하게 소실되고 안검에 염증이 제거 된다.

야관문 野關門

비수리

Lespedeza cuneata G. Don.

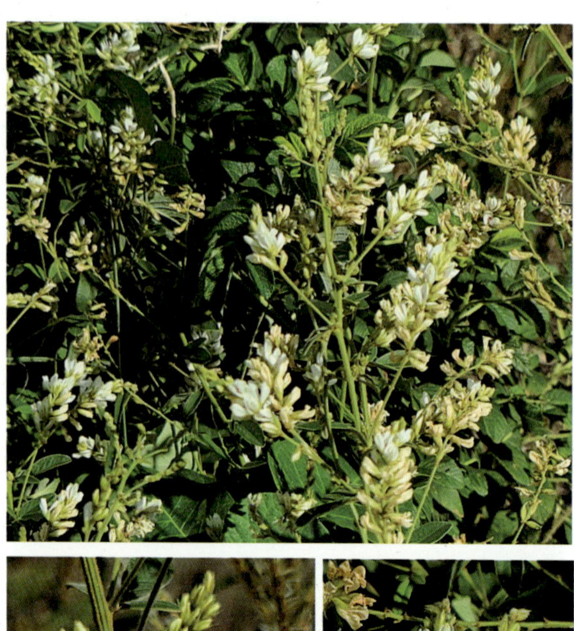

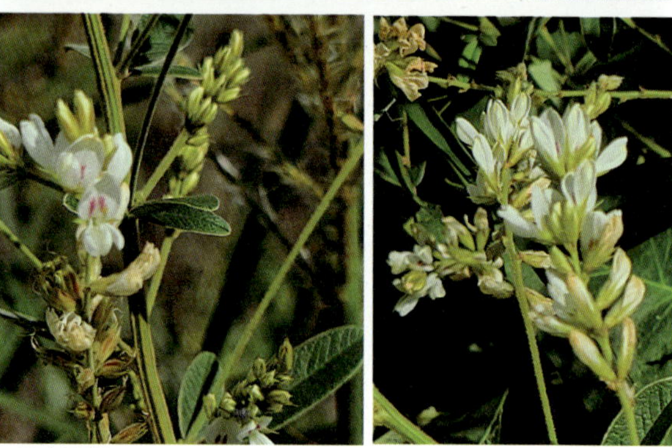

• 비수리꽃

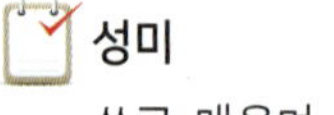

성미
쓰고 매우며 서늘하다.

채취 시기
9-10월

용량
5-40g, 생것은 40-80g

효능
보간신(補肝腎), 익폐음(益肺陰), 어혈 제거로 남자의 유정, 유뇨, 소변백탁, 해수(咳嗽), 천식, 복통, 이질에 적용된다.

금기
없음.

비수리의 어원은 명확치 않으나 싸리나무로 마당을 쓸던 시절에 빗자루와 유사하여 붙여진 이름인가 싶은 생각이 든다. 약명에서도 야관문은 설명이 없고 중국에서 철소추(鐵掃帚)라고 하여 기원식물로 수재해 놓았다. 이 외에도 삼엽초, 봉초, 폐문초, 야합초 등의 명칭이 허다하다. 초가을에 피는 백자색의 꽃은 야산을 아름답게 장식하고 있다.

이 약은 콩과에 속한 낙엽지는 작은키 나무인 비수리 *Lespedeza cuneata* G. Don.의 전초와 근이 달린 전초이다.

【성분】

pinitol, D-pinitol, vitexin, trifolin, tricin, soyasapogenal B, potassium isolespedezate, potassium lespedezate, lespedezol G1·F1·E1·D6, lespezin, lespedol D·E, lespezin, saponarin, lespedeol, lespecyrtin, 목질부는 lignin

【약리작용】

① 진해(鎭咳) 작용 : 플라보노이드 성분은 현저한 진해(鎭咳) 작용이 나타났다.

② 거담 작용 : 임상에서 소담, 거담 작용이 인정 되었다.

③ 평천(平喘) 작용 : 비교적 완만한 기관지 평활근에 이완 작용

④ 자궁흥분 작용

【임상응용】

1 신장기능 허약으로 남자 유정

- 단방으로 야관문 40g과 돼지고기를 넣고 전탕하여 복용한다.
- 야관문 30g, 숙지황 산수유 산약 파고지 각 15g, 선모 육종용 호로파 각 10g을 전탕하여 복용한다.
- 노인 신허로 유정 : 야관문 검은콩 숙지황 각 30g, 산수유 오미자 여정자 각 15g
- 남자 정력 감퇴 : 야관문 음양곽 마카 각 30g, 산수유 파극 육종용 호로파 구기자 각 15g, 육계 8g, 부자 4g, 감초 2g
- 소변 백탁(단백뇨) : 야관문 30g, 검인 연자육 숙지황 산수유 파고지 각 15g, 차전자 육계 각 6g
- 유뇨 : 야관문 40g, 산수유 익지인 오미자 각 15g, 육계 8g
- 소변빈삭 : 야관문 30g, 검은 콩 산수유 각 15g, 토사자 오미자 각 12g, 육계 4g

2 여성 백대하

- 백대하 : 야관문 30g, 백과 금앵자 각 15g, 금은화 20g, 백지 촉규화 각 8g
- 신경쇠약 백대하 : 단방으로 야관문 40g을 전탕하여 복용한다. 여기에 연자육 30g을 배합하면 더 이상적이 된다.

3 천식, 해수(咳嗽)

- 천식 : 야관문 30g, 길경 어성초 패모 자원 관동화 각 15g, 녹용 6g, 감초 4g
- 만성 기관지염 : 야관문 80g을 전탕하여 1일 2회 식후에 복용한다. 10일이면 치유된다. 생야관문은 120g을 선택하여 전탕 복용한다.
- 기관지염 : 야관문 전초 60g, 천문동 백부근 각 18g을 전탕하여 복용한다.

4 시력증강

· 시력감퇴

– 야관문 30g, 구기자 20g, 감국 창출 하고초 청상자 각 15g, 천궁 당귀 각 8g. 안구보호, 망막에 혈류촉진으로 효력이 나타난다.

– 야관문 60g, 차전자 당귀 각 20g, 구기자근 토사자 여정자 각 40g을 전탕하여 복용하면 시력증강에 유효하다.

· 안구충혈

– 야관문 40g, 익모초 구기자 하고초 각 20g, 천궁 당귀 각 12g, 백지 천마 각 8g. 안구에 혈류촉진과 안압하강 작용으로 효력이 나타난다.

– 야관문 노근 각 등분을 전탕하여 복용한다.

· 야맹, 급성 결막염 : 야관문 15g, 백국화 곡정초 구기자 결명자 각 10g

5 이질

· 단방으로 야관문 40g을 전탕하여 복용하면 이질균의 발육억제로 치료된다.

· 야관문 30g, 금은화 현초 각 20g, 창출 후박 산사 각 8g, 감초 2g

6 유방 종통(腫痛) : 야관문을 짓찧어 술과 섞어서 환처에 붙인다. 소염, 해열, 살균 작용으로 치유된다.

7 신염

· 급성 신염 : 야관문 적설초 오약 각 30g, 익모초 차전자 각 15g

· 신염 부종 : 야관문근 반변연 적설초 각 30g, 야지마근 60g, 일지황화 15g, 후박 12g, 차전자 택사 익모초 각 8g

8 당뇨병 : 야관문(생근) 120g을 닭 1마리에 넣고 전탕하여 복용한다.

9 관절동통

· 관절통 : 야관문 24g, 백모근 종여근 각 18g을 전탕하여 1일에 2회 분복(分服)한다.

· 산후 관절동통 : 야관문근 150g, 돼지족발 300g, 술 150ml을 같이 넣고 전탕하여 복용한다. 산후 허약증을 보완하고 마비동통이 제거된다.

10 복통 : 야관문 15g, 청목향 6g, 오약 9g, 백출 작약 각 10g, 감초 2g

11 대상포진, 피부궤양, 창진(瘡疹) : 야관문잎 사매 각 등분하여 즙을 내서 환처에 바른다. 소염, 살균 작용으로 치료한다.

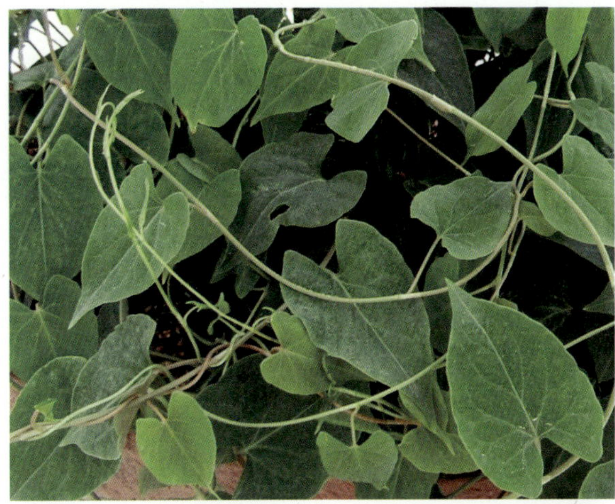

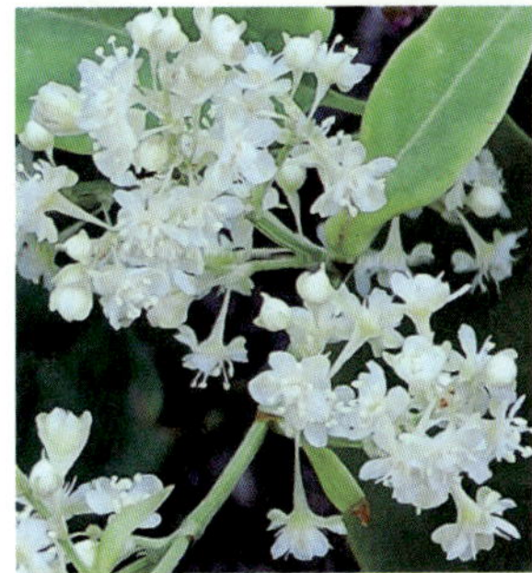

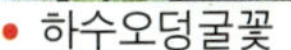

• 하수오덩굴꽃

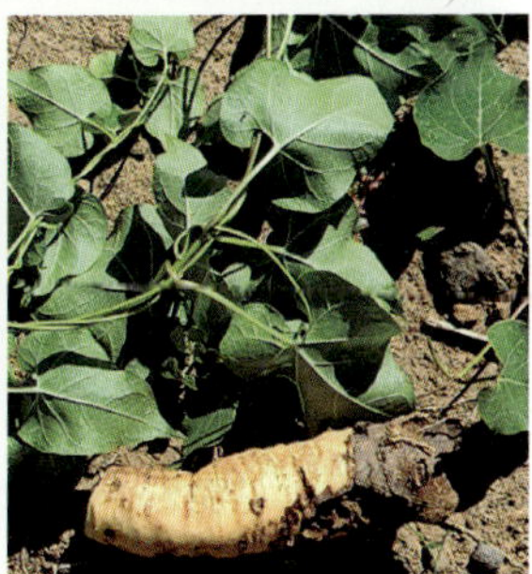

• 하수오덩굴과 뿌리

야교등 夜交藤

하수오덩굴
Polygonatum multiflorum Thunb.

성미

달면서 약간 쓰다.

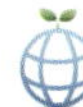

채취 시기

여름, 가을

용량

10-20g, 대제는 15-30g

효능

양심안신(養心安神), 지통, 피부염에 살균, 윤변 작용으로 불면증과 헛된 꿈이 많은 사람, 피부염, 변비에 적용된다.

· 양심안신(養心安神) : 마음을 편안하게 하고 정신을 안정시킨다.

금기

무독하지만 비허 설사 자는 사용하지 않는다.

많은 사람들이 하수오는 알고 있으나 야교등은 잘 모른다. 또 임상적으로도 사용하지 않는 약으로 평가되고 있다.

야교등은 하수오의 지상부의 덩굴로서 길게 뻗고 잘 성장하며 가을에는 꽃도 아름답다. 명칭은 밤에 잠을 이루지 못하는 증상에 효과가 있어서 붙여진 이름이다. 뿐만 아니라 줄기와 잎은 피부염에 효력이 있어서 달인 물로 목욕이나 세척을 하면 치유 반응이 신속하다고 하였다.

이 약은 여귀과에 속한 여러해살이 초본식물인 하수오 Polygonatum multiflorum Thunb.의 줄기이다.

【성분】

emodin, physcion, anthraglycoside B, emodin-8-O-β-glucopyranoside, β-sitosterol, polygoacetophenoside, 2,3,4,6-tetrahydroxy acetophenone-3-O-β-D-glucopyranoside

【약리작용】

① 고지혈강하 작용 : 콜레스테롤 수치와 총콜레스테롤, 중성지방을 하강시킨다. 그러므로 항동맥 경화증 작용과 지방간에 예방작용을 나타낸다.

② 진정 최면 작용으로 수면 시간을 연장시킨다.

【임상응용】

1 불안, 불면

- 야교등은 양심안신(養心安神) 작용으로 가슴이 빈 것 같이 허약하고 헛것을 보기도하면서 밤에는 잠을 못 자는 증상에 응용된다.
- 야교등은 불면 증상에 주된 약은 아니고 산조인이나 힐초를 돕는 좌(佐)약에 불과하다. 그러므로 용량을 최대한으로 증량한 것이다. 이렇게 함으로써 정신 안정과 마음을 진정시키면서 의지력을 강화하게 된다.
- 헛꿈이 많고 잘 놀래고 겁이 많으면서 식은땀을 흘리는 증상 : 백자인 산조인 각 15g, 야교등 20g, 진주모 12g, 치자 4g을 전탕하여 복용한다.
- 마음과 가슴이 빈 것 같고 잠을 못 자면서 헛꿈을 많이 꾸는 증상 : 야교등 진주모 산조인 각 30g, 율초 15g, 단삼 치자 각 8g을 달여서 복용한다.
- 신경쇠약, 머리가 어지럽고 잠을 못 자는 증상 : 야교등 30g, 원지 석창포 원육 각 12g, 오미자 당귀 백출 각 8g, 백지 6g

2 사지마비 동통, 감각마비

- 빈혈로 사지경맥에 영양을 정상으로 공급하지 못하여 일어나는 수족의 마비동통, 자각증상으로 마비를 느끼면서 살아가는 증상에 적용된다.
- 사지마비동통 : 야교등 계혈등 당귀 천궁 숙지황 각 20g, 계지 우슬 각 8g을 전탕하여 복용한다. 영양공급과 혈액순환 개선으로 통증을 그치게 하는 효력을 나타낸다.
- 사지관절의 굴신불가
  - 발열증상이 있으면 야교등 인동등, 낙석등 상지 각 20g
  - 차고 시린 증상을 호소하면 야교등 해풍등 위령선 각 20g, 계지 15g, 육계 12g, 부자 4g

3 피부질환

- 풍진, 소양증상 : 단방으로 야교등을 전탕하여 복용하여 효력을 얻게 한다.
  혹은 약교등 30g, 지부자 30g, 고삼 30g, 방풍 황금 각 10g
- 피부 가려움증 : 야교등 창이자 고삼 각 등분을 전탕하여 환부를 세척한다.
  살균, 거풍(祛風) 작용으로 소양 증상을 해소시킨다.
- 겨드랑 속에 피부염이 발생 : 야교등, 계시등 잎을 짓찧어 환처에 붙여서 소염, 살균 작용으로 치료한다.

4 정신분열증 : 야교등 20g, 원육 원지 석창포 연자육 각 15g, 조구등 12g을 전탕하여 복용하면 진정, 정신안정 작용으로 효력을 얻는다.

5 변비와 치질

- 치질 환처가 붓고 은은하게 아프면서 보행 장애를 초래 : 야교등, 삼나무잎 백두옹을 각 등분하여 전탕한 후에 환처를 세척하여 치료한다.
- 변비 : 야교등 20g, 양제근 대황 각 15g.
  활장, 윤변 작용으로 치료한다. 대황의 성분이 들어 있어서 변비에 효력이 나타난다. 그러므로 법제하여 사용하는 것이다.

ㅇ

야아춘자 野鴉椿子

말오줌대
Euscaphis japonica (Thunb.) Dippel.

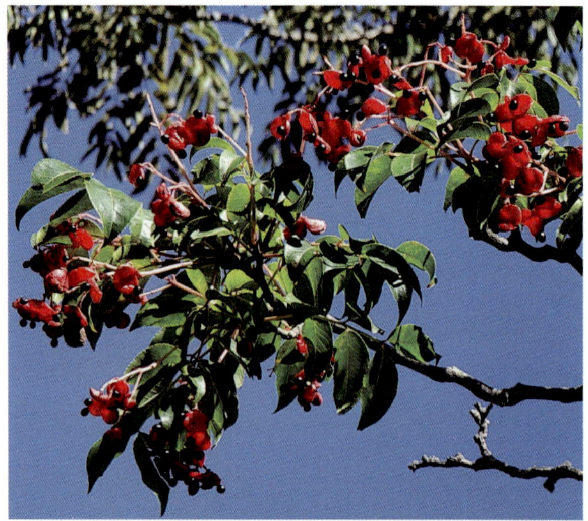

성미

맵고 약간 쓰며, 온화하다.

채취 시기

가을

용량

10-15g

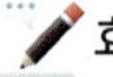

효능

거풍산한(祛風散寒), 행기지통(行氣止痛), 소염 작용으로 복통, 고환염, 이질, 설사, 탈항(脫肛), 생리불순, 자궁하수에 적용된다.

금기

없음.

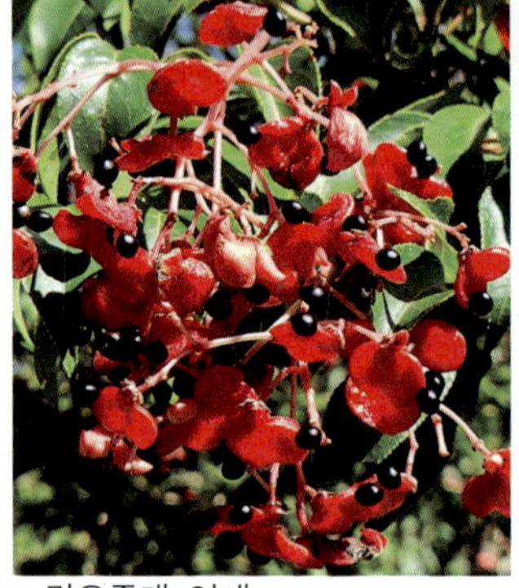

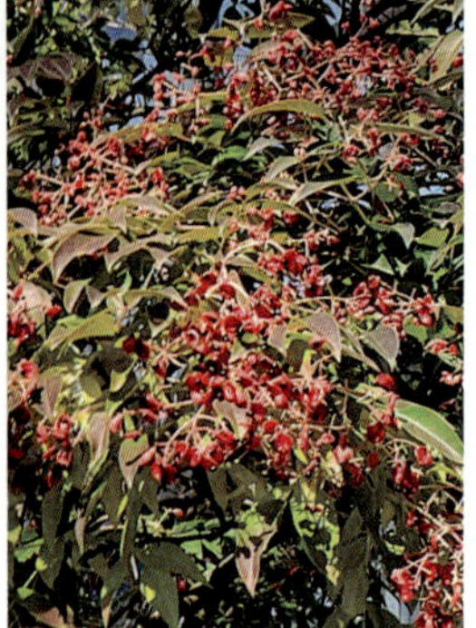

• 말오줌대 열매

남부지방에서 가을 야산을 화려하게 장식하는 이 나무의 빨간 열매는 자못 환상적이다. 과실의 받침은 붉은 색이고, 과실은 작지만 검은색에 가까운 짙은 남색으로 퍽 오래 동안 달려있어서 관상적인 가치도 꽤 높아 주로 조경용으로 심는다. 최근에는 중부지방에서도 식재하여 야생한다. 이 약은 고추나무과에 속한 낙엽지는 작은 키 나무인 말오줌대 Euscaphis japonica (Thunb.) Dippel.의 과실과 종자이다. 뿌리는 야아춘근(野鴉椿根)이라고 하는데 관절염과 근육통, 산후풍에 활용된다.

【성분】

잎에는 kaemferol-3-glucoside, quercetin-3-glucoside, 과실에는 isoquercitrin, cyanidin-3-xylosylglucoside, astragalin, kaemferol-3-glucoside, quercetin-3-glucoside

【약리작용】

① 모세혈관의 투과성을 내려준다.

② 소장, 방광에 경련 완화 작용

③ 이뇨 작용도 나타낸다.

【임상응용】

1 두통 : 단방으로 야아춘자 15-30g을 전탕하여 복용한다.
주로 뇌순환 장애로 날씨가 차서 일어나는 두통에 유효하다.

2 복통

- 단방으로 야아춘자 30g을 전탕하여 복용한다.
- 야아춘자 20g, 향부자 창출 산사 각 15g, 후박 8g, 감초 4g

3 피부 풍진, 소양 : 야아춘자 15g, 대추 30개를 넣고 전탕하여 복용한다.

4 고환염 : 야아춘자 과루피 차전자 각 20g, 여지 육계 각 8g, 소회향 15g, 부자 4g.
소이 고환염에도 적용된다.

5 여성 질환

- 생리불순 : 야아춘자 20g, 당귀 천궁 익모초 각 15g, 도인 홍화 계지 각 4g
- 자궁하수
  - 야아춘자 30g을 짓찧어 환부에 붙인다.
  - 야아춘자 6g, 두충 속단 각 9g, 황기 15g을 전탕하여 복용한다.

야지마 野芝麻

광대수염
Lamium barbatum S. et Z.

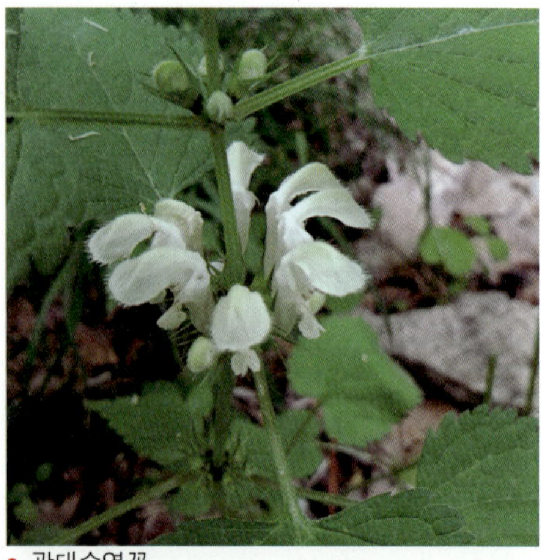

• 광대수염꽃

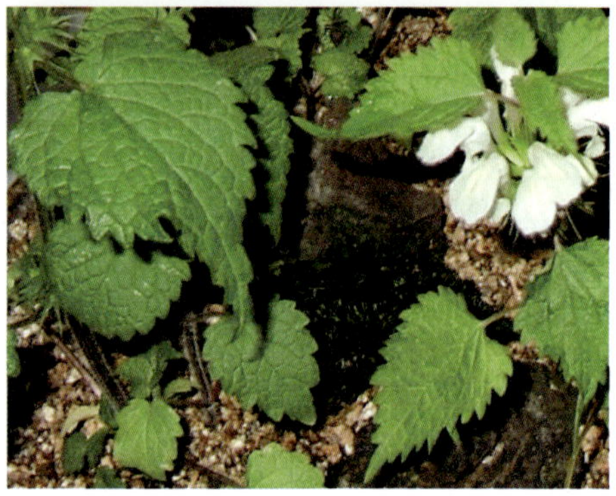

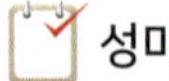

성미
맵고 달고 평범하다.

채취 시기
5-6월

용량
8-15g

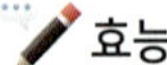

효능
양혈지혈(凉血止血), 활혈지통(活血止痛), 소종(消腫) 작용으로 폐열해혈, 소변 출혈, 생리불순, 자궁출혈, 신염, 방광염에 적용된다.

금기
없음.

야산의 약간 음습한 지역에서 마구 자라는 들풀이다. 5월에 피는 흰 꽃은 아름답고 우아한데 가장자리에 찌르는 가시가 있어서 손은 대지 말고 쳐다만 보아야 한다. 이명으로는 백화익모초, 산지마, 속단, 백화야지마 등으로 지역에 따라서 다른 명칭이 있다.

이 약은 꿀풀과에 속한 여러해살이 초본식물인 광대수염 Lamium barbatum S. et Z.의 전초이다.

【성분】
잎에는 점액질, 탄닌, 휘발성 정유가 있고 ascorbic acid, carotene, 꽃에는 isoqueretin, kaemferol-3-glucoside, quercimeritrin. kaemferol-3-diglycoside, lamioside, rutoside, choline, histamine, tyramine, catechol tannin

【약리작용】
① 동맥과 자궁수축 작용으로 자궁 출혈에 응용된다.

【임상응용】

1 해수각혈(咳嗽咯血) : 야지마 30g, 백급 아교 어성초 각 12g, 녹형초 15g을 전탕하여 복용한다. 지혈 작용과 폐렴, 폐결핵에 유의성을 나타내서 치료한다.

2 소변 출혈

- 단방으로 야지마를 초(炒)하여 분말로 만든 후에 1회에 8g, 1일 2회 복용한다.
- 야지마 익모초 각 15g, 괴화 차전자 각 12g을 전탕하여 복용하면 지혈, 소염, 이뇨 작용으로 치유된다.

3 소아허열 : 야지마 지골피 현삼 각 10g, 석곡 12g, 목단피 4g, 감초 2g을 전탕하여 꿀을 넣고 복용시킨다. 구갈(口渴)과 미열제거로 치료한다.

4 타박상 : 생야지마 90-120g을 전탕하고 술을 넣어 복용한다.
활혈, 소염 작용으로 치료한다.

5 섬좌요통, 굴신불리 : 생야지마 120g, 생패란 120g, 치자엽 120g을 짓찧고 환처에 붙여서 소염 작용으로 치료한다.

6 골절상 : 야지마(생것) 접골목잎 낙석등을 각 등분으로 짓찧어 뜨겁게 열을 가한 다음 골절 부위에 붙인다. 소염, 혈류촉진, 골절 유합촉진 작용을 얻게 한다.

7 종독(腫毒), 독충에 물렸을 때 : 야지마 산와거(상추) 훤초를 각 등분하여 짓찧어 환처에 붙여서 치료한다.

8 여성 질환

- 자궁 출혈 : 야지마 용아초 각 30g, 권백 형개 건강(초흑(炒黑)) 각 6g을 전탕하여 복용한다.
- 생리불순 : 야지마 당귀 천궁 작약 각 12g, 목단피 도인 각 4g, 홍화 3g.
어혈제거로 생리조절에 작용한다.
- 백대하 : 야지마 금은화 촉규화 각 15g, 백지 4g.
살균, 소염 작용으로 치료한다.

9 복통(위염복부동통, 소화불량)

- 야지마 단방으로 15g을 전탕하여 복용한다.
- 야지마 백출 작약 각 12g, 산사 식곡 맥아 나복자 진피 지작 각 6g, 감초 4g을 전탕 복용한다.
위장의 염증 제거로 치료한다.

10 신염 : 야지마 차전자 택사 익모초 각 12g, 숙지황 산수유 산약 파고지 각 8g, 육계 호로파 각 4g.
이뇨, 소염 작용으로 치료한다.

11 방광염 : 야지마 지부자 각 15g, 저령 택사 차전자 편축 각 8g, 육계 6g.
염증 제거와 하복부를 덥게 하여 온도 상승으로 세균의 발육억제 작용을 유도한다.

양 제 羊啼

소리쟁이뿌리
Rumex japonicus Houtt

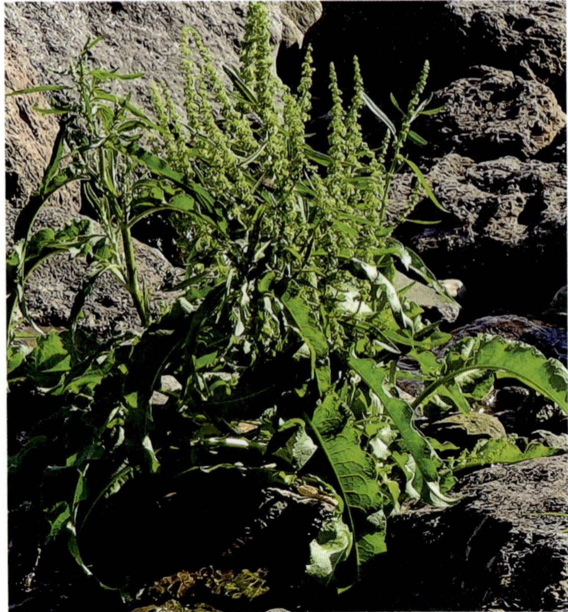

성미
시고, 쓰고 차다.

채취 시기
가을

용량
4-12g

효능
윤변, 지혈, 소염 작용으로 변비, 산후 변비, 자궁 출혈, 피부염, 타박상 등에 효력이 있다.

금기
설사자와 변을 묽게 보는 자는 복용하지 않는다.

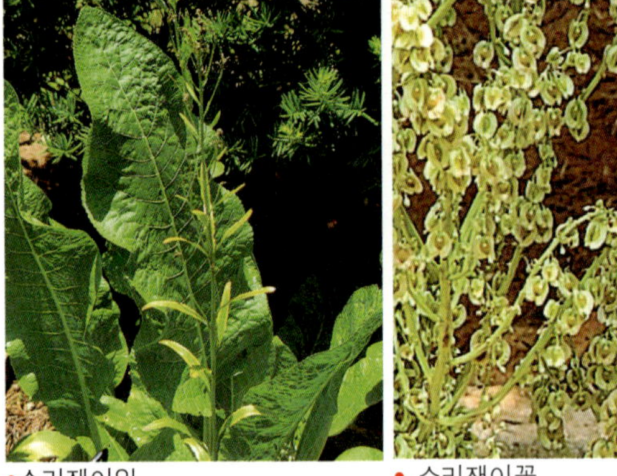

•소리쟁이잎 • 소리쟁이꽃

습지 혹은 물이 흐르는 장소에서 이른 봄부터 싹이 나와 싱그럽게 자라는 식물이 바로 소리쟁이이다. 이것은 잎이나 뿌리의 효능이 대황과 유사하므로 대황의 혼입물로 기록하기도 하여 양제대황이라는 명칭도 있다. 그러나 족속(族屬)이 전혀 다르고 용도도 크게 다르게 활용한다. 봄에 잎을 따서 된장국을 끓이면 질감과 맛이 미역국과 같다. 이것을 먹으면 변이 묽어진다. 이 약은 여귀과에 속한 여러해살이 초본식물인 소리쟁이 Rumex japonicus Houtt의 뿌리이다.

【성분】
chrysophanic acid, emodin, nepodin, vit C, quercitrin, β-sitosterol

【약리작용】

① 지혈 작용 : chrysophanol 성분은 혈액 응고 시간을 단축시키고, 혈소판 감소성 환자의 혈소판 수를 현저하게 증가시킨다. 그리고 혈소판 생성, 모세혈관의 저항력 증가와 혈액응고 과정과 관계가 있다.

② 항균, 항바이러스 작용 : 개선(疥癬)균의 생장억제 작용, 진균억제 작용, 황색 포도상구균, 대장균, 고초균에 일정한 억제 작용, 유행성감기 바이러스에 일정한 억제 작용

③ 혈액에 영향 : 급성 임파형 백혈병, 급성 단핵세포형 백혈병 환자의 혈액세포 산소 부족증을 모두 억제시키고 있었다.

④ 대황과 같은 성분, 유사성분이 함유되어 있어서 소량에서는 수렴 작용, 대량에서는 가벼운 설사를 유발시킨다. 백혈구세포의 호흡에 일정한 억제 작용이 나타났다.

⑤ 담즙분비촉진 작용

⑥ 혈당강하 작용

【임상응용】

1 출혈성 질환

· 자궁 출혈

– 양제 10g을 전탕하여 내복한다. 1일 3-4회 치료하면 4일에 지혈반응을 얻게 된다.

– 양제 10g, 아교 괴화 형개(초탄(炒炭)) 각 15g, 당귀 천궁 육계 각 8g.
대개 지혈 작용을 나타내는 약물은 초탄하여 사용하면 그 효능이 더 증가한다. 이 약도 동일하다. 초탄하면 탄닌 성분이 증가하면서 수축 작용으로 지혈 반응이 신속하다.

· 기관지확장으로 각혈 : 양제 10g, 백급 형개 건강(초흑(炒黑)) 아교 오미자 길경 각 15g.
기관지 치료와 지혈 반응을 추구한다.

· 변혈, 궤양성 구혈 : 양제 12g, 아교 지유 형개 건강(초흑(炒黑)) 괴각 각 15g, 황련 10g.
지혈과 동시에 장점막의 보호 작용으로 치료한다.

· 재생불량성 출혈 : 양제 12g, 당귀 천궁 숙지황 아교 각 15g, 녹용 8g.
보혈(補血), 지혈 작용으로 치료를 유도한다.

2 자가 면역병 : 양제 당귀 천궁 숙지황 황기 15g, 녹용 8g, 감초 2g을 전탕하여 복용한다. 혈열(血熱), 어체(瘀滯)로 인한 질환에 청열(淸熱), 화어(化瘀) 작용으로 면역억제 작용을 나타낸다. 그러므로 홍반낭창, 피진(皮疹), 피부염, 혈소판 감소성 질환, 담마진, 과민성 자반 등에 적용한다.

3 피부염, 개선(疥癬), 건선, 신경성 피부염, 지루성 피부염 : 양제 300g을 75% 알코올에 7일

간 침출 후, 그 액을 환처에 바른다.

4 여성 음부 소양, 종창(腫瘡) : 양제 사상자를 각 등분하여 전탕 후에 세척, 좌훈하면 살균 작용으로 치료된다.

5 타박상 : 신선한 양제 뿌리를 짓찧어 환처에 붙여서 치료한다. 혹은 주초(酒炒) 하였다가 붙이면 어혈이 풀리면서 동통이 치유된다.

6 변비

- 통상 변비 : 양제 대황 각 15g, 번사엽 4g을 전탕하여 복용하거나 분말로 혹은 환약으로 복용한다.
- 노인성, 허약성 변비 : 양제 욱이인 백자인 각 15g, 도인 행인 마자인 각 12g

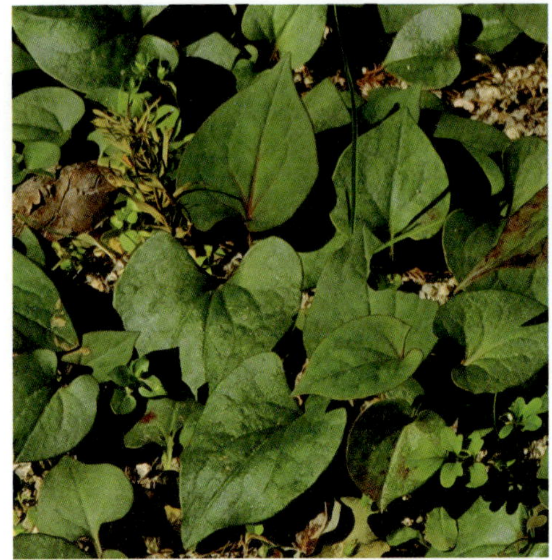

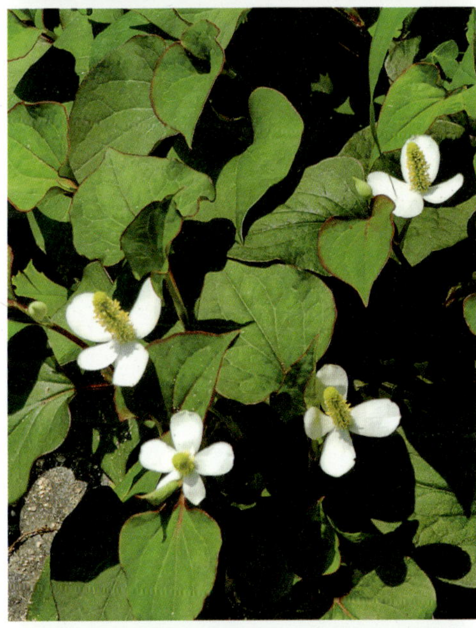

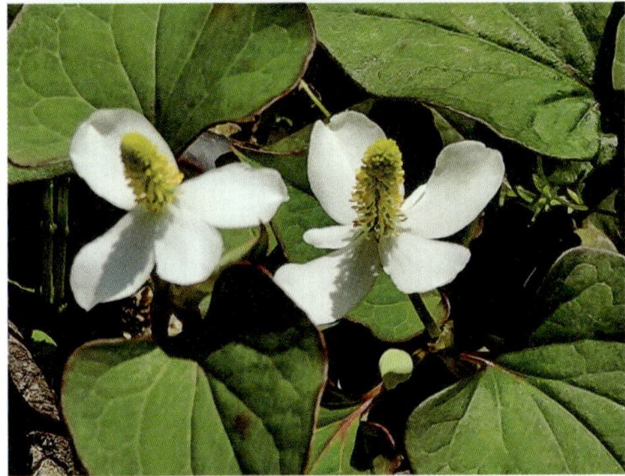

• 약모밀꽃

어성초 魚腥草

약모밀
Houttuynia cordata Thunb.

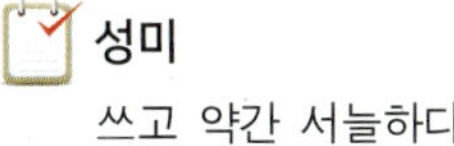

성미
쓰고 약간 서늘하다.

채취 시기
여름, 가을

용량
15-25g

효능
청열해독(淸熱解毒), 소종배농(消腫排膿), 이뇨, 통림(通淋) 작용으로 폐결핵, 폐농양, 해수(咳嗽), 천식, 이질, 피부염에 효력이 높다.

금기
몸이 차고 매우 허약한 사람에게는 삼가서 복용한다.

습지에 자생하는 이 약은 민간에서 또는 의료용으로 매우 유용한 약용자원이다. 요즈음에 머리털이 난다고 야단들이지만 문헌적으로는 그런 기록을 찾을 수가 없었다. 그러나 염증성 질환에 소염, 배농, 살균, 항바이러스 작용이 뛰어난 약물이다. 건조된 어성초를 가볍게 전탕하여 차로 복용해도 일품이다.

임상적으로 이 약이 사용된 시기는 매우 오래 되었으나 국내의 한방 임상 의가들에게는 비교적 낯선 약초로 그리 많이 응용되지 않았다. 본디 일본에서 민간약으로 또는 의료용으로 빈용되었기 때문에 우리나라에서도 활용을 하고 있는 실정이다.

명칭에서와 같이 어성초는 우리말로 약모밀이며 생잎을 뜯어서 냄새를 맡아 보면 흡사 생선의 비린내를 느끼게 되므로 어성초라고 하였다.

이 약은 삼백초과에 속한 여러해살이 초본식물인 약모밀 Houtuuynia cordata Thunb.의 전초와 뿌리를 약용한다.

【성분】

휘발성 정유성분으로 살균 작용이 있는 decanoyl acealdehyde, laurid aldehyde, a-pinene, linalool, methyl-n-nonylketone, camphene, myrcene 등이 함유되어 있다.

【약리작용】

① 항균 작용으로 황색포도상구균, 폐렴쌍구균에 억제 작용이 현저하다.

② 유행성 감기 바이러스에 억제 작용과 예방효과

③ 면역증강 작용으로 만성 기관지염 환자에 백혈구 탐식기능이 현저하게 나타났다.

④ 이뇨 작용

【임상응용】

1 호흡기질환

· 폐결핵, 폐농양(가래와 기침, 때로 피가 석인 가래를 토해내는 증상) : 어성초 25g, 길경 20g, 패모 자원, 관동화 백합 각 15g을 전탕하여 복용한다.

진해(鎭咳), 거담, 지혈 작용을 나타내면서 살균력으로 인하여 기침과 가래가 현저하게 줄어들어 증상이 호전된다.

여기서 용량이 많다고 생각할 수도 있으나 이 약은 용량이 많아야 효력이 있지 적은 양에서는 효력이 미약하다. 그러면서 간독성도 없다.

· **폐암** : 어성초 600g, 길경 600g, 패모 자원 관동화 산약 산수유 숙지황 각 150g, 녹용 150g을 전탕하여 60봉을 뽑아서 1일 2회, 식후 1-2시간에 복용한다.

우선적으로 진해(鎭咳), 거담 효과가 현저하게 나타나게 되어 환자가 지치지 않고 덜 피곤하면서 기분이 호전되어 안색이 좋아진다. 여기서 녹용은 보약기능이 아닌 폐의 기능을 활성화시키면서 면역력을 높이므로 치유되는 것이다.

백일해의 경우 100일 동안 기침을 하는데 자지러지듯이 연달아하는 증상이다. 이 경우는 반드시 녹용을 배합한 처방으로 치료해야 신통력을 얻을 수 있게 된다.

· **해수(咳嗽), 가래, 고열, 번조(煩燥)** : 어성초 20g, 길경 패모 관동화 자원 사삼 각 12g. 해수(咳嗽), 가래를 제거하고 고열과 번조(煩燥) 증상을 치료한다.

2 비뇨기질환

· **요도염, 방광염(소변을 잘 못보며 열감이 있고, 용변 시에 소변 량도 적으면서 긴 시간이 소요되고 통증과 발열감으로 고통을 호소하는 증상)** : 어성초 20g, 해금사 차전자 백모근 편축 각 15g을 선탕하여 복용한다.

어성초는 위로는 폐열을 내리고 아래로는 방광에 습기를 제거하면서 열도 내린다는 의미이며 살균, 소염, 이뇨 작용으로 효력을 나타내는 것이다.

많은 사람들은 처방에 집착해서 병을 치료하려고 하지만 그 질병의 원류를 찾지 못하고 방황하므로 치료를 못하는 것이다.

4 이비인후과의 염증치료제 : 어성초 15g, 신이 창이자 유백피 길경 각 12g, 갈근 계지 각 4g

5 황달형 간염 : 어성초 삼백초 각 12g, 인진 울금 각 20g, 백출 산사 신곡 맥아 지실 각 6g, 감초 2g

6 외과적인 수술 후 : 단방으로 어성초를 전탕하여 복용하면 살균, 항염 작용으로 효력을 나타낸다. 감염증 예방과 치료에도 상당한 효과가 있다.

ㅇ

여 위 女萎

사위질빵
Clematis apifolia A. P. de Candole

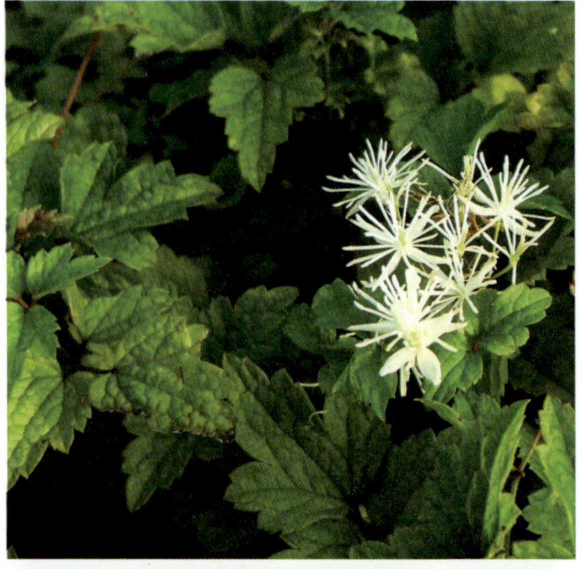

성미

맵고 온화하며, 약간의 독이 있다.

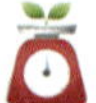

채취 시기

가을

용량

15-30g

효능

거풍제습(祛風除濕), 온중이기(溫中理氣), 이뇨, 소화촉진 작용으로 사지마비, 토사, 이질, 복통, 장명, 백내장 치료에도 적용된다.

금기

과량을 복용하지 않는다. 과량을 복용하면 구토, 설사, 두통, 안면 적색 부종, 사지무력증을 나타낸다.

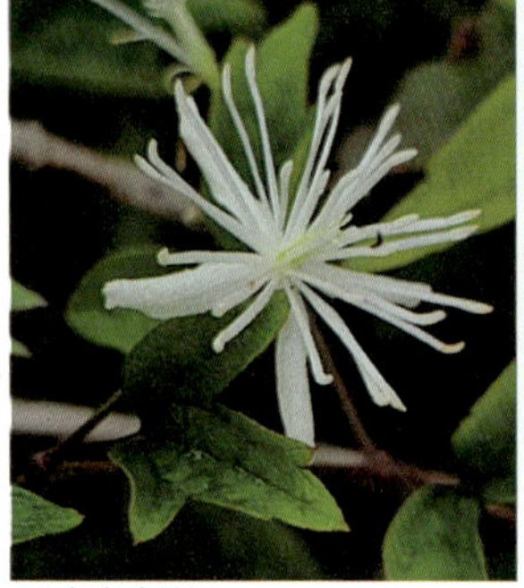

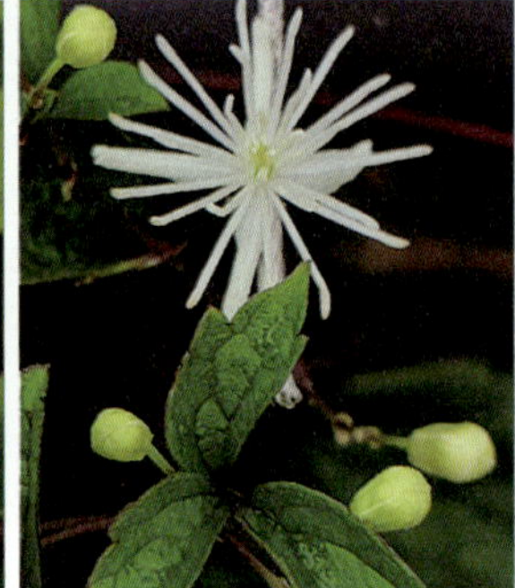

• 사위질빵꽃

덩굴이 하도 길고 가늘며 질겨서 꺾이거나 부러지지 않아 장모가 사위에게 다양한 떡과 여러 가지를 쌓아주면서 지고 가게 하였던 멜빵이다. 이것도 약이 되느냐고 물을 정도로 하얀 꽃이 우아하게 여름부터 초가을까지 산야를 장식한다. 일명 질빵풀이라고도 부른다.

이 약은 미나리아제비과에 속한 낙엽지는 덩굴성 나무인 사위질빵 Clematis apifolia A. P. de Candole의 줄기, 근이다.

【성분】

acetyl oleanolic acid, oleanolic acid, hederagenin, stigmasterol, β-sitosterol, quercetin, kaemferol 등의 플라보노이드 화합물

【임상응용】

1 풍습성으로 사지마비동통

- 단방으로 여위 15g을 전탕하여 복용한다.
- 여위 위령선 우슬 목과 차전자 각 15g, 유향 몰약 각 4g 감초 2g
- 근육과 골질의 동통 : 여위 두충 각 15g, 녹각교 진범 창출 낙석등 각 12g, 위령선 8g, 감초 2g

2 여성의 적백대하 하복냉, 붉은 변을 자주 보는 증상 : 여위 반하 여로 부자 각 40g, 육계 파고지 각 30g, 촉규화 백지 각 20g을 분말로 만든다. 오자대 크기로 밀환을 만들어 1회에 4환을 복용하면 하복냉증 제거와 장내 미생물의 활성화, 자궁에 염증 제거로 치료한다.

3 소아 탈항(脫肛), 대장허냉(虛冷)

- 단방으로 여위 150g을 태워서 항문 부위를 훈증한다.
- 여위 15g, 황기 20g, 지각 18g, 건강 육계 각 4g, 시호 승마 각 2g

4 유즙분비 부족 : 여위 30g, 숙지황 20g, 통초 사삼 각 10g과 돼지고기를 넣고 전탕하여 복용한다.

5 풍충치 : 여위 20g, 세신 백지 각 8g의 신선한 뿌리를 식염과 짓찧어 환처에 붙인다.

6 안화(眼花), 백태

- 단방으로 여위 뿌리를 짓찧어 좌측 안(眼)이면 우측 코 안에, 우측 안(眼)이면 좌측 코 안에 삽입하여 치료한다.
- 백내장 : 여위 감국 구기자 결명자 충위자 각 15g, 숙지황 산수유 산약 각 8g을 전탕하여 복용하면 효력이 있다.

7 칠창(漆瘡), 옻 타는 증상 : 여위 생것에 소금을 넣고 짓찧어 환처에 바르면 해독, 제독이 된다.

여지초 荔枝草

배암차즈기
Salvia plebeia R. Br.

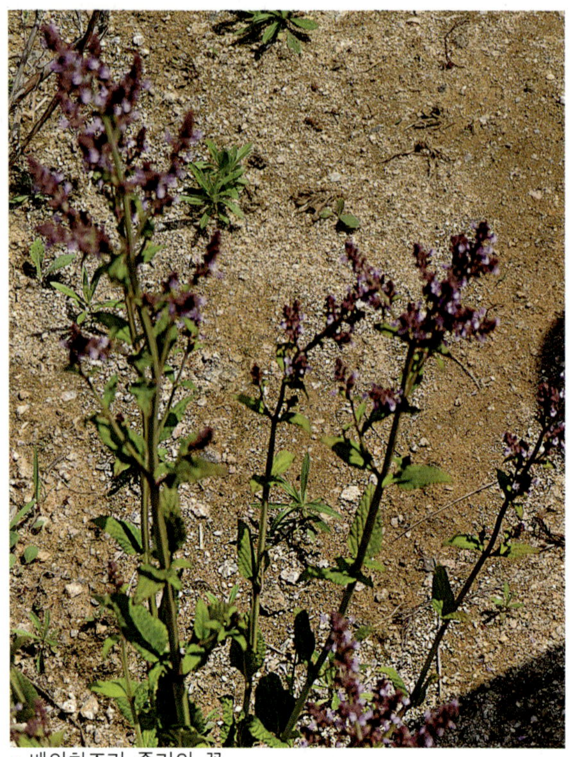

• 배암차즈기 줄기와 꽃

성미
쓰고 맵고 서늘하다.

채취 시기
여름

용량
10–30g

효능
해열, 해독, 어혈제거, 이뇨, 소염 작용으로 감기 발열, 인후염, 폐열, 해수(咳嗽), 각혈, 토혈, 요혈, 자궁 출혈, 치질 출혈, 신염 부종, 이질, 습진, 타박상 등에 활용된다.

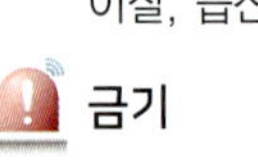

금기
없음.

이른 봄에 땅에 깔리면서 퍼져나가고 잎이 길게 둥글면서 쪼글쪼글하여 곰보배추라고 부른다. 춘천 지방에서 이 약을 호흡기질환에 특효약이라고 알려져 있지만 실제로는 그렇지 않고 활용할 수 있을 뿐이다.

이 약은 꿀풀과에 속한 2년생 초본식물인 배암차즈기 Salvia plebeia R. Br.의 전초이다.

【성분】

homoplantaginin, hispidulin, eupafolin, nepetin, eupafolin-7-glucoside, nepitrin, 4-hydroxyphenyl lactic aicd, caffeic acid

【약리작용】

① 항미생물 작용 : 황색포도상구균, 고초간균에 억제 작용, caffeic acid는 단순포진 바이러스에 억제 작용을 보인다.

② 진해(鎭咳), 평천(平喘) 작용

【임상응용】

1 인후염(물도 음식도 못 먹고 붓는 증상)

- 단방으로 여지초를 짓찧어 목 안에 물고 있다가 삼킨다.
- 여지초 포공영 금은화 연교 길경 각 20g을 전탕하여 복용하면 소염, 살균, 해열 작용으로 치료된다.
- 급성 편도선염
  - 약침제로 사용한다.
  - 여지초 길경 각 500g, 산두근 40g을 전탕하여 복용하면 부종 감소, 동통 감소, 해열 작용으로 치료된다.
  - 여지초 금은화 자화지정 야국화 각 20g을 전탕하여 복용한다.

2 만성 기관지염

- 약침제로 가능
- 여지초 길경 각 30g, 패모 오미자 산수유 숙지황 자원 각 12g, 감초 4g.
  진해(鎭咳), 소염, 억균, 해열 작용으로 치료한다.

3 급성 유선염 : 여지초 60g, 포공영 금은화 어성초 각 30g, 목통 15g을 전탕하여 복용한다. 항균, 소염 작용이 신통하다.

4 지혈 작용

- 해혈, 각혈 : 여지초 백급 아교 각 20g, 수우각 15g
- 토혈 : 여지초 아교 애엽 각 20g, 백출 15g, 형개 건강(초흑(炒黑)) 각 8g
- 소변 출혈 : 여지초 익모초 각 30g, 형개 건강(초흑(炒黑)) 각 10g

5 만성 신염부종

- 여지초 생것을 짓찧어 소량의 소금을 넣고 배꼽에 붙여서 치료한다.
- 여지초 차전초(생것) 저마근 익모초 각 60g을 전탕하여 복용한다.

6 피부염

- 피부습진 : 여지초 생것에 60도 알코올을 넣고 2일간 침출 후에 그 액을 환처에 발라서 살균 작용으로 치료한다.

· **종기** : 여지초 금은화 인동등 약국화 각 30g을 전탕하여 복용하고, 외용으로 짓찧어 붙이기도 한다.

7 치질 : 여지초 괴화 지유 각 등분하여 환약을 만들어서 1회에 30환을 1일 3회 복용하면 부종억제, 통증 감소를 나타낸다.

8 소아 고열 : 여지초 15g, 압척초 30g, 황금 황련 각 8g을 전탕하여 복용하면 해열 작용으로 치료한다.

9 고혈압 : 여지초 종여자 작상(쥐고리망초) 각 30g, 취오동잎 15g을 전탕하여 복용한다. 혈압강하, 두통개선 작용을 하게 된다.

10 이질 : 여지초 백굴채 각 30g을 전탕하여 복용한다.

연자심 蓮子心

연씨의 배아
Nelumbo nucifera Gaertn

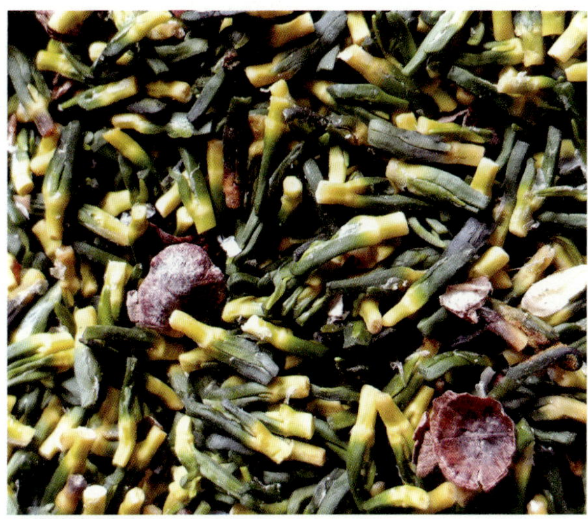

• 연씨의 배아

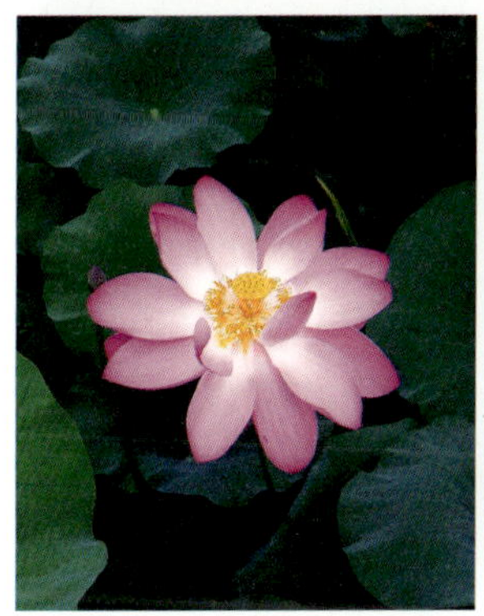

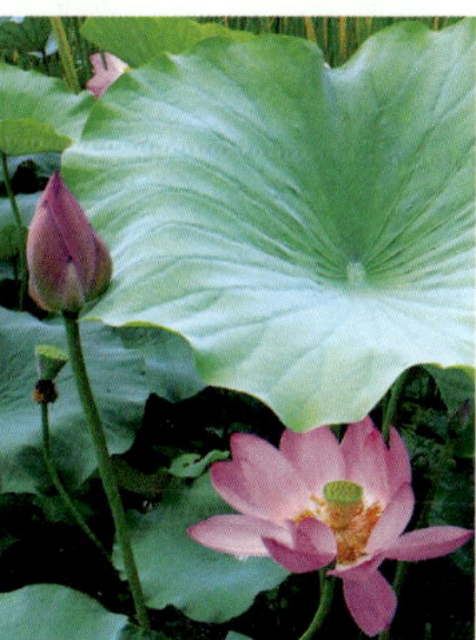

• 연꽃

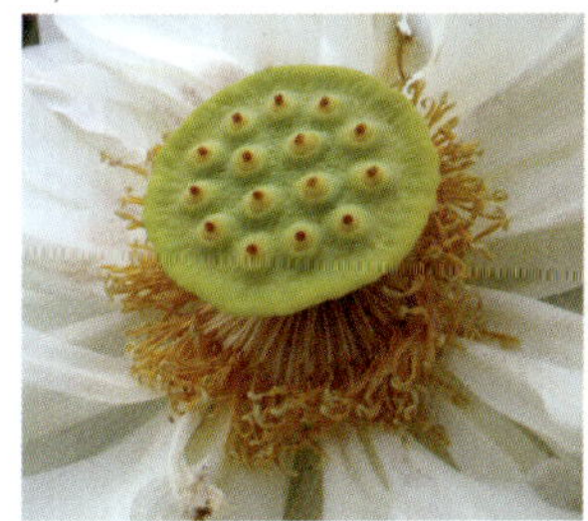

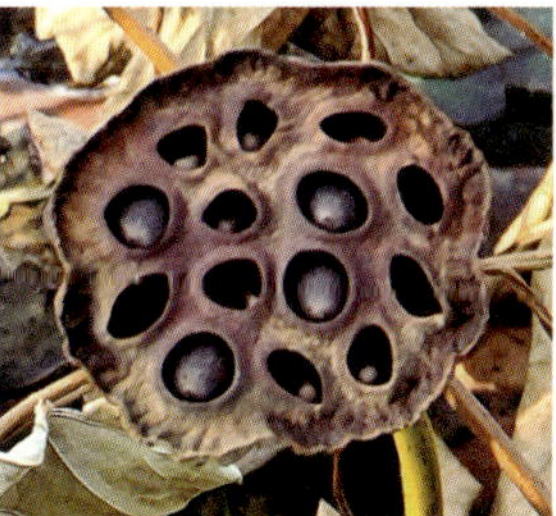

• 연꽃씨방과 연꽃씨

국내에서는 관상용으로 많이 식재되지만 생산량이 적어서 베트남, 캄보디아 등에서 수입하고 있는 실정이다.
이 약은 수련과에 속한 여러해살이 초본식물인

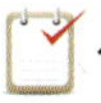

성미

맛은 쓰다.

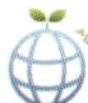

채취 시기

가을

용량

1.5g-3g 혹은 분말로 사용한다.

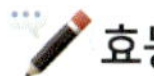

효능

청심화(淸心火), 평간화(平肝火), 지혈(止血), 고정(固精) 작용으로 정신이 혼몽하고 헛소리를 하면서 가슴이 답답하고 번조(煩燥), 번열(煩熱), 구갈(口渴)을 일으키면서 잠을 잘 못자는 증상, 머리가 어지럽고 눈에 충혈이 지고, 때로 토혈을 보이며, 남자에게서는 소변에 정액을 보이는 증상에 적용된다. 그리고 여성이 산후에 심한 갈증을 일으키거나 여름에 번열(煩熱)과 더위를 많이 타는 증상에 체내에서 진액 생성촉진 작용, 마음을 평안하게 유도하고, 신장 기능을 강화시켜서 정액을 보존, 강화시킨다. 청심화(淸心火), 평간화(平肝火) 이외에도 사비화(瀉脾火), 강폐화(降肺火)작용을 나타내기도 한다.

금기

비위장이 차고 허약자는 사용하지 않는다. 그러나 약간 볶은 것은 열기가 약의 속안으로 침입하여 별로 지장이 없다. 그리고 배합하는 약물에 따라서 약효가 변모하므로 단방으로 사용하는 것과는 차이가 있다.

연꽃 Nelumbo nucifera Gaertn이 지고난 후 성숙한 종자 가운데 녹색의 작은 배아를 말한다. 성상을 보면 가는 곤봉상이며 녹색을 띠고 길이 1-1.5cm, 직경 2mm이다. 이중에 어린잎이 2장인데 한쪽은 길고 다른 한 면은 짧으며 안쪽으로 펜촉형태로 말려있으며 아래로 반쯤 꺾여있다. 배아는 아주 작고 어린 잎 사이에 싸여 있다. 배아는 원주형이며 길이 3mm, 황백색이다. 약하여 잘 부러지고 단면은 여러 개의 작은 구멍이 나있다. 냄새는 없으나 맛은 쓰다.

【독성】

neferine을 생쥐에게 정맥주사 했을 때에 LD50은 26+−2.3mg/kg

【성분】

liensinine, isoliensinine, neferine, nuciferine, pronuciferine, lotusine, methylcorypalline, demethylcoclaurine, higenamine, armepavine, nelumbine, 4'−methyl−N−methylcoclaurine, galuteolin, hyperine, rutine, β−sitosterol, β−sitosterol fatty acid ester, chlorophylls 등이 함유 되어 있다.

【약리작용】

① 혈압강하 작용 : 연자심을 전탕한 엑기스를 마취한 고양이에게 투여한 결과 혈압이 하강되었다. 이런 작용은 liensinine과 neferine의 작용으로 알려져 있다. 또 liensinine은 마취한 고양이에게 정맥주사 1−2mg/kg 했을 때에 평균 혈압강하 작용은 50% 하강하여 2−3시간 동안 유지되었다. 토끼에게서는 반응이 없었으나 개에게서는 지속적인 혈압강하 작용을 나타냈다.

neferine은 신성고혈압 흰쥐에서 현저한 혈압강하 작용을 보였다. 이런 결과들은 동물에 따라서 상이함을 보이는 결과이다.

② 항심박부정 작용 : liensinine은 비교적 광범위하게 항심박부정 작용을 나타내고 있었다. 5mg/kg을 토끼에게 정맥주사 했을 때에 부신피질로 유발시킨 심박부정에 대하여 저항 작용을 보였다. neferine의 항심박부정 작용의 강도는 aconitine으로 유발시킨 50%의 투여량에 이른다.

neferine의 항심박부정 작용은 심근에 자율성과, 흥분성을 내리고 있었다. 전자생리학적으로 보면 이런 작용은 Na+, K+, Ca2+에 유관성으로 보고 있다.

【임상응용】

1 강심, 진정 작용

- 이 약은 심장에 들어가서 심장에 박동력을 일정하게 유지하고 혈액대사에 간접적으로 작용을 하고 있다. 소위 한의학에서는 심장신(心藏神), 즉 심장이 정신세계를 주관한다는 의미이다. 심장이 강화되어야 정신도 안정되고 마음이 평안하며 일을 계획하고 추진하는 것을 박력 있게 잡생각 없이 진행하게 된다. 그러므로 번민, 가슴 갑갑 증상, 가슴에서 울화가 치미는 증상, 이로 인하여 얼굴에 상기가 되고 붉으며 작은 일에도 화를 잘 내고, 눈까지 충혈이 되고 혈압이 상승하며 어지러운 증상을 완화시킨다. 불면이나 갈증도 역시 가슴에 열이 울체되어 일어나는 증상이다.
- 태음 온병에 열이 심하고 정신혼몽, 헛소리 : 연심 3g, 현삼 죽엽 각 12g, 생지황 20g을 전탕하여 복용하면 열이 내리고 번열(煩熱)이 진정된다.
- 심화가 심하여 번조(煩燥), 불면 : 연심 4g, 맥문동 생지황 산조인 백자인 각 12g, 치자 4g을 전탕하여 복용한다. 심화를 내리고 정신을 안정시킨다.
- 고혈압(두통, 두현(頭眩), 두중(頭重), 번조(煩燥) 증상) : 연심을 전탕하여 차로 복용한다.

2 지혈 작용

- 너무 지나친 신경과민으로 각혈이나, 토혈을 일으키는 증상 : 연자심 7개, 백미 10g을 넣고 분말로 만들어 술에 타서 복용한다.
- 토혈 : 연자심 7개, 백미 20g을 분말로 만들고 오자대 크기로 환약을 만들어서 복용한다.

3 유정(遺精) : 연자심 3g, 산수유 용안육 검인 원지 각 8g을 전탕하여 복용한다.
정신 안정과 삽정(澁精) 작용을 얻게 한다. 정신이 산만하고 신경성으로 인한 유정과 소변에 정액이 섞여 나오는 증상을 정신수렴 작용으로 치료하게 된다.

4 김기로 너무 땀이 많이 나고 헛소리를 하고 정신 혼몽한 증상 : 연자심과 현삼을 배합하여 치료한다.

5 연자심은 심장(心臟)과 신장(腎臟)의 상호 교통하고 도우면서 소위 심화(心火)를 신장으로 내려주며, 신장의 수기(水氣)를 심장으로 순환 교류시키는 작용으로 근원적인 치료를 하게 되는 원리이다. 교통심신(交通心腎) 즉 심장과 신장의 작용이 서로 통해야 된다는 한의학의 생리관이다.

- 연심 3g, 인삼 복령 각 8g, 황기 백출 각 12g을 전탕하여 복용한다.

ㅇ

연전초 連錢草

긴병꽃풀
Glechoma hederacea L. v. longituva Nakai

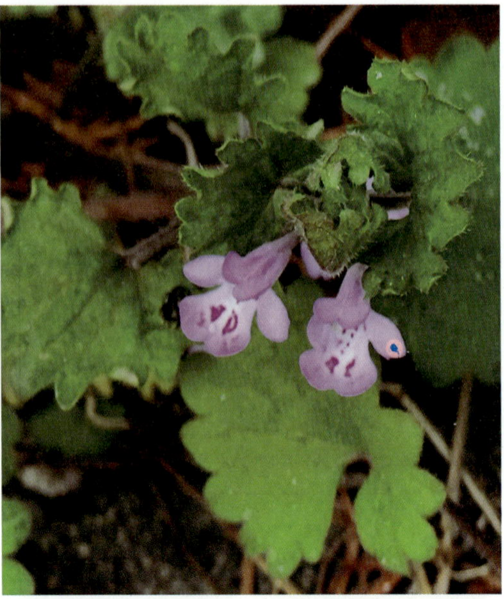

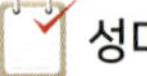

성미
달고 쓰다.

채취 시기
봄, 이른 여름

용량
5-20g, 대량은 60-90g

효능
해열, 이뇨, 진해(鎭咳), 이뇨, 해독 작용으로 간, 담, 비뇨기 결석을 용해시키고 신염 부종, 황달, 피부 창진(瘡疹), 타박상에도 유효하다.

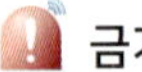

금기
- 설사자
- 생것은 외용하고 복용하지 않는다.

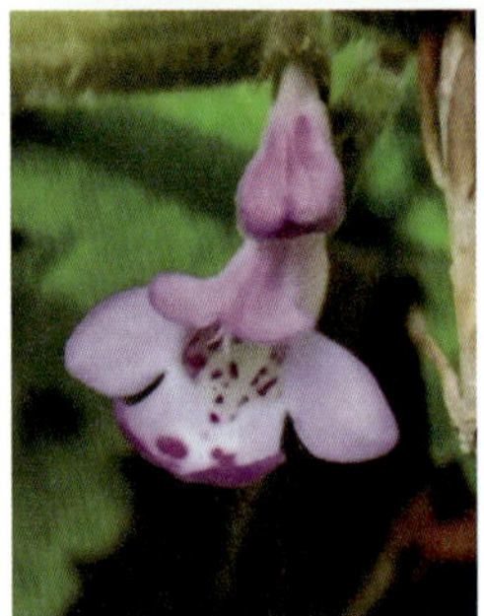

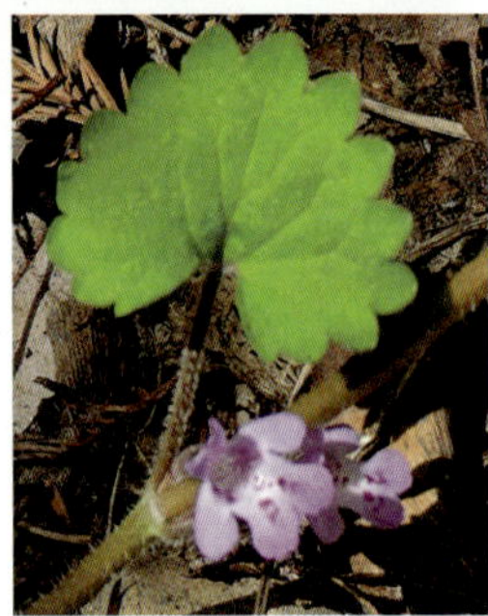

• 긴병꽃풀꽃

작고 둥근 잎이 흡사 동전을 묶어 놓은 것 같은 형상을 하고 있어서 붙여진 이름이다. ≪본토강목습유≫에서는 금전초라고도 수록하였는데 실은 효능이 유사하지만 기원식물은 다르다. 금전초는 Lysimachia christinae로 국내에는 없는 식물이며 수입에 의존하고 있다.
이 약은 꿀풀과에 속한 여러해살이 초본식물인 긴병꽃풀 Glechoma hederacea L. v. longituva Nakai의 뿌리가 달린 전초이다. 최근에 혹자는 돌외와 긴병꽃풀을 구별치 못하면서 남들에게 돌외라고 천거하는 오류를 범하고 있다.

【성분】
l-pinocamphone-l-pulegone, l-menthone, l-pulegone, a-pinene, limonene, p-cymene, isomenthrone, isopinocamphone, a-terpineol, menthol, linalool, quercetin, isoquercetin

【약리작용】

① 배석 작용 : 이담 작용으로 결석용해, 이뇨 작용으로 용석 작용을 나타낸다. 수뇨관의 압력증가, 수뇨관 연동증가, 요량 증가 결석을 배출시킨다.

② 이뇨 작용

③ 항염 작용

④ 면역에 영향 : 면역세포의 억제 작용, 거식세포의 탐식능력을 증강시킨다.

⑤ 평활근에 작용 : 평활근에 이완 작용, 혈소판의 응집 억제 작용

【임상응용】

1 담결석, 요로결석

- 단방으로 연전초를 전탕하여 복용한다.
- 연전초 금전초 각 50g, 인진 30g, 울금 대황 각 12g.
  담즙 분비 촉진과 배석 작용으로 유효한 반응을 얻게 된다.
- **담석증** : 연전초 금전초 각 50g, 계내금 석위 해금사 각 15g을 분말 또는 전탕 복용한다.
- **담낭염** : 연전초 45g, 호장근 강황 인진 각 15g
- **방광결석, 요로결석, 신장결석** : 연전초 금전초 각 50g, 지부자 차전자 각 20g을 전탕 복용한다.
- **요로 결석** : 연전초 60g, 해금사 석위 울금 각 10g, 활석 계내금 각 15g, 감초 4g.
  결석 용해 작용, 소염, 이뇨 작용으로 치료한다.
- **신, 방광, 요로 결석에 허약증상** : 연전초 금전초 각 50g, 상기생 호도인 숙지황 상수유 각 15g, 육계 8g, 감초 2g

2 이뇨 작용

- **신우신염** : 연전초 금전초 각 60g, 해금사 30g, 숙지황 산수유 파고지 각 15g.
  이뇨, 소염 작용으로 치료한다.
- **복수** : 연전초를 짓찧어 배꼽에 붙여서 이뇨 작용을 유도한다.

3 **황달(급성 전염성 황달)** : 연전초 90g, 인진 45g, 백모근 창출 산사 판람근 강황 각 15g을 전탕하여 설탕을 조금 넣고 1일 3회 복용한다.

4 피부염

- **피부염 종기** : 연전초 고삼 각 등분을 짓찧어 환부에 붙여서 소염, 살균 작용으로 치료한다.
- **습진, 농포창** : 연전초 야국화 각 등분을 전탕하여 환처를 씻어 소염, 살균 시킨다.
- **피부염** : 연전초 생것을 짓찧어 환처에 붙인다.
- **개창(疥瘡)** : 연전초 생것을 짓찧어 소금을 소량 넣고 환처에 붙여서 치료한다.

5 **관절염** : 연전초 생것을 짓찧어 술을 소량 넣고 환처에 붙여서 치료한다.

염부자 鹽膚子

붉나무씨

Rhus chinenese Mill.

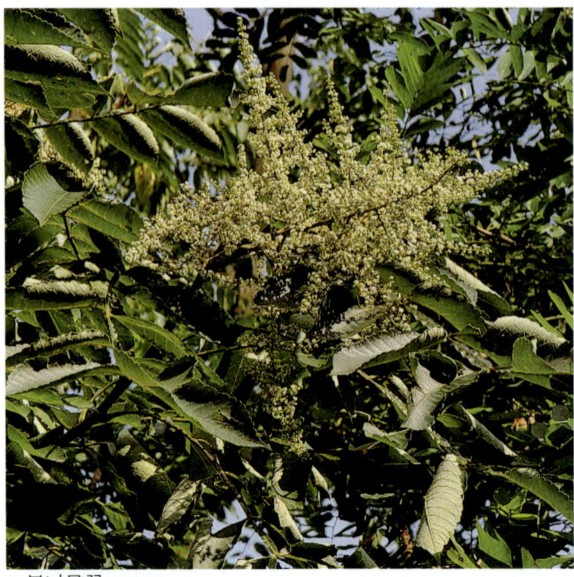

• 붉나무꽃

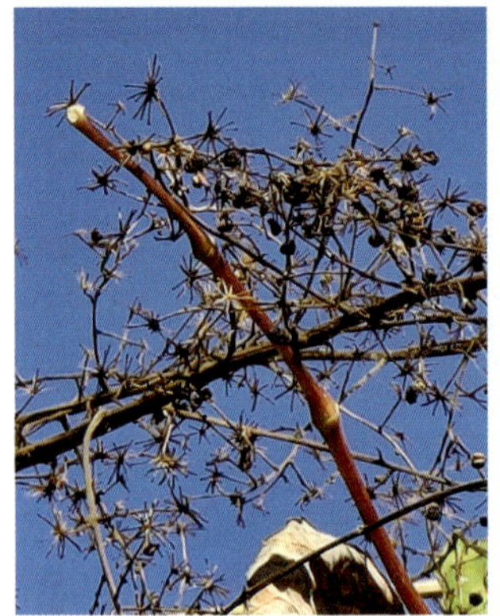

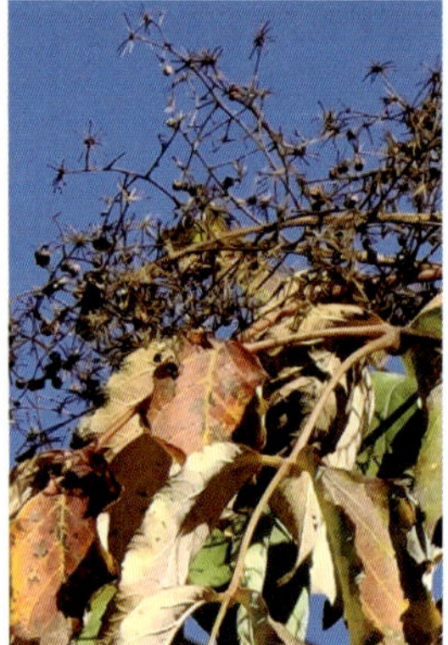

• 붉나무 열매

성미

떫고 시며, 서늘하다.

채취 시기

가을

용량

8–15g

효능

생진(生津), 윤폐(潤肺), 해열, 거담, 지한, 이질에 활용되므로 가래 인후염, 황달, 간염, 도한(盜汗), 이질, 피부염 등에 유효하다.

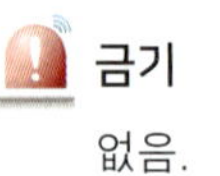

금기

없음.

나무에 가시가 있는 것이 흡사 음나무 같지만 음나무는 아주 큰 키의 나무고, 붉나무는 키도 작고 가시도 작고 여린 편이다. 가을에 단풍이 아름다워 즐기는 이들이 많이 있다. 나무에 기생하는 벌레집은 오배자(五倍子)라고 하여 잘 알려져 있지만 종자는 다들 사용하지 않는다. 효과가 없어서가 아니다. 염부엽(鹽膚葉)도 종자와 유사한 효능이 있고, 염부근(鹽膚根)도 관절염, 골절상, 기관지염 등에 효력이 높다.

이 약은 옻나무과에 속한 낙엽지는 작은키나무인 붉나무 Rhus chinenese Mill.의 종자이다.

【성분】

탄닌 50–70%, 많은 것은 80%, penta-m-digalloyl-β-glucose, gallic acid, malic acid, tartalic acid, citric acid

【임상응용】

1 호흡기질환

- 폐결핵으로 발열, 각혈, 해수(咳嗽) : 염부자 지골피 길경 패모 자원 각 10g을 전탕하여 복용한다.
- 만성 기관지염 : 염부자 산수유 각 30g, 오미자 10g을 분말로 만들어 1회에 6g, 1일 3회 식후 1시간에 복용하여 진해(鎭咳), 거담, 소염, 해열 작용을 얻게 한다.

2 인후염

- 인후마비 동통 : 염부자 길경 감초 사간 각 등분의 분말을 대추 설탕으로 환을 만들어 복용한다. 소염, 살균, 해열 작용으로 치료한다.
- 편도선염 : 볶아서 황색으로 된 염부자 3g, 빙편 0.3g을 분말로 만들고 환처에 불어 넣어서 염증을 소실시켜서 치료한다.

3 피부염

- 만성 피부 개선(疥癬), 악창(惡瘡) : 염부자 왕불류행 각 등분을 분말로 만들고 대마기름에 혼합하여 환처에 바르면 살균 작용으로 치유된다.
- 종기가 궤양으로 변질 증상 : 염부자를 붉나무의 꽃과 같이 혼합하여 참기름에 개어 환처에 붙여서 치료한다.

4 주달(酒疸) : 염부자 상백피 갈화 녹차 각 등분을 추말(麤末, 거친 가루)로 만들어 쌀뜨물에 12시간 침출하였다가 공복에 복용하면 알코올의 분해 속도를 신속하게 유도한다.

ㅇ

영 란 鈴蘭

은방울꽃
Convallaria keiskei Miq.

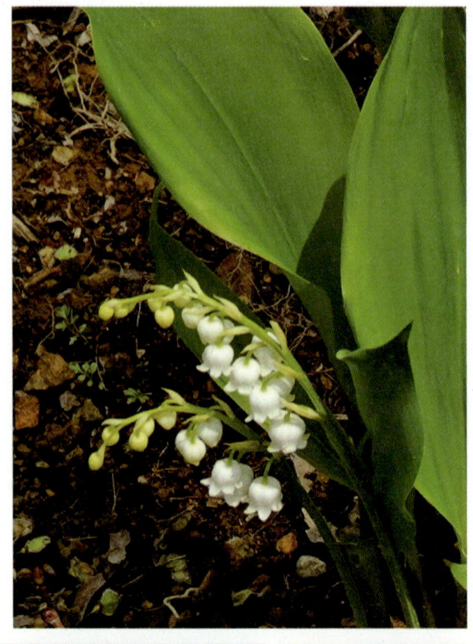

성미
달고 쓰고 온화하며, 독이 많다.

채취 시기
5월 하순

용량
전탕액은 2-3g, 분말은 1g, 외용은 전탕액이나 분말용으로 실시한다.

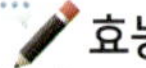
효능
강심, 이뇨, 활혈거풍(活血祛風) 작용으로 심장쇠약, 부종, 자궁출혈, 백대하, 타박상에 유효하다.

금기
급성 심근염, 심장 내막염에는 사용할 수 없다.

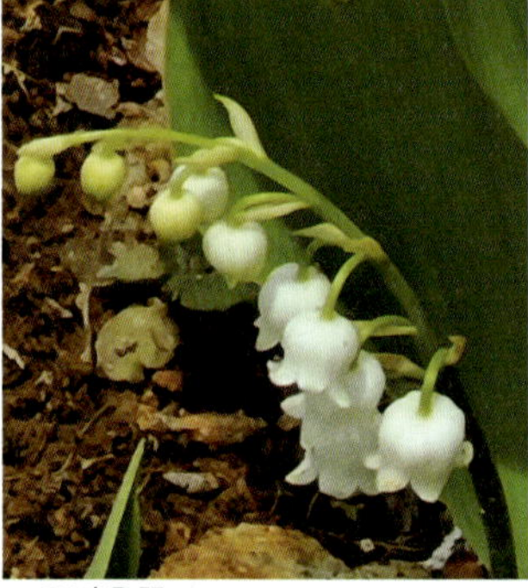
• 은방울꽃

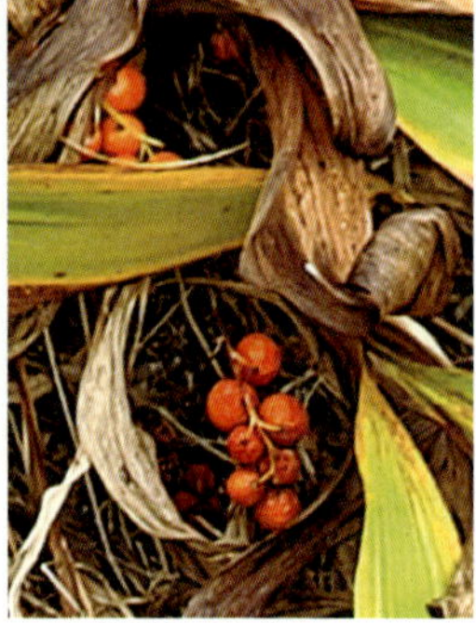
• 은방울꽃 열매

봄에 들꽃, 산꽃을 찾아다니다 보면 긴 타원형의 두 잎을 자랑하면서 그 사이에 종 모양의 하얗고 예쁜 꽃을 아래로 내린 자태는 자못 신비스럽기도 하다. 최근엔 이 식물을 정원에 조경용으로 심어 놓기도 하는데 한국만 자라는 것이 아니라 세계적으로 자라는 종이다.
가을에는 적색 열매가 퍽 아름답다. 보기보다 이 식물의 잎은 독성이 강하여 꽃피는 시기에 복용하면 심장이 정지되고 만다. 그러므로 위험한 약으로 알아야 함을 예고하는 의미에서 수록한다.
이 약은 난초과에 속한 여러해살이 초본식물인 은방울 꽃 Convallaria keiskei Miq.의 전초와 뿌리이다.

【성분】

① 전초 중에는 convallatoxin, convallatoxol, convalloside, deglucocheirotoxin, keioside, rhodeasapogenin, isorhodea sapogenin

② 꽃에는 0.02% convallatoxin, convallasaponin A,B, glucoconvallasaponin B, chelidonic acid

③ 잎에 들어있는 convallatoxin 0.037%

【약리작용】

① 강심 작용 : 디기탈리스 형태의 물질이 함유되어 있는데 냉혈, 온혈동물의 심근에 수축력을 강하게 하여 쇠약해진 심장에 현저한 작용을 보인다. 함량은 잎, 전초, 꽃인데 개화기에 가장 강하게 나타난다. 영란 약침제 0.1mg은 디기탈리스의 5배로 더 강한 것으로 나타났다.

② 이뇨 작용 : 잎보다도 뿌리에서 이뇨 작용이 현저하였다.

③ 진정 작용 : 안정과 수면개선, 불안정한 정서가 감소 되였다.

④ 흡수와 배설, 축적 작용 : 영란을 입으로 복용하면 흡수력이 좋지 못하다. 장관에서 파괴되어 약효가 현저하게 감소된다. 기니피그 십이지장 실험에서는 알코올 추출물이 6시간 후에 50% 밖에 흡수가 안 되었다. convallatoxin은 간장에서 파괴가 안 되고 담즙과 같이 농시에 배출된다.

⑤ 대사에 영향 : 심근에 당원함량을 증가시킨다.

【임상응용】

1 충혈성 심장쇠약

- 10% 알코올에 침출시켜 1회에 1mg, 1일 4회 복용, 연 3일 후에 증상 개선된다.
- 약침제는 1회에 0.05-0.1mg이 효력은 있으나 용량을 초과히면 금사하므로 사용하지 않는 것이 상책이다.

2 단독(丹毒) : 영란 40g 전탕액으로 환부를 세척한다.

3 자반병 : 영란을 태워서 분말로 만들어 참기름에 혼합하여 바른다.

4 타박상 : 영란 1-2g을 진하게 전탕하여 환처에 바른다.

영 실 營實

찔레나무열매
Rosa multiflora Thunb.

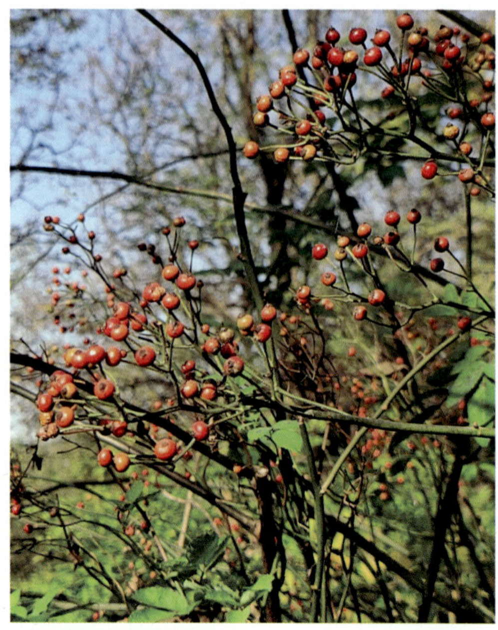

성미
시고 서늘하다.

채취 시기
가을

용량
15-30g

효능
청열해독(淸熱解毒), 거풍활혈(祛風活血), 이수소종(利水消腫) 작용으로 피부종기, 사지마비동통, 관절염, 여성의 생리불순, 부종, 소변불리에 활용된다.

금기
없음.

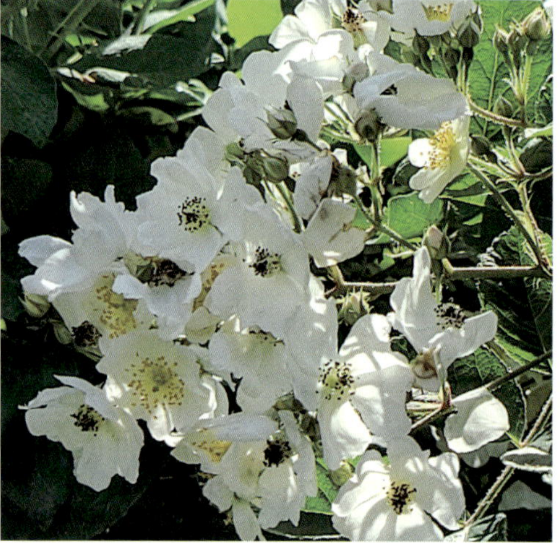

• 찔레나무꽃

봄에는 야산에 이 흰색 꽃이 피면 아름답고 그윽한 향기가 진동한다. 가을에는 산야를 붉게 장식하는 작은 열매가 열리는데 이를 영실이라고 한다.

봄에 꽃은 향료로도 사용하지만 차(茶)로도 일품이며, 술(酒)로 마셔본 사람은 그 향기를 잊을 수가 없다. 꽃은 이내 지고 말지만 열매는 볼품도 효용가치도 명품이다.

이 약은 장미과에 속한 작은키나무인 찔레나무 Rosa multiflora Thunb.의 과실이다.

【성분】

β-sitosterol, 5a-stigmastan-3,6-dione, scoparone, salycylic acid, gallic acid, quercetrin, kaempferol-3-a-L-rhamnopyranoside, methyl galate, multiflorin A·B, multinoside A·B, multinoside A acetate, gibberellin A12

【약리작용】

① 사하 작용

【임상응용】

1 피부염

- 혈열, 피부 종창(腫瘡)(여름에 서열(暑熱)로 인해 피부에 발진이 돋고 열이 나고 염증이 있는 증상) : 영실초 80g, 금은화 향유 각 120g을 전탕하여 1일에 복용한다.
  더위로 인한 열을 내리면서 항염, 항균, 항서 작용으로 치료된다.
- 종기, 악창(惡瘡) : 영실 30g, 어성초 금은화 포공영 각 20g을 전탕하여 복용한다.
  해열, 소염, 항균 작용으로 효력을 나타낸다.

2 안구충혈, 발적 두통 : 영실 지부자 하고초 구기자 각 80g을 분말로 만들어 1회에 8g, 온수로 복용한다.
안구충혈을 내리면서 안구에 혈류 촉진으로 효력을 나타낸다.

3 관절염

- 풍습성 관절염 : 영실 오가피 두충초 각 120g, 대추 30개를 술을 담갔다가 서서히 복용하면 알코올에 용해성분으로 더 효력을 높일 수가 있다.
- 퇴행성 관절염 : 영실 30g, 구척 우슬 비해 골쇄보 각 15g, 유향 몰약 각 6g, 감초 2g으로 전탕하여 복용한다.
  골질세포의 재생력 촉진, 소염, 이수 작용으로 회복력을 높인다.

4 여성 질환

- 생리통(여성의 생리불순으로 생리 시에 복통을 호소) : 영실 60g, 당귀 천궁 각 20g, 유향 몰약 각 4g.
  어혈을 제거하므로 자궁에 기능 조절 작용으로 복통을 해소시키면서 재발을 방지한다.
- 산후에 중풍(여성이 해산 후에 수족을 잘 못 쓰는 초기증상) : 찔레나무 뿌리 40g, 영실 40g, 당귀 천궁 각 20g을 전탕하여 복용하면 회복력이 신속하다.
  어혈을 배설하여 혈맥을 소통시키므로 치료한다.

5 **신장염 초기(체질이 건장하고 몸이 붓고 소변을 못 보는 증상)** : 영실 4g, 옥미수 6g, 의이인 8g, 차전자 6g을 전탕하여 복용한다.

이뇨 작용으로 신장에 염증을 제거하면서 배설을 촉진해 치료효과를 얻게 한다.

6 **항노화** : 영실 황정 각 15g, 황기 당귀 천궁 백수오 각 20g.

기력을 회복하면서 세포의 생존력을 지연시키는 효과를 나타낸다.

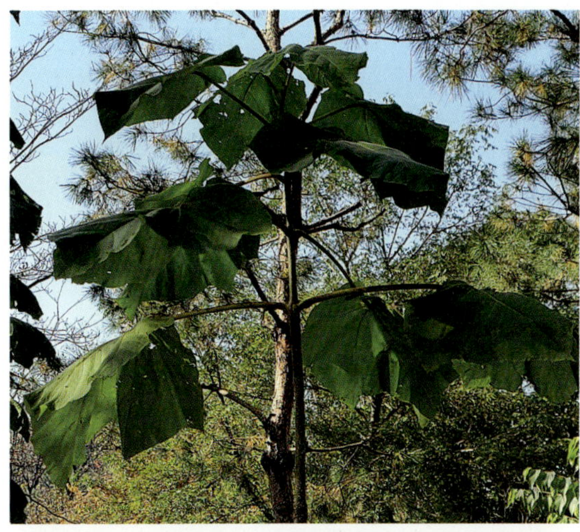

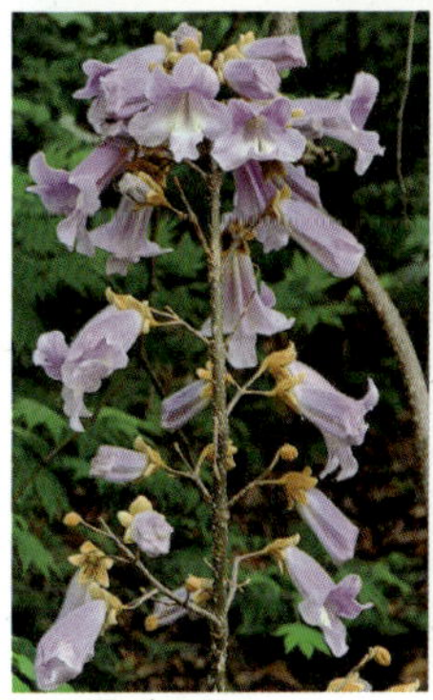

• 오동나무꽃

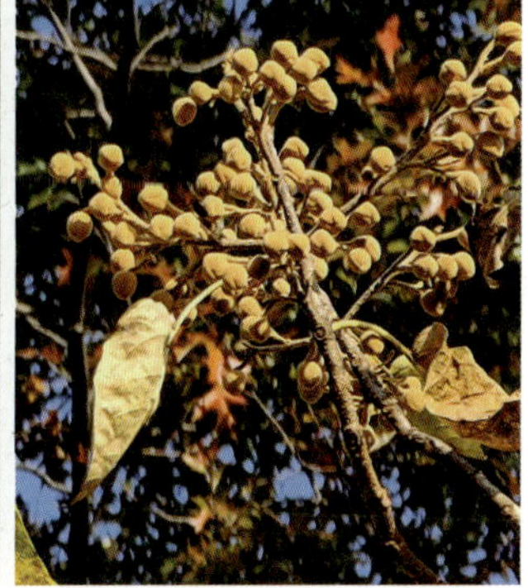

• 오동나무 열매

오동엽 梧桐葉

오동나무잎

Firmiana plantanifolia (L. f.) Marsili.

성미

쓰고 차다.

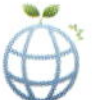

채취 시기

가을

용량

10-30g

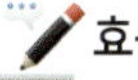

효능

거풍해독(祛風解毒), 소염, 혈압강하 작용으로 사지마비 동통, 타박상, 종기, 치질, 설사, 고혈압 등에 적용된다.

금기

없음.

들판에서 비가 올 때에 오동나무 잎을 머리에 쓰고 다녔던 시절이 있었다. 다른 나무에 비하여 잎이 크고 넓고 소담스럽지만 떨어질 때에는 너무 천해 보인다. 이것을 약용으로 하면 얼마나 귀한 손새가 되겠는가. 종자는 건위(健胃) 자용이 있고, 백발에는 생즙을 바른다.

이 약은 오동나무과에 속한 낙엽지는 큰키나무인 오동나무 Firmiana plantanifolia (L. f.) Marsili.의 잎이다.

【성분】

betaine, choline, β-amyrin, β-amyrin acetate, β-sitosterol, hentriacontane, rutin

【약리작용】

① 혈압강하 작용　　② 진정 작용

ㅇ

【임상응용】

1 고혈압 : 오동엽 농축액을 2개월 복용하면 혈압이 진정된다.
초기에는 오심, 복부에 미약동통, 복창(腹脹)을 유발할 수 있다.

2 관절염, 골절상

- 오동엽 15-30g을 전탕 복용한다.
- 오동엽 30g, 오가피 우슬 두충 송절 각 15g, 유향 몰약 각 2g을 전탕하여 복용하면 마비동통을 치료한다.

3 피부 종기

- 등창 : 오동엽을 태워서 분말로 만들고 꿀을 혼합하여 환처에 발라서 소염시킨다.
- 수족종기에 소염 작용 : 오동엽 자화지정 각 등분하여 분말로 만들고 꿀에 혼합하여 환처에 붙인다.
- 피부염 : 오동엽을 전탕한 후에 그 엽을 환처에 붙여서 소염, 살균 작용을 얻게 한다.
- 무릎 뒤 종지 : 신선한 오동엽을 쌀뜨물에 전탕하여 환처에 붙여서 소염, 살균시킨다.
- 건선 : 약침제로 주사하면 농포가 감소, 피진(皮疹)의 소실, 반진의 색이 정상으로 회복된다. 소변, 간, 신장에 부작용이 없었다.

4 이질, 설사

- 소아 이질 : 오동엽 전탕액에 발을 담그고 있으면 치유된다. 1일 3-5회 실시한다.
- 설사가 지속 : 오동엽 전탕액으로 족욕을 하면 치유가 신속하다.

5 외상 출혈 : 오동엽 분말을 환처에 붙여서 지혈, 소염 작용을 얻게 한다.

6 항문병

- 치질 : 오동엽 7장, 유황 1.5g을 물과 식초를 넣고 전탕하여 훈증 세척한다.
- 탈항(脫肛) : 오동엽을 물에 잠깐 침출시켜서 부드럽게 만들어 환처에 붙인다.

7 모발 촉진 : 오동엽 250g, 화마인 250g을 분쇄하여 쌀뜨물 1말에 넣고 전탕한다. 이를 절반으로 농축한 후에 잔사(찌꺼기)를 버리고 매일 세모하면 15일 후 장발이 된다.

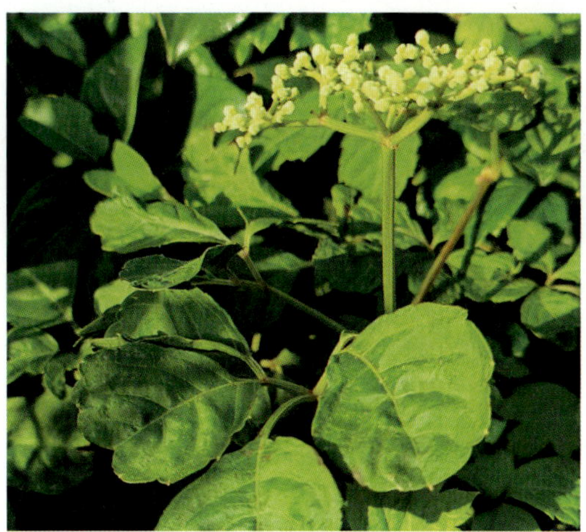

• 거지덩굴꽃

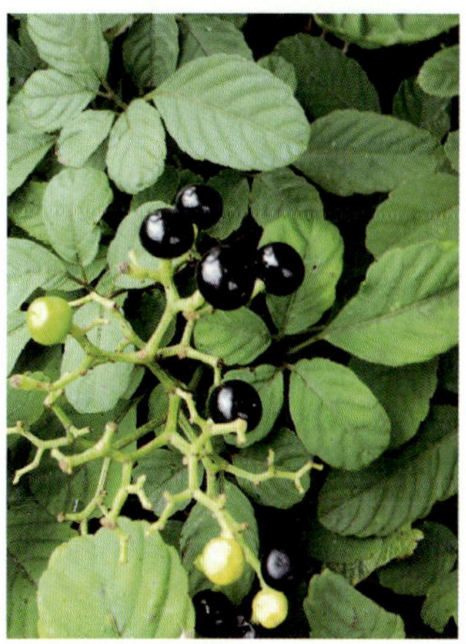

• 거지덩굴 열매

오염매 烏蘞莓

거지덩굴
Cayratia japonica (Thunb.) Gagnep.

성미

쓰고 시며, 차다.

채취 시기

가을

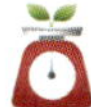

용량

15-30g

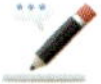

효능

해열, 해독, 부종 제거 작용으로 피부염, 단독(丹毒), 인후염, 탕화상, 사지마비 동통, 황달, 이질, 소변백탁, 혈뇨 등에 유효하다.

금기

없음.

남부지방에서는 잡초로 많이 자라는 식물이 거지덩굴이다. 너무 지천으로 자라서 이름도 천하게 불려진 것이 아닌가 생각되어 진다. 요즈음은 수도권에도 퍼져 무척 흔하게 볼 수 있다. 그러나 약용으로는 가치가 높다.

이 약은 포도과에 속한 여러해살이 덩굴성 초본식물인 거지덩굴 Cayratia japonica (Thunb.) Gagnep.의 전초와 뿌리이다.

【성분】

camphor sabinene, copaene, β-bourbonene, alloaromadendrene, β-elemene, cadinene, santalol, 4,8-dimethyl quinoline, methylpalmitate, a-phellandrene, bornyl acetate

【약리작용】

① 항바이러스, 항균, 해열 작용 : 감기바이러스, 단순성 포진바이러스에 항바이러스 작용, 폐렴쌍구균, 폐렴연쇄상구균, 황색포도상구균의 억균 작용

② 항염 작용으로 육아종의 조직증생 억제 작용, 부종억제 작용이 나타났다.

③ 혈소판 응집 억제 작용

④ 세포면역 작용을 증강

【임상응용】

1 일체의 피부 종독(腫毒)

- 등창, 유방염, 변혈, 악창(惡瘡) 초기 : 오염매 30g, 생강 100g을 짓찧어 혼합 후에 술로 복용하던가, 즙을 복용한다. 잔사(찌꺼기)는 환처에 붙여서 염증을 소산시킨다.
- 임파성염
  - 오염매 생것을 짓찧어 환처에 붙여서 소염, 살균시킨다.
  - 오염매 수선화 줄기와 잎을 같이 짓찧어 설탕을 넣고 따듯하게 하여 환처에 붙인다.
- 등창, 둔부의 종기
  - 오염매를 전탕하여 복용하거나 짓찧어 환처에 붙여서 치료한다.
  - 오염매 금은화 포공영 각 30g을 전탕하여 복용해도 유효하다.
- 무릎 뒤에 종기 : 오염매 생것을 짓찧어 환처에 붙여서 치료한다. 1일 1회 실시한다. 혹은 분말을 돼지기름에 혼합하여 붙이기도 한다.
- 대상포진 : 오염매 뿌리를 고량주에 넣고 웅황 가루를 소량 넣어 환처에 바른다.

2 인후염 : 오염매 차전자 길경 사간 각 10g을 전탕하여 입 안에 물고 있다가 서서히 삼킨다.

3 폐결핵, 각혈 : 오염매 지유 백급 측백엽 각 12g을 전탕하여 복용한다.

4 중풍, 사지마비동통, 반신불수 : 오염매 오가피 토복령 목과 각 15g, 위령선 10g, 유향 몰약 각 4g을 전탕하여 복용하면 마비, 동통을 치료한다.

5 관절염 : 오염매 30g, 우슬 두충 오가피 토복령 각 15g을 전탕하여 복용한다.

6 소변백탁(단백뇨) : 오염매 40g, 토복령 우슬 검인 각 32g에 고량주를 넣고 전탕하여 3분의 1로 농축시켜서 1일 3회 복용한다.

7 급성 간염 : 오염매 인진 강황 각 20g, 창출 산사 택사 각 12g, 감초 2g

8 타박상 : 오염매 생것을 즙내서 술을 타서 복용한다.

소염, 살균 작용으로 치료한다.

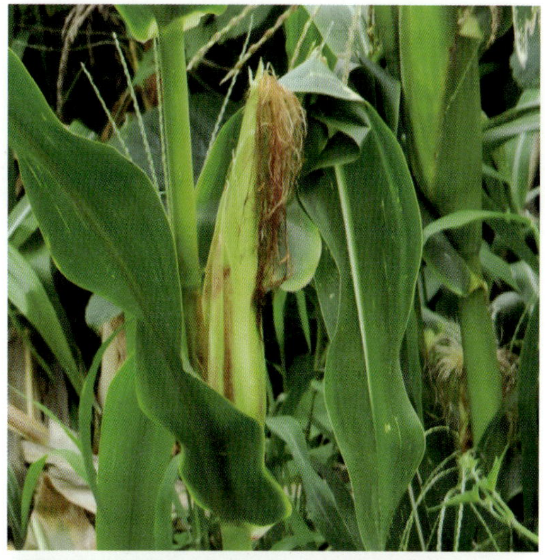

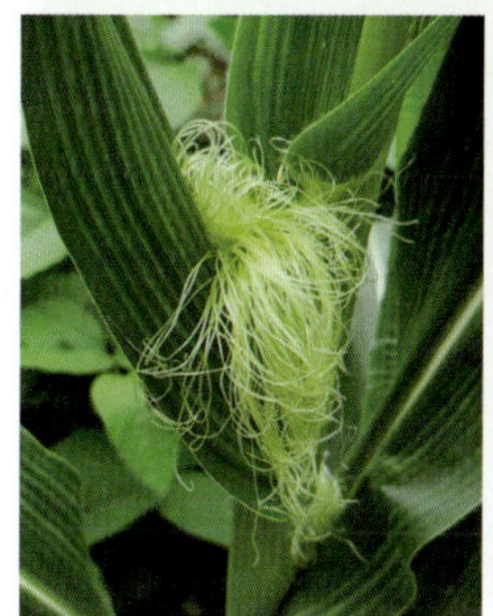

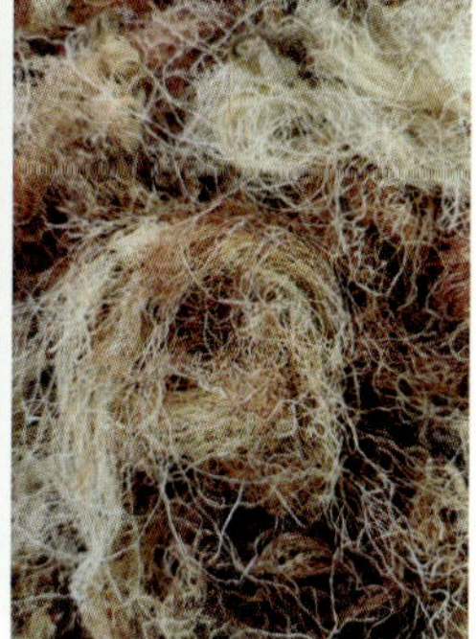

옥미수 玉米鬚

옥수수수염

Zea mays L.

성미

달고 담담하며 평범하다.

채취 시기

가을

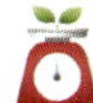

용량

40–80g

효능

이뇨, 해열, 평간, 이담 작용으로 신염 부종, 각기(脚氣), 황달간염, 담낭염, 담결석, 당뇨병, 토혈, 코피, 축농증, 유방염 등에 적용된다.

금기

없음. 단지 생것보다는 약간 볶아서 전탕해야 가벼운 구토를 하지 않는다.

옥수수수염은 구수한 맛으로 음료수로 많이들 마시고 있다. 이뇨 작용으로 소변을 잘 보게 한다는데 소량 먹이시는 효력이 못 미친다. 최근에 알고 보니 이가탄의 원료로도 활용되고 있어서 치과 치료에도 도움이 되는 것을 알았다.

이 약은 화본과에 속한 1년생 초본식물인 옥수수 *Zea mays* L.의 화주(花柱), 암술머리로 흔히 수염이라고 부른다.

【성분】

지방유 2.5%, 수지양물질 3.8%, cryptoxanthin, 사포닌 3.18%, pantothenic acid, inositol, sitosterol, stigmasterol, malic acid, citric acid, oxalic acid, tartaric acid, a–tocopheryl quinone, 비타민 K

【약리작용】

① 이뇨 작용 : 전탕하여 복용하면 1, 2시간 후에 이뇨 작용이 나타났고, 용량을 증가할수록 강하였다. 이뇨성분 중에는 무기염이 함유되지 않았다. 사람에게서는 저령이나 커피보다는 약하였다.

② 혈압강하 작용 : 말초혈관의 확장 작용으로 혈압을 하강시키고 있었다. 소량에서는 심장에 영향이 없었으나 대량에서는 심장의 박동이 약화되었다. 이뇨제의 양은 심장, 호흡, 말초혈관과 장근육에는 영향이 없었다. 화분은 심근에 허혈성 증상을 개선한다.

③ 이담 작용 : 담즙분비를 증가시키므로 담즙의 배설을 촉진케 한다. 사람이 복용하면 15-30분 후 담낭의 반사성 수축으로 담즙의 배설이 증가한다. 그 작용은 완만하지만 지속적이며, 장운동이 증가되고 대변이 묽어진다.

④ 혈당강하 작용 : 옥미수의 발효제품은 혈당을 현저하게 내린다.

⑤ 고지혈 강하 작용 : 고콜레스테롤의 함량을 내리고 있었으며, 비타민 K 결핍으로 일어난 혈액응고 장애에 치료 작용을 나타낸다.

【임상응용】

1 만성 신염

- 단방으로 옥미수 50g에 온수 600ml을 넣고 20-30분 전탕하여 300-400ml로 줄어들면 잔사(찌꺼기)를 버리고 그 전탕액을 1일 1회 복용한다.
  신기능 개선, 부종 경감 및 소실, 단백뇨 경감 및 소실 작용을 한다.
- 옥미수 30g, 차전자 저령 택사 백출 육계 각 8g.
  이뇨, 신장 기능 개선 작용을 한다.
- 신장염으로 초기 신장결석에 옥미수를 전탕하여 복용하면 이뇨, 소염 작용으로 치료된다.
- 전신 부종에도 옥미수 40-80g을 전탕하여 복용하면 이뇨 작용으로 부종이 소실되었다.

2 신장병 종합증

- 옥미수 60g을 전탕하여 1일 2회 아침저녁으로 복용하면 전신 부종, 흉수, 복수가 15일 안에 제거되고 단백뇨도 하강되고 혈압도 정상으로 회복되었다.
- 옥미수 30g, 숙지황 산수유 각 15g, 저령 택사 차전자 각 8g을 전탕하여 복용한다.
  신장기능을 정상으로 유도하게 된다.

3 급성 용혈성 빈혈과 단백뇨(야생식물 독성으로 발병) : 옥미수 40-80g을 전탕 복용하여 요량 증가, 황달 감소, 항용혈, 항과민과 해독 작용으로 치료되었다.

4 간염 황달

· 단방으로 옥미수를 전탕하여 복용하면 간 기능 회복 작용으로 황달이 제거된다.

· 옥미수 40g, 인진 울금 각 20g, 백출 산사 갈근 각 15g, 차전자 12g, 감초 2g.
이뇨, 간 기능 개선으로 치료한다.

· 옥미수 40g, 금전초 울금 인진 각 15g

5 당뇨병

· 단방으로 40g을 전탕하여 복용한다.

· 옥미수 40g, 갈근 천화분 고과 각 15g, 산수유 오미자 맥문동 육계 각 8g.
혈당강하 작용, 구갈(口渴) 제거, 인슐린 조절 작용을 얻게 한다.

6 원발성 고혈압 : 옥미수 서과피(수박껍질) 하고초 향초(바나나, 건조품) 각 30g을 전탕하여 복용한다.
이뇨, 혈압강하로 원발성 고혈압에 유효하다.

7 지혈 작용

· **노동력 과다로 토혈** : 옥미수 30g, 소계 대계 권백 각 20g, 백출 황기 당귀 각 10g

· **토혈, 하혈** : 옥미수 40g, 지유 괴각 각 20g을 전탕하여 복용하면 수렴, 지혈한다.

8 옥수수대는 치과치료제 : 옥수수를 먹고 난 후에 속대를 잘게 절단하여 전탕 후에 입 안에 물고 있다가 버리기를 1일 10여차 시행하면 잇몸에 염증이 소실되면서 치아가 튼튼해진다고 하여 민간에서 애용되고 있다.

ㅇ

와　송 瓦松

둥근바위솔
Orostacys malacophyllus (Pall) Fisch.

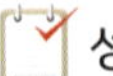 **성미**

시고 쓰고 서늘하다.

 **채취 시기**

여름, 가을

 **용량**

30-60g

 **효능**

양혈지혈(凉血止血), 청열해독(淸熱解毒) 작용으로 토혈, 코피, 변혈, 이질출혈에 지혈효과, 여성의 생리불순, 경폐증, 자궁경부염, 생리과다, 피부 종기, 치질, 습진, 폐렴, 간염, 단백뇨에도 유효하다.

 **금기**

없음.

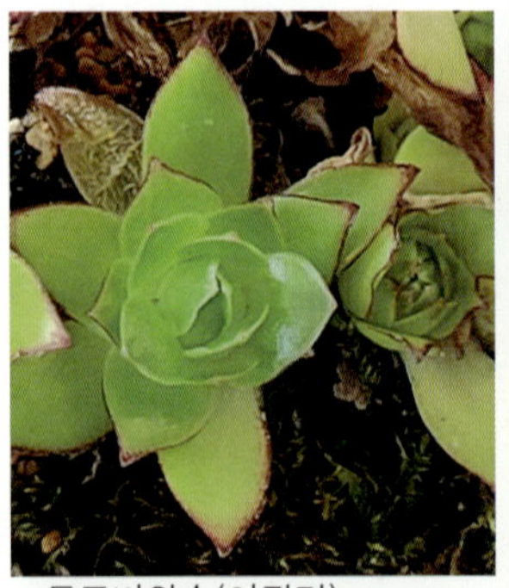

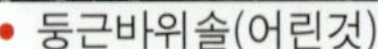

• 둥근바위솔(어린것)

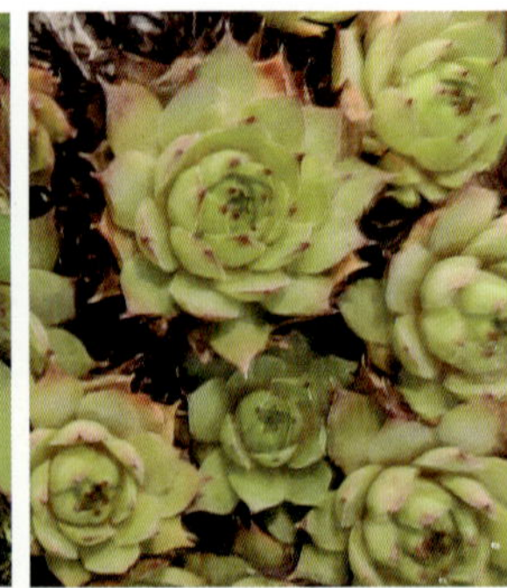

• 둥근바위솔

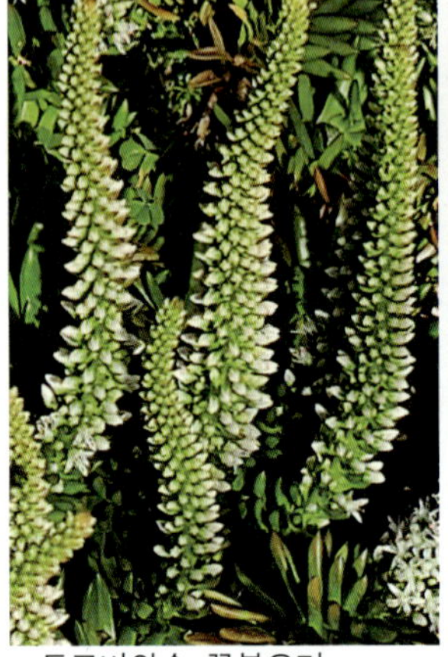

• 둥근바위솔 꽃봉오리

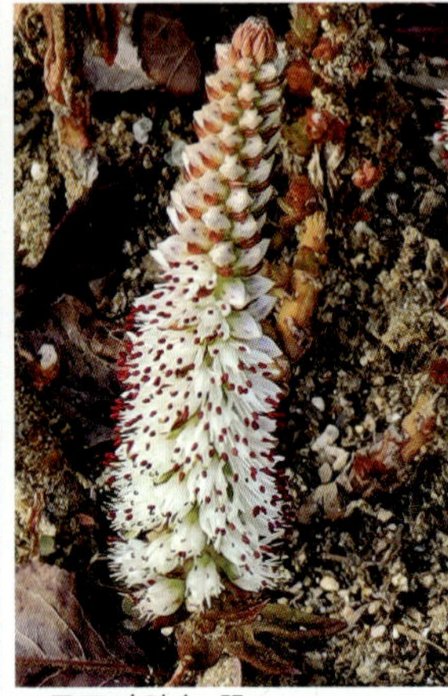

• 둥근바위솔 꽃

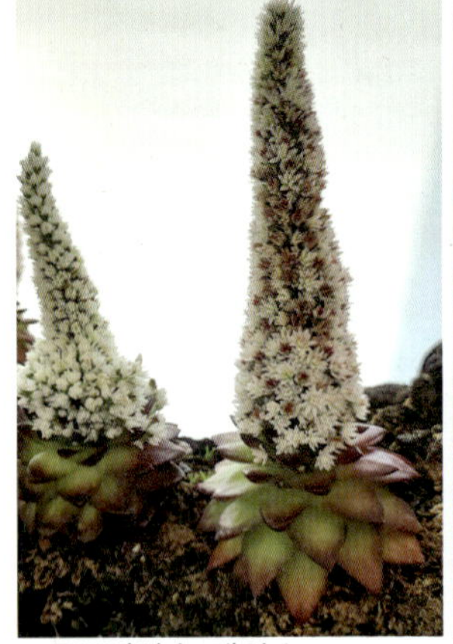

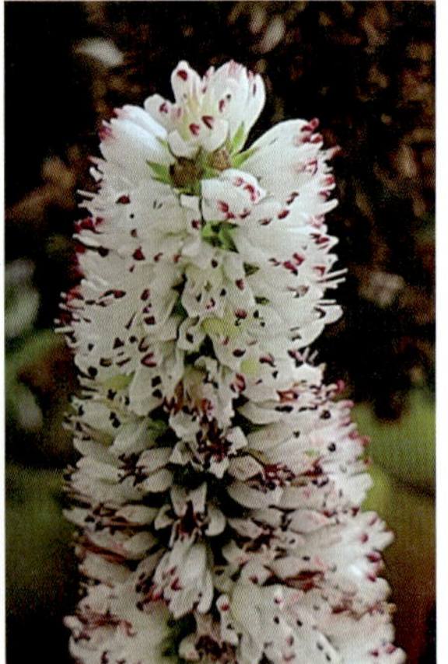

• 둥근바위솔 개화

여러 날 가물어도, 아주 뜨거운 여름 날에도, 죽거나 시들지 않고 싱싱하게 자라는 식물이 와송이다. 원래는 기와집의 지붕에서 흙도 별로 없는 척박한 환경에서 성장하므로 붙여진 약 이름이다.

그러므로 생존을 위하여 잎이 두텁고 짧아서 여기에 영양성분을 축적하면서 살아가고 있다. 국내에는 몇 종이 안 되지만 중국에는 다양한 종들이 식생하고 있다. 최근에는 여러 종이 관상으로 재배되고 있다. 이 약은 돌나물과에 속하는 여러해살이 초본식물인 둥근바위솔 Orostacys malacophyllus (Pall) Fisch.의 전초이다.

【성분】

quercetin, quercetin-3-glucoside, kaemferol, kaemferol-7-rhamnoside, kaemferol-3-β-D-glucopyronoside-7-a-L-rhamnopyranoside, oxalic acid

【약리작용】

① 심혈관계통 : 강심 작용

② 독성실험 : 매일 1개월 복용해도 결막염을 일으키지 않고 무독하였다.

【임상응용】

1 지혈 작용

- 코피 : 생와송 1kg을 짓찧어 여기에 설탕 15g을 넣고 1일 2회 온수로 복용한다.
- 폐열로 각혈 : 와송 30g, 선학초 우절 각 15g, 백급 4g을 전탕하여 복용한다.
- 변혈 : 생와송 60g, 지유 20g, 작약 15g, 건강 육계 각 10g을 전탕하여 복용한다.
- 음주과다로 출혈 : 와송 갈화 지구자 지유 건강(초흑(炒黑)) 각 8g.
  주독 제거 작용과 지혈 작용으로 치료한다.

2 폐결핵 해수(咳嗽), 천식 : 생와송 60-90g, 어성초 건조 30g, 길경 패모 각 12g을 전탕하여 복용하면 열이 내리면서 진해(鎭咳), 기담 작용을 니티낸다.

3 급성 간염 : 와송 60g, 인진 강황 각 20g, 맥아 유지(버드나무가지) 각 10g.
간염균의 활성 억제, 간 세포의 지방분해 촉진, 재생력 활성 작용을 나타낸다.

4 자궁경부 염증

- 와송 생것을 전탕하여 훈세(熏洗)하면 염증을 제거하면서 자궁경부조직에 손상을 치료하여 효력을 얻게 한다.
- 내복약으로는 와송 30g, 당귀 천궁 각 12g, 육계 건강 각 8g, 소회향 파고지 각 4g.
  단전 부위를 온난하게 유도하면서 자궁기능을 정상으로 회복시켜 치료한다.

5 탕화상 : 생와송 생측백엽을 각 등분하여 즙을 내어 환처에 발라 염증과 화독을 제거하여

치료한다.

6 피부염, 악창(惡瘡)

- 일체의 악창(惡瘡) : 먼저 회화나무가지, 파뿌리 전탕액으로 환부를 세척한 후에 와송 건조 분말을 바르면 살균, 소염 작용으로 상처를 치유한다.
- 습진(오랜 습진에 진물이 나며 가렵고 은은한 통증을 호소하는 증상) : 와송 건조 분말을 참기름과 섞어 환처에 발라 치료한다. 차나무열매로 짠 기름이 더 우수하다.
- 개에게 물린 증상 : 와송 웅황을 분말로 만들고 환처에 붙여 살균, 소독, 소염시켜서 치료한다.

7 잇몸이 붓고 아픈 증상 : 와송, 백반을 각 등분하여 달인 물로 양치하면 염증이 소실된다.

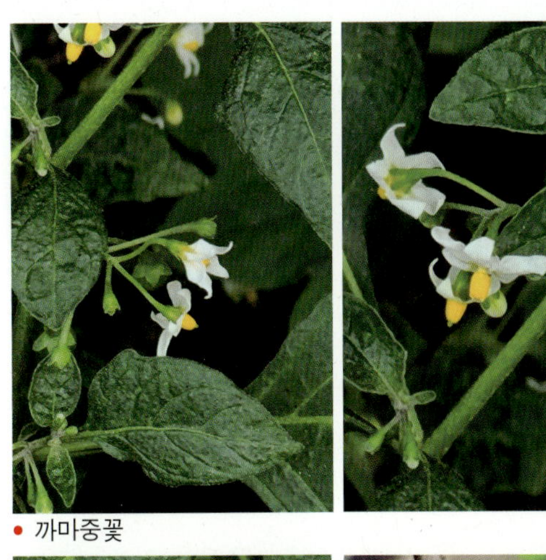

• 까마중꽃

용 규 龍葵

까마중

Solanum nigrum L.

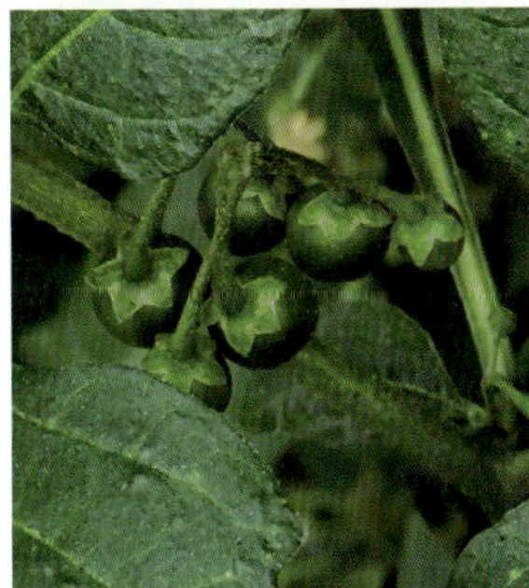

• 까마중 열매(덜익은 것)

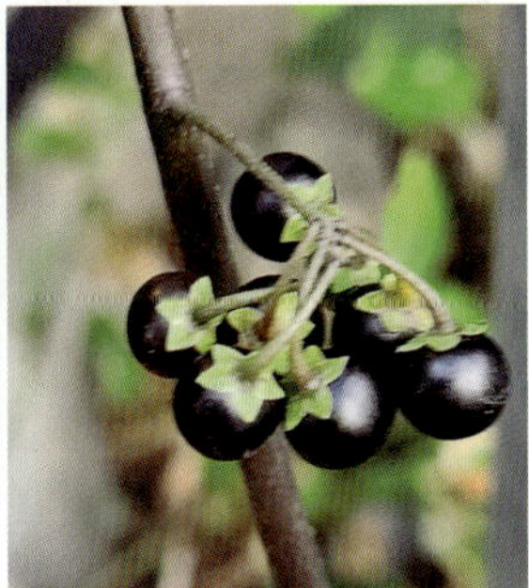

• 까마중 열매(익은 것)

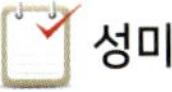

성미

쓰고 약간 달며, 차다.

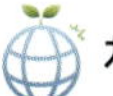

채취 시기

가을

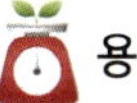

용량

10–15g

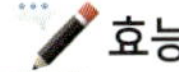

효능

해열, 해독, 활혈소종(活血消腫) 작용으로 각종 암증과 만성 기관지염, 신염, 피부염에 활용된다.

금기

임신부는 피한다.

어릴 적에 잘 익은 까마중의 열매를 따 먹었던 추억이 지금도 생생하다. 요즘 아이들은 더 맛있는 과자와 사탕들이 너무 많아서 먹으라고 해도 안 먹겠지요. 전답이나 길가에서 마구 자라는 잡초지만 활용가치가 매우 높다. 요즘에는 외국 귀화 식물 중에 미국까마중, 털까마중이 들어와서 야생하고 있다.

이 약은 가지과에 속한 1년생 초본식물인 까마중 Solanum nigrum L.의 전초이다.

【성분】

solanin, solasonine, solamargine, 여러종류의 alkaloid, soladinine, diosgenin, 비고적 많은 비타민 A·C, β–solamargine, a–carotine, lectin, tomatotidenol, tigogenin, ut–troside A·B, uttronin A·B

【약리작용】

① 항암 작용

(ㄱ) 암세포의 분열을 억제시킨다. 특히 solanin 성분은 뇌막종유세포에 억제 작용을 나타낸다. 체외 실험에서도 식도암, 복수암, 간암에 억제 작용이 나타났다.

(ㄴ) 용규의 다당체는 신체면역기능의 증강 작용, 위암세포의 증식 억제 작용이 현저하다.

(ㄷ) 용규의 알칼로이드 성분은 폐암의 억제 작용이 있다.

(ㄹ) 용규의 물 추출물도 암세포의 증식을 억제시킨다.

(ㅁ) 알코올 추출물도 간암 세포의 억제 작용을 나타낸다.

(ㅂ) 용규 농축액은 비장과 흉선의 중량에 상승 작용과, 생쥐의 체내에 육종의 중량을 경감시키고 있어서 항종양 작용이 있는 것이다.

② 항염, 항쇼크 작용 : 부종억제 작용, 항체 생성은 못하지만 반대로 촉진 작용을 하고 있다.

③ 해열, 진통 작용

④ 백혈구에 영향 : 소량에서는 증가하지만 대량에서는 백혈구수를 감소시킨다.

⑤ 혈당상승 작용 : solanine 성분은 혈당을 내리고 있으나 포도당의 이용을 억제하므로 혈당상승 작용을 나타내는 것이다.

⑥ 혈압강하 작용 : 고혈압인 개의 실험에서 혈압을 현저하게 내렸다.

⑦ 항미생물 작용 : 항진균, 항세균 작용

【임상응용】

1 항암 작용

- 간암 : 용규 15g, 숙지황 산수유 파고지 울금 강황 인진 각 12g.
  말기 간암 환자의 생활의 질이 개선되고 간 기능과 면역기능이 향상되었다.
- 대장암 : 단방으로 용규를 전탕하여 복용한다.
  말기 대장암 환자에게서 화학요법으로 인한 부작용이 경감되고 면역기능 개선, 생활의 질에 변화가 일어났다.
- 폐암 : 용규 정력자 길경 어성초 각 15g을 전탕 복용한다.
  흉부동통, 호흡곤란의 개선 작용이 있다.
- 비인후암 : 용규 사간 금은화 길경 패모 신이 각 12g.
  해열, 해독, 소염, 배농, 지혈 작용을 나타낸다.

2 고혈압강하 작용 : 용규 10g을 1일 2회 장기 복용하면 혈압이 정상으로 회복된다.

3 신염 : 용규 15g 통초 12g 숙지황 산수유 파고지 각 10g 전탕하여 복용한다.
단백뇨의 배출이 감소되고 이뇨 작용, 부종 감소 작용이 있다.

4 전립성염 : 용규 통초 각 12g, 지부자 차전자 편축 각 10g, 백출 8g.
이뇨, 소염 작용으로 효력을 나타낸다. 통초는 볶아서 사용해야 효력이 높다.
만성 세균성 전립선암에 외용, 내복으로 효율을 높이고 있다.

5 간염

- 급성 간염 손상의 현저한 보호 작용 : 용규 하고초 초장초 차전자 등심초 강황 각 10g, 인진 30g. 식욕 증가, 황달 제거, 복창(腹脹) 경감 작용이 있다.
- B형 간염 손상의 회복 작용 : B형 간염에 단방으로 15g을 전탕하여 복용해도 유효하다.

6 세균성 이질 : 용규 초장초 현초 각 10g을 전탕 복용하면 2-4일 후에 발열, 복통, 설사, 이급후중(裏急後重), 농혈변 증상이 제거된다.

7 소아 소화불량

- 용규 초장초 차전자 창출 각 10g을 전탕하여 복용한다.
- 유아 유체(乳滯)(젓이나 우유를 과량 복용하고 소화가 안 되는 증상) : 용규를 단방으로 전탕하여 복용한다.

8 신경성 불면 : 용규 초장초(괭이밥) 각 1kg, 송엽 대추 각 500g에 물을 넣고 1시간 농축해서 1일 3회 복용한다.
진정, 안신 작용으로, 불면 증상을 치료한다.

9 편도선염 : 용규 길경 감초 사간 각 15g을 전탕하여 복용한다.

ㅇ

유백피 楡白皮

참느릅나무
Ulmus parvifolia Jacq.

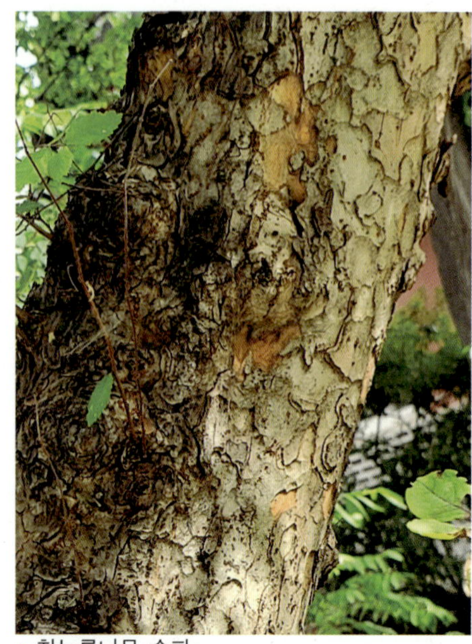
• 참느릅나무 수피

성미

달고 차며, 독이 없다.

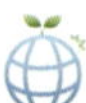

채취 시기

가을

용량

10-15g

효능

이뇨, 거담, 소염, 해독 작용으로 전신부종, 소변불리, 대하, 해수(咳嗽), 가래, 불면, 항궤양, 내·외상 출혈, 피부 개선(疥癬), 종기에 활용한다.

금기

비위장이 허약하고 찬 사람은 복용하지 않는다.

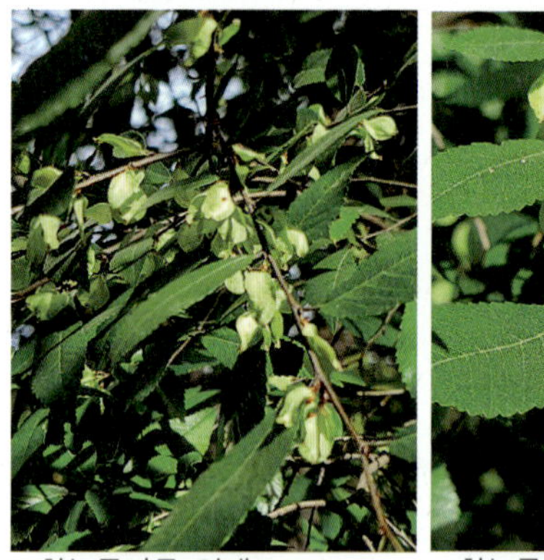
• 참느릅나무 열매 • 참느릅나무 열매

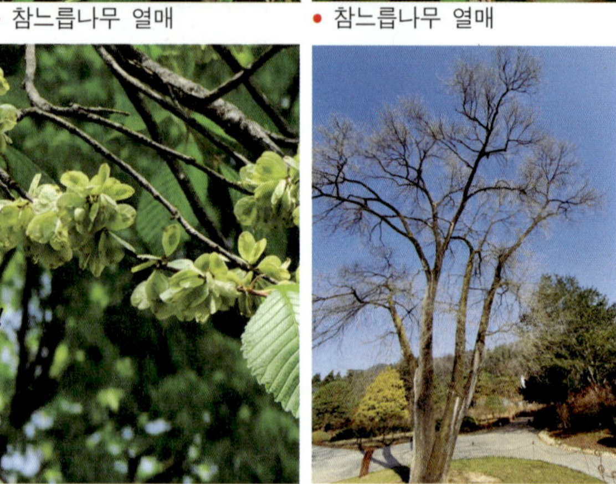
• 왕느릅나무 열매 • 느릅나무

참느릅나무 껍질만큼 국내의 민간 약초시장에서 인기가 많은 것도 없을 것이다. 효능이 있기 때문이 활용하는 것이며 임상효과도 상당하다. 또 연하게 차로 끓여서 마시면 색상도, 맛도, 향기도 우수한데 활용을 안 할 따름이다. 이명으로는 낭유피(榔榆皮)라고도 부른다.

이 약은 느릅나무과에 속한 낙엽지는 큰키나무인 참느릅나무 Ulmus parvifolia Jacq.의 수피와 근피이다. 외부의 코르크 층을 벗긴 것이 우수하다.

느릅나무, 참느릅나무, 왕느릅나무, 비술나무 모두 같은 약용으로 사용한다.

【성분】

전분, 점액질, 탄닌으로 7-hydroxycadalenal, 3-methoxy-7-hydroxyc-adalenal, mansonone C, mansonone G, sitosterol, stigmasterol

【약리작용】

① 항균 작용 : 황색연쇄상구균, 백색포도상구균, 녹농균, 결핵균, 대장균, 감기 바이러스에 억제 작용이 있었다.

【임상응용】

1 비뇨기 질환으로 전신부종, 부종, 소변불리 증상

- 유백피 목통 각 15g, 저령 택사 복령 차전자 각 12g, 백출 진피 각 8g
- 대·소변불리 : 유백피 15g, 활석 육계 대황 각 30g, 감초 10g.
  발열이 있으면서 대·소변불리 증상을 해소시킨다.
- 소변불리에 수족냉증, 하복부 창만 : 유백피 당귀 육계 파고지 각 15g, 소회향 감초 각 2g.
  하복 냉증을 제거하지 않으면 근본적인 치료가 안 된다. 그러면서 이뇨 작용을 유도한다.
- 소변 백탁이 신체 허약으로 발병 : 유백피 검인 숙지황 산수유 각 15g, 토시자 복분자 호로파 각 8g, 감초 2g.
  신장 기능을 증강시키면서 살균, 이뇨 작용을 한다.
- 소변 출혈 : 유백피 동규자 활석 석위 구맥 익모초 괴화 각 15g을 전탕하여 복용한다.

2 만성 기관지염 : 유백피 12g, 마도령 자원 관동화 패모 길경 각 10g을 전탕하여 복용한다.
발열, 기침, 가래에 진해(鎭咳), 거담 작용을 나타낸다.

3 비염

- 호흡장애 두통, 콧물, 재채기 : 유백피 신이 창이자 각 15g, 길경 갈근 계지 각 8g

- 만성 비염 : 유백피 신이 각 15g, 길경 백지 세신 천궁 각 12g
- 알러지 비염 : 유백피 영지 각 15g, 신이 창이자 영지 각 12g, 길경 세신 백지 방풍 갈근 각 10g

4 위·십이지장궤양

- 위궤양 : 유백피 20g, 백출 작약 황련 오적골 각 8g, 감초 4g.
  궤양면을 덮어주고 신생조직의 촉진 작용으로 치유된다.
- 유백피 20g, 황련 작약 백출 오적골 육계 파고지 호로파 소회향 각 4g.
  단전을 온화하게 하여 약효를 흡수, 촉진시킨다.

5 불면 : 유백피 산조인 각 20g, 치자 당귀 원육 원지 석창포 각 8g

6 지혈 작용

- 임신 출혈 : 유백피 당귀 아교 각 15g, 건강 형개(초흑(炒黑)) 각 12g.
  태아와 신모(娠母)를 보호하면서 자궁수축 작용으로 지혈시켜야 한다.
- 외상 출혈 : 유백피를 75% 알코올에 7일간 침출시킨 것으로 분말로 만들어 복용한다.

7 피부염

- 피부감염증으로 욕창 : 유백피 60g, 소계 자화지정 포공영 마치현 각 15g, 치자 6g을 분말로 만들어 환처에 바른다. 소염, 항균 작용으로 염증을 제거한다.
- 피부 자전, 백전풍 : 유백피를 소존성(燒存性, 약성(藥性)이 남아 있을 정도로 볶는 것)하여 분말을 내복, 외용한다.
- 소아 대머리 : 유백피를 분말로 만들고 식초에 개어 환처에 붙인다.
- 피부 미용 : 유백피 황기(3년생) 오미자 산수유 대두 각 등분을 분말로 만들고 녹두 낟알 크기로 밀환을 만들어 1회에 5g, 1일 2회 공복에 복용하면 미백, 주름 제거, 탄력 강화 작용을 얻게 된다.

유 지 柳枝

버드나무
Salix koreensis Anderss.

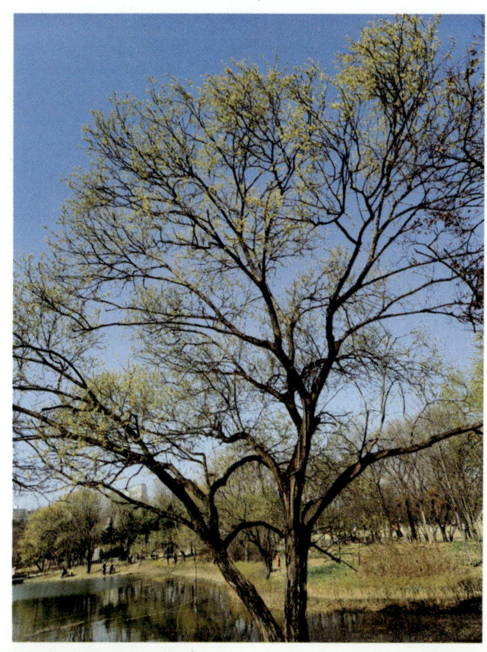

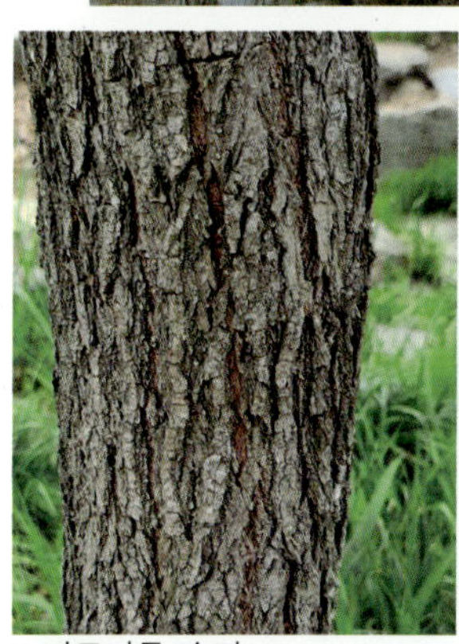
• 버드나무 수피

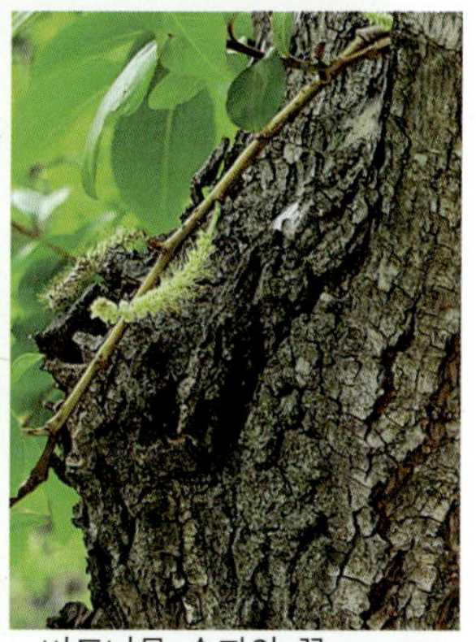
• 버드나무 수피와 꽃

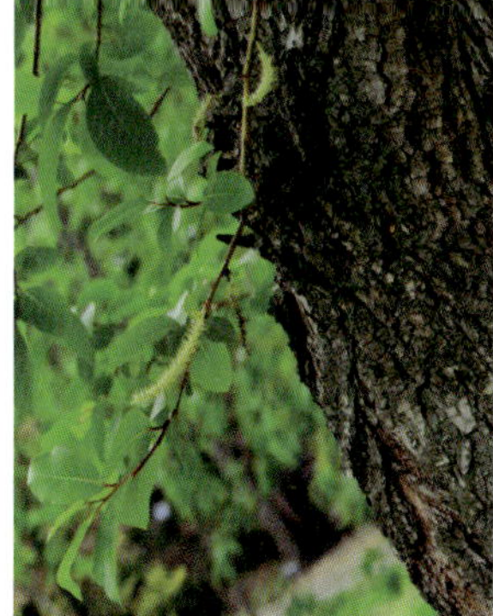
• 버드나무 수피와 꽃

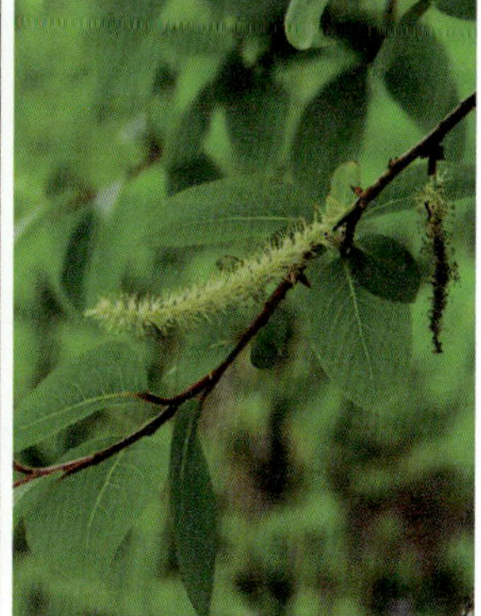
• 버드나무 꽃

성미
쓰고 차다.

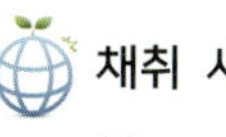

채취 시기
봄

용량
15-30g

효능
거풍이습(祛風利濕), 해독, 소염 작용으로 사지마비 동통, 속근골(續筋骨), 소변불리, 황달, 피부소양, 단독(丹毒), 창양(瘡瘍), 치은종통(齒齦腫痛)에 활용된다.

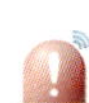

금기
없음.

이른 봄에 제일 먼저 잎을 드러내고, 늦가을에도 물가를 지키면서 추위를 견디면서 살아간다. 오래 전부터 이 나무의 껍질에서 그 유명한 아스피린을 추출해내어 임상에 많이 이용되어 왔다. 너무도 흔한 나무이지만 이용가치는 최고이다. 그러나 동양권에서는 활용법이 지나치게 없다.

이 약은 버드나무과에 속한 낙엽지는 큰키나무인 버드나무 Salix koreensis Anderss.의 나무 가지이다.

【성분】

salicin

【약리작용】

① 국부마취 작용
② 항염 작용
③ 진통 작용

【임상응용】

1 관절염

- 습비, 사지 구련(拘攣), 슬관절염 : 유지를 단방으로 전탕 복용해도 유효하다.
  관절염, 류마티스성 관절염, 강직성 척추염, 골관절염, 좌골신경통, 경추병에 일정한 효과가 있다.
- 병증에 따라서 복방으로 처방하여 환자에게 투여한다.

2 관상동맥경화증 : 유지 30g, 하수오 산사 백과엽 단삼 각 15g, 갈근 천궁 당귀 각 8g.
심흉동통, 심교통에 혈액의 점도를 하강시키면서 개선작용을 나나낸다. salicin 성분으로 효력을 나타낸다.

3 소변불리

- 방광염, 요도염으로 소변불리 : 유지 30g, 차전자 지부자 감초 각 12g을 전탕하여 복용한다.
  해열, 이뇨 작용을 나타낸다.
- 소아 소변불리 : 유지 30g을 전탕하여 단방으로 복용해도 치유 효과가 나타난다.

4 간 기능 장애

- 급·만성 간염
  - 유지 60g에 물 1리터를 붓고 전탕하여 200ml가 되면 1일 2회 복용한다.

– 복방으로는 유지 30g, 인진 강황 각 20g, 창출 산사 지각 진피 각 8g을 전탕하여 복용하면 간 기능이 정상으로 회복된다.

- 황달 : 유지 60g을 전탕하여 농축액을 복용하면 간 기능의 회복 작용이 신속하다.

5 피부염

- 창양(瘡瘍), 소양 : 유지 농축액을 환처에 발라서 소염, 살균 작용을 나타낸다.
- 피부 창양(瘡瘍), 진물이 나오고 가렵고 은은하게 통증이 지속되는 증상 : 유지를 태워 연기를 쐬어서 외용으로 살균 작용을 얻게 한다.
- 음부가 가렵고 붓고 아픈 증상 : 유지를 절단하여 전탕액으로 환부를 세척하여 치료한다.
- 피부 단독(丹毒) : 유지를 전탕하여 농축액을 환처에 발라서 해열, 살균, 소염 작용으로 치료한다.

6 치은염

- 잇몸이 약하여 치아가 흔들리는 증상 : 유지 대두를 같이 넣고 전탕하여 농축액으로 치아에 물고 있다가 뱉는다.
- 잇몸과 귀까지 연이어서 함께 붓는 증상 : 유지 상백피 괴화백피 백양피(자작나무) 각 20g을 전탕하여 소금을 소량 넣고 입 안에 물고 있다가 뱉는다.
  소염, 살균 작용으로 치유시킨다.

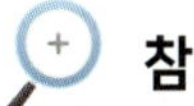

참고

유백피 柳白皮

- 버드나무의 수피와 근피

성 미 맛은 쓰고 차며, 독이 없다.

효 능 거풍이습(祛風利濕), 소종지통(消腫止痛) 작용으로 피부염, 탕화상과 풍습성으로 인한 관절염, 근골동통을 개선시킨다.

성 분 salicin, rutin, naringenin-7-glucoside, naringenin-5-glucoside, luteolin-7-glucoside, quercetrin, quercetin

약리작용 ① 중추신경에 작용 : 진정, 최면, 해열 작용
② 혈압강하 작용

ㅇ

율 초 律草

환삼덩굴
Humulus japonicus S. et. Z.

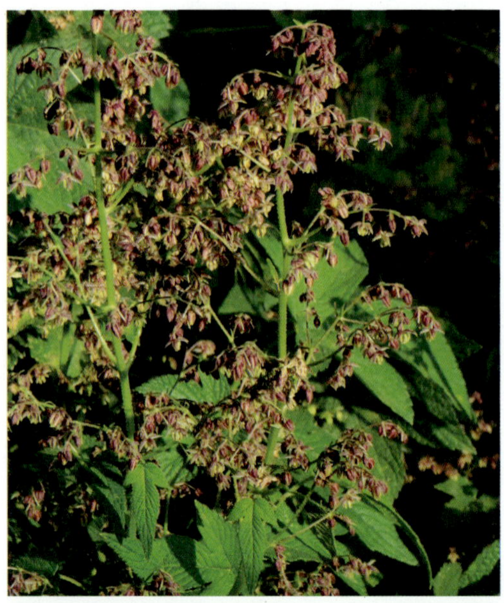

성미

달고 쓰며 차다.

채취 시기

가을

용량

10-15g, 대량은 30-60g

효능

해열, 해독, 이뇨 작용으로 폐렴, 폐결핵, 허열, 번갈(煩渴), 요도염, 방광염, 부종, 이질, 피부소양, 열독(熱毒), 창진(瘡疹)에 유효하다.

금기

없음.

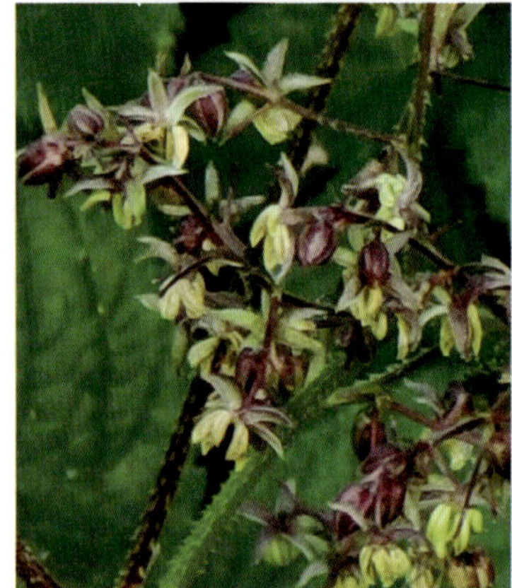

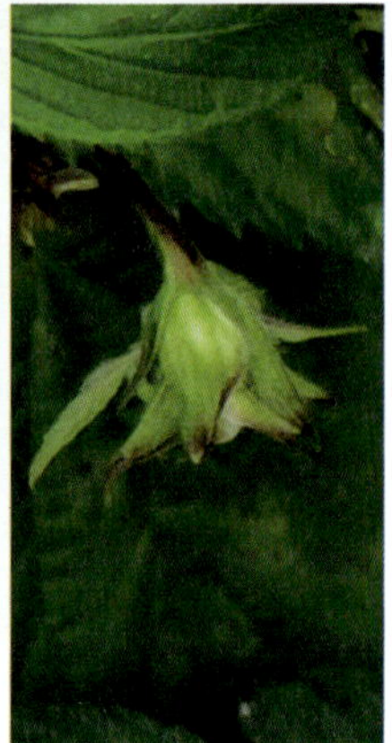

• 환삼덩굴 꽃

길가나 밭둑에서 잡초로 왕성하게 자라는 이 식물은 아무리 제거하려고 해도 견잡을 수 없이 자란다. 이 식물은 약용보다 제초제의 1호 대상이다. 잎과 줄기에는 거칠고 작은 가시가 밀생하여 손을 다치게 하므로 사람들이 접근을 못하게 만들어 더 잘 성장한다.

이 약은 뽕나무과에 속하는 1년생 혹은 여러해살이 초본식물인 환삼덩굴 Humulus japonicus S. et. Z.의 전초이다.

【성분】

luteolin, choline, asparamide, β-humulene, a-selinene, cadinene, humulone, lupulone, luteolin-7-glucoside, cosmosin, vitexin

【약리작용】

① 항균 작용 : 그람양성균, 황색포도상구균, 연쇄상구균, 폐렴균, 디프테리아균, 탄저균에 비교적 강한 억균 작용을 한다.

② 항산화 작용

③ 체온상승 작용

④ 항암 작용 : 종양억제 작용이 있다.

【임상응용】

1 폐렴, 폐결핵

- 폐결핵으로 해수(咳嗽), 가래, 발열 증상 : 율초 단방으로 전탕하여 복용한다.
- 율초 길경 어성초 금은화 15g, 패모 관동화 자원 녹용 각 8g.
  진해(鎭咳), 거담, 폐의 호흡기능 개선 작용을 얻게 한다.
- 발열, 천급, 번조(煩燥), 구갈(口渴), 흉부동통
  - 경증 : 율초 15g, 금은화 우방자 각 20g, 길경 행인 박하 각 8g
  - 중증 : 율초 15g, 상백피 마황 행인 석고 감초 각 10g, 오미자 8g
  - 해열, 해독, 진해(鎭咳), 거담 작용으로 치료한다.
- 폐결핵에 가래를 토해내는 증상 : 율초 자화지정 금교맥 울금 길경 각 15g
- 폐결핵에도 비교적 열이 없고 조열(潮熱), 도한(盜汗) : 율초 백부근 지골피 길경 어성초 각 15g.
  헤열, 번조(煩燥) 증상 제거와 진해(鎭咳) 작용을 유도한다.
- 만성 기관지염 : 율초 15g, 숙지황 산수유 패모 백합 길경 각 15g, 녹용 8g
- 감기 예방과 치료 : 율초 300g, 관중 대청엽 각 150g, 야국화 120g, 소엽 30g을 농축액으로 복용한다.
  감기 바이러스의 억제 작용으로 치료와 예방이 된다.

2 허열(虛熱)(감기 후에 미열이 지속되는 증상) 제거 : 율초 지골피 현삼 하고초 각 15g을 전탕하여 복용한다.

3 비뇨기 질환

- 비뇨기 결석 : 율초 생즙을 1일 3회 공복에 복용하여 결석을 용해하여 배출시킨다.
- 전립선염 : 율초 생즙에 식초를 소량 넣고 1일 3회 공복에 복용하면 염증이 소실된다.

4 관절염

- **붓고 붉게 충혈 되면서 동통, 굴신불리** : 율초 생것을 짓찧어 설탕이나 꿀을 넣고 환처에 붙여서 소염, 이뇨, 통증 개선 작용을 얻게 한다. 1일 4-5회 반복 시행한다.
- 율초 우슬 각 20g, 생지황 30g을 전탕하여 복용한다.

5 피부질환

- **피부 소양증** : 율초 창이자 황백 각 등분을 전탕하여 환부를 세척한다. 살균, 소염 작용으로 치료한다.
- **전신 피부에 창진(瘡疹)** : 율초 생것이나 건조품을 전탕하여 환처에 바르면 살균, 소염, 해열 작용으로 치료된다. 생것이 더 약효가 우수하다.

6 치질 : 율초 권백 지유 각 등분으로 전탕하여 환부를 찜질한다.

7 설사 장염

- **지사 작용** : 율초 여귀 각 1kg, 토목향 500g, 설탕 소량 넣고 전탕하여 농축액을 복용한다. 율초를 전탕 농축액으로 복용해도 효력이 높다. 전탕액으로 다리를 세척해도 지사 작용을 나타낸다.
- **세균성 이질** : 율초 백굴채 각 등분하여 전탕 복용한다. 이질균의 발육 억제 작용으로 치료한다.
- **장염 설사** : 율초 현초 백굴채 각 12g, 백출 지각 목통 각 8g을 전탕하여 복용하면 이질균의 억제 작용과 소염, 이뇨 작용으로 효력이 있다.
- **위장염** : 율초 토목향 창출 각 15g, 목향 감초 각 2g을 전탕하여 복용한다.

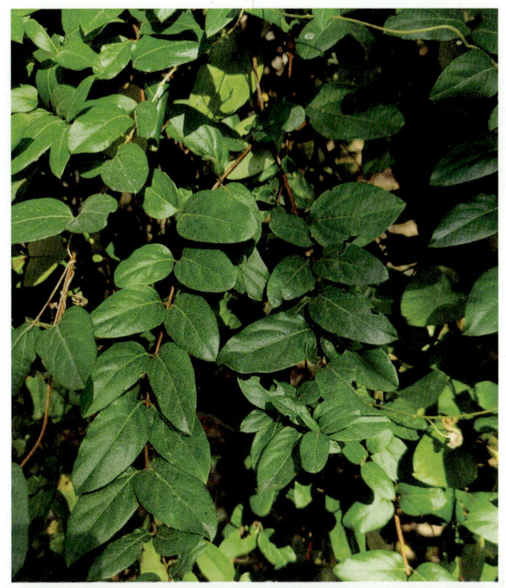

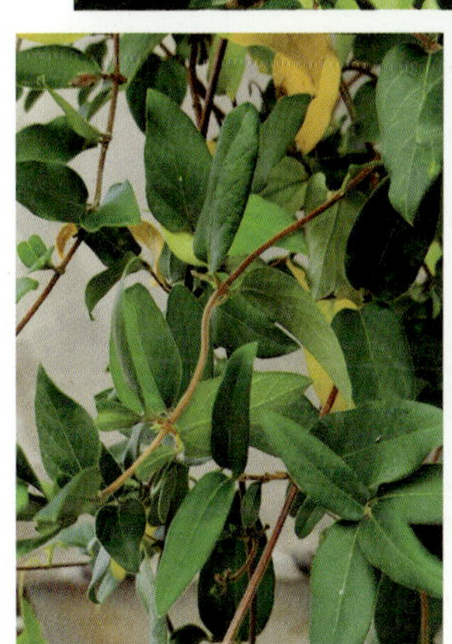

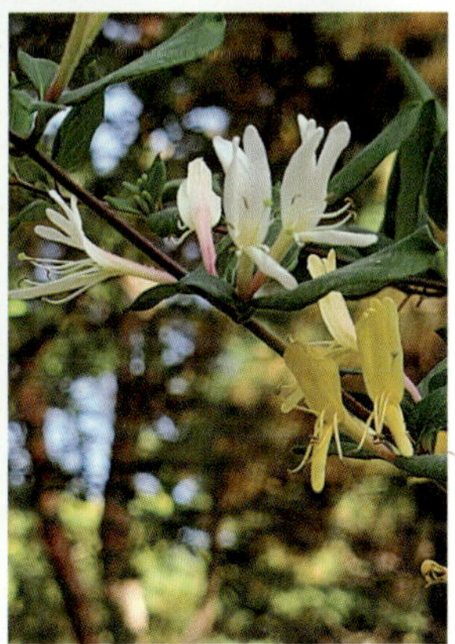

• 인동덩굴 꽃

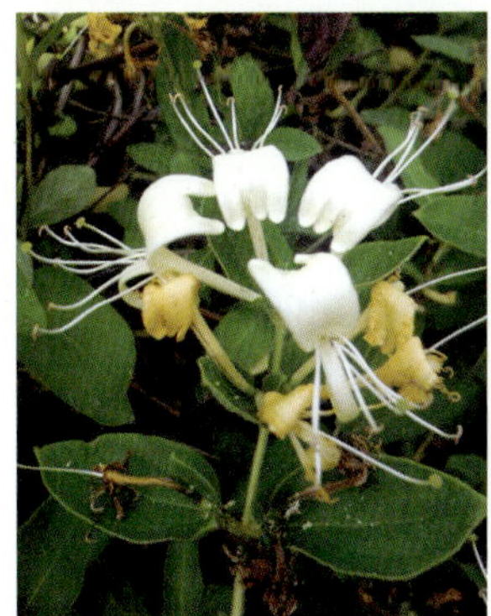

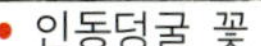

• 인동덩굴 꽃

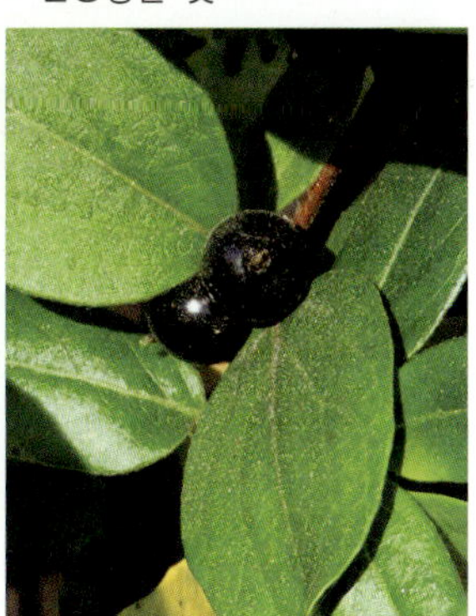

• 인동덩굴 열매

인동등 忍冬藤

인동덩굴
Lonicera japonica Thunb.

성미

달고 온화하다.

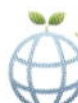

채취 시기

가을, 겨울

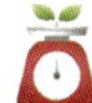

용량

10-30g

효능

해열, 해독, 살균 작용으로 감기 몸살에 발열, 전신동통, 무한(無汗), 사지마비 동통, 피부습진, 장염설사, 만성 간염 등에 활용한다.

금기

없음.

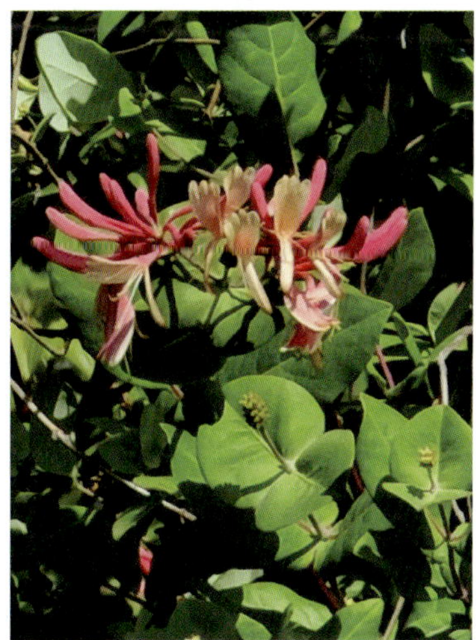

• 서양인동꽃

필자는 어린 시절 겨울에 감기만 걸리면 할머니께서 뒷동산에 가셔서 인동덩굴을 낫으로 베어다가 여기에 대추를 넣고 끓여 주셨는데 이것을 먹고는 치유된 기억이 세월이 흐를수록 지워지지 않고 생생하다. 많은 이들이 인동덩굴의 꽃인 금은화는 잘 알고 있지만 이 덩굴에 대하여는 별로 관심이 없는 것 같다.

실은 ≪명의별록≫에서는 인동을 처음으로 수록했고 금은화는 후대에서 수록하였다. 이 두 가지의 약은 같은 나무에서 자라고 치료 반응도 유사하지만, 꽃은 염증 반응, 소염, 살균 작용이 더 강하고, 줄기는 완만한 치료제로 거풍(祛風), 통락(通絡)시키는 효력이 더 강하게 응용되고 있어서 일반인이 관심을 덜 갖게 된 것으로 여겨진다.

이 약은 인동과에 속한 덩굴성의 작은키나무인 인동덩굴 Lonicera japonica Thunb.의 줄기이다.

【성분】

chlorogenic acid, isoclorogenic acid, lonicerin, luteolin, luteolin-7-rhamnoglucoside, loniceraflavone, 5,6,4'

잎에는 iridoid glucoside, loganin, venoterpin, methyl caffeate, vanllic acd, secologanin, sweroside

【약리작용】

① 항염, 해열 작용 : luteorin 성분은 육아조직 증식과 피하세포의 염증에 억제 작용을 나타냈다. 그리고 흰쥐의 흉선 위축과 부신피질기능 증강에 항염 작용을 했다.

② 면역기능 : 만성 기관지염환자의 면역 기능을 개선시킨다. 또한 세포면역과 체액면역에 고른 촉진 작용 그리고 백혈구의 탐식능력을 촉진시킨다.

③ 혈압하강 작용

④ 진해(鎭咳), 거담, 평천(平喘) 작용 : 기관지 평활근의 경련을 풀어준다.

⑤ 항균 작용 : 포도상구균, 고초균, 이질균, 연쇄상구균, 폐렴쌍구균, 녹농균, 황색포도상구균에 억제 작용

⑥ 고지혈증 강하 작용

⑦ 중추신경흥분 작용

【임상응용】

1 감기발열, 전신동통, 무한(無汗), 붉은색 소변

- 단방으로 인동등, 밤, 대추를 넣고 전탕해서 복용한다.

- 무한(無汗), 전신통, 발열, 오풍 : 인동등 15g, 갈근 계지 각 12g, 창출 방풍 강활 각 8g, 마황 4g, 감초 2g.
  해열, 전신통, 발한(發汗), 땀이 나면서 치료된다.

2 관절염

- 동통 부종, 굴신불리 : 인동등 25g, 위령선 우슬 두충 목과 토복령 각 12g, 유향 몰약 각 4g.
  관절낭에 수분조절, 염증제거, 근육의 수축력강화로 효력을 나타낸다.
- 관절염에 붓고 열이 나고 굴신을 못하고 걷지를 못할 때 : 인동등 30g, 우슬 20g, 토복령 위령성 각 15g을 전탕 복용하면 부종 억제, 수분 배설촉진, 염증 소실로 효력이 나타난다.
  대제 용량에서는 인동등을 1회 60g까지도 가능하다.

3 이질, 급성 장염 : 인동등 백굴채 각 20g, 창출 황련 육계 각 8g, 백출 4g.
복통, 이급후중(裏急後重), 설사와 복통이 해소된다.
미열증상이 있으면서 혈변을 보고 때로 농혈변, 물변을 볼 때에 이질균의 발육을 억제하면서 장염을 치료한다.

4 전염성 간염

- 단방으로 인동등 60g을 전탕 복용해도 효력이 나타난다.
- 인동등 강황 인진 각 15g, 백출 산사 작약 지각 오미자 각 8g, 감초 2g.
  피곤무력, 식욕감퇴, 메스꺼움, 복부창만 등이 개선되고 기력도 상승되면서 호전 반응을 나타냈다.

5 만성 기관지염 : 인동등 금창초 어성초 각 25g, 길경 산수유 숙지황 패모 자원 각 8g.
소염, 항균 작용으로 치유된다.

6 충수염 : 인동등 패장 각 25g, 목단피 금은화 창출 포공영 각 12g.
초기에 소염, 항균 작용이 매우 신속하다.

7 급·만성 습진 : 인동등 전탕액에 유황 소량을 넣고 시간이 경과한 후, 위에 뜨는 액을 환처에 발라서 치료한다.
살균, 소염 작용으로 효력을 나타낸다.

ㅈ

자금우 紫金牛

자금우
Ardisia japonica (Thunb.) Bl.

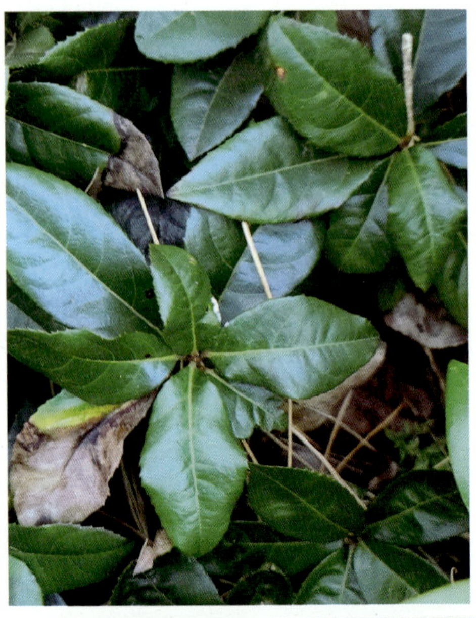

성미

맵고 약간 쓰며, 평범하다.

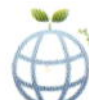
채취 시기

가을

용량

6-16g

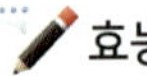
효능

진해(鎭咳), 거담, 이뇨, 활혈 작용으로 급·만성 해수(咳嗽), 천식, 가래에 피가 섞이거나, 황달, 전신부종 소변불리, 여성 대하, 생리통, 사지마비 동통, 타박상, 고환염에 적용된다.

금기

임신부는 복용하지 않는다.

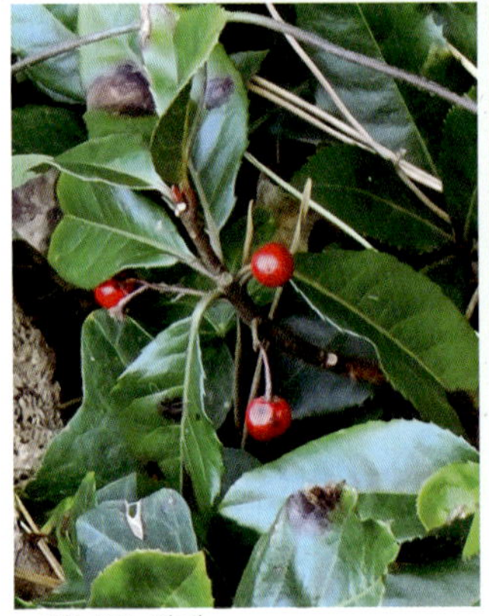

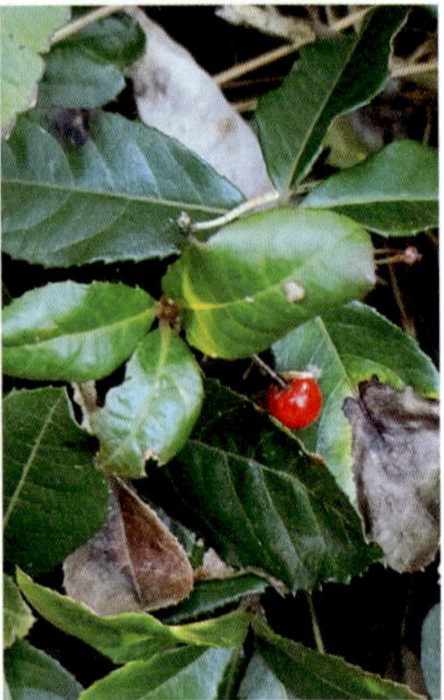

• 자금우 열매

겨울에 제주도에 가면 키가 작고 녹색 잎이 싱싱하며 작고 빨간 열매가 초롱초롱 달린 나무를 볼 수 있다. 보고 있으면 아름답고 신기해 발걸음이 떨어지지 않는다.

식물 이름도 자금우, 약명도 역시 자금우, 평지목(平地木)이라고도 부르는데 약용이 열매가 아닌 나무 가지이다. 본디 키가 작고 연약해 보여도 약효는 높다.

이 약은 자금우과에 속한 상록성의 작은키나무인 자금우 Ardisia japonica (Thunb.) Bl.의 가지이다.

【성분】

borneol, β-eudesmol, terpinen-4-ol, bergenin, ardisinol, 2-methylcardol, 2-hydroxy-5-methoxy-3-pentadecaenyl benzoquinone, ilexol,embelin, quercetin, myricitrin, quercitrin

【약리작용】

① 항균, 항바이러스 작용 : 황색포도상구균, 폐렴균의 억제 작용
② 체내 과정에서 신속하게 배설하는 효과가 나타났다.
③ 호흡기에 영향 : 진해(鎭咳), 거담, 평천(平喘) 작용이 있다. 기관지와 폐조직에 산소 소모량을 내려준다.

【임상응용】

1 해수(咳嗽), 가래

- 폐열, 해수(咳嗽) : 자금우 15g, 상백피 길경 어성초 금교맥 각 12g.
  해열, 진해(鎭咳), 거담 작용으로 효과를 얻는다.
- 한담, 해수(咳嗽), 천식 : 자금우 15g, 마황 8g, 세신 계지 건강 각 8g.
  체열상승, 진해(鎭咳), 거담 작용으로 치료한다.
- 폐결핵, 해수(咳嗽), 가래에 피가 섞이는 증상 : 자금우 한련초 각 15g, 천문동 백부근 선학초 백급 길경 각 12g
- 만성 기관지염으로 해수(咳嗽), 가래 : 자금우 15g, 자원 관동화 비파엽 길경 숙미황 산수유 오미자 각 8g.
  기관지염에 이 약만을 1일에 30-60g 전탕하여 복용하고 치유 반응을 나타냈다.
  폐와 기관지를 정상기능으로 유도하면서 진해(鎭咳), 거담 작용한다.
- 폐결핵
  - 약침제를 만들어서 치료 효과를 높이고 있다.
  - 자금우 어성초 길경 각 30g

2 황달 간염

- 급성 간염에 황달이 있는 증상
  - 자금우 15g을 대추와 같이 달여서 복용한다.
  - 자금우 인진 백모근 차전자 각 15g
- 간염으로 황달이 있는 증상 : 자금우 15g, 인진 30g, 연전초 20g, 창출 치자 각 8g, 감초 2g

3 전신 부종, 소변불리

- 자금우 차전자 저령 택사 복령 각 12g, 백출 8g.
  이뇨 작용으로 부종을 제거한다.
- 복부 부종 : 자금우 마편초 선학초 각 15g, 후박 창출 유기노 차전자 택사 편축 각 8g
- 소변불리, 발열동통 : 자금우 편축 석위 해금사 지부자 각 15g.
  요도염, 방광염에 살균, 이뇨 작용으로 치료한다.
- 신염 부종 : 자금우 율초 괴침초 차전자 각 15g

4 여성 질환

- 백대하 : 자금우 금은화 각 30g, 백편두 산약 저근백피 각 15g, 백지 4g.
  자궁 내막염에 살균, 소염 작용으로 치료한다.
- 생리폐색 : 자금우 당귀 천궁 각 15g, 익모초 도인 각 20g, 홍화 6g

5 관절염 : 자금우 위령선 우슬 방기 두충 각 15g.
거풍지통(祛風止痛), 근육조절 작용으로 치료한다.

6 소아 고환 종통(腫痛)

- 자금우 치자나무근 각 15g, 황약자 고련자 각 10g을 전탕하여 여기에 달걀 2개를 넣고 같이 복용한다.
- 자금우 생것을 짓찧어 환부에 붙여서 소염 작용을 얻게 한다.

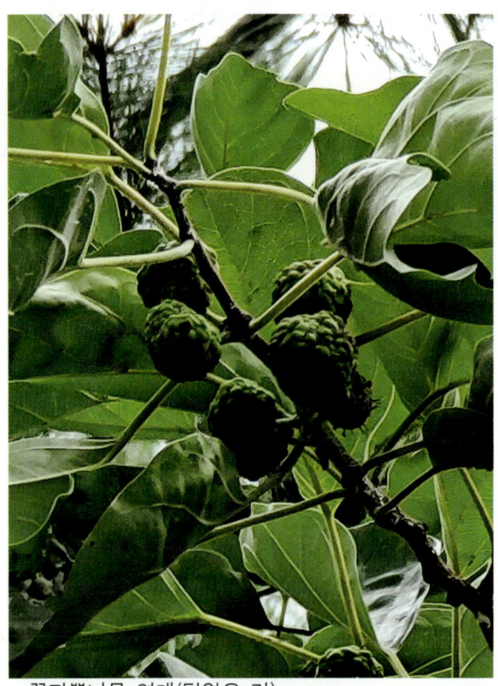

• 꾸지뽕나무 열매(덜익은 것)

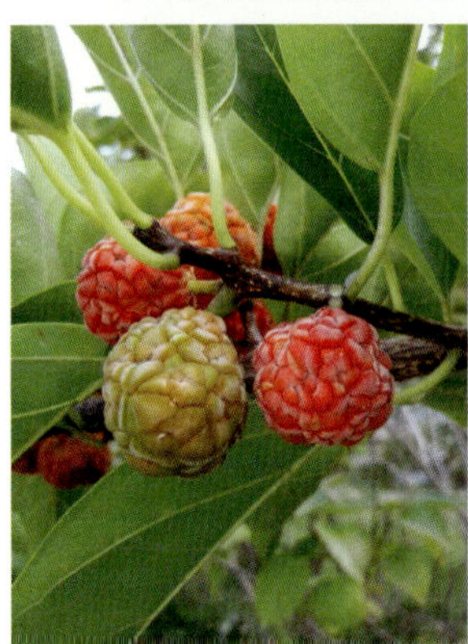

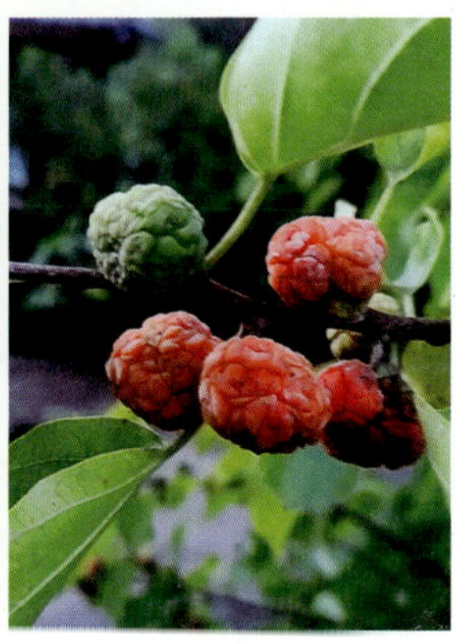

자　목 柘木

꾸지뽕나무

Maclura tricuspidata (Carr.) Bur.

성미

맛은 달고 온화하다.

채취 시기

가을

용량

15-60g

효능

남녀 허약증, 자궁 출혈, 학질에 활용된다.

금기

없음.

너무 지나치게 선전하는 꾸지뽕나무 열매, 암도 치유되고 술병도 낫고 면역도 올린다고 과대 광고를 하는데 과연 그런 효능이 있는지를 가려야겠다.

이 약은 뽕나무과에 속한 낙엽지는 큰키나무인 꾸지뽕나무 Maclura tricuspidata (Carr.) Bur.의 목재이다. 나무껍질, 뿌리껍질은 자수백피(柘樹白皮), 열매는 자수과실(柘樹果實), 줄기와 잎은 자수경엽(柘樹莖葉)이다.

【약리작용】

① 비위장의 기능 활성화로 영양흡수를 촉진시켜서 신체를 건강하게 유도한다. 소위 혈맥을 돕고 있다.

【임상응용】

1 안질환

- 자목 전탕액으로 눈을 세척하면 눈이 밝아진다.
- 먼지나 이물질이 안구에 들어가서 눈을 감고 뜨기가 어려우면 잘 여과한 농축액을 면봉에 발라서 눈을 닦거나 식초를 조금 섞은 물에 농축액을 넣어서 눈을 세척한다.

2 자궁 출혈 : 자목 30g, 당귀 아교 괴화 각 15g, 형개 건강(초흑(炒黑)) 각 8g

 **참고**

자수경엽 柘樹莖葉

- 꾸지뽕나무잎

성 미 쓰고 평범하다.

용 량 10-15g

효 능 해열, 해독, 근육활성화 작용

금 기 없음.

성 분 β-sitosterol, β-sitosterol glucoside, artocarpesin, norartocarpetin, 5-O-methylgenistein, phytoalexins.

약리작용 포도상구균의 발육 억제작용

임상응용 ① 피부염

- 피부습진 : 전탕액으로 환처를 세척하여 살균 작용으로 치료한다.
- 소아신열 피부 악창(惡瘡) : 전탕액으로 역시 세척하여 치료한다.
- 관절 인대손상 : 자수경엽의 생잎을 짓찧어 환처에 붙여서 소염, 살균, 근육손상 회복 작용으로 치료한다.
- 은진(癮疹) 소양증 : 자수경엽의 전탕액으로 세척하여 치료한다.

② 폐결핵

- 단방으로 생잎 30g을 전탕하여 복용한다.
- 자수경엽 어성초 각 30g, 길경 패모 자원 산수유 숙지황 각 15g을 전탕하여 복용한다.

③ 소화기도의 악성 종양 : 농축액을 1일 3회 복용한다.
식도암, 분문암, 위암, 직장암에 비교적 치유가 신속하였다. 종양 축소, 경색 개선, 통증 경감, 식욕 증가, 체중 증가, 흉복부 수종이 소실되었다.

자수과실 柘樹果實

- 꾸지뽕나무과실

성 미 쓰고 평범하다.

용 량 15-30g

효 능 해열, 근육 수축력 강화 작용으로 타박상, 근육 손상을 방어한다.

임상응용 과실을 분말로 만들고 술에 타서 복용한다.

자수백피 柘樹白皮

- 꾸지뽕나무껍질

성 미 달고 약간 쓰며, 평범하다.

채취시기 가을

효 능 신장 기능 보호, 해독, 시혈, 어혈 제거로 신장 기능 허약으로 오는 이명, 요슬냉통, 유정, 대하, 황달, 구혈, 각혈, 자궁 출혈, 피부종양, 타박상에 유효하다.

성 분 cudraxanthone A·B·C·D·H·I·J·K, cudraflavanone A, cudraflavone A·B·C·D, cycloartocarpesin, popunin, quercetin

임상응용 ① 신허로 인한 이명 : 자수백피 30g, 파고지 검인 산약 산수유 연자육 석창포 각 12g
② 신허로 인한 백대하 : 자수백피 30g, 목근피 산약 금은화 각 20g, 백지 8g
③ 해수(咳嗽)(노동력을 과다하게 소모시켜서 기침, 가래 발생) : 지수백피 30g, 상백피 당귀 황기 만삼 길경 각 15g
④ 급성 간염 : 지수백피 인진 각 30g, 치자 10g

⑤ 지혈 작용

- 각혈, 구혈 : 지수백피 30-60g을 초흑(炒黑)하여 전탕 복용한다.
- 자궁출혈, 생리과다 : 지수근피 종려탄(棕櫚炭) 각 30g을 전탕하여 복용한다.

⑥ 외용제

- 관절 인대 손상에 짓찧어 환처에 붙인다.
- 타박상 : 생것을 짓찧어 환처에 붙인다. 혹은 전탕하여 막걸리를 붓고 복용한다.

⑦ 요통

- 단방으로 자수백피 20g에 술을 넣고 볶아서 전탕 복용한다.
- 자수백피 30g, 우슬 두충 목과 토복형 각 15g을 전탕하여 복용한다.

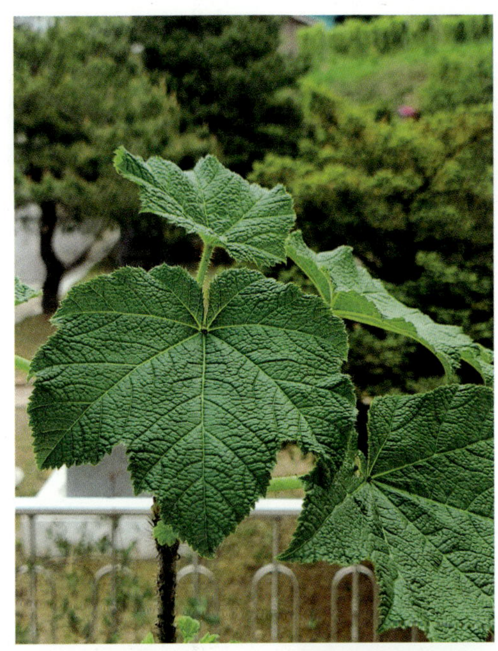

자인삼 刺人蔘

땃두릅나무
Oplopanax elata Nakai

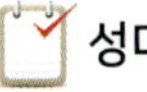

성미
달고 약간 쓰며 온화하다.

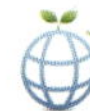

채취 시기
가을

용량
4-15g

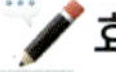

효능
보기조양(補氣助陽), 지해(止咳) 작용으로 기운이 없고 신체 허약자, 정신 피곤 무력, 수족냉증, 저혈압, 정력 감퇴, 만성 해수(咳嗽), 사지마비동통, 당뇨병, 고혈압 등에 유효하다.

금기
없음.

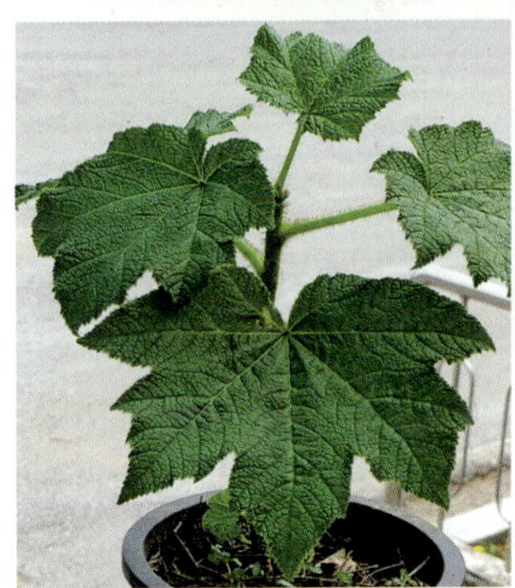

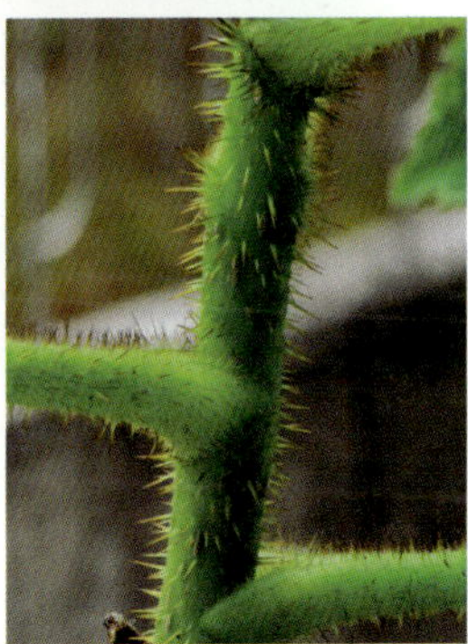

• 땃두릅나무 줄기

땃두릅나무는 매우 희귀해서 수록하기에 꺼려지기도 하지만 얻어지는 성분들이 연구가 많이 되고 활용가치가 높은 유망 약재이기에 소개를 한다. 가능하면 대량으로 재배하여 의료용으로, 건식용으로 대중화하여 세계화로 이끌었으면 하는 욕심이 나는 식물이다.
이 약은 오가과에 속한 낙엽지는 작은키나무인 땃두릅나무 Oplopanax elata Nakai의 뿌리와 줄기이다.

【성분】

① 근 : sesamin, oleanolic acid, syringin, syringaresinol Di-O-glucoside elentheroside A·

B·B1·C·D·E·F·G, daucosterin, isooleic acid

② 근경 : nerolidol, torreyol, bulnesol guaiol, cedrol,pinene, perillene, borneol

③ 잎 : eleutheroside I·K·L·M, kalopanax saponin

【약리작용】

① 중추신경계에 작용 : 진정, 진경(鎭痙), 해열 작용

② 항염 작용 : 부종억제 작용, 모세혈관의 투과성 증가 작용, 관절염에 작용

③ 항노화 작용 : 항산화 작용, 혈당강하, 고지혈증 강하, 체온강하 연장 작용

④ 피부 개선(疥癬)균에 억균 작용

【임상응용】

1 **신체허약, 병후 체력저하 증상, 신경쇠약으로 피곤무력 증상** : 자인삼 인삼 각 15g, 황기 당귀 만삼 천궁 각 12g.

보기조양(補氣助陽) 작용을 한다.

2 **신경쇠약, 정신억울, 뇌력(腦力) 피곤** : 자인삼 15g, 향부자 원육 원지 석창포 인삼 산조인 각 12g, 치자 4g, 감초 2g.

중추신경 흥분으로 진정, 안신, 기력증강 작용으로 치료한다.

3 **자양강장, 정력증강** : 자인삼 15g, 파극 토사자 육종용 쇄양 복분자 마카 각 12g, 육계 8g, 부자 4g

4 **당뇨병** : 자인삼 인삼 각 15g, 고과 국우 천화분 각 12g, 오미자 산수유 숙지황 각 8g, 구기자 갈근 각 6g

5 **만성 관절염** : 자인삼 두충 녹각교 각 15g, 우슬 위령선 목과 토복령 각 12g.

관절부위의 염증제거, 관절액 조절, 골질의 재생력 강화와 연골 보호 작용으로 효력을 나타낸다. 그러므로 기후 변화에 따른 동통과 마모음 감소 사지냉증 등이 제거되었다.

6 **만성 기관지염** : 자인삼 녹각교 어성초 각 15g, 길경 패모 오미자 산수유 자원 관동화 각 12g, 감초 2g.

폐의 호흡 기능을 활성화시키면서 해수(咳嗽) 감소, 호흡 원활, 기분 호전 반응을 나타낸다.

7 **저혈압 수족냉증** : 자인삼 건강 육계 각 15g, 백출 당귀 천궁 숙지황 인삼 각 12g, 부자 감초 각 2g.

전신에 혈류 촉진으로 수족냉증, 추위에 약하면서 찬 음료나 음식을 기피하는 증상을 개선, 강심 작용으로 체온과 혈압을 상승시킨다.

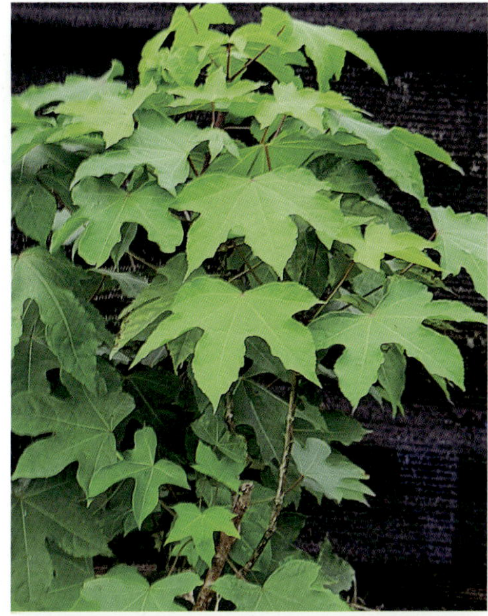

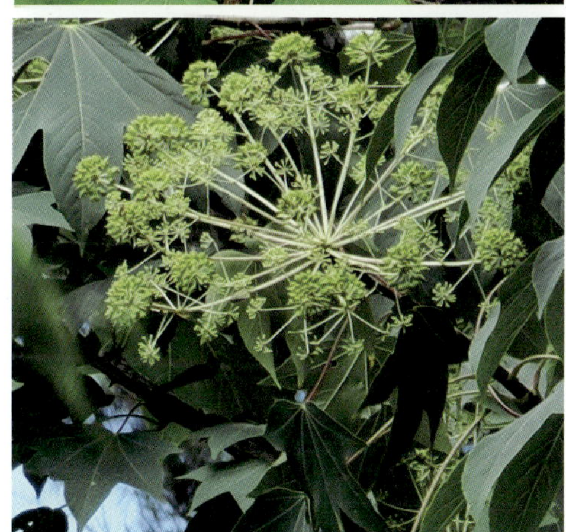

• 음나무 꽃

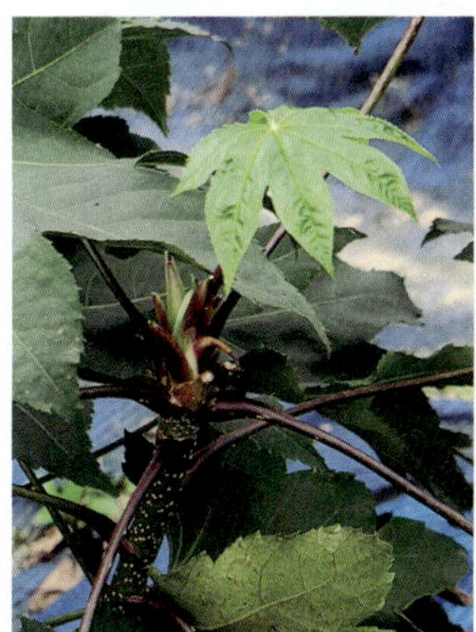

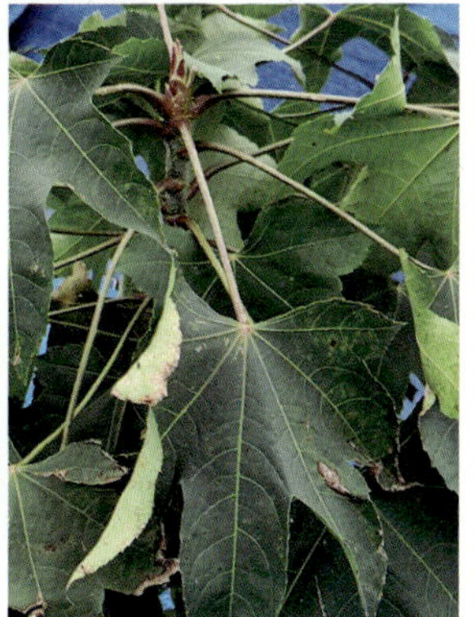

• 가시없는 음나무

자추수피 刺楸樹皮

음나무
Kalopanax pictus (Thunb.) Nakai

성미
맵고 쓰고 서늘하다.

채취 시기
가을

용량
8-15g

효능
거풍제습(祛風除濕), 활혈지통(活血止痛), 살충 작용으로 시지마비 동통, 골절상, 타박상, 치통, 구내염, 피부 창양(瘡瘍), 개선(疥癬)에 유효하다.

금기
임신부는 피한다.

많은 이들은 해동피(海桐皮)를 음나무로 알고 있으며 소수의 연구자들만 아닌 것을 알고 있다. 해동피는 국내에는 없는 식물이며 중국의 남부지방에서 생산되고 수입에 의존하여 약용할 따름이다. 짙은 적색의 해동피 꽃은 황홀할 정도로 아름답다.
이 약은 오가과에 속한 낙엽지는 큰키나무인 음나무 Kalopanax pictus (Thunb.) Nakai의 수피이다. 뿌리는 자추수근, 가지는 자추경(莖)이다.

【성분】

kalopanaxsaponin A, alkaloid, glycosides, tannin, essential oil

【임상응용】

1 허리와 대퇴부의 근골(筋骨) 동통(허리와 대퇴부 동통, 하지무력, 보행 장애) : 자추수피 12g, 계혈등 두충 우슬 녹각교 각 15g, 상기생 30g.
골질의 재생력 강화, 근육의 수축력 증강, 혈류촉진, 지통 작용으로 효력을 나타낸다.

2 허리와 무릎 관절염

- 자추수피 30g, 오가피 두충 우슬 토복령 각 15g, 위령선 8g
- 자추수피 30g, 오가피 15g을 고량주로 10일간 침출한 후에 복용하면 통증이 개선된다.
- 자추수 근(根), 자추수 경(莖)도 풍습성 관절염으로 마비동통에 적용한다.

3 견비통 : 자추수피 해동피 강황 각 15g, 당귀 작약 백출 갈근 계지 각 8g.
혈액순환 개선, 근육이완, 지통 작용으로 통증을 완화시킨다.

4 충치 동통 : 자추수피 전탕액을 입 안에 물고 있다가 삼킨다.
살균, 소염 작용으로 통증을 개선시킨다.

5 급성 위장염, 이질

- 자추수피 15g을 전탕하여 복용한다. 소염, 정장 작용으로 치료한다.
- 자추수피 백출 각 15g, 백굴채 황련 작약 각 8g, 감초 2g

6 변비 : 자추수피 10g, 대황 양제근 각 12g, 통초 4g

7 만성 기관지염

- 단방으로 자추수피 15g을 전탕하여 복용한다.
- 자추수피 어성초 금은화 각 15g, 녹각교 패모 오미자 길경 각 12g, 계지 6g, 감초 2g으로 진해(鎭咳), 거담 작용을 나타낸다.

8 피부염

- **피부 감염과 궤양** : 자추수피와 잎을 50g 전탕하여 세욕을 하면 살균 작용으로 치료된다.
- **피부 개선(疥癬)** : 자추수피 사상자 각 등분을 분말로 만들고 돼지기름에 개어 환처에 바른다. 살균 작용으로 치료한다.

ㅈ

자화지정 紫花地丁

제비꽃
Viola mandshurica

성미

쓰고 맵고, 차다.

채취 시기

5-6월

용량

10-30g, 외용으로는 짓찧어 환처에 바르기도 한다.

효능

해열, 해독, 양혈소종(凉血消腫) 작용으로 화농성 염증 질환, 유방염, 충수염, 임파선염, 황달, 이질, 피부 악창(惡瘡), 무명종독(無名腫毒)을 풀어 준다.

금기

소화기가 약한 사람은 복용을 피하는 것이 좋다. 아니면 매 처방마다 창출 8g을 배합해서 사용하면 큰 지장은 없다.

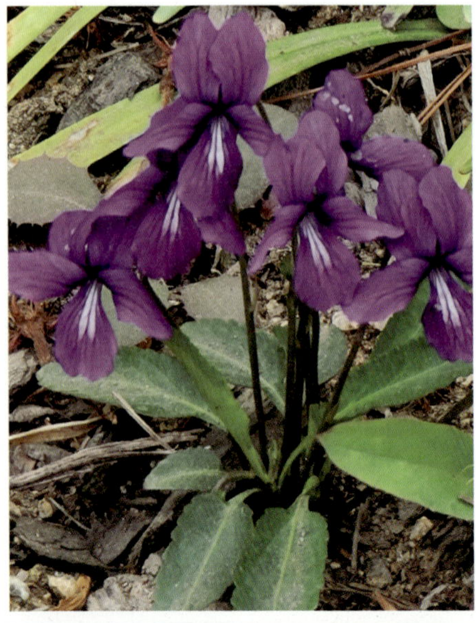

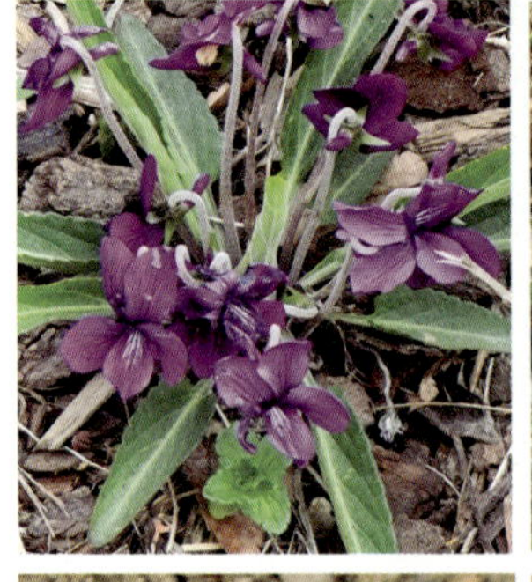

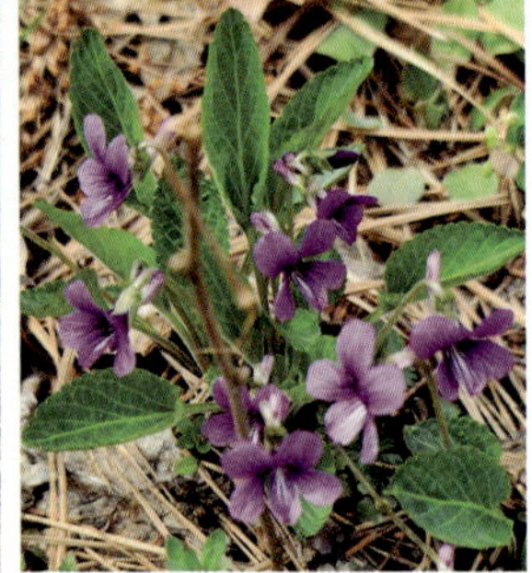

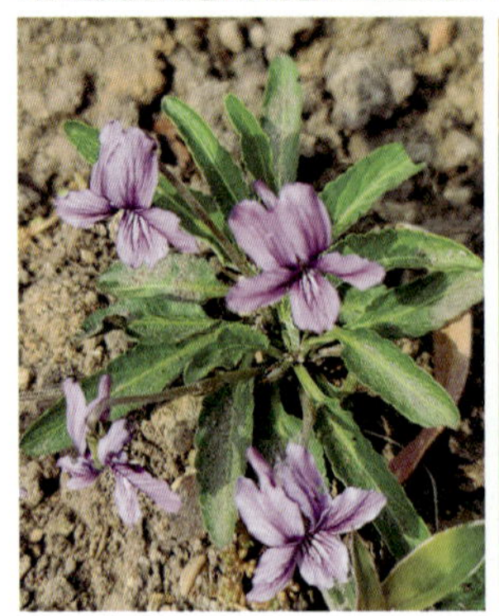

• 호제비꽃

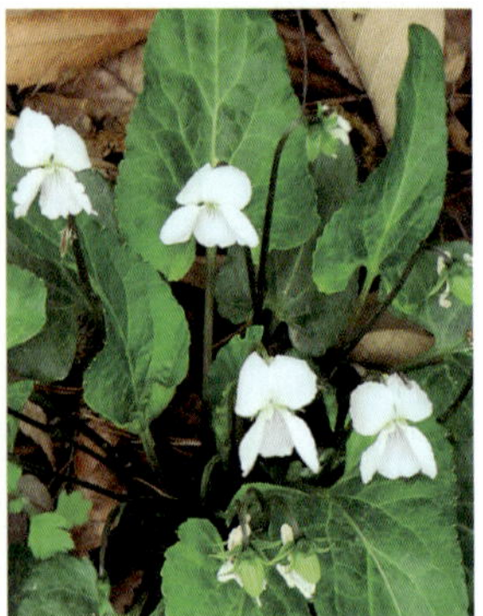

• 흰제비꽃

봄이 되자마자 이내 자주색 꽃이 펴서 우리말로 제비꽃, 반지꽃 등으로 불린다. 생태적으로 보면 야산이나 들녘, 밭둑 등에서 흔하게 볼 수 있는 것이 이 꽃이다. 동양보다도 서양에서 이 꽃을 찬미하는 여러 가지 노래가 있어 우리보다 더 낭만적인 느낌이다.

이 꽃은 색상도 아름답지만 종류도 많아서 구별하기 힘들 정도이다. 국내에서는 이 꽃을 약으로 사용하는 사람이 없으나 실상 중국에서는 많이 활용하고 있는 약에 속한다. 이 약은 제비꽃과에 속한 여러해살이 초본식물인 제비꽃 Viola mandshurica의 전초를 약용한다.

【성분】

palmitic acid, p-hydroxybenzoic acid, trans-p-hydroxycinnamic acid, succinic acid, violyedoenamide, tetracosanoyl-p-hydroxy phenethylamine, kaemferol-3-O-rhamnopyranoside 등이 함유 되어있다.

【약리작용】

① 항병원미생물 : 폐렴균, 황색포도상구균, 연쇄상구균, 대장균, 인플루엔자균, 디프테리아균, 녹농균, 백색포도상구균 등에 억제 작용을 나타낸다.

② 에이즈균에 억제 작용도 나타냈다.

【임상응용】

1 전립선염 : 자화지정 차전자 어성초 금은화 각 15g, 해금사 30g을 전탕 복용하면 소염, 이뇨, 부종억제, 해열 작용으로 소변을 잘 볼뿐만 아니라 염증도 소실된다.

2 충수염

- 맹장염이라고 부르는데 이 질환을 흔히 수술을 해야 잘 치유된다고들 하는데 한약만큼 빠른 효력을 보는 것도 없을 것이다. 수술 후에는 기운이 덜어져서 아주 맥을 못 추게 된다는 사람들의 이야기를 많이 들어왔다.
- 자화지정 금은화 각 30g, 연교 적작약 패장 각 15g을 전탕하여 복용하면 손쉽게 치료된다. 이 처방은 대개 급성 충수염에 적용되지만 만성에는 패장 자화지정 각 20g을 전탕하여 복용하면 2주 안에 완전하게 염증이 제거됨을 알 수 있게 된다. 만약 수술을 한다면 후에 회복력이 6개월 이상 지속되므로 신체적, 사회적, 경제적인 손실이 매우 크다.

3 유방염(유방이 붓고 충혈이 되었고 대로 단단한 덩어리가 집히는 증상) : 자화지정, 야국화 포공영 각 8g, 금은화 20g을 전탕하여 복용하고 약 달인 찌꺼기는 환부에 붙여서 염증을 없애 준다.

4 결핵성 임파선염 : 자화지정 15g, 하고초 12g, 패모 현삼 각 10g, 모려 15g을 전탕하여 복용한다. 결핵균의 억제 작용과 소염 작용으로 효력을 나타낸다.

5 **장염, 이질설사** : 자화지정 현초 각 30g, 백굴채 15g을 전탕 복용한다. 이질균의 억제 작용과 소염, 지사 작용으로 치료된다.

6 **피부염**

- **아토피** : 자화지정 어성초 각 15g, 현삼 황금 연교 각 12g을 전탕하여 내복하고 농축액을 소양증이 심한 부위에 연고제로 만들어서 바르기도 한다.
- **피부 창진(瘡疹)** : 자화지정 금은화 야국 포공영 각 20g.
  해열, 해독, 살균 작용으로 치료한다.
- **발열 창진(瘡疹)** : 자화지정 현삼 수우각 연교 각 20g, 목단피 8g
- **홍역 발진 발열** : 자화지정 30g, 자초 우방자 금은화 현삼 각 20g, 감초 4g

7 **안구충혈 종통(腫痛)** : 자화지정 감국화 결명자 각 25g, 선퇴 4g

작　상 爵牀

쥐꼬리망초
Justica procumbens (l.) Nees.

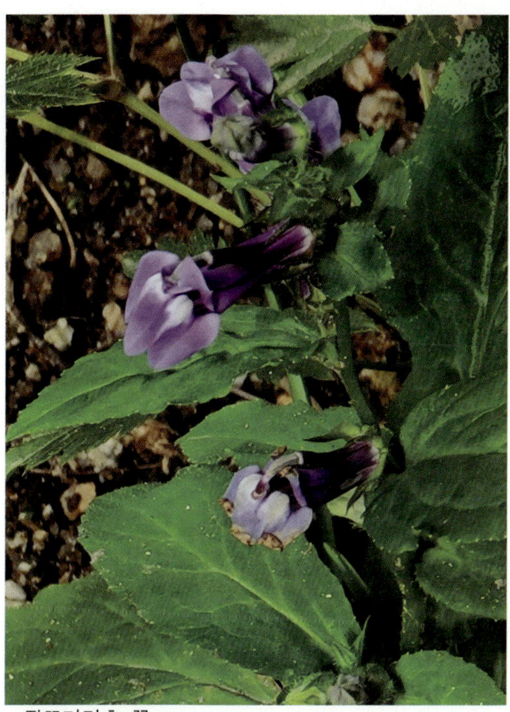

• 쥐꼬리망초 꽃

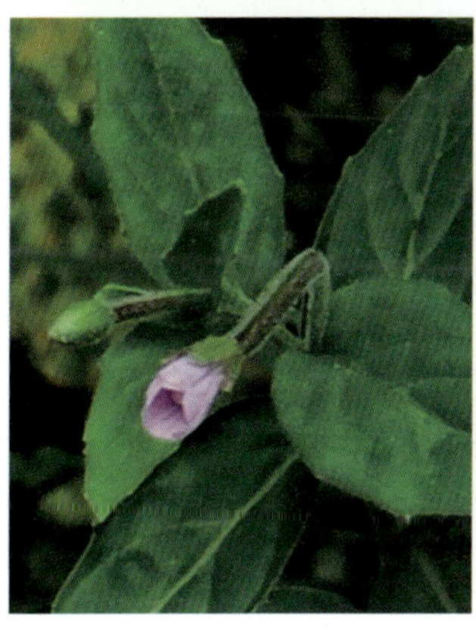

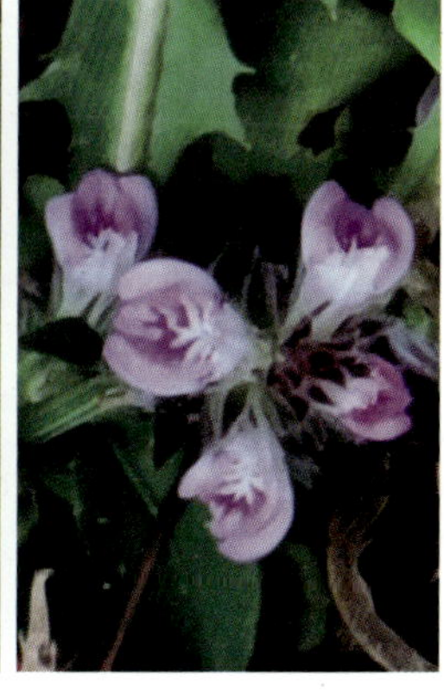

성미

짜고 맵고, 차다.

채취 시기

가을

용량

12-20g

효능

해열, 해독, 부종, 활혈지통(活血止痛) 작용으로 감기발열, 해수(咳嗽), 인후염, 이질, 황달, 신염부종, 근골통, 종기, 타박상에도 적용된다.

금기

비위장이 차고, 기력이 없는 자는 복용하지 않는다.

몇 해 전만해도 중부지방에서는 보기 어려웠던 쥐꼬리망초가 요즘은 많아진 걸 보면 온난화가 빠르게 진행됨을 알 수 있다. 작고 가냘프지만 가을에 연보라색으로 피는 꽃을 보고 있으면 자연의 신비를 느끼게 된다. 또한 보기 좋게도 꽃이 오래가는 특성을 지니고 있어서 그 작은 꽃이 신통스럽다.

이 약은 쥐꼬리망초과에 속한 1년생 초본식물인 쥐꼬리망초 Justica procumbens (l.) Nees. 전초이다.

ㅈ

【성분】

justicin C·D, diphyllin, neojusticin A·B, taiwanin E methyl ether, isojusticin

【임상응용】

1 감기 발열, 해수(咳嗽), 인후통 : 작상 20g, 소엽 곽향 형개 각 12g, 창출 길경 갈근 각 8g, 감초 2g.
해열, 발한(發汗), 진해(鎭咳), 살균 작용으로 치유된다.

2 이질 농혈변 : 작상 진범 현초 각 12g, 진피 창출 감초 각 4g.
이질균에 발육억제 작용으로 치유된다.

3 신장질환

- 신우신염 : 작상 차전자 봉미초 석위 해금사 각 20g을 전탕 복용하면 이뇨, 소염 작용으로 부종억제 작용을 나타낸다.
- 단백뇨 : 작상 120g, 차전초 지금초 검인 산수유 파고지 각 80g을 전탕하여 농축액을 3개월 복용하면 정상 소변을 유도한다.
- 소아 신염 : 작상 익모초 각 생것을 120g 전탕 복용하면 소변을 잘 보면서 부종이 소실된다.

4 간장 질환

- 급성 간염 황달 : 작상 인진 강황 각 20g, 창출 산사 맥아 각 8g을 전탕하여 복용하면 황달 제거와 간수치가 정상으로 회복된다.
- 간경화 복수 : 작상 인진 각 20g, 차전자 택사 각 15g을 돼지 간, 양 간과 넣고 전탕하여 복용하면 간 기능 개선과 이뇨 작용으로 복수가 감소된다.

5 근육과 골격에 동통 증상 : 작상 두충 우슬 목과 토복령 구척 각 12g을 전탕하여 복용하면 근육의 수축력 강화, 골질의 재생작용으로 하지 무력을 개선시킨다.

6 시력감퇴 : 작상 구지자 결명자 감국 각 12g을 돼지 간과 넣고 전탕하여 복용하면 간 기능 개선으로 시력을 회복시킨다.

7 구내염 : 작상 80g을 전탕하여 입안에 물고 있다가 서서히 삼킨다.

8 피부 종기, 타박상 : 작상 생것을 짓찧어 환처에 붙여서 소염, 살균 작용으로 치료한다.

9 결핵성 치루 : 작상 오가피 각 40g을 전탕하여 1일 2회 복용하면 동통과 분비물 감소, 농액 감소를 나타냈다. 이것은 결핵균 억제 작용, 소염 작용으로 효력을 얻게 된 것이다.

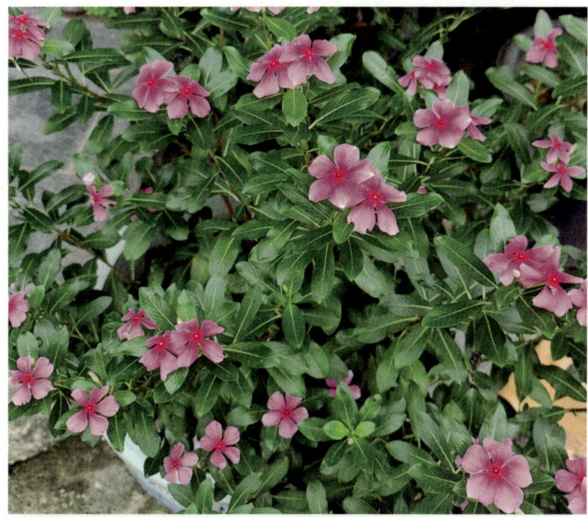

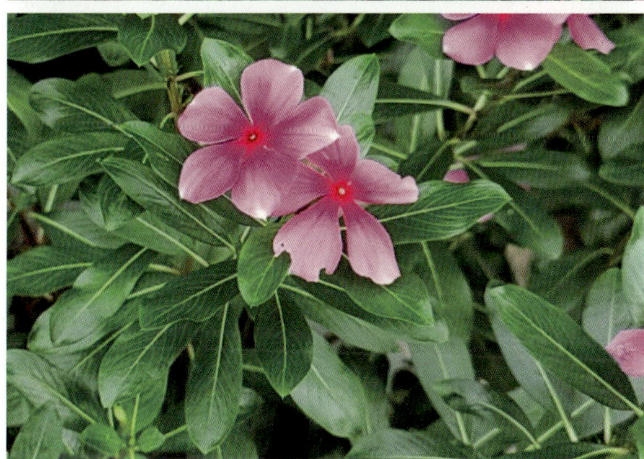

장춘화 長春花

일일화
Catharanthus roseus (L.) G. Don.

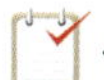

성미

약간 쓰고 서늘하다.

채취 시기

가을

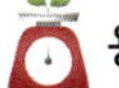

용량

8-20g

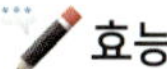

효능

진정, 안신, 혈압강하, 항암 작용으로 성신 안정, 혈압 조질, 임치료제로 활용된다.

금기

신체 허약자는 복용하지 않는다.

서인도가 원산지인 이 꽃은 여름에서 가을까지 아름답게 피므로 일일화, 장춘화라는 이름이 붙여진다. 요즈음엔 이 꽃도 진화해서 아주 작게 피는 것도 있고, 본래 흰색에서 변색 된 것도 있다. 정원에 또는 화초용, 조경용으로 심는다.

이 약은 협죽도과에 속한 1년생 초본식물인 일일화 Catharanthus roseus (L.) G. Don.의 전초이다.

【성분】

vinblastine, vincaleukoblastine, vinecristine, leurocristine, pervine, vindoline, catharosine, catharanthine, vindorosine, lochnerinine, tetrahydroserpentine, lochnerine

【약리작용】

① 항암 작용 : 백혈병, 흉, 폐, 구강, 위, 경장, 직장, 난소, 경부, 자궁, 방광, 신장 등 암종에 억제 작용이 나타났다.

② 혈압강하 작용

③ 관상동맥의 혈류량 촉진 작용

④ 혈당강하 작용

⑤ 이뇨 작용

⑥ 자궁과 장관에 흥분 작용, 대량에서는 심장억제 작용

⑦ 진정 작용

【임상응용】

1 **백혈병** : 장춘화 20g, 백화사설초 당귀 천궁 숙지황 각 30g, 아교 육계 녹용 각 15g.
보혈(補血), 조혈, 항암 작용으로 효능을 유도한다.

2 **악성 망상세포 육종** : 장춘화 20g, 괴전우 유백피 어성초 각 15g을 전탕하여 복용한다.
악성망상세포의 증식을 억제시킨다. 혈액검사 상에서 확실한 치유 근거를 보이고 있었다.
부작용으로 식욕 감퇴, 근육통, 혹 감각 마비감, 오심, 구토 작용이 나타났다.

3 **폐암** : 장춘화 20g, 어성초 포공영 각 30g, 길경 패모 자원 녹용 각 15g, 오미자 10g.
항암, 폐기능 보호 작용을 한다.

4 **임파 종류** : 장춘화 20g, 사간 곤포 해조 각 30g.
항암 작용과 임파 기능 활성화로 악성 임파종류(淋巴腫瘤)를 억제시킨다.

5 **불안, 초조, 근심** : 장춘화 8g, 용안육 원지 석창포 산조인 당귀 황기 각 12g, 감초 2g, 대추 3개.
불안증상을 진정, 안신 작용으로 해소시킨다.

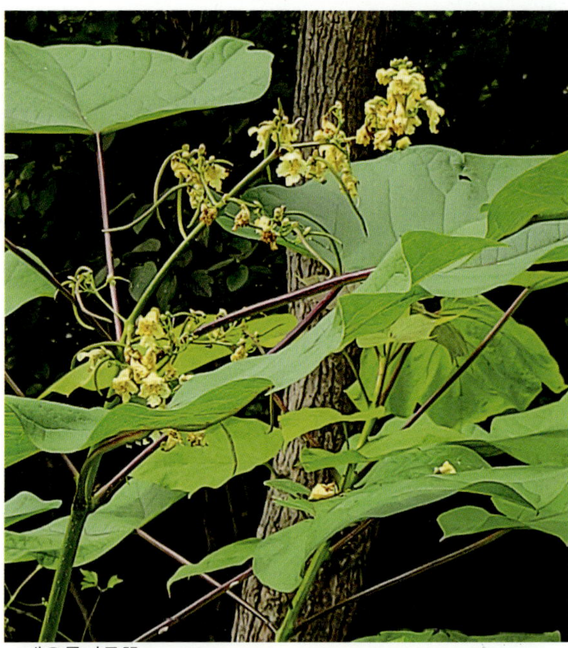

• 개오동나무꽃

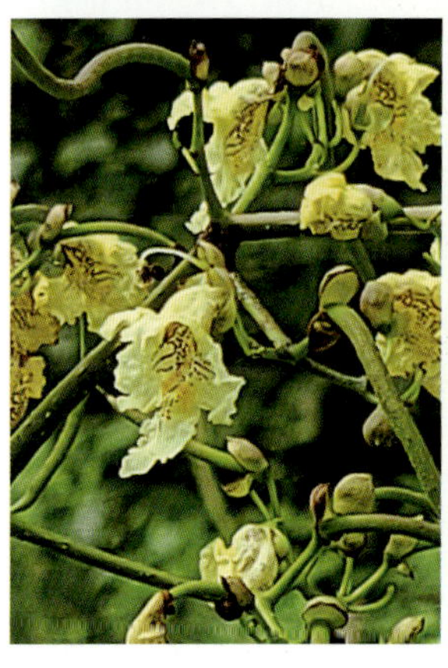

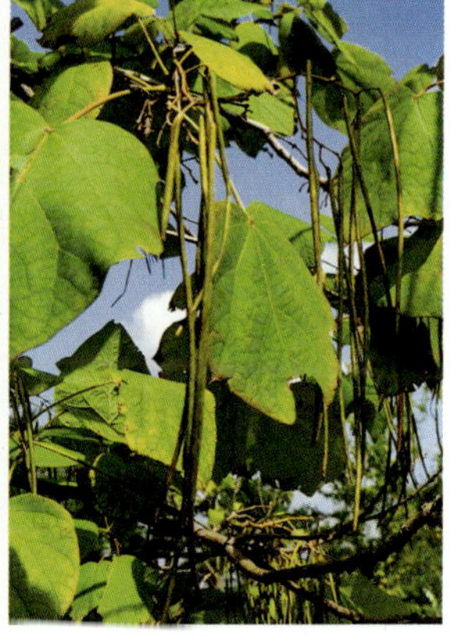

재백피 梓白皮

개오동나무
Catalpa ovata G. Don.

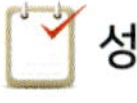

성미

쓰고 차다.

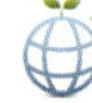

채취 시기

봄, 가을

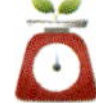

용량

6-12g

효능

해열, 해독, 살충 작용으로 감기 빌열, 황달, 반위, 피부 소양, 개선(疥癬), 악창(惡瘡)에 활용한다.

금기

없음.

오동나무는 현삼과이며 개오동은 능소화과로서 이름은 유사하지만 족속은 전혀 다른 나무이다. 그러므로 꽃도 잎도 나무껍질도 다 다르다. 그러므로 성분도 약성도 약효도 다를 수밖에 없다. 기원으로 보면 ≪신농본초경≫에서 부터 시작하였으니 임상효능이 퍽 오래 되었다. 이 약은 능소화과에 속한 낙엽지는 큰키나무인 개오동나무 Catalpa ovata G. Don.의 나무 껍질이다.

【성분】

lupeol, 2-(4-hydroxyphenyl ethyl triacontanoate, 9-methoxy-alapalchone, ferulic acid, sucrose, catalposide, a-lapaposide, a-lapachone, isoferlic acid, p-coumaric acid

【약리작용】

① aflatoxin의 돌변작용에 저항하고 있었다.

【임상응용】

1 감기 발열(열이 신체 내부로 침습하여 발열, 황달) : 마황 80g, 연교뿌리 80g, 행인 40개, 적소두 1kg, 대추 12개, 생자백피 1kg, 생강 감초 각 80g을 전탕하여 1일 3회 복용하면 해열, 발한(發汗), 전신 황색이 소실된다.

2 감기로 발열이 심하고 두통(맥은 대맥이 진단) : 재백피의 표피를 제거하고 전탕하여 1일 3회 복용한다.

3 신염 부종

- 신장염으로 전신부종 : 자근백피 자실 옥촉서예 각 등분하여 전탕 복용하면 이뇨 작용으로 부종이 소실되며 몸이 가볍고 신염도 치유된다.
- 급성 신염 : 자근피 동과피 적소두 각 15g을 전탕하여 복용한다.

4 피부염

- 소아 두창(頭瘡) : 자백피 30g을 전탕하여 그 액으로 환부를 세척한다.
- 피부 창(瘡), 절(癤) : 자백근피 수양버들 뿌리 각 등분하여 분말로 만들고 마자인 기름에 개어 환처에 붙여서 살균, 소염 작용을 얻게 한다.
- 음부소양증 : 자백피 건조분말 8g, 고백반 2g, 사향 미량을 넣고 환처에 바르면 즉시 살균 작용으로 소양증이 해소된다.

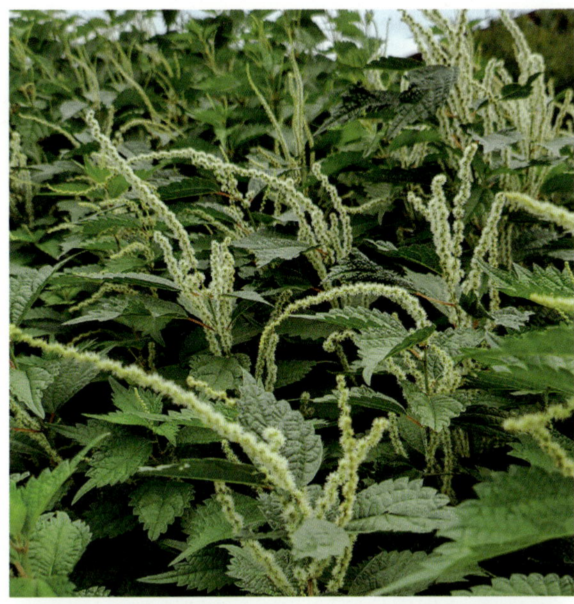

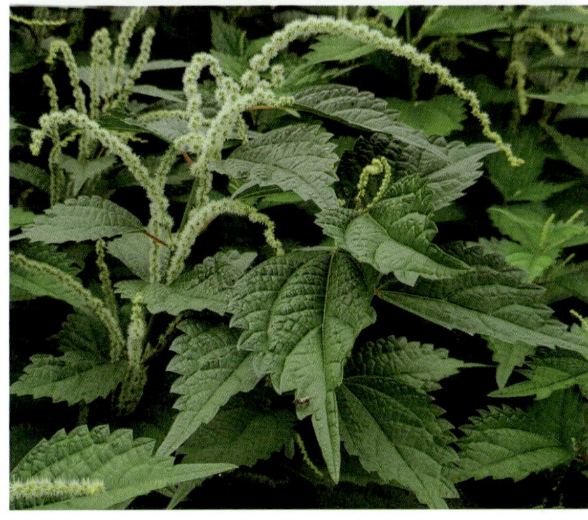

저마근 苧麻根

모시풀
Boehmeria nivea (L.) Gaud.

 **성미**

달고 차다. 간, 심, 비경에 들어간다.

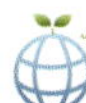 **채취 시기**

가을

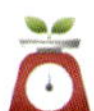 **용량**

6-30g

 **효능**

해열, 지혈, 안태(安胎), 이뇨, 해독 작용으로 각혈, 토혈, 코피, 혈뇨, 대변 출혈, 자궁 출혈, 임신 중에 태동증, 소변불리, 피부 창독을 치료한다.

 **금기**

위장이 약하고 설사 하는 자는 피한다.

떡 중에서 모시풀의 잎으로 제조한 모시떡이 진녹색의 색상과 쫀득한 맛에 있어서 다른 것에 비하여 우위를 차지하고 있다. 야생하는 것도 지천으로 많지만 특히 영광지방에서 특산화 한 것에 대하여 찬사를 보낸다. 그러나 약용으로는 잎보다는 뿌리를 사용하게 된다. 그러므로 다른 작물에 비하여 장래성이 있는 우수 제품에 속한다.

이 약은 모시풀과에 속하는 낙엽지는 작은키나무인 모시풀 Boehmeria nivea (L.) Gaud.의 뿌리와 뿌리줄기이다.

【성분】

chlorogenic acid, caffeic acid, quinic acid, rutin, rhoifolin

【약리작용】

① 지혈 작용 : 출혈량 감소, 혈액응고시간 단축 작용, caffeic acid는 지혈 작용
② 백혈구감소증 : 백혈구와 혈소판의 현저한 증가 작용
③ 항염 작용
④ 심근에 작용 : 심근의 산소 소모량을 감소시킨다.
⑤ 관상동맥의 혈류량을 증가시킨다.

【임상응용】

1 발열 출혈증

- 맛이 달고 약성이 차서 발열성의 출혈증상에 적용된다.
- 단방으로 저마근을 전탕 복용하여 경미한 출혈 증상을 치료한다.
- 소변 출혈 : 저마근 30g, 생백모근 포황 각 20g을 전탕 복용하여 해열, 지혈시킨다.
- 소화성 궤양 출혈
  - 저마근 액은 위 점막의 병변, 소화성 궤양의 혈소판 출혈에 부작용 없이 효험을 얻게 한다.
  - 저마근 액을 1일 3회, 1회에 60-90ml 복용한다.
- 대변 출혈
  - 단방으로 저마근 40g을 전탕하여 복용한다.
  - 저마근 30g, 괴화 지유 괴각 각 20g, 형개 건강(초흑(炒黑)) 각 8g을 전탕 복용한다. 수렴성 지혈 작용을 얻게 한다.
- 자궁 출혈 : 저마근 30g, 오적골 천초(초탄(炒炭)) 각 15g, 형개 건강(초흑(炒黑)) 아교 각 8g
- 각혈 : 저마근 백모근 각 30g, 백급 15g을 전탕하여 복용한다.
- 소변 출혈 : 저마근 소계 각 15g, 생지황 10g을 전탕하여 복용한다.

2 임신중 치료제

- 임신 중에 자궁 출혈 : 저마근은 임신 중에 태아를 보호하고 임산부를 돕게 된다.
- 임신 출혈
  - 단방으로 저마근 30g을 주수상반전으로 하여 복용한다.
  - 저마근 30g, 당귀 천궁 작약 숙지황 각 8g, 아교 형개 건강(초흑(炒黑)) 각 8g.
- 임신 중에 황즙(黃汁)이 붉게 출현 : 저마근 30g, 파고지 호로파 복령 백작약 백출 각 8g, 감초 2g

- 태동불안, 요통, 하혈 : 저마근 25g, 건지황 당귀 아교 두충 각 15g
- 태동불안 : 저마근 연자육 건포도 각 30g, 백출 사인 각 15g을 전탕하여 복용하면 태아가 안정을 취하여 복통이 제거된다.
- 습관성 유산, 혹은 조산 : 생저마근 연자육 나미 두충을 전탕 죽으로 만들어서 1일 3회 1개월 복용한다.
- 자궁 출혈 : 저마근 40g, 아교 애엽 각 30g을 전탕하여 복용한다.

3 소변불리

- 발열 소변불리
  - 단방으로 저마근을 전탕하여 복용하면 해열, 이뇨 작용으로 치료된다.
  - 저마근 30g, 차전자 지부자 태가 각 15g을 전탕 복용하면 해열, 이뇨 작용에 유효하다.
- 요도염, 방광염 : 저마근 30g, 목통 활석 치자 차전자 지부자 각 12g.
  이뇨, 소염 작용으로 치료한다.
- 요로결석, 방광결석, 신장결석 : 저마근 30g, 해금사 금전초 연전초 이백저(참가시나무잎) 각 15g을 전탕하여 복용하면 결석 용해 작용으로 치료된다.
- 전신 부종 : 저마근 30g, 복령 택사 차전자 백출 각 15g
- 소변불통 : 저마근 25g, 백모근 차전자 목통 지부자 각 15g

4 피부염

- 피부 자반병 : 저마근 30g, 자초 현삼 금은화 각 15g, 목단피 6g
- 타박상 어혈
  - 단방으로 저마근 생것을 짓찧어 붙인다. 소염, 살균 작용으로 치료한다.
  - 저마근(생것) 적설초 권삼을 혼합하여 술을 넣고 복용한다.
- 유방염 초기, 종기가 등창에 날 때 : 저마근을 소존성하여 분말로 만들고 환처에 붙인다. 소염 작용을 나타낸다.

5 이질 : 저마근 60g, 노관초 백굴채 각 20g, 창출 작약 각 8g

6 비위허약으로 식사 후에 금방 다시 식사를 하고자 할 때 : 저마근 백출 각 40g, 송지 1.5g, 괴화초 20g을 분말로 만들어 1회에 8g, 아침저녁으로 식사 전에 미음으로 복용한다.

7 통풍 : 저마근 250g, 웅황 15g을 분말로 만들어 연잎에 싸서 통처에 붙여 지통시킨다.

8 골절상 : 저마근 15g, 아불식초 10g, 방게 3개를 짓찧어 술을 넣고 환처에 붙여서 치료한다.

8 해수(咳嗽), 천식 : 저마근 상백피 길경 각 30g, 자원 패모 오미자 각 10g을 전탕하여 복용한다. 발열성 해수(咳嗽), 천식에 유효하다.

9 염좌 : 생저마근을 짓찧어 환처에 붙인다.

ㅈ

저 실 楮實

꾸지나무

Broussonetia papyrifera (L.) Vent.

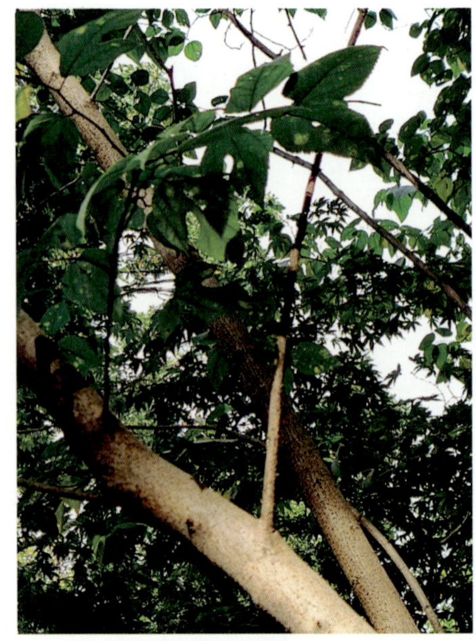

성미

달고 차다.

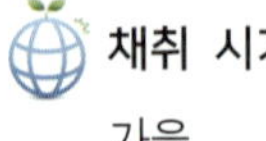

채취 시기

가을

용량

4-10g

효능

신장 기능을 돕고, 청간명목(淸肝明目), 건비(健脾), 이뇨 작용으로 신장 기능 허약으로 오는 요통, 관절염, 정력 감퇴, 안질환, 이뇨 작용을 한다.

금기

비위허약자와 설사를 하는 자는 복용치 않는다.

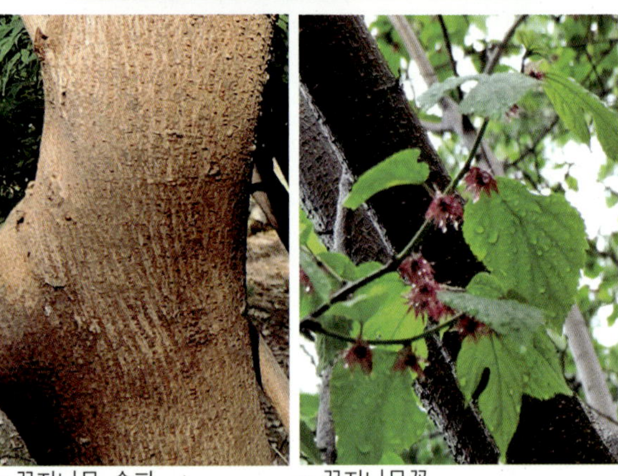

• 꾸지나무 수피

• 꾸지나무꽃

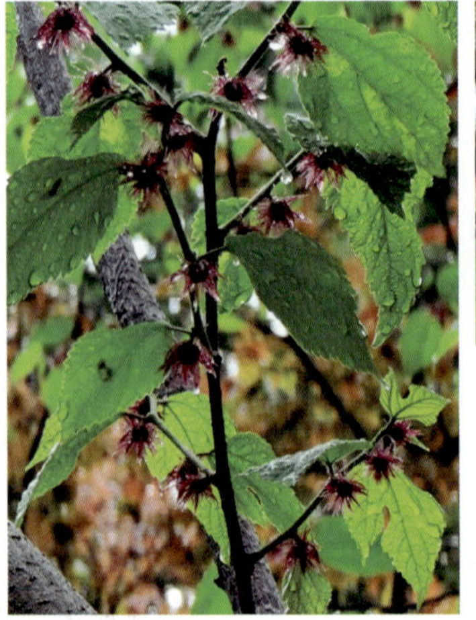

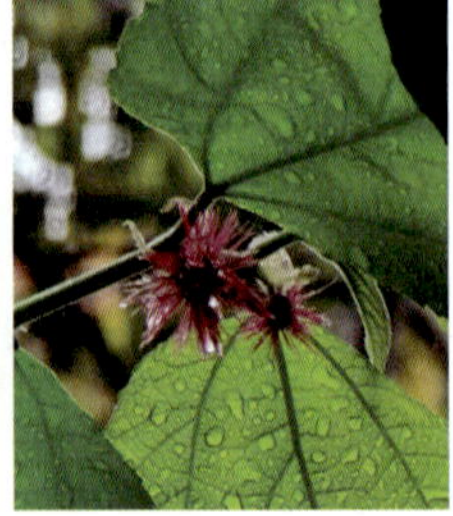

유리가 없던 시절, 이 나무와 닥나무의 껍질을 벗겨 가공처리 한 후에 창호지로 만들어서 한옥의 문창살에 붙여 방에 온도 조절과 채광을 해왔다. 지금도 이런 용도로, 또 예술 작품으로 활용되고 있다. 한방에서는 이 과실을 약용해 온지가 1500년 되었으나 임상에서는 이용을 하지 않는 실정이다.
이 약은 뽕나무과에 속한 낙엽지는 큰키나무인 꾸지나무 Broussonetia papyrifera (L.) Vent. 의 과실이다. 같은 속 식물인 닥나무 B. kazinoki S et. Z.는 구피마(構皮麻)라고 하여 열매가 아닌 잎, 어린가지, 뿌리를 사용한다.

【성분】

비타민 B, 사포닌, 유지, 포화지방산

【약리작용】

① 피부염에 일정한 효과 있었다.

② 만성 기관지염에 유의성이 인정되었다.

【임상응용】

1 신허 요통

- 신장 기능 허약으로 인한 요통, 하지무력, 보행 장애 : 저실 10g, 속단 두충 우슬 구척 각 15g. 근육의 수축력 증가와 골격에 혈액순환 촉진으로 효력을 나타낸다.
- 비, 신, 간 기능 허약으로 토혈, 각혈, 골증(骨蒸), 야간 땀, 입이 쓰고 번열(煩熱), 몽정 혹은 대소변을 잘 못 보고, 눈이 어지럽고 눈물이 많은 증상 : 저실 흑두 구기자 각 등분을 발효시켜서 장기 복용한다.

2 남성 성기능 감퇴 : 저실 12g, 음양곽 마카 각 20g, 구기자 보골지 육종용 파극 산수유 각 15g. 정액, 정자수의 증가와 활동력을 촉진시킨다.

3 간, 신기능 허약(골증조열(뼛골이 쑤시면서 미열로 아픈 증상), 도한(盜汗), 몽정, 조루) : 저실 10g, 산수유 숙지황 토사자 은시호 호로파 각 15g.
신장 기능을 강화시키면서 허열을 제거한다.

4 시력감퇴

- 눈이 잘 안보이고 백태가 끼고 어지럽고 침침하며, 물체가 모호해 지는 증상 : 저실 10g, 구기자 하수오 흰감국 각 15g, 형개 밀몽화 각 8g.

간기능 감퇴로 시력약화, 미열, 백태가 끼는 것을 방지해 준다.

- 눈이 어지러운 증상 : 저실 형개수 지골피 구기자 각 등분을 분말로 만들고 밀환으로 장기 복용하면 간기능이 호전되면서 어지럼증이 해소된다.
- 일체 안질환, 백내장, 눈을 감고 뜨기가 어려운 증상 : 저실 40g, 형개수 20g, 감초 2g을 분말로 만들고 밀환으로 복용한다.

5 전신 부종, 소변불리

- 부종, 소변불리 : 저실 10g, 건지황 복령 택사 차전자 적소두 각 12g.
  이뇨, 해열 작용으로 전신 부종을 내린다.
- 고창(鼓脹) : 저실 1말, 백정향 60g, 복령120g을 분말로 만들고 오자대 크기의 밀환으로 만들어 복용한다.

6 신염 부종

- 전신 부종 : 저실 10g, 숙지황 산수유 보골지 차전자 택사 각 15g.
  신장 기능 보호와 이뇨 작용으로 효력을 나타낸다.
- 부종 : 저실 6g, 대복피 차전자 각 10g

7 간경화 복수 : 저실 10g, 인진 울금 구기자 차전자 저령 택사 각 15g

8 피부 파열, 주름 : 저실 토과근 상육 각 등분을 분말로 만들어 아침저녁으로 피부에 바른다.

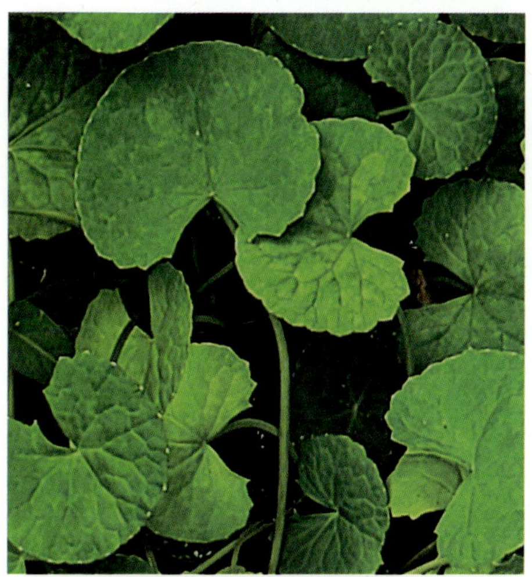

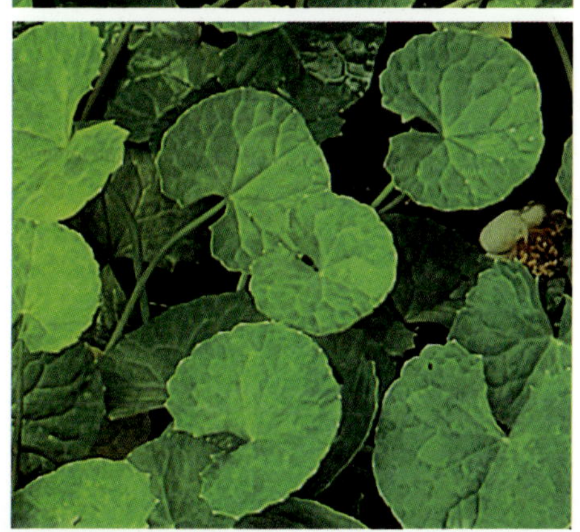

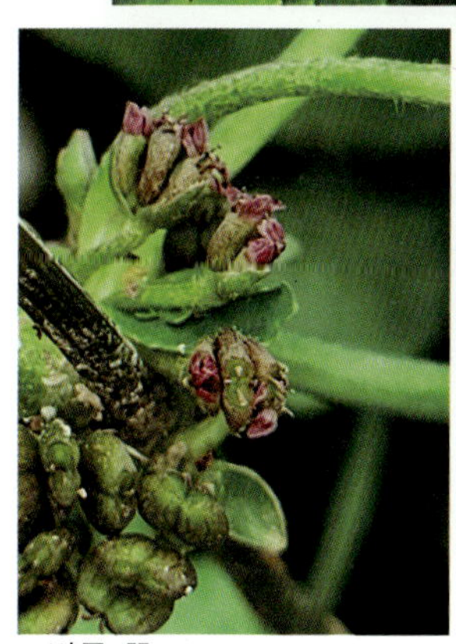

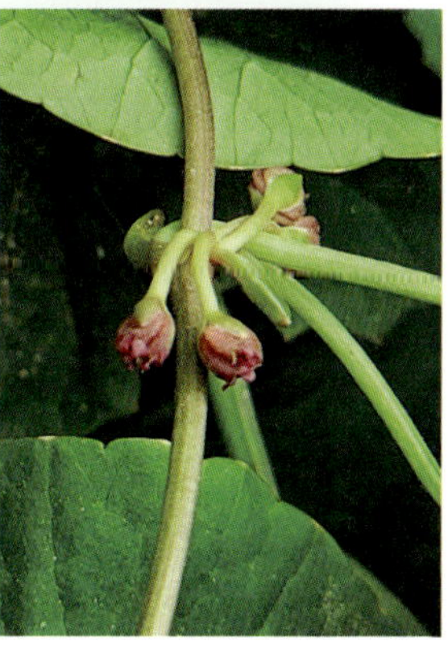

• 병풀 꽃

적설초 積雪草

병풀
Centella asiatica Urban

성미
쓰고 매우면서 차다.

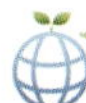

채취 시기
여름

용량
15-20g, 대제 30-60g

효능
청열이습(淸熱利濕), 활혈지혈(活血止血), 해독소종(解毒消腫) 직용으로 발열, 해수(咳嗽), 천식, 인후 종통(腫痛), 장염이질, 습열황달, 수종임증, 요혈, 육혈(衄血), 생리통, 자궁 출혈, 단독(丹毒), 임파선염, 피부종기, 대상포진, 타박상, 외상출혈, 독충이나 뱀에 물린데 해독 작용을 한다.

금기
비위장이 차고 소화력이 아주 약한 증상에는 삼간다. 그러나 부작용은 없는 상태이다.

온난한 지역에서 자생하므로 국내에는 제주 남부에 자생하고 있으나 자원이 희귀한 상태이고, 인도양의 내육에는 다량 자생하는 식물이다.

한약으로 처음 사용한 것은 ≪신농본초경(神農本草經)≫ 중품(中品)에 기록하였으나, 그 후 본초서나 임상 의서에서는 미이용 자원에 속한 상태였다.
이 약은 미나리과에 속한 여러해살이 초본식물인 병풀 Centella asiatica Urban의 전초이다.
중국의 고문헌인 ≪서의약도≫에서는 연전초, 신수본초에서는 금전초, ≪전남본초≫에서는 마제초, ≪본초강목습유≫에는 낙득타, ≪식물명실도고≫에는 지장초 등으로 불렸다.
명칭은 주로 잎의 형태가 둥글어서 붙인 것이 많고, 적설초는 품종을 가리기가 어려워서 붙여진 이름이다. ≪본초강목≫에서는 방향성이 있어서 붙여졌다고도 하고, 늘 푸른 상록성인데 겨울에는 줄기가 마르므로 적설초라고도 한다.

【성분】

① triterpense, triterpene glycosides : asiaticoside, thankuniside, isotankuniside, madecassoside, brahmoside, brahminoside, brahmic acid(madecassic acid), isobramic acid, asiatic acid, madasiatic acid
② glycosides : 3-glycosylquercetrin, 3-glycosylkaempferol, 7-glycosylkaempferol, centelloside
③ 이외에 meso-inositol, carotinoids, vitamin C, centellose, centelloside, wax, chlorophyll이 함유되어 있다.

【약리작용】

① 항병원미생물 작용 : 녹농균, 변형간균, 황색포도상구균의 발육억제 작용
② 창상의 유합 촉진 : 정맥기능 부전으로 인한 하지 궤양, 화상이나 수술 후 피부에 상처회복 작용이 있다.
③ 항암 작용 : 암세포의 증식억제 작용, 자궁경부암, 위암, 간암, 백혈병 세포의 증식억제 작용
④ 면역조절 작용 : 면역 저하된 생쥐에서 SOD의 함량, 면역기관지수, 거식세포의 탐식 작용, 헤모글로빈, 비장임파세포의 전화, IL-2 등에서 면역조절 작용을 인정하고 있다.
⑤ 진통 작용
⑥ 항염 작용
⑦ 피부미용 작용
(ㄱ) 피부상처, 화상, 경피증에 유효하다.
(ㄴ) 섬유세포의 증식 촉진과 교원단백 증가, 단백포안에 합성은 피부의 생성 개선과 반흔 형성과 반흔의 염증억제 작용의 결과로 피부 노화와 지방 제거 치료에 관여하게 된다.
⑧ 진정 작용 : 생쥐의 실험에서 진정 작용으로 안전 효과를 나타냈다.

【효능 중심의 해설】

① 감기로 발열이 나고 심하면 기침과 천식, 인후염, 편도선염으로 이어지는 질환에 해열, 진해(鎭咳), 소염 작용으로 치료한다.

② 이뇨 작용 : 전신 부종, 임질 등에 소염, 이뇨 작용으로 치료한다.

③ 지혈 작용 : 소변 출혈, 코피, 자궁 출혈, 외상 출혈에 지혈 작용이 있다.

④ 피부염에 효력이 현저하여 대상포진, 단독(丹毒), 종기, 피부 궤양, 개선(疥癬), 풍진, 피부의 상처회복력, 피부 주름개선이 현저하다.

⑤ 피부 상처 : 상처의 유합촉진과 피부 흉터의 원상 회복력을 높인다.

⑥ 피부종기 농양 치료에 효능이 있다.

⑦ 안구충혈 치료에 효능이 있다.

⑧ 인후염, 편도선염 치료에 효능이 있다.

⑨ 임파선염으로 목주위의 궤양이 심한 증상에 결핵균의 감소와 살균, 소염 효과로 개선 작용을 나타낸다.

⑩ 소변불리 치료에 효능이 있다.

⑪ 치매, 건망, 알츠하이머 질환의 예방과 치료에 활혈 작용으로 고지혈증제거 작용, 혈류 촉진, 혈관신생 반응은 물론, 학습과 기억력 증진 작용을 나타낸다.

⑫ 유행성 뇌척수막염 : 황색포도상구균, 용혈성연쇄상구균, 이질균, 감기바이러스에 억제 작용으로 효력을 나타낸다.

⑬ 폐섬유화 억제에 효능이 있다.

⑭ 경피증 치료 : 체액면역과 세포면역력으로 치료 작용을 나타낸다.

【임상응용】

1 전염성 간염

· 적설초 울금 각 20g, 목단피 8g, 단삼 금은화 포공영 각 15g.
간경화, 급성 황달형 간염, 급성 담낭염에 간 기능 회복 작용이 있다.

· 간적설초 금은화 인진 울금 각 20g.
간장의 섬유화를 차단시키고, 면역조절 작용, 바이러스억제 작용으로 회복력을 높인다.

2 담낭결석, 방광결석 : 금전초 계내금 연전초 이백저 각 15g을 넣고 전탕하여 복용한다.

3 여름 감기, 콧병 : 적서로 향유 백편두 각 15g, 신이 갈근 창이자 유백피 각 12g을 전탕하여 복용한다.
폐열, 해수(咳嗽)와 만성 기관지염, 감기예방에 7일 복용으로 개선된다.

4 석림(石淋), 혈림(血淋)(급성 신염)

· 생적설초 250g을 짓찧어 면포에 쌓아 배꼽에 붙인다.

- 급·만성 신염, 신우신염의 요독증 : 적설초 괴화 대황 각 30g을 전탕하여 150-200ml 육미지황원으로 같이 복용한다.

5 폐섬유화 억제 : 적설초 20g, 단삼 15g, 목단피 8g, 길경 어성초 각 18g, 녹용 8g

6 피부 종기 농양으로 발열 시 : 적설초 포공영 자화지정 각 15g을 전탕하여 복용한다.

7 안구충혈 : 적설초 하고초 감국 결명자 각 12g을 전탕하여 복용한다.

8 인후염 편도선염 : 적설초 사간 산두근 각 4g을 전탕하여 복용한다.

9 소변불리 : 적설초 차전자 구맥 각 15g을 전탕하여 복용한다. 이뇨, 소염 작용을 유도한다.

참고

인도에서는 1천 년 전부터 ayurveda 의학에서 약용되었으며 효능이 뛰어나서 "신(神)이 내린 선물"이라고 부른다. 유럽에서는 항노화, 정맥혈류촉진으로 노폐물의 배설촉진 작용, 혈압조절 작용, 피부궤양의 유합 촉진, 피부주름 개선, 임파선염 등에 다양하게 적용되고 있다.

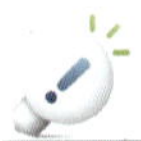

아래 증상의 처방은 저자 우초 안덕균의 입방(立方)이다.

1 항노화 작용

- 적설초 20g, 황기(3년생) 15g, 당귀 천궁 각 12g, 인삼 창출 각 8g, 목향 감초 각 2g
- 기력이 솟게 하고 늙지 않게 하며, 젊음의 에너지를 발산하게 한다는 것으로 알려져 있다. 그러므로 노인이나 젊은이가 다 같이 복용해도 좋다는 결론이다.
- 신체의 면역력증가 작용, 항상성유지, 호르몬대사, 효소 반응을 정상으로 유지하고 대사 작용을 활성화시키므로 노화를 억제하게 된다.

2 정신과 뇌질환 치료

- 적설초 20g, 은행잎 15g, 토당귀 12g, 천궁 원지 석창포 황금 각 8g, 오미자 4g
- 정신과 뇌질환 치료에 우수한 효력이 있어서 현재 유럽에서는 대량 수입해서 사용하고 있다. 특히 알츠하이머 질환, 기억력 감퇴, 건망, 치매에 효력을 인정하고 있다. 뇌의 해마세포의 손상을 정상으로 회복시키므로 학습과 기억력 향상에 기여하게 된다.

3 안구충혈 제거 작용

- 적설초 하고초 각 15g, 구기자 천궁 감국 결명자 각 8g, 목단피 4g
- 안압하강 작용, 망막의 혈류촉진, 눈물샘의 촉진효과를 나타낸다.

4 혈압조절 작용과 심근경색질환

- 적설초 15g, 은행잎 단삼 산사 갈근 각 12g, 천궁 당귀 각 8g, 홍화 4g
- 모세혈관과 동·정맥의 혈류촉진, 고지혈 용해 작용으로 효력을 나타낸다.

5 피부염치료

- 대상포진에 소염, 살균, 지통 작용으로 피부궤양 억제, 피부염이나 수술로 인한 피부 흉터 치료, 피부 주름 개선에도 효력이 있다.
- 내복과 동시에 외용하면 더욱 효과적이다.

① 피부궤양억제

- 적설초 15g, 금은화 포공영 연교 각 8g, 황금 황련 각 4g
- 살균 작용과 혈관내피세포의 신생 작용으로 궤양면과 창상을 치유시킨다.

② 피부주름 개선, 미용, 미백, 탄력 증가(내복, 외용)

- 적설초 15g, 황기 당귀 각 12g, 갈근 고다(녹차) 산수유 유백피 각 8g, 오미자 6g
- 근육의 수축력 증대, 탄력 증가, 피부 모공의 조절 작용을 높이고 미백 작용을 증가시킨다.

6 남성의 성

① 호르몬의 증가로 stamina와 libido를 증명하고 있다.

- 적설초 음양곽 각 20g, 파고지 육종용 호로파 파고지 파극 산수유 마카 각 8g

② 단백뇨

- 적설초 20g, 접골목 검인 산수유 파고지 각 15g
- 신장부위의 섬유화 억제 작용으로 효력을 나타낸다.

7 antibacterial, antiviral 효력

- 적설초 30g, 포공영 금은화 각 12g, 황금 황련 황백 각 8g
- 살균, 소염, 이수 작용과 병원미생물의 억제 작용으로 효력을 나타낸다.

8 간염, 간경변증

- 적설초 인진 각 20g, 울금 15g, 단삼 시호 황금 창출 차전자 각 8g
- 간세포의 재생력 촉진, 간염균의 증식억제, 담즙분비촉진 작용을 얻게 한다.

9 정맥류 개선

- 적설초 단삼 각 20g, 우슬 산사 천궁 각 15g, 우슬 10g, 목단피 도인 홍화 각 4g
- 만성적 정맥의 혈류장애로 하지의 부종, 보행 장애, 무거움과 통증을 호소한다. 고지혈의 용해 작용으로 혈류 촉진, 정맥내피의 탄력 강화 작용으로 치료한다.

10 류머티즘

- 적설초 20g, 위령선 우슬 두충 각 15g, 구척 12g, 창출 유향 몰약 각 5g
- 관절의 부종, 발열 동통, 발적이 심한 류머티즘 관절염에 소염, 진통, 해열 작용을 나타낸다.

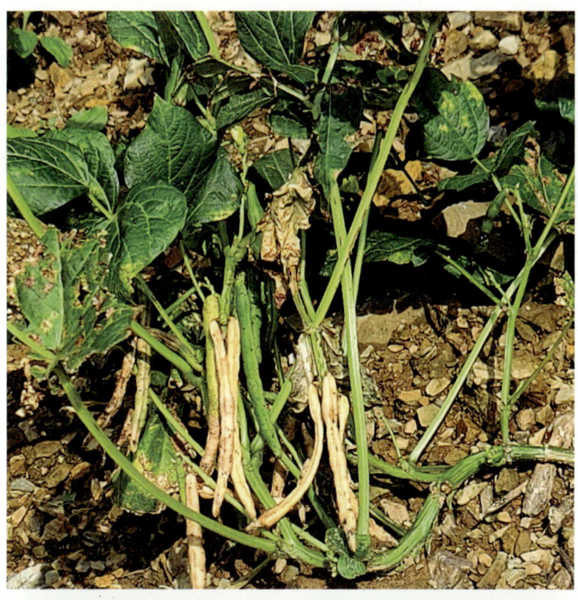

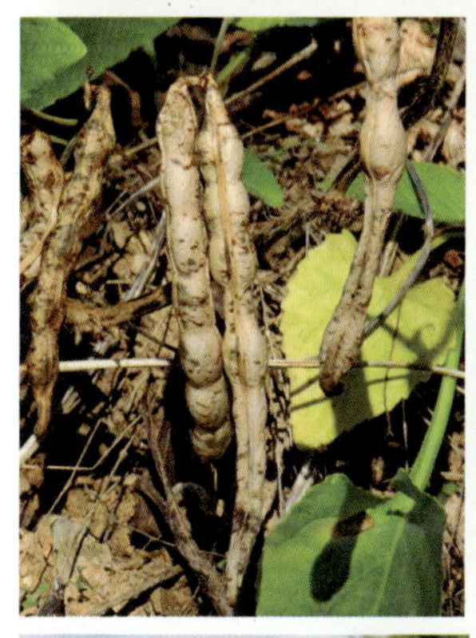

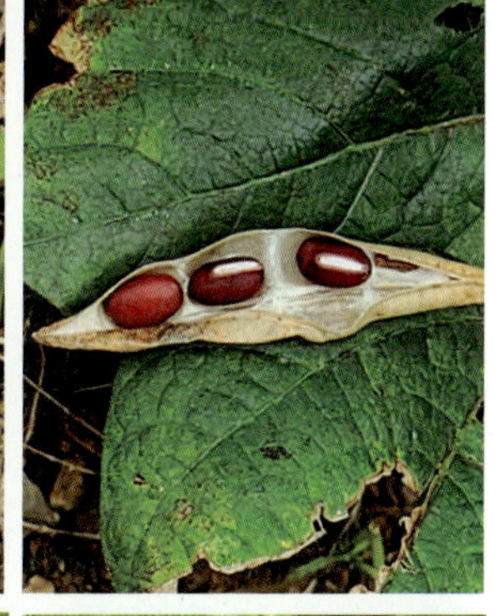

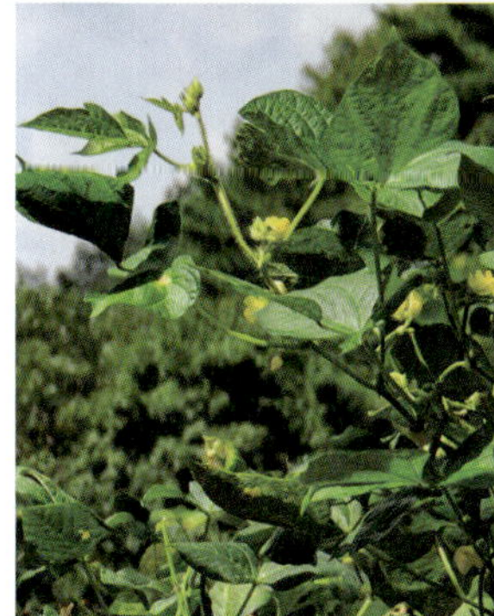

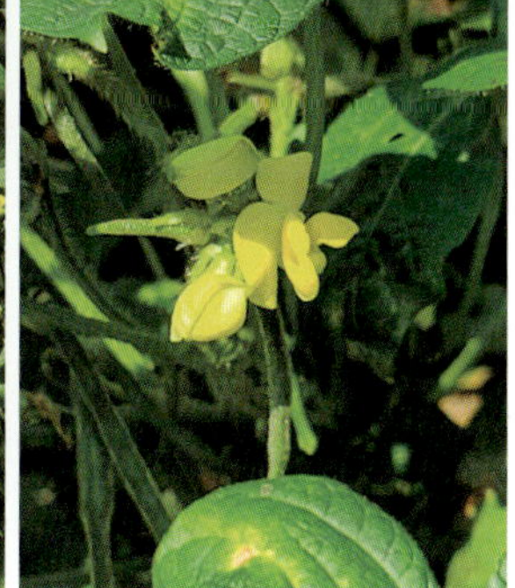

• 붉은팥꽃

적소두 赤小豆

붉은팥
P. calcaratus Roxburgh

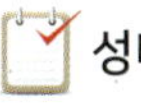

성미

달고 시며 약간 차다.

채취 시기

가을

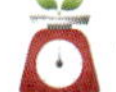

용량

10–30g

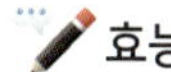

효능

이뇨, 해열, 해독, 부종억제 작용으로 전신 부종, 황달, 소변불리, 변혈, 종기, 피부 개선(疥癬) 등에 활용한다.

금기

- 몸이 수척한 자
- 병이 치료되면 복용하지 않는다.

얼마 전에 제빵을 하는 지인이 공장을 신축하는데 팥빵을 중점적으로 해야 해서 설비를 할 때에 특별하게 유독 성분을 제거하는 시설을 해야 한다는 말을 들었다. 팥죽을 즐겨 먹는 필자로서는 당황할 수밖에 없었다.
이 약은 콩과에 속한 1년생 초본식물인 붉은팥 Phaseolus angularis W. F. Wight. 덩굴성의 덩굴팥 P. calcaratus Roxburgh의 종자이다.

【성분】

① 덩굴팥 : triterpenoid saponin, 100g 단백질 20.7%, 탄수화물 58%, thiamine, riboflavine, nicotinic acid

② 팥 : 3-furanmethanol β-D-glucopyranoside, oleaneneoligoglycosides, azukisaponin, azukisapogenol

【약리작용】

① 정자 활동억제 작용

【임상응용】

1 부종, 이뇨 작용

- 몸이 붓고 소변을 잘 못 볼 때 : 단방으로 적소두를 전탕하여 복용하거나 즙을 복용한다.
- 적소두 30g, 창출 저령 복령 택사 각 12g을 전탕 복용하여 이뇨 작용을 얻게 한다.
- 각기부종(脚氣浮腫) : 단방으로 적소두 전탕을 짙게 하여 다리에 바른다.
- 전신 부종, 눕지도 않아 있지도 못하는 증상 : 적소두 상백피 각 30g, 목통 15g을 전탕 복용하여 이뇨 작용을 얻게 한다.
- 복부 부종 : 적소두 상백피 목통 각 15g, 백모근 저령 택사 복령 각 8g
- 만성 신염, 영양 불량성 신체 부종 : 적소두 150g을 잉어탕이나 죽으로 복용한다.

2 급성 간염

- 황달 간염에 소변불리 : 적소두 20g, 마황 8g, 연교 인진 각 15g.
  발한(發汗), 해열, 이뇨 작용으로 치료한다.
- 급성 간염으로 의식혼몽 : 적소두 인진 강황 각 30g을 전탕하여 복용한다.

3 방광염, 요도염, 신염

- 소변불리 : 적소두 지부자 차전자 각 15g을 전탕하여 복용한다.

4 변혈

- 충수돌기염으로 변혈 : 적소두 패장 각 20g, 당귀 지유 각 15g
- 치질 출혈 : 적소두 1되, 고량주 5되에 넣고 전탕하였다가 주정을 날려버리고 분말로 만들어 1일 3회 복용한다. 혹은 적소두 지유탄(地楡炭) 괴화 각 15g을 전탕하여 복용한다.

5 충수돌기염 : 적소두 의이인 각 30g, 패장 포공영 각 15g, 방풍 10g, 감초 4g

6 만성 설사(장이 차서 일어난 만성 설사) : 적소두 20g, 창출 후박 건강 육계 각 8g, 부자 4g. 장내 미생물의 활성을 증가시키면서 치료한다.

7 완고성 딸꾹질 : 적소두 20개를 돼지쓸개 1개 안에 넣고 그늘에 말려서 분말로 만든다. 1회 2g, 1일 2회 복용한다.

8 발열 종기

- 적소두를 분말로 만들고 식초, 달걀, 꿀과 물에 개어 환처에 붙인다. 소염, 배농, 해열 작용으로 치료한다.
- 적소두 부용화 각 등분하여 짓찧어 환처에 붙인다. 소염 작용을 유도한다.

9 산모(해산 후에 가슴에서 번조(煩燥) 증상이 있고, 음식을 잘 먹지 못하는 증상)

: 적소두 당귀 천궁 각 20g을 전탕하여 복용한다.

체내에 울체된 어혈을 풀어주고 혈액순환 개선, 이뇨 작용으로 효력이 나타난다.

이뇨, 해열 작용으로 미열, 번민을 치료한다.

10 어혈성 관절 부종(고관절, 손, 다리, 허리, 무릎 관절에 혈종으로 동통, 부종, 기능 장애)

: 적소두를 분말로 만들어 환처에 붙이면 소염, 해열, 진통 작용으로 1-2일 안에 치유된다.

전기황 田基黃

애기고추나물
Hypericum japonicum Thunb.

성미
달고 약간 쓰다.

채취 시기
여름

용량
15-30g, 대제는 90-120g

효능
해열, 해독, 소염, 지통 작용으로 급성 간염, 이질, 설사, 폐결핵, 충수돌기염, 구강염, 안구충혈, 독사나 충독 제거, 타박상에도 적용된다.

금기
없음.

• 애기고추나물

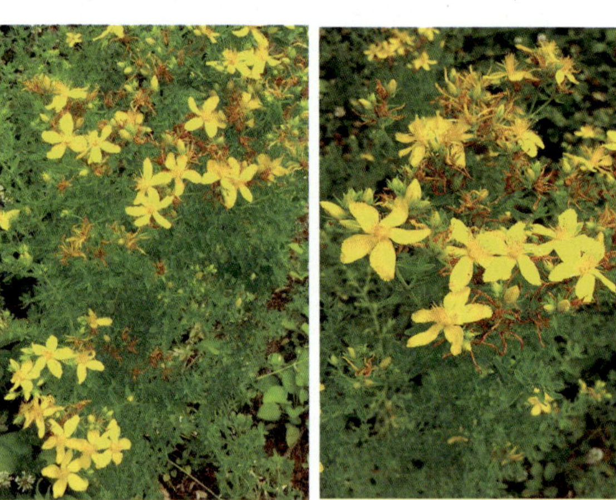

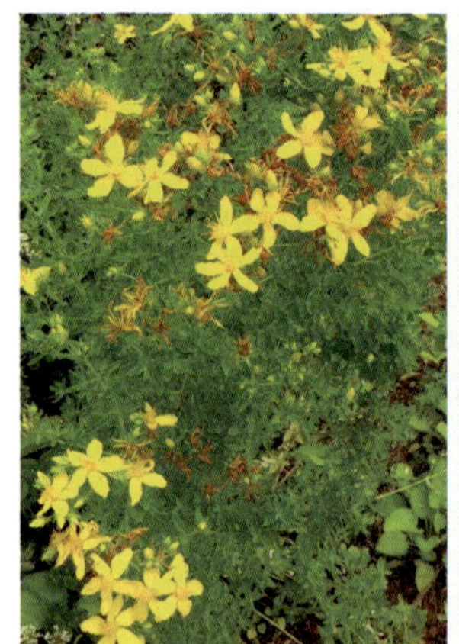

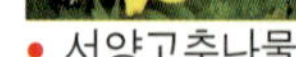

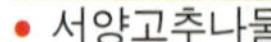

• 서양고추나물

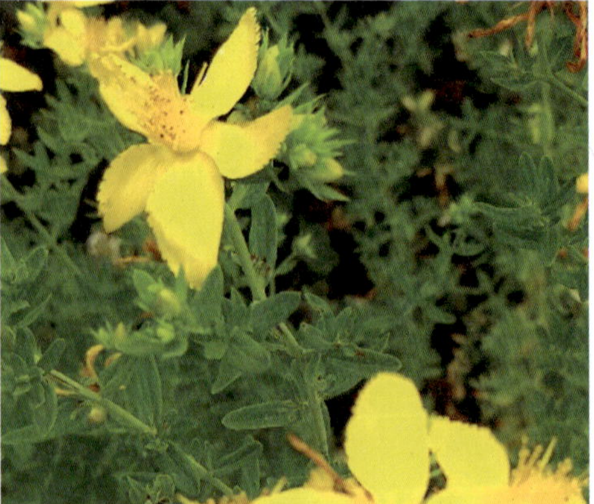

• 서양고추나물 꽃

이명으로 지이초(地耳草)라고 하는 이 식물은 동양에서 보다는 서양에서 장염, 간염 치료 약용으로 널리 알려져 있다. 국내에서는 드물게 보이며, 같은 속(屬)식물로 고추나물(Hypericum erectum Thunb.)은 많이 야생하고 있으나 약으로 사용하는 이는 없는 실정이다.
이 약은 물래나물과에 속하는 1년생 초본식물인 애기고추나물 Hypericum japonicum Thunb.의 전초이다. 개화기에 약효가 높다.
서양고추나물도 애기고추나물과 같은 약용으로 사용한다.

【성분】

quercetin, isoquercetin, quercetin−7−rhamnoside, 3,5,7,3',4'−pentahydroxyflavone−7−rhamnoside, sarothralin, sarothralen A·B, uliginosin B, filixic acid BBB, bisdehydro GB1a, saroaspidin A·B·C, japonicne A, albaspidin iBiB·B·C·D

【약리작용】

① 항균 작용 : 감기 바이러스에 억균 작용, 폐렴쌍구균, 황색포도상구균, 녹농균, 디프테리아균, 이질균에 억제 작용
② 항학질 작용 : 말라리아 원충에 억제 작용
③ 심장에 작용 : 두꺼비 실험에서 심장에 먼저 흥분 작용이 있었고 후에 억제 작용이 나타났다.
④ 혈압강하 작용
⑤ 간 보호 작용
⑥ 면역기능에 작용
(ㄱ) 거식세포의 탐식기능을 현저하게 촉진시킨다.
(ㄴ) T세포 수량증가 작용 : T 세포수의 증가 작용을 촉진시킨다.
(ㄷ) 체액면역증가 : 비장에서 특이성항체 형성 세포수를 현저하게 증가시킨다.

【임상응용】

1 급·만성 간염

- 단방으로도 유효하다. 전기황 30g을 전탕하여 복용한다.
- 전기황 금전초 인진 강황 각 30g.
  황달 제거, 간수치가 현저하게 정상으로 유지된다.
- 전기황 호장근 인진 각 15g
- 급성 간염 황달 : 전기황 금전초 포공영 판람근 각 30g을 전탕하여 복용한다.

2 원발성 간암 : 전기황 전탕액을 1일 3회, 3개월간 복용한다.

복통, 복창(腹脹), 음식부진, 몸이 수척해지고 기력 감퇴, 복부 견결, 발열 증상이 현저하게 개선되었다.

3 **급성 신장염** : 생전기황 45g, 대추 10개를 물로 전탕하여 복용하거나 혹은 전기황 10g, 달걀 단백질과 같이 볶아서 복용한다.

4 **장염** : 생전기황 45g, 생봉미초(봉의꼬리) 30g, 현초 30g을 주수상반전하여 복용하면 치유가 신속하다.

복통, 이질, 설사가 개선된다.

5 **급성 충수돌기염** : 전기황 반변연(수염가래꽃) 각 15g, 택란 청목향 각 10g, 포공영 금은화 각 30g.

소염, 항균, 배농 작용으로 속효를 나타낸다.

6 **구강염** : 전기황 생것을 즙내서 1일 2회~3회 세척한다. 소염, 살균, 항궤양 작용으로 효력을 나타낸다.

7 **급성 결막염** : 전기황 60g 전탕액을 잘 여과하고 세안하여 살균, 항염 작용으로 치료한다.

8 **피부염**

- **습진, 궤양** : 전기황 전탕액으로 환부를 세척하면 살균 작용으로 효력을 나타낸다.
- **피부 창양(瘡瘍), 종통(腫痛)** : 전기황 부용엽 각 등분을 분말로 만들어 술과 혼합한 후에 환처에 붙여서 살균, 항염 작용으로 효력을 얻는다.

9 **산후어혈복통** : 전기황 30g, 산사 천궁 홍화 당귀 각 6g을 전탕 복용하여 어혈제거로 치료한다.

10 **타박상 종통(腫痛)(타박상으로 환부가 붓고 통증이 있을 때)** : 전기황 접골목 각 30g, 도인 12g, 홍화 6g을 전탕하여 복용한다.

어혈제거와 부종억제 작용으로 유효하다.

11 **감기 예방** : 전기황 황기 각 30g, 방풍 백출 각 12g.

감기 바이러스에 억균 작용으로 감염이 예방된다.

접골목 接骨木

딱총나무

Sambucus williamsii Hance

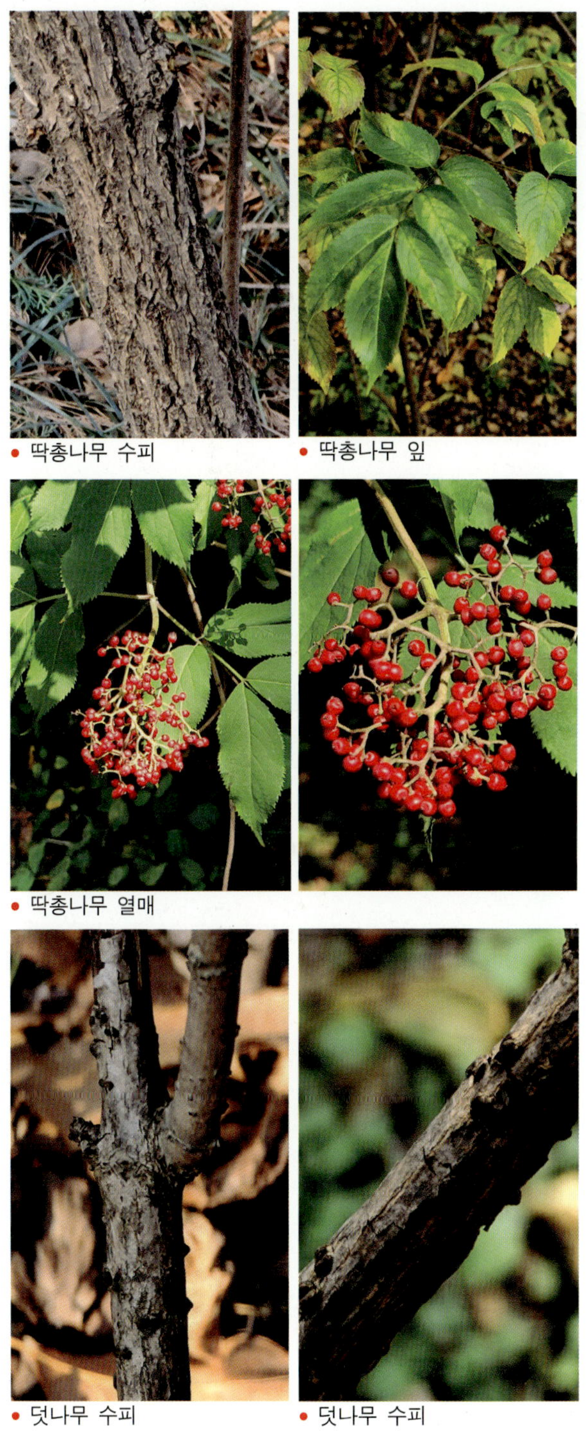

• 딱총나무 수피 • 딱총나무 잎

• 딱총나무 열매

• 덧나무 수피 • 덧나무 수피

성미

달고 쓰며, 평범하다.

채취 시기

전년 가능

용량

15-30g

효능

거풍이습(祛風利濕), 활혈지혈(活血止血) 작용이 있어 풍습성으로 인한 사지마비동통, 통풍, 골절상, 골절동통, 외상출혈, 타박상, 급·만성 신염, 피부염에 적용된다.

금기

임신부는 삼간다.

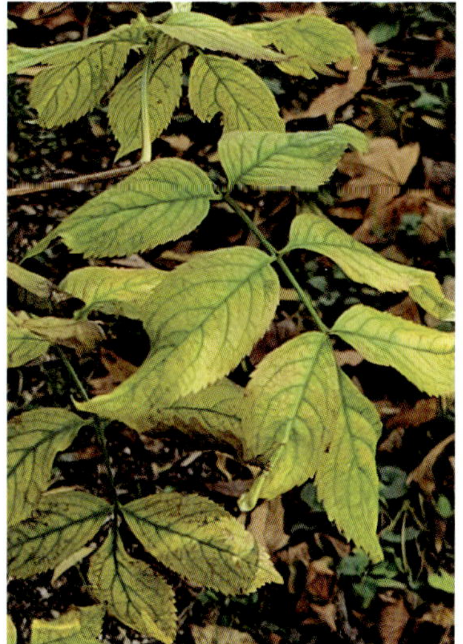

• 덧나무 잎

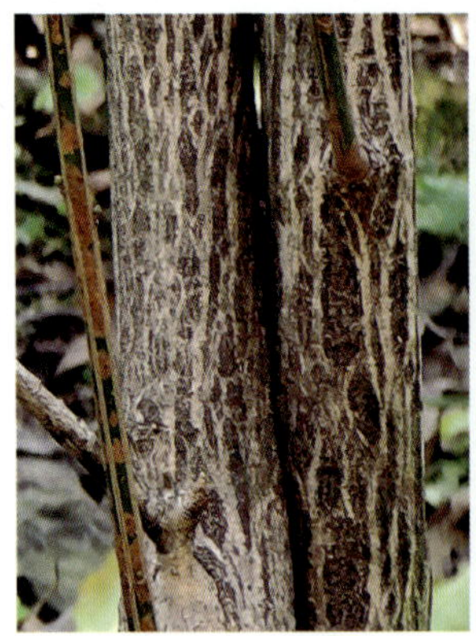
• 캐나다딱총나무 수피

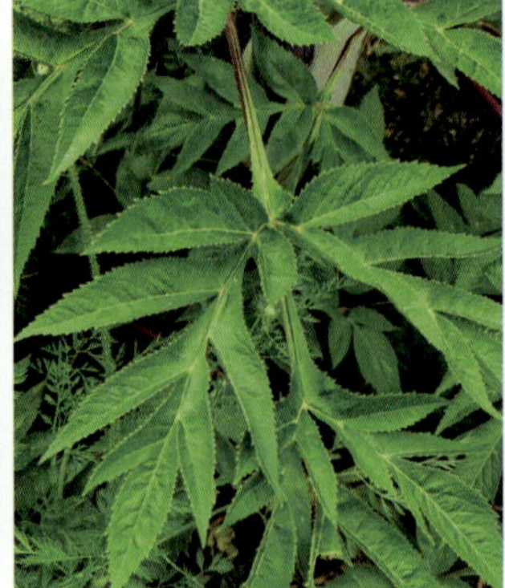
• 캐나다딱총나무 잎

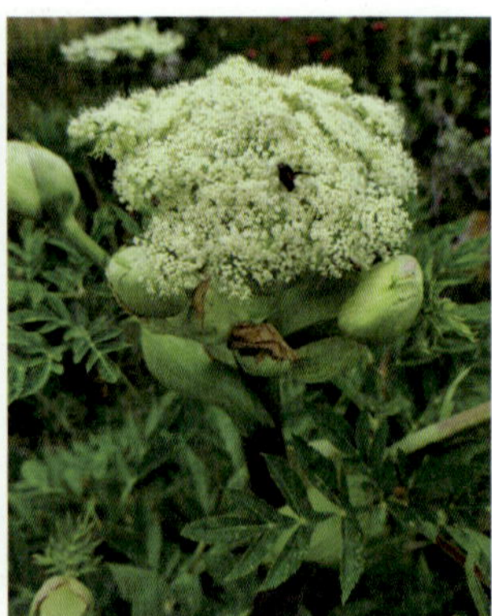
• 미국딱총나무 꽃과 꽃봉오리

산중에서는 흔하게 보는 나무이며 봄에는 황백색의 꽃이 소담스럽게 피고 이내 붉은 색의 열매는 새들의 양식이 된다. 이 나무는 잘 부러지는데 그 이유는 속이 비어 있어서 그런 것이다. 약명은 가지를 잘라서 전탕하여 복용하면 골절상을 이어주는 작용이 현저하여 붙여진 이름이다. 이 약은 인동과에 속한 작은키나무인 딱총나무 Sambucus williamsii Hance의 가지이다. 뿌리에서도 동일한 효능을 발휘한다. 덧나무, 딱총나무 모두 같은 약용으로 사용한다.

【성분】

sambicyanin, cyanidol glucoside, amino acid, canogenic glucosides, iridoid glucoside, morroniside

【약리작용】

① 진통, 진정 작용

② 이뇨, 항바이러스 작용

③ 토끼 실험에서 골질의 유합 촉진 작용이 인정되었다.

【임상응용】

1 근·골격계질환

- **풍습성 관절염** : 접골목 30g, 우슬 두충 목과 각 15g, 호장근 위령선 각 8g.
  관절부위의 염증 제거, 부종 억제 작용으로 효력을 나타낸다.
- **골절상** : 접골목 30g, 천산용 적작약 당귀 천궁 각 15g, 유향 몰약 각 4g.
  어혈 제거와 혈류 촉진 작용, 골절의 유합 촉진 작용으로 골질의 접합을 신속하게 유도한다.

- **타박상, 골절상에 외용제** : 접골목 25g, 유향 몰약 각 5g, 당귀 천궁 각 25g을 분말로 만들어 술과 혼합하고 환처에 붙이면 염증이 소실되고 혈류가 촉진되면서 통증이 개선되어 신속하게 치유된다.
- **통풍(痛風)** : 접골목 30g, 호장근 30g, 우담 30g, 진피 20g, 목통 취오동 각 15g을 전탕하여 복용한다.

  요산의 배출 촉진과 염증 개선, 부종억제 작용으로 효력을 나타낸다.
- **각기(脚氣)** : 접골목을 전탕하여 수증기를 환부에 쐰다. 염증과 부종을 치료하고 근육의 탄력을 강화시킨다.

2 산후 심번(心煩), 수족심열(手足心熱), 기력감퇴증 : 접골목 당귀 천궁 익모초 각 30g을 전탕하여 복용한다.

체내에 울결되어 있는 어혈과 수분정체를 제거하면서 가슴이 답답하고 번열(煩熱)이 나는 증상을 해소시킨다.

3 외상 출혈 : 섭골목을 가늘게 자른 것 혹은 분말로 만든 것을 환처에 붙여서 지혈시킨다.

4 옷 나무 염증 : 접골목의 가지나 잎을 전탕하여 피부손상 부위를 세척하여 배독시킨다.

ㅈ

정력자 葶藶子

다닥냉이
Lepidium apetalum Willd.

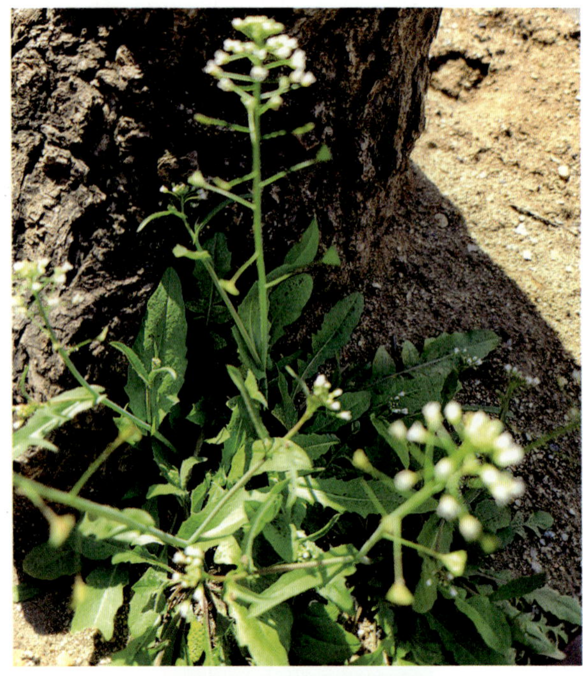

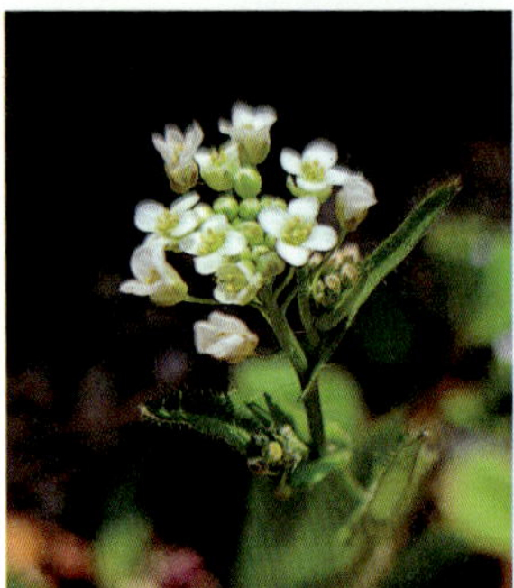

• 다닥냉이 꽃

성미
맵고 쓰고, 차다.

채취 시기
가을

용량
4-10g

효능
폐에 들어가서 기운을 내려주고 거담, 평천(平喘), 이뇨, 해열 작용으로 폐에 가래가 들어가서 일어나는 해수(咳嗽), 천식, 폐결핵, 부종, 전신 부종, 만성폐원성 심장질환, 심장쇠약으로 천식, 부종, 피부 악창(惡瘡), 결핵성 임파선염에 유효하다.

금기
허약성 천식, 해수(咳嗽)와 비위 허약성 복부창만인 자는 복용을 피한다.

명칭에서 잘 못 읽으면 남성의 성 신경 자극제로 알기 쉽지만 실은 냉이를 중국어로 했을 뿐이다. 냉이는 이른 봄에 뿌리에서부터 잎이 땅으로 깔리면서 싹이 나는데 상큼한 맛과 향기는 일품이다. 그런데 다닥냉이는 식용 냉이와는 다르게 늦게 나고 위로 자라면서 잎이 볼품없고 먹지도 않는다.

이 약은 십자과에 속한 1년 혹은 2년생 초본식물인 다닥냉이 Lepidium apetalum Willd.의 종자이다.

【성분】

sinigrin, sinapic acid, strophanthidin, helveticoside, erysimin, erysimotoxin, evomonosidr, evobioside, erysimoside, sinapine

【약리작용】

① 강심 작용 : 심근에 수축력 증강, 정맥압 하강 작용, 대량에서는 심장 중독 작용이 있다.

② 흡수와 축적 작용 : 종자 추출물은 위장의 흡수력이 최고도이며 축적률도 매우 높게 나타났다.

③ 독성 : 식욕부진, 구토, 오심, 대량에서는 구토가 더 심하고, 복통, 설사를 유발

【임상응용】

1 호흡기질환

- 폐와 기관지에 가래가 충만하여 해수(咳嗽), 천식이 심하며, 눕지도 못하고 전신 부종, 폐결핵, 가래에 피가 섞이는 증상
  - 정력자를 단방으로 전탕 복용해도 효력이 있다.
  - 정력자 어성초 길경 상백피 각 10g, 대추 6개.
    보폐, 거담, 진해(鎭咳), 이뇨 작용으로 치료한다.
- 가래가 심한 증상 : 정력자 반하 행인 전호 소자 백전 각 10g.
  거담 작용을 강력하게 유도한다.
- 폐결핵, 폐농양
  - 정력자를 단방으로 전탕 복용해도 유효하다.
  - 정력자 10g, 금은화 연교 각 20g, 도인 노근 각 12g
- 만성폐원성 심장병, 심장쇠약 해수(咳嗽), 전식 : 성릭사 10g, 인심 싱백피 미황 행인 각 12g, 오미자 맥문동 각 8g, 감초 2g
- 폐결핵으로 해수(咳嗽), 상기로 눕지도 못하는 증상, 가래가 많고 끈끈할 때 : 정력자 10g, 상백피 길경 어성초 각 20g, 대추 6개

2 전신 부종

- 흉복부 부종, 소변불리 : 정력자 10g, 도인 행인 후박 차전자 택사 저령 창출 목통 각 12g, 오수유 4g
- 전신 부종이 심하고 소변을 못 볼 때 : 정력자 10g, 목통 차전자 지부자 편축 각 15g, 감수 4g.
  강력한 이뇨 작용으로 치료한다.

- 흉수, 폐수, 복수에 해수(咳嗽) : 정력자 10g, 대황 망초 대황 각 8g, 목통 택사 차전자 각 15g. 기운이 없는 자는 인삼 12g을 더 가미(加味)하여 보기(補氣), 익기(益氣) 시키면서 치료한다.
- 복수, 사지수척, 소변불리 : 정력자 10g, 후박 창출 차전자 택사 저령 복령 각 15g을 탄자대 크기의 환약으로 만들어 복용하면서 치료한다.

3 증가적취(症瘕積聚, 암조직의 일종)

- 복중에 적취(積聚), 식사를 못 하는 증상 : 정력자 대황 택사 백출 각 10g, 삼릉 봉출 각 8g, 감초 2g.
  이뇨, 소적 작용으로 치료한다.
- 황달, 변비 : 정력자 대황 각 12g, 인진 20g, 번사엽 2g.
  통변, 간 기능 개선으로 치료한다.

4 피부염

- 일체 악창(惡瘡) : 정력자 목통 대황 연교 각 등분을 분말로 만든 후에 물에 개어 환처에 붙인다.
  살균, 소염 작용으로 치료한다.
- 소아 대머리 : 정력자 전탕액으로 머리를 자주 감는다.
- 소아 아구창, 구내염 : 정력자 호동루 각 등분을 볶아서 돼지기름에 조합하고 고약을 만들어서 환처에 바른다.
  살균, 항균, 소염 작용을 나타낸다.

5 만성 폐원성 심장쇠약

- 정력자를 분말로 만들어 1일 6g, 식후 2g씩 1일 3회 복용한다.
  4일 후부터 요량 증가, 식욕 증가, 부종 감소, 심장 부위가 시원하고 통증이 개선된다.
- 심장쇠약 : 정력자 30-50g, 목단피 10-15g, 지실 10-15g을 전탕하여 1일 2회 분복(分服)한다.
  심장쇠약, 비대성 심근염에 호전 반응을 얻게 된다.

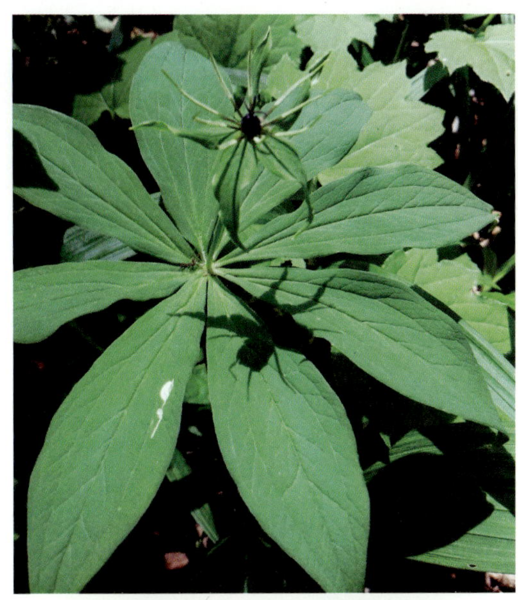

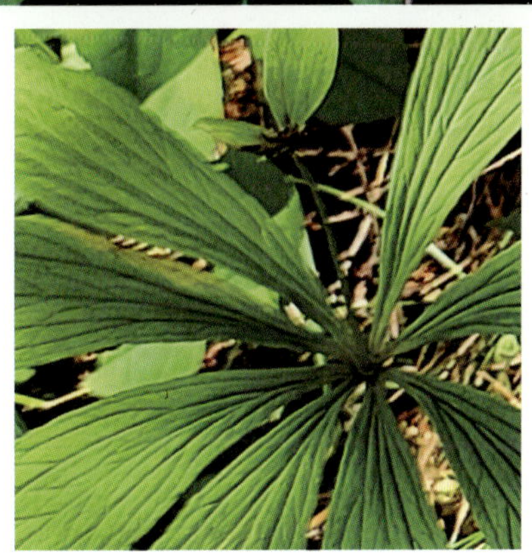

조 휴 蚤休

샛갓나물
Paris verticillata M. v. Bieberstein.

성미

쓰고 약간 차며, 독이 조금 있고 간경에 들어간다.

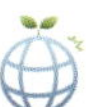

채취 시기

가을

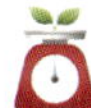

용량

3-10g

효능

해열, 해독, 부종 익제, 지통, 진경(鎭痙) 작용으로 악성 종기, 유방염, 인후염, 뱀, 곤충에 물리거나 타박상에도 적용된다. 특히 간에 들어가서 경련을 진정시킨다.

금기

- 허약자, 임신부는 복용하지 않는다.
- 두현(頭眩), 두통, 오심, 구토, 심하면 경련 발작할 수도 있다.

깊은 산중을 걷다 보면 자주 만나게 되는 것이 샛갓나물이다. 잎이 돌려나면서 아름답고 꽃도 가늘면서 노랗게 초여름부터 피기 시작한다. 산 사람들은 독초인 줄은 아는데 구체적으로는 모르는 상태이다.

이 약은 백합과에 속한 여러해살이 초본식물인 샛갓나물 Paris verticillata M. v. Bieberstein.의 뿌리줄기이다. 중국에서는 같은 속의 화중루 P. polyphyla 종을 연구 개발하여 대량으로 재배하여 암치료제로 활용하는 것을 본 적이 있다.

【성분】

diosgenin-3-O-a-L-arabinofuranosyl, diogenin-3-O-a-L-rhamnopyranosy(1-2)β-D-glucopyranosise

【약리작용】

① 항균 작용 : 황색포도상구균, 연쇄상구균, 뇌막염쌍구균, 대장균, 이질균 등에 억균 작용을 한다.

② 항암 작용 : 비장과 간장에서 암세포의 DNA, RNA 합성을 억제시키고 있었다.

③ 살정자 작용 : 수정억제 작용을 한다.

④ 평천(平喘) 작용

⑤ 지혈 작용 : 혈액응고시간을 단축시킨다.

⑥ 십이지장과 자궁근육의 수축 증가 작용

【임상응용】

1 악성종기, 인후염, 유방염

- 조휴 단방으로 전탕하여 내복, 외용하므로 해열, 해독, 소염 작용을 얻게 한다.
- 조휴 10g, 금은화 포공영 각 30g, 황련 적작약 각 8g, 감초 4g

2 급성 인후염, 급성 편도선염

- 조휴 분말을 내복한다.
- 조휴 우담 고과 빙편을 분말로 만들어 인후 부위에 불어서 붙인다.
- 종기에 열이 많고 염증이 진행될 때 : 조휴 대황 자화지정 야국화 각 10g을 전탕하여 복용하면 염증이 소실된다.
- 인후염 : 조휴 6g, 길경 우방자 감초 각 10g을 전탕하여 목안에 물고 있다가 삼킨다.

3 뱀독

- 경증에는 조휴 단방으로 전탕하여 내복, 외용한다. 뱀독 성분을 분해시킨다.
- 조휴 반변연 반지련 백화사설초 각 등분을 전탕하여 복용한다.

4 유방염

- 유방이 홍적색으로 붓고 통증 호소 : 조휴 12g을 전탕하여 술을 소량 넣고 복용한다.
- 유방암 : 조휴 10g, 생강 3g을 전탕하여 고량주를 넣고 복용한다. 그러면서 미나리 생즙을 환처에 붙인다.

5 탈항(脫肛) : 조휴를 짓찧어 환부에 붙이는데 1일 2-3회 반복한다.

6 만성 기관지염 : 조휴 6g, 지룡 9g, 길경 20g, 염부목(붉나무) 30g을 전탕하여 복용한다.

7 자궁 출혈(기능성자궁출혈, 자궁근종, 월경과다, 피임수술로 과다출혈 등) : 조휴 분말을 1회에 2g, 1일 3-4회 복용한다. 평균 2-3일에 지혈된다.

8 피부염

- 모낭염 : 조휴 분말을 50% 주정에 넣고 환처에 바른다. 가려움증과 통증이 완화되고 피진(皮疹)이 소실된다.
- 신경성 피부염 : 조휴를 분말로 만들고 참기름과 혼합하여 환처에 붙인다.

9 정맥염 : 조휴 생것을 식초에 담갔다가 환처에 바른다.

10 말기 위암 : 조휴 50-100g을 전탕하여 복용하면 10일 후부터 증상이 개선되고 7-8개월에서 1년 장기 복용한다.

11 만성 간염 : 조휴 오미자 관중 여정실 고삼 각 등분을 전탕하여 복용한다.
1일 3회 복용하면 2개월 안에 치유된다.

ㅈ

지구자 枳椇子

헛개나무열매
Hovenia dulcis Thunb.

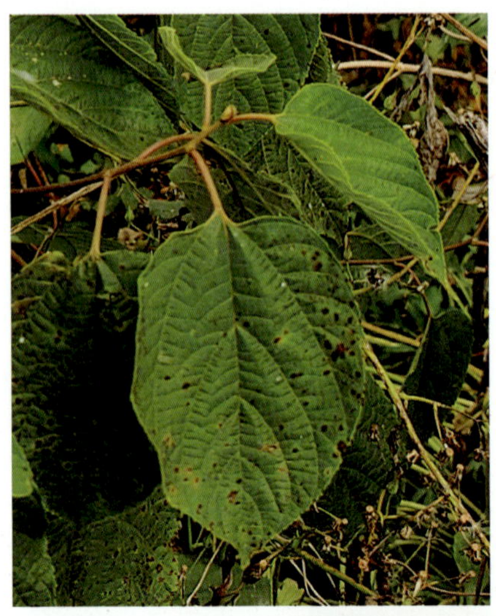

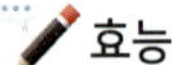

성미

달고 평범하며, 위경에 들어간다.

채취 시기

가을

용량

6-15g, 대량은 12-30g

효능

해주독, 지갈(止渴), 번조(煩燥) 제거, 이뇨, 진구(鎮嘔) 작용으로 숙취 해소, 번조(煩燥), 갈증, 구토, 대·소변불리증을 치료한다.

금기

비·위장이 찬 사람은 복용을 피한다.

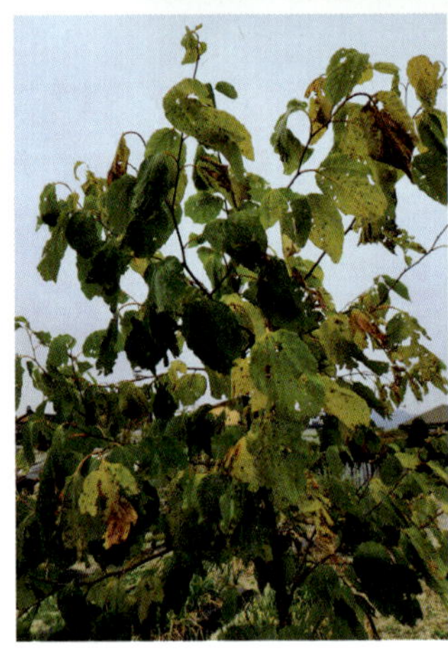

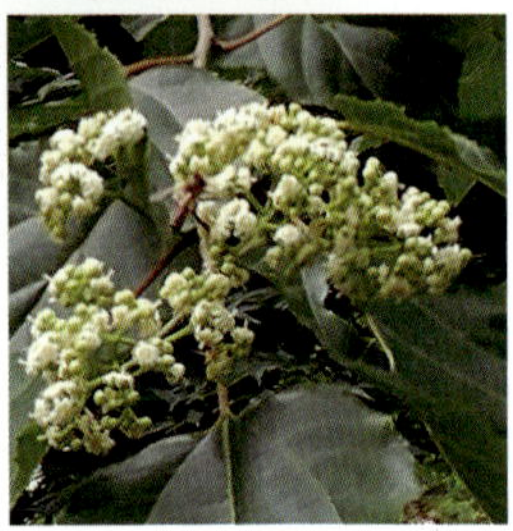

• 헛개나무 꽃

지구자가 약용되기 시작한 것이 천년이 넘었는데도 국내의 한의계에서는 이용을 하지 않았고 도리어 민간에서 성행하여 의료용으로 전파되어 갔다. 최근에는 음료나 식재료로 다양하게 활용되고 있어서 재배에도 큰 성과를 올리고 있다.

이 약은 갈매나무과에 속한 낙엽지는 큰키나무인 헛개나무 Hovenia dulcis Thunb.의 과실이다. 목재를 약용하는 것은 근거가 약하다.

【성분】

① 종자 : perlolyrine, β-carboline, hovenoside C·D·G·G', jujubogenin

② 과실 : 다량의 포도당(glucose) sucrose, fructuse, 근피에는 frangulanine, hovenine A·B, des-N-methylfrangulanine

③ 목질부 : hovenic acid

【약리작용】

① 중추신경계에 작용 : 진정, 항경련 작용

② 잠시 혈압강하 작용

③ 지질과산화작용억제 효과

④ 내한(-20도), 내열(50도) 방어 작용

⑤ 이뇨 작용

【임상응용】

1 음주과다증

- **번조(煩燥), 구갈(口渴), 구토, 정신혼몽** : 지구자를 단방으로 전탕하여 복용해도 알코올 분해 속도가 신속하다.
- 지구자 갈화 녹두 각 15g, 갈근 인진 녹차 각 12g을 전탕하여 복용한다.
- 지구자 12g, 대추 20개, 갈화 10g을 전탕하였다가 차게 하여 복용한다.
- 지구자 80g, 사향 4g을 오자대 크기의 밀환으로 만든다. 1회에 30환을 복용하면 신속하게 술이 깨게 된다.
- **음주과도로 번조(煩燥), 갈증, 몸은 수척, 대·소변불리** : 지구자 마자인 각 15g, 맥문동 오미자 지모 각 12g.
  음주 과다로 인한 번조(煩燥), 구갈(口渴)을 풀어 주면서 대변불리를 치료한다.
- **주색(酒色) 과도로 토혈** : 지구자 갈화 각 15g, 삼칠근 4g을 전탕하여 복용하면 해주, 지혈 작용을 얻게 한다.

2 열병에 번조(煩燥), 구갈(口渴), 대·소변불리 : 지구자 지모 죽엽 각 10g, 금은화 24g, 등심 4g. 등심을 목통이나 복령으로 대체가능하다.

3 폭서로 번조(煩燥), 구갈(口渴), 두현(頭眩), 소변불리 : 지구자 죽엽 향유 각 30g을 전탕 복용하면 열감을 제거하면서 서독(暑毒)을 풀어 주므로 번조(煩燥), 구갈(口渴)이 치료된다.

4 수족마비

- **중풍, 반신불수** : 지구자 150g, 목과 우슬 각 20g을 고량주에 넣고 7일 후 부터 1일 3회 복용한다.
- **사지마비, 감각신경, 운동신경 마비 동통** : 지구자 120g, 두충 위령선 각 150g을 고량주에 넣고 5일 후 부터 1일 2회 복용한다. 이때에 알코올에 용해되는 성분이 많아서 치료에 근접하게 된다.

· 수족 구련(拘攣) : 지구자 사매(뱀딸기) 계지 상지 각 15g을 전탕하여 복용한다.

5 소아과 질환

· 소아 감적(疳積)(몸이 마르고 수척하며 배만 불러 나오는 증상) : 지구자 종자 10g을 분말로 만들고 닭의 간을 넣어 전탕하여 복용한다.

· 소아경풍 : 지구자 30g을 전탕하여 복용한다. 진경(鎭痙) 작용으로 효력을 나타낸다.

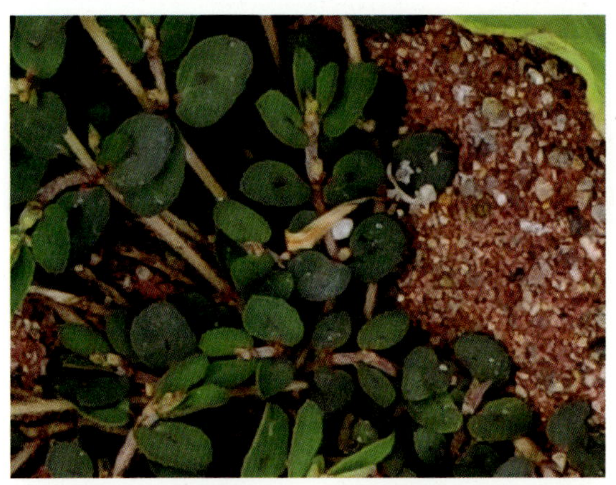

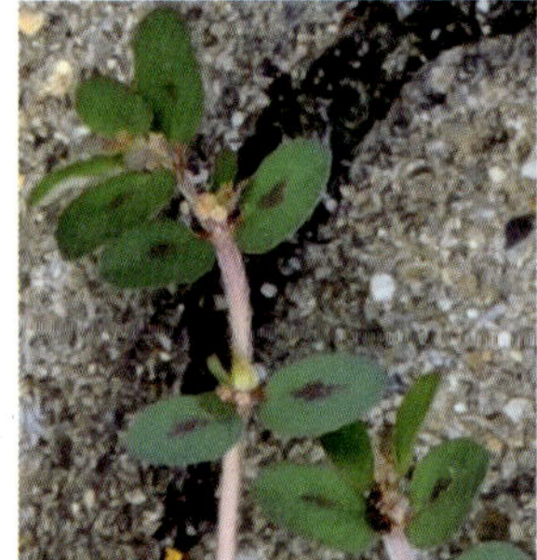

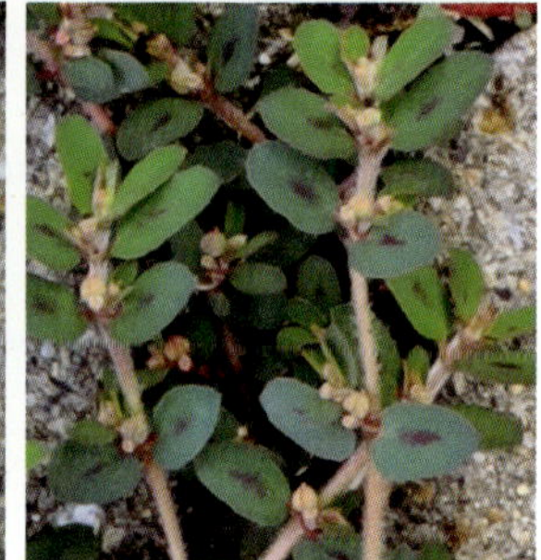

지금초 地錦草

땅빈대
Euphorbia humifusa Willd.

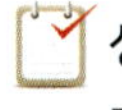

성미

맵고 평범하다.

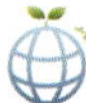

채취 시기

가을

용량

10-15g

효능

해열, 해독, 황달, 지혈 작용으로 이질, 복통, 설사, 황달, 지혈, 유즙 분비 부족, 타박상, 피부 열독(熱毒) 제거 작용을 한다.

금기

위장허약자, 빈혈자는 삼간다.

한여름 뙤약볕, 갈라진 시멘트 사이에 딱 붙어서 모질게 자라는 이 식물을 보노라면 얼마나 생명력이 강하기에 이토록 질기단 말인가 감탄하게 된다. 저자는 약용이요, 식물을 좋아하니 기억하지 대개는 그냥 스치는 잡초 중에 잡초에 불과하다.

이 약은 대극과에 속한 1년생 초본식물인 띵빈대 Euphorbia humifusa Willd.의 전초이다. 땅빈대보다 월신 큰, 큰땅빈대 E. maculata L.도 약용한다.

【성분】

① 3종의 플라보노이드가 함유 되는데 그 중에 kaemferol, quercetin, scopoletin, umbelliferone, ayapin, palmitic acid, gallic acid, methyl gallate, mesoinositol

② 큰땅빈대에는 β-amyrin acetate, taraxeryl acetate, lupenyl acetate, sitosterol

ㅈ

【약리작용】

① 항균, 항기생충 작용 : 이질균, 감기바이러스, 폐렴구균, 연쇄상구균, 황색포도상구균에 비교적 강한 항균 작용

② 지혈 작용 : 개의 실험에서 고동맥에 대하여 지혈 작용이 나타났다.

③ 해독 작용 : 간, 심, 비, 신장 조직손상에 대하여 중독 경감 작용을 한다. 비타민 C의 효과로 보고 있다.

④ 진해(鎭咳), 거담, 평천(平喘) 작용 : 기관지 평활근에 확장 작용

【임상응용】

1 이질, 혈변

- 이질 복통, 농혈변에 지금초 단방으로 전탕하여 복용해도 효력을 나타낸다.
- 지금초 15g, 마치현 12g, 작약 황금 황백 각 8g, 감초 2g
- 해열, 해독, 이질균의 억제 작용으로 유효하다.

2 급성 황달(안구와 전신 황달, 소변불리, 복부팽만) : 지금초 15g, 인진 강황 각 20g, 치자 시호 황금 창출 각 12g.

간 기능 회복 작용과 이뇨, 담즙 분비촉진으로 회복시킨다.

3 소변불리 동통, 미열

- **요도염** : 지금초 단방으로 전탕 복용하여 치료한다.
- **요도염, 방광염** : 지금초 지부자 목통 차전자 각 15g, 백모근 12g
- 이뇨, 소염 작용으로 치료한다.

4 피부염, 대상포진

- 단방으로 지금초를 짓찧어 환부에 붙여서 치료하거나 내복한다.
- 지금초 연교 금은화 포공영 자초 각 15g
- 해열, 살균, 소염 작용으로 치료한다.

5 지혈 작용

- **토혈, 코피** : 지금초 애엽 수우각 각 15g, 생지황 30g, 목단피 4g
- **변혈, 치질 출혈** : 지금초 지유 괴화 각 15g, 형개 건강(초흑(炒黑)) 각 8g
- **자궁 출혈** : 지금초 12g, 당귀 천궁 포황 천초 각 10g, 형개 건강(초흑(炒黑)) 각 8g
- **외상 출혈, 타박상 동통** : 지금초를 외용, 내복하여 지혈시킨다.
- **치은 출혈** : 생지금초를 전탕하여 잇몸에 물고 있다가 뱉는다.

6 중이염 : 생즙을 귀안에 점이한다. 소염, 살균, 배농 작용으로 효력을 나타낸다.

7 소아 설사 복통

- 지금초 창출 산사 신곡 맥아 작약 각 8g, 감초 4g
- 비위허약으로 복통, 식욕감퇴, 몸이 수척한 증상 : 지금초 인삼 백출 황기 작약 각 12g, 신곡 맥아 각 4g, 감초 2g

8 여성 유즙 불통 : 지금초 생것은 30-45g, 건조품은 24-36g을 돼지고기 120-180g과 같이 달여서 복용한다. 여기에 숙지황을 배합하면 더 유효하다.

ㅈ

진 피 秦皮

물푸레나무껍질
Fraxinus rhynchopylla Hance

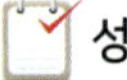
성미

쓰고 떫고 차다.

채취 시기

봄, 가을

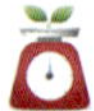
용량

6-12g

효능

해열, 청간명목(淸肝明目), 지해(止咳), 진해(鎭咳) 작용으로 이질, 설사, 대하, 안구충혈 동통, 백내장, 폐열, 해수(咳嗽), 천식을 진정시킨다.

금기

- 신장기능 부전자
- 신체 허약자는 피한다.

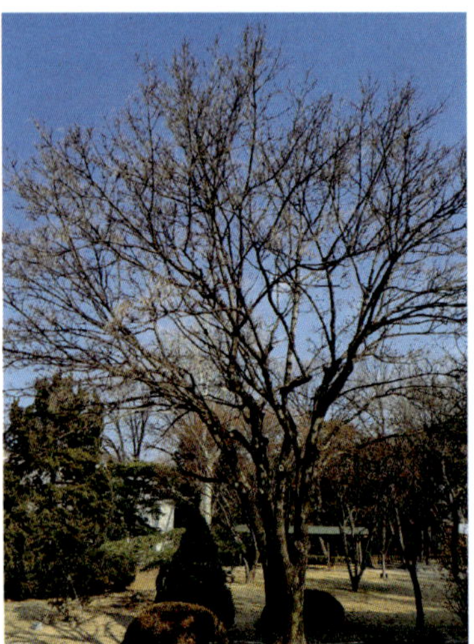
• 물푸레나무

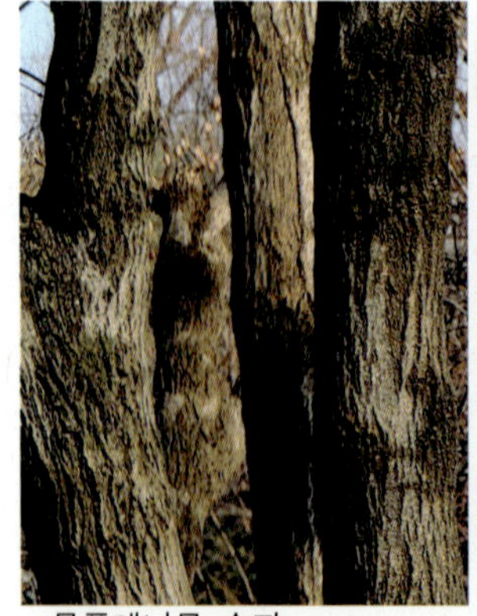
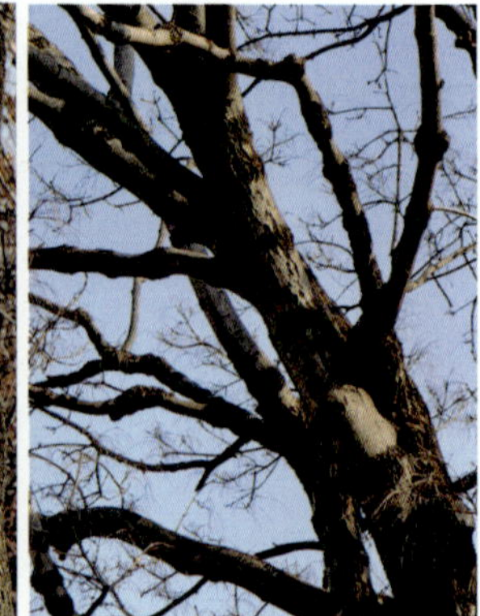
• 물푸레나무 수피

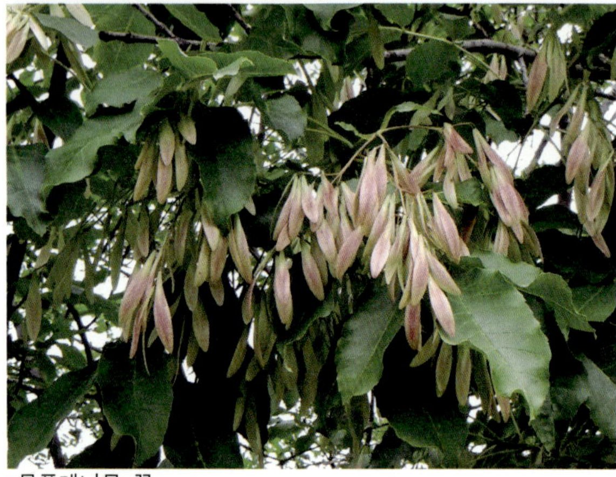
•물푸레나무 꽃

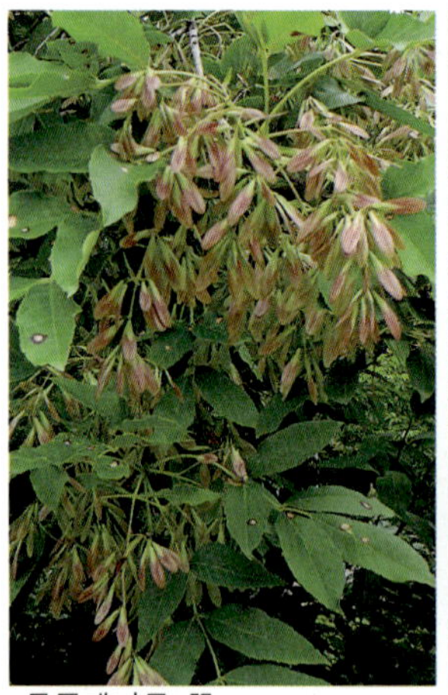
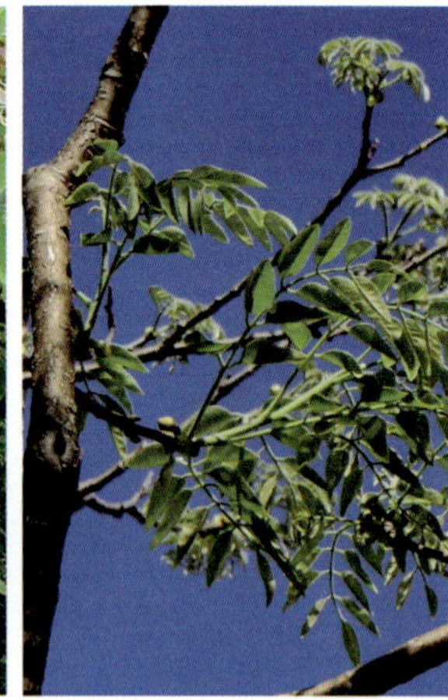
•물푸레나무 꽃

경북 직지사 가는 길에는 나무뿌리로 만든 다양한 동물 형태의 조각품들이 많은데 보기에도 단단하고 걸출해 보이는 예술품들이 많다. 농가에서 농기구로 강인한 나무 연장을 만들 때에 사용하는 것이 바로 물푸레나무이다.
이 약은 물푸레나무과에 속한 낙엽 지는 큰키나무인 물푸레나무 Fraxinus rhynchopylla Hance의 나무껍질이다.

【성분】

aesculetin, fraxetin, fraxin, aescuktin, esculin

【약리작용】

① 억균 작용 : 황색포도상구균, 연쇄상구균, 이질균, 대장균에 억균 작용
② 항염 작용 : 모세혈관의 투과성 억제
③ 심혈관에 작용 : 혈액순환 촉진, 혈액응고저지, 조직세포의 신진대사 작용 촉진
④ 진해(鎭咳), 거담, 평천(平喘) 작용
⑤ 진정, 진통, 항경련 작용
⑥ 평활근에 작용 : 대장과 자궁근에 억제 작용
⑦ 요량과 요산의 배설영향
㈀ 이뇨 작용
㈁ 요산의 배설증가는 교감신경계통의 흥분으로 보이며 직접 신장에 작용하는 것으로 요산의 재흡수를 억제시키는 것이다. 혈액 중에 요산의 농도가 상승하면 간에서 요산의 생성이 증가되는 것이다.

【임상응용】

1 이질, 설사
- 단방으로 진피를 전탕하여 복용한다.
- 습열로 인한 이질 : 진피 12g, 갈근 황련 창출 각 8g, 감초 4g.
  체외로 수분배설을 촉진하는 이뇨, 살균 작용으로 효력을 얻게 한다.
- 이질 : 진피 10g, 백두옹 작약 각 8g, 황련 황백 각 6g, 감초 2g
- 만성 이질(오래도록 치유가 안 될 때) : 진피 12g, 춘근피 저근피 석류피 현초 각 8g, 육계 창출 각 4g, 감초 2g
- 만성 세균성 이질 : 진피 12g, 지유 춘근피 창출 파고지 각 10g, 육계 6g

2 여성 대하 : 진피 10g, 당귀 천궁 춘근피 측규화 황백 각 8g, 백지 4g

3 급성 간염 : 진피 황백 대황 각 10g, 어성초 인진 포공영 각 30g

4 안질환

- 맥립종(변비증상이 같이 있을 때) : 다래끼에 진피 10g, 대황 6g을 전탕하여 복용한다. 임신부는 금한다.
- 안구충혈 동통, 백태가 끼고 눈을 뜨고 감기가 어려운 증상 : 진피 120g, 방풍 황련 감초 죽엽 각 40g을 분말로 만들어 1회 12g을 물로 복용한다.
- 만성 안구충혈, 미열, 개안불리 : 진피 황련 황백 감초 오배자 각 등분을 전탕하여 잘 여과한 약액으로 안구를 세척한다.

  살균, 해열, 소염 작용으로 염증을 제거하고 미열을 내리는 것이다.
- 유행성 안질 : 진피 농축액을 잘 여과하여 점안하면 살균 작용으로 치유된다.

5 호흡기 질환

- 만성 기관지염 : 단방으로 진피 농축액을 기관지에 분무한다.
- 백일해 : 진피 백부근 각 12g, 천죽황 15g, 길경 패모 각 10g, 녹용 4g.

  농축액을 복용하면 진해(鎭咳) 작용이 신속하다.

6 폐암 : 진피 농축액을 분무하거나 혹은 복용하여 담액의 배출을 용이하게 유도하고 암세포의 양성률을 억제시킨다.

7 근육통, 풍습성 마비동통, 통풍

- 진피 단방으로 전탕 복용하면 요산의 배설을 돕고 근육 운동을 풀어주므로 굴신을 편하게 하여준다.
- 사지마비동통에 미열이 지속되고 아플 때 : 진피 10g, 우슬 은시호 황백 별갑 각 8g. 1개월 이상 장기 복용한다.
- 관절염
  - 진피 15g, 위령선 판람근 각 12g, 방풍 독활 우슬 오가피 각 8g, 감초 2g
  - 관절이 붓고 열이 날 때 : 진피 30g, 단삼 우슬 각 15g, 마황 목단피 방기 각 6g, 생석고 60g
- 통풍 : 진피 취오동 각 20g, 우슬 두충 구척 각 15g, 방풍 독활 각 8g

  요산의 배출을 증가시키면서 염증과 부종, 동통을 치료하게 된다.

8 급성 간염, 황달 : 진피 인진 울금 12g, 산사 갈근 삼릉 봉출 각 8g, 치자 6g, 감초 2g

9 골증조열(뼛골이 쑤시면서 미열로 아픈 증상), 도한(盜汗) : 진피 12g, 별갑 구판 청호 은시호 지골피 각 8g

10 피부염, 우피선 : 단방으로 진피 30-60g을 전탕하여 복용한다.

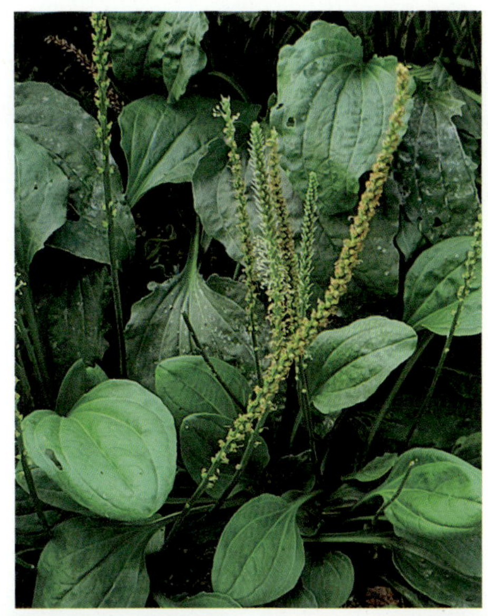

차전초 車前草

질경이잎

Plantago asiatica L.

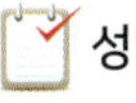

성미

달고, 차다.

채취 시기

여름

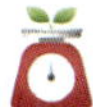

용량

12-20g

효능

이뇨, 해열, 명목(明目), 거담 작용으로 소변불리, 비뇨기질환에 유효하며, 황달, 부종, 이질, 설사, 안염, 해수(咳嗽), 피부 궤양 등에 적용된다.

금기

정액 과다 분비자는 복용하지 않는다.

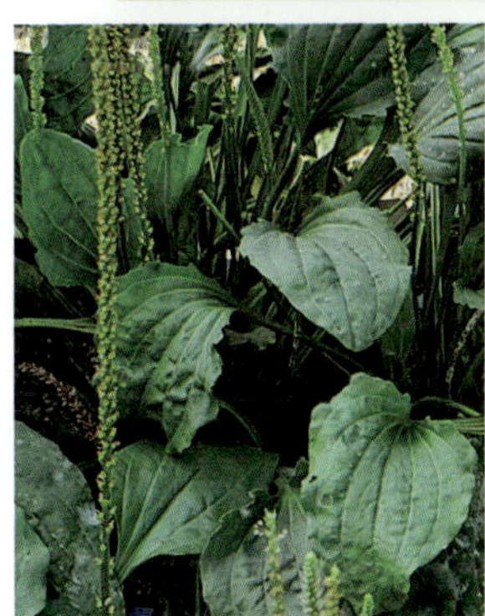

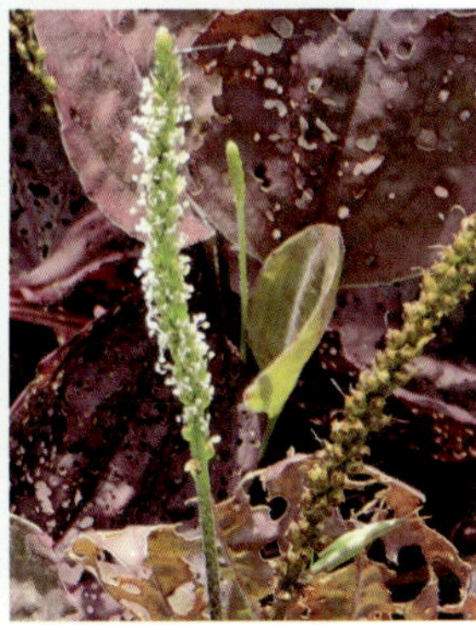

• 질경이꽃

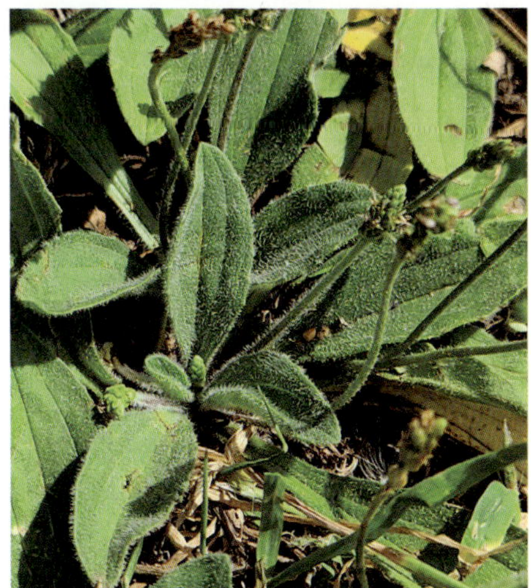

• 개질경이

대개의 많은 이들은 차전자는 잘 알아도 전초는 모르고 살아간다. 이 잎을 산채로, 약선 음식으로, 건강 기능식으로 복용하면 큰 이득이 될 터인데 활용을 안 하는 것이 안타까울 뿐이다. 곤드레나물(고려엉겅퀴)은 약효가 없으나 이 식물은 이용범위가 대단히 광범위하다. 그러므로 효용성이 더 강조되는 식물이다. 국내에는 여러 종류가 많이 자생하고 있다.
이 약은 질경이과에 속한 여러해살이 초본식물인 질경이 Plantago asiatica L.의 잎이다.

【성분】

aucubin, plataginin, ursolic acid, 비타민 A·C·K

【약리작용】

① 거담 작용 : 호흡기도의 점액분비를 현저하게 감소시킨다.
② 이뇨 작용
③ 항균 작용
④ 항염 작용
⑤ 항암 작용

【임상응용】

1 비뇨기 질환

- 소변불리 : 차전초 편축 구맥 각 40g을 전탕 복용하면 이뇨, 해열 작용으로 부종, 소변불리가 해소된다.
- 신장염, 요도염, 방광염 : 차전초 택사 목통 복령 백출 각 12g, 육계 8g.
  신체 하부의 체온 상승과 이뇨, 소염 작용으로 치료한다.
- 혈뇨 : 차전초 지골피 한련초 괴화 각 12g을 전탕 복용하면 지혈, 이뇨를 정상으로 유도한다.
- 요혈, 하초(下焦) 열증 : 차전초 30g, 석위 당귀 작약 포황 각 2g을 분말로 만들어 1회에 12g을 복용한다.

2 이질

- 세균성 이질 : 차전초 단방으로 전탕 복용해도 유효하다.
- 차전초 현초 백굴채 각 12g, 창출 육계 각 4g.
  이질균의 발육 억제 작용으로 치료된다. 이급후중(裏急後重)과 복통 감소, 미열해소 작용이 있다.
- 설사 : 차전초 12g, 마편초 6g의 생즙을 복용한다.

3 만성 기관지염

- 차전초 농축액을 복용한다.
- 차전초 길경 각 15g, 패모 어성초 자원 각 12g, 녹용 8g, 감초 2g

4 안구충혈 동통

- 차전초 생즙을 잘 여과하여 점안, 세안한다.
- 차전초 결명자 구기자 감국 하고초 각 12g을 전탕 복용하면 간 기능 개선과 안압 하강, 충혈 제거로 유효하다.
- 화안(火眼)(발열성 안질환) : 차전초 활석 결명자 각 12g을 전탕 복용한다.

5 간장 질환

- 급성 간염 : 차전초 인진 강황 각 20g, 창출 산사 지실 각 8g
- 알코올 해독 : 단방으로 유효 혹은 갈화 각 20g을 배합 전탕 복용한다.
- 급성 황달형 간염 : 차전초 60g, 인진 울금 각 30g, 갈화 지구자 각 15g, 차전자 택사 각 12g

6 호흡기질환

- 백일해 : 차전초 길경 패모 오미자 각 12g, 녹용 6g
- 해수각혈(咳嗽咯血) : 차전초 자원 관동화 길경 패모 각 12g, 백급 4g

7 소아경풍

- 차전초근 약국화 각 12g을 전탕하여 복용한다.
- 차전초 생즙에 꿀을 넣고 복용한다.

8 요통 : 차전초 두충 토복령 우슬 각 12g을 전탕하여 복용한다.

9 종기, 창양(瘡瘍) : 차전초 생즙을 환처에 붙여서 살균, 소염 작용을 한다.

10 외상 출혈 : 차전초를 짓찧어 환처에 붙인다.

천명정 天名精

담배풀
Carpecium abrotanoides l.

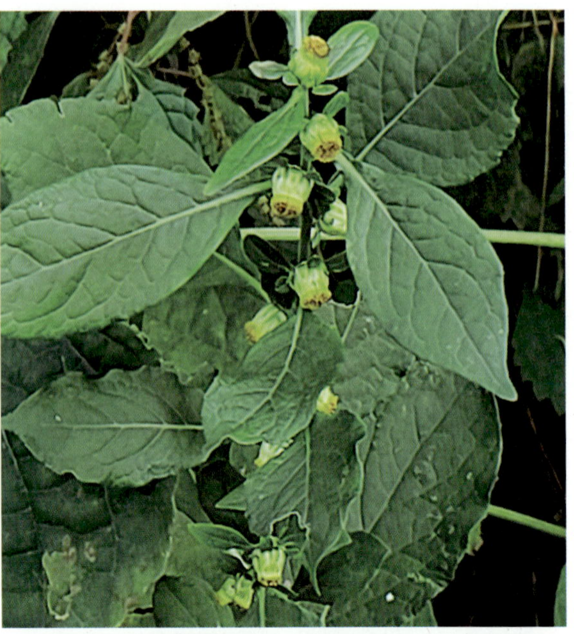

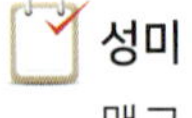

성미

맵고 차다.

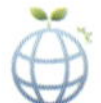

채취 시기

가을

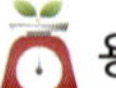

용량

8-15g, 신체가 건장한 사람은 30g도 가능하다.

효능

청열해독(淸熱解毒) 작용으로 인후염, 편도선염, 피부염으로 가렵고 진물이 나는 증상, 소아의 급·만성 경풍, 유선염, 간염, 중풍에 아관긴급(牙關緊急), 인사불성, 지혈에도 사용한다.

금기

없음.

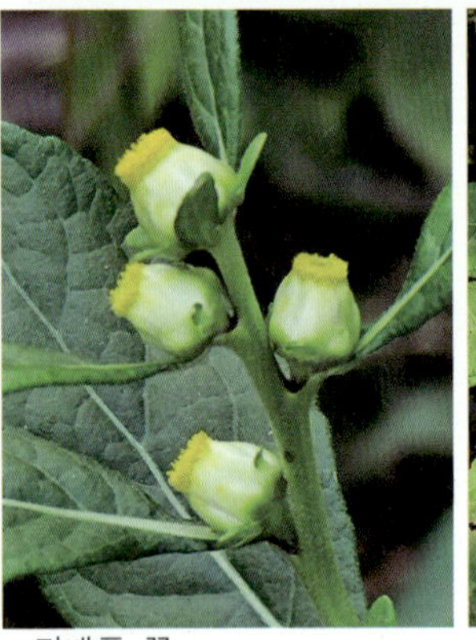

• 담배풀 꽃

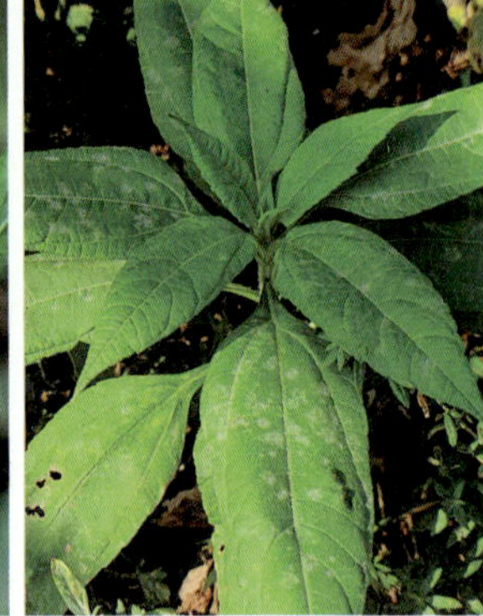

• 여우오줌

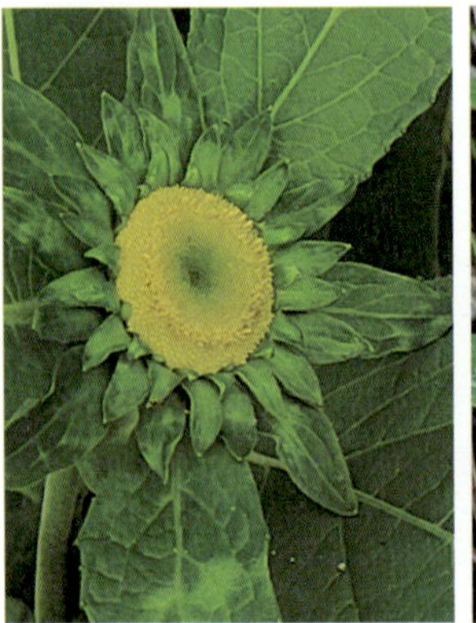

• 여우오줌 꽃

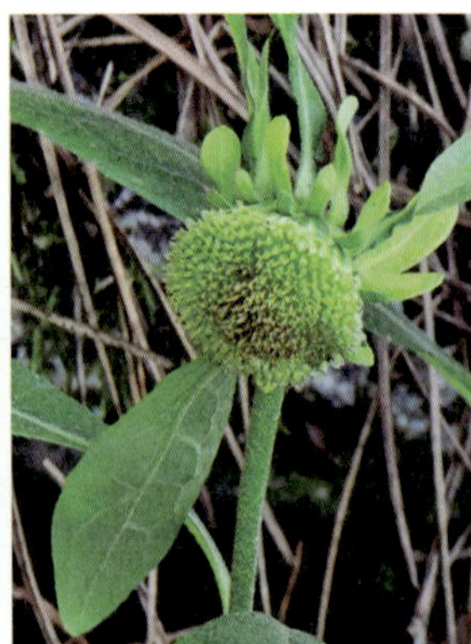

• 여우오줌 열매

야생하는 들풀이며 처음에 나올 때에 잎이 크고 넓어서 흡사 담뱃잎과 같다고 하여 붙여진 이름이다. 약재상이나 일부 한의원에서도 대개는 학슬(鶴蝨)이라고 하는데 천명정은 전초이고 학슬은 오로지 과실을 지칭한 것이며 장내 기생충 제거용으로 사용한다. 어린잎은 식용한다.
긴담배풀은 금알이(金挖耳), 여우오줌은 향유관(香油罐)이라고 하여 약용한다.
이 약은 국화과에 속한 여러해살이 초본식물인 담배풀 Carpecium abrotanoides l.의 전초이다.

【성분】

carabrone, carpesiolin, gronilin, ivalin, carabrol, 11(13)−dehydroivaxillin, telekin, isovaxillin, 11(13)−dihydrotelekin

【약리작용】

① 중추신경에 작용 : 중추신경계통에 현저한 억제 작용을 나타낸다.
② 해열 작용
③ 개의 뇌 호흡을 억제 작용
④ 고양이에게 혈압강하 작용
⑤ 항균 작용 : 황색포도상구균, 이질균, 대장균, 인플루엔자균의 억제 작용

【임상응용】

1 급·만성 인후염, 편도선염

- 급성 인후염 : 천명정 어성초 금은화 각 15g, 길경 황금 사간 감초 각 12g, 산두근 4g을 전탕하여 입안에 물고 있다가 서서히 삼킨다.
  소염, 해열, 살균, 부종 억제 작용으로 효력을 나타낸다.
- 만성 인후염 : 천명정 15g, 자원 관동화 길경 야국화 각 12g, 패모 오미자 각 8g, 감초 4g
- 급성 편도선염 : 천명정 금은화 길경 각 15g, 사간 감초 황금 각 8g, 산두근 4g.
  급격한 항균, 항염, 해열 작용으로 효력을 보인다.
- 급성 편도선염으로 병세가 악화 되어 가고 인후 종통(腫痛), 발열, 오한 : 천명정 단방으로 30g을 전탕 복용한다. 4−5시간 후에 염증이 소실된다.
- 만성 편도선염 : 천명정 15g, 어성초 백합 길경 각 12g, 숙지황 산수유 자완 관동화 각 8g, 감초 2g.
  편도선이 자주 재발하는 것은 면역기능 감퇴로 발병하므로 신장 기능을 강화하면서 항염 작용을 얻게 한다.

· 편도선 부위가 암적색으로 붓고 심하게 아프면서 오후나 야간에 발열, 신체허약자 : 천명정 15g, 길경 현삼, 생지황 적작약 맥문동 각 10g

2 중추성 병증

· 인사불성 : 천명정 은행잎 각 15g, 천궁 토당귀 단삼 천마 고본 각 12g, 갈근 황금 각 8g. 천명정의 유효 성분은 먼저 중추신경을 흥분시킨 후에 억제 작용을 보이므로 뇌 기능을 소생시킨다. 특히 근육의 무력 증상, 경화 증상에 근육의 수축력을 높여주고 있다.

· 다발성 경피증 : 천명정 황기 각 15g, 목과 두충 위령선 각 12g, 갈근 당귀 천궁 각 8g. 기력 상승과 혈액순환 촉진으로 근육의 마비 무력 증상을 개선시킨다.

3 소화기계 질환

· 위·십이지장 궤양 : 천명정 20g, 백출 유백피 각 15g, 황련 황금 각 8g, 감초 2g.
궤양면에 염증을 제거하면서 제산 작용으로 효력을 나타낸다. 궤양 환자는 식욕 감퇴, 복통을 호소하는데 복용하면 증상이 호전되면서 근원적인 치료가 가능하다.
1-3개월 장기 복용해야 한다. 1개월 후에는 식욕이 증가하고 기분이 상쾌해지면서 일에 의욕이 발생하게 된다. 복부가 차고 설사가 잦으면 육계를 가미한다.

· 간염 : 인진 천명정 각 15g, 백출 백굴채 산사 작약 각 8g, 지각 맥아 각 4g.
간 기능의 회복력이 신속하며 재발력이 매우 적다.

· 급성 간염
  - 황달형 간염으로 안구와 전신 황달 : 천명정 120g 생강 10g을 전탕하여 복용한다.
  - 천명정 인진 어성초 각 15g, 창출 산사 지각 강황 각 12g, 신곡 맥아 각 8g, 감초 2g을 전탕하여 복용하면 바로 치료된다.

4 관절염

· 슬관절염, 퇴행성 관절염 : 천명정 우슬 각 15g, 당귀 도인 두충 각 12g을 닭 1마리에 넣고 전탕하여 국물과 고기까지 복용한다.
60-80년대에 평택에서 이렇게 간단한 처방으로 관절염에 효력을 높여서 크게 호평을 받은 바 있다. 지금도 천명정은 관절치료제로 많이 이용되고 효력이 좋다.

· 천명정 우슬 두충 계족(닭발) 각 15g, 토복령 위령선 구척 각 12g, 감초 2g을 전탕 복용하면 연골의 재생력 증강 작용으로 굴신과 보행이 자유롭게 된다.

5 치질(동통이 매우 심한 증상) : 천명정 500g, 괴화껍질 80g, 총백 가구자근(부추뿌리) 각 75g을 전탕하여 훈증하면 통증이 개선된다.

6 급성 유선염 : 천명정 어성초 금은화 포공영 각 15g을 전탕하여 복용한다.

소염 작용으로 발적, 부종 동통을 제거한다.

7 지혈 작용(토혈, 코피, 소변 출혈 등) : 천명정 분말을 백모근 전탕액으로 복용하면 지혈이 된다.

8 급성 신장염 : 천명정 차전초 각 30g을 전탕하여 복용하면 7일 후 소변의 황적색, 동통 염증에 일정한 효능을 나타낸다.

大

천산용 穿山龍

부채마
Dioscorea nipponica Makino

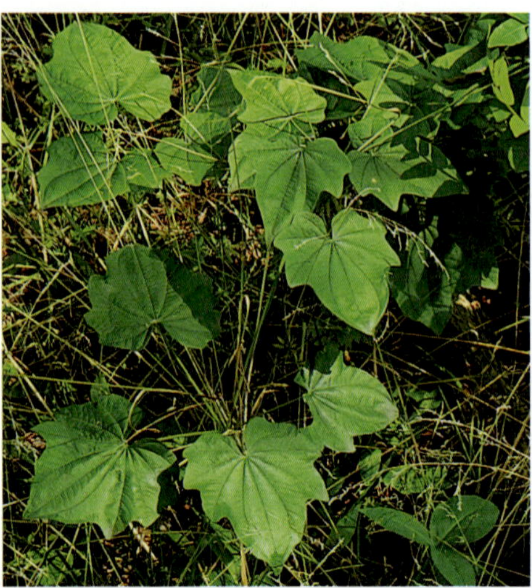

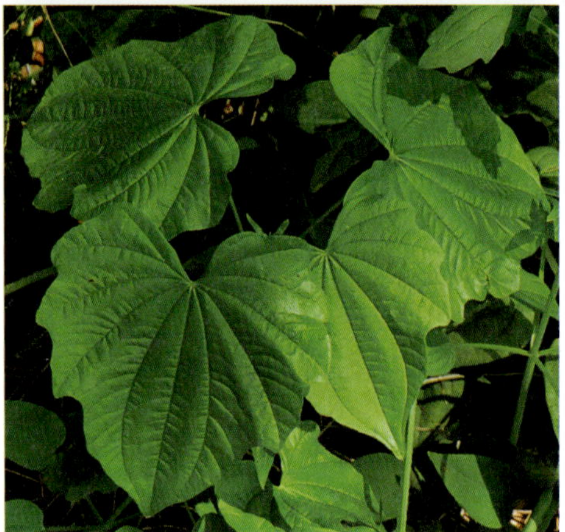

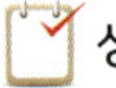
성미

쓰고 평범하다.

채취 시기

가을

용량

6-10g, 생것은 30-45g

효능

거풍제습(祛風除濕), 혈액순환 개선, 사지마비 동통, 지체위약, 감각마비, 심흉통, 만성 기관지염, 타박상, 종기 등에 활용된다.

금기

임신부는 복용을 피한다.

민간약을 파는 거리를 지나다보면 아주 거칠게 생긴 나무뿌리 같은 것을 보게 되는데, 산약(山藥) 즉, 마 족속(族屬)이다. 이 식물은 야산에서 주로 성장하는데 잎의 모양이 부채와 같다고 하여 부채마인데 덩굴성이면서도 거세고 억센 뿌리줄기가 특징이다.
이 약은 마과에 속한 여러해살이 덩굴성 초본식물인 부채마 Dioscorea nipponica Makino의 뿌리줄기이다.

【성분】

dioscin, gracillin, asperin, 25-D-spirosta-3,5-dine, piscidic acid

【약리작용】

① 진해(鎭咳), 거담, 평천(平喘) 작용 : 진해(鎭咳) 성분이 매우 강하고, 토탈 사포닌 성분은 거담 작용, 전탕액은 기관지 경련을 풀어준다.

② 심혈관에 작용 : 토끼의 실험에서 동맥압을 내리고 심장에 수축력을 증대시켰다. 관상동맥의 혈류량 개선

③ 고지혈 용해 작용 : 총콜레스테롤 수치를 현저하게 내려주고, 알파, 베타 지단백의 비율을 하강시킨다.

④ 면역기능에 영향 : 거식세포의 탐식기능 증가 작용

⑤ 항균 작용 : 황색포도상구균, 뇌막염쌍구균, 연쇄상구균, 항유행성 감기바이러스 등에 항균 작용이 나타났다.

【임상응용】

1 요퇴동통(허리와 대퇴부의 동통 마비, 보행 장애)

- 단방으로도 적용하고, 약침제로도 활용한다.
- 천산용 30g, 토복령 음양곽 골쇄보 두충 각 12g.
  여기서 음양곽은 사지마비 동통에 유효하다.
- 관절염 : 천산용 위령선 방풍 각 500g, 향가피(향가피가 없으면 오가피) 독활 적작약 관백부 각 250g을 농축 환약으로 1일 3회, 1회 4g 식후 복용한다.
  류마티스성 관절염, 관절염에 관절부위가 붓고 붉게 반점, 마비동통에 활용된다.
- 섬좌 요통 : 천산용 30g, 두충 우슬 토복령 각 15g, 유향 몰약 각 6g, 감초 2g

2 고(股)관절염(골반 대퇴부터 허리까지 동통)

- 단방으로 천산용 60g을 고량주에 7일간 침출 후에 1회 30g, 1일 2회 복용한다.
- 천산용 비해 각 30g, 두충 육계 당귀 천궁 각 12g

3 관상동맥경화증

- 농축액을 1일 3회, 3개월 복용으로 고지혈, 고혈압, 심흉통을 안정화시킨다.
- 천산용 30g, 단삼 산사 갈근 은행잎 각 20g

4 만성 기관지염

- 천산용 길경 각 30g, 패모 자완 각 15g, 숙지황 산수유 오미자 각 8g
- 단방으로 천산용 15g을 전탕하여 복용한다.
- 천산용 패모 각 12g, 길경 오미자 자원 관동화 백합 각 8g

6 피부염

- 과민성 자반 : 천산용 30g, 구기자 20g, 대추 10개를 전탕하여 복용한다.
- 피부 악창(惡瘡)으로 진액이 흐르고 가렵고 부어있는 증상 : 천산용 금은화 어성초 저마근(苧麻根)을 각 등분하여 전탕 내복한다.
- 동상 : 농축액을 환처에 붙여서 치료한다.

7 복통 : 천산용 15g, 상산 8g을 전탕하여 복용한다.

8 노손(勞損) : 천산용 황기 구기자 산약 각 15g, 당귀 천궁 각 15g.
노동력을 과다하게 소모시켜서 일어나는 신체 허약, 무력을 해소시킨다.

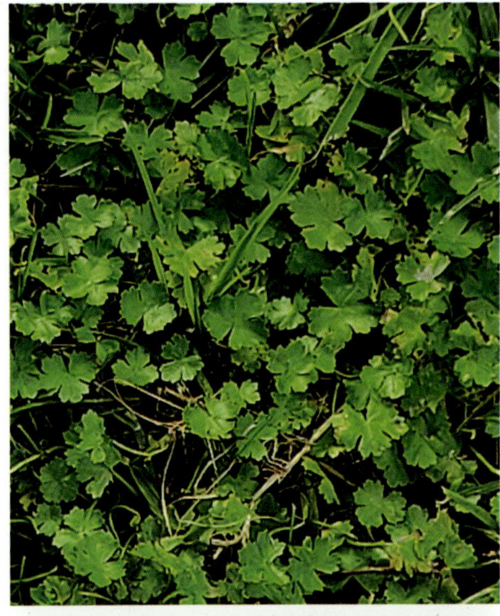

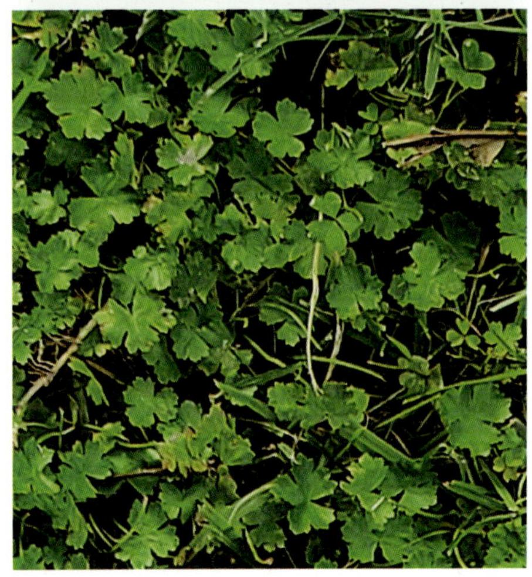

천호유 天胡荽

피막이
Hydrocotyle sibthorpioides Lam.

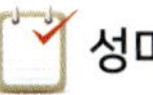

성미
맵고 차다.

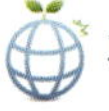

채취 시기
여름

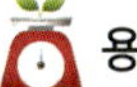

용량
12-20g

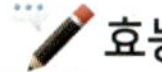

효능
해열, 해독소종(解毒消腫) 작용으루 황달, 이질, 전신 부종, 전립선염, 백내장, 인후염, 피부 창양(瘡瘍), 대상포진, 타박상에 적용 된다.

금기
없음.

예전엔 남부 지방에서만 볼 수 있었던 풀이 이젠 중부 지역에서도 흔하게 자란다. 땅에 붙어 자라지만 잎이 마치 동전만하고 심장형으로 들어가 있다. 잎의 가장자리는 7-9개의 갈래가 있고 또 거기에 작은 톱니가 있다. 유난히 잎에서 광채가 나므로 쉽게 눈에 들어오지만 본래 키가 작아서 관심이 있어야 보이고, 더구나 꽃은 황백색으로 자세히 봐야한다. 그런데 이것이 항암제라니.

이 약은 미나리과에 속한 여러해살이 초본식물인 피막이 Hydrocotyle sibthorpioides Lam.의 전초이다.

【성분】

quercetin, quercetin-3-galactoside, isorhamnetin, quwecetin-3-O-β-D-(6"-caffeoylgalactoside, sesamin, stigmasterol, coumarin

【약리작용】

① 항암 작용 : 피막이 중에 quercetin 성분은 세포의 증식억제와 혈관신생반응을 억제시킨다. 그러므로 결장암, 간암, 위암, 자궁경부암, 유선암, 전립선암, 난소암, 방광암, 식도암, 폐암, 대장암, 시망막세포종유에 억제 효과가 있다.

② 중추신경계에 작용

(ㄱ) 항신경기능 장애 작용

(ㄴ) 신경원의 보호 작용, 자유기(自由基, 활성산소)의 제거, 세포의 산화손상 방어, 항산화 효과로 신경보호 효과를 나타낸다.

(ㄷ) 뇌의 허혈선 손상 개선 작용

(ㄹ) 항염 작용

③ 호흡계통에 영향 : 폐포 상피세포의 염증에 항염 작용

④ 혈당강하 작용 : 실험에서 내분비계통에 영향으로 정상 및 당뇨 흰쥐의 혈당을 내렸다.

⑤ 항병원미생물 작용

⑥ 내장계통에 작용

(ㄱ) 심혈관계통에 작용으로 심근에 허혈손상 방어 작용을 한다. 결국은 자유기 제거와 지질의 과산화 손상과 관계가 지어진다.

(ㄴ) 고지혈증 강하

(ㄷ) 혈압강하 작용 : 혈관 내피세포의 NO 증가와 평활근에 이완과 혈관확장 작용으로 혈압이 강하된다.

(ㄹ) 평활근세포의 증식 억제 작용

(ㅁ) 항혈전형성 작용

⑦ 항바이러스 작용

⑧ 면역계통에 작용 : 망상내피세포의 탐식기능 향상으로 신음허와 신양허 환자에 고른 성과를 얻게 되었다.

⑨ 안과에 영향 : 고혈당으로 시망막과 모세혈관 주위세포의 손상을 억제시킨다. 결국은 백내장 형성을 억제시킨다.

【임상응용】

1 비세균성 전립선염 : 통초 목통 각 20g, 편축 차전자 지부자 백출 각 8g, 육계 4g.
급·만성세균성 전립선염에 작용으로 요도평활근에 확장 작용이 용이하여 비뇨 곤란이 해소, 부종감소, 통증해소를 나타냈다.

2 급성 위장염 : 백출 백굴채 각 15g, 진피 산사 반하 각 8g, 신곡 맥아 각 4g, 감초 2g

3 간염

- 단방으로 15g을 전탕 복용하여 급성 황달형간염을 치료한다.
- 천호유 인동등 호장근 각 15g, 택사 창출 각 8g, 황백 치자 백두구 의이인 적소두 각 6g
- 음황(陰黃)(한습울체, 간에 어혈정체, 비허 빈혈형) : 천호유 황기 각 12g, 계지 작약 만삼 당귀 숙지황 각 10g, 호장근 금은화 노봉방 백화사설초 각 6g, 감초 대추 각 4g

4 안질환

- 급성 유행성결막염 : 전탕 농축액을 잘 여과하고 세안, 점안하여 소염, 부종, 안적(顔赤) 소실 작용을 나타낸다.
- 백내장 : 천호유 15g, 청상자 결명자 구기자 감국 각 12g.
  백내장 제거와 소염, 충혈 제거, 안압 하강, 안구 건조증 제거 작용이 있다.
- 안구동통 : 천호유 한련초 구기자 각 20g을 전탕하여 복용한다.

5 건해(乾咳)(소위 마른 기침을 연달아 하고 건조증을 호소하는 증상)

- 천호유 20g에 달걀 1개를 넣고 30분 전탕하여 1일 2회 복용한다. 3일에 완쾌한다.
- 천호유 길경 각 15g, 어성초 패모 오미자 맥문동 각 8g을 전탕하여 복용한다.
- 안구 백태증상에 명목(明目) 효과 : 천호유를 짓찧어 코 안에 삽입, 오른쪽 눈이면 우측 코 안에, 왼쪽 눈이면 좌측 코에 삽입한다.
- 야맹증 : 천호유 15g을 돼지간 60-120g과 넣고 전탕하여 복용한다.

6 피부염

- 대상포진 : 천호유를 생즙내서 환처에 붙인다. 1일 1회 실시한다. 전탕하여 내복도 가능하다. 동통 경감, 수포 감소와 가피 형성이 신속하다. 일반적으로 3-5일, 중증은 7일이면 치유된다.
- 담마진 : 천오유 농즙을 물에 타서 복용한다.

7 하지궤양 : 천호유를 농축하여 궤양 부위에 붙여서 소염, 조직의 신생반응을 얻게 한다. 붙이기 전에 주위를 소독하여 청결하게 한 후에 고약을 붙여서 치료한다.

8 비뇨기질환

- 신 결석 : 천오유 40-80g을 전탕하여 복용한다.
- 소변불통 : 천호유를 전탕 복용하거나 농즙에 설탕을 넣고 복용한다.
- 소변 황적색 : 천호유 편축 각 150g을 전탕하여 설탕을 넣고 복용하면 이뇨 작용이 신속하다.
- 석림(石淋)(결석) : 생천호유 60g, 생해금사 석위 각 30g을 전탕하여 1일 1회 복용한다.
- 신결석, 방광결석(소변불리, 자극통, 혈뇨) : 천호유 편축 석위 해금사 금전처 각 20g.
  해열, 이뇨, 용석 작용으로 효력을 나타낸다.

청풍등 靑風藤

방기
Sinomenium acutum (Thumb) Rehd. et Wils

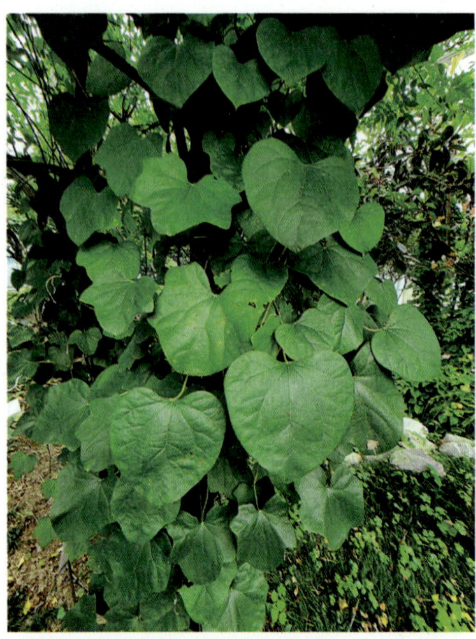

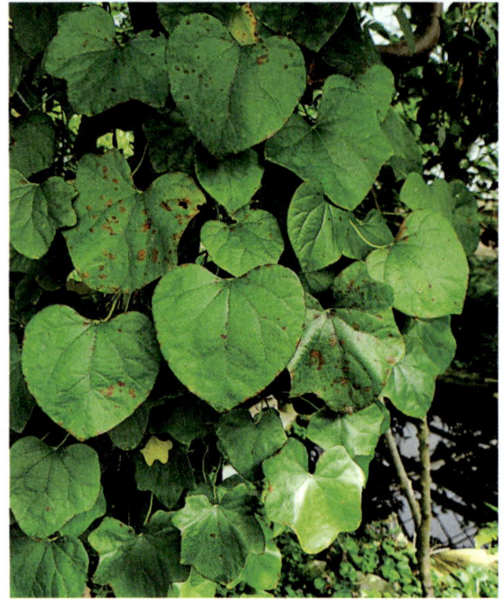

성미

쓰고 맵고 평범하다.

채취 시기

가을

용량

10-15g, 대량은 60-90g

효능

역절풍(歷節風), 학슬풍(鶴膝風), 피부마비소양, 수종, 각기(脚氣)를 치료한다.

금기

소수의 환자에게서 소양, 안면홍조, 관절에 작열감, 오심이 있으나 1-2시간 안에 소실되었다.

우리나라의 남부 지방의 섬에서 자생하는 낙엽덩굴성 식물이며 잎은 심장형으로 털이 없고 둥글며 어긋나고 6월에 연록색의 꽃이 핀다.
이 약은 새모래덩굴과에 속한 여러해살이 초본식물인 방기 Sinomenium acutum (Thumb) Rehd. et Wils의 줄기와 뿌리줄기를 약용한다.

【성분】

sinomenine, sinoacutine, disinomenine, magnoflorine, acutumine, isosinomenine, michelaline, N-acetylsinomenine

【약리작용】

① 관절염모형에 개선 작용 : 흰쥐를 이용한 관절염 모델에서 관절의 부종 억제, 혈압강하, 염증지수 하강, 관절의 파괴 정도의 감소와 골수형성억제 작용이 현저하였다.

② 자가면역성 질환의 보호 작용 : 동물의 수명이 연장 되었으며, 임파종대, 탈모 등이 경감되었다.

③ 면역기능의 영향 : 동물의 비특이성면역, 세포면역, 체약면역기능의 억제 작용

④ 면역세포자극의 억제 작용

(ㄱ) 항임파세포의 증식 작용, 세포인자의 합성 억제 작용.

(ㄴ) sinomenine은 효모 다당체와 calcium ionophore 자극으로 인한 거식세포의 활성억제작용을 보였다.

⑤ 세포인자 Cytokines의 합성에 영향

⑥ 관절 활막섬유 세포증식 억제 작용

⑦ 항면역배척 반응

⑧ 항염, 진통 작용

【임상응용】

1 관절염

- **풍습성 관절염** : 청풍등 백굴채 각 15g, 우슬 위령선 각 12g, 방풍 강황 독활 계지 각 8g, 감초 4g.
  부종 억제, 소염, 진통, 굴신 작용을 원활하게 유도한다.
- **류마티스성 관절염** : 청풍등 토복령 15g, 우슬 위령선 각 12g, 진범 창출 각 10g, 유향 몰약 각 8g
- 청풍등 단방으로 전탕 복용해도 진통, 소염, 관절기능 개선 작용이 나타난다.

2 신염 부종, 소변불리 : 방기 목통 택사 각 15g, 백출 8g, 육계 4g

大

청 호 靑蒿

개똥쑥
Artemisia annua L.

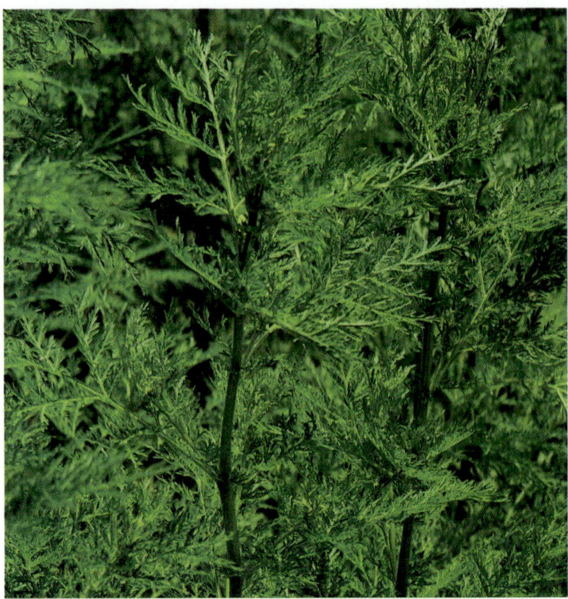

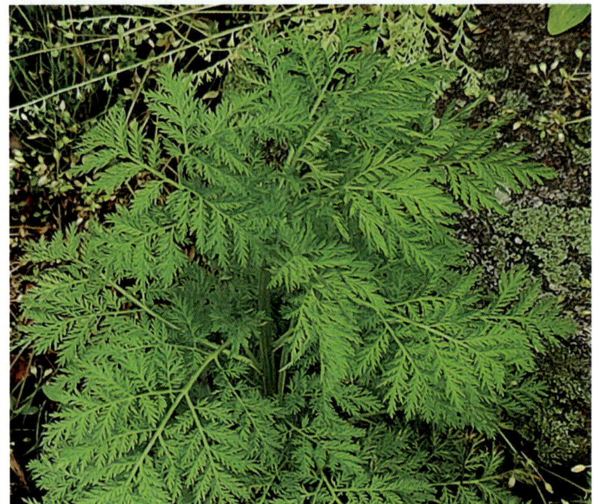

성미

쓰고 약간 매우면서 차다.

채취 시기

가을

용량

6-10g, 대량은 15-30g

효능

해열, 해서(解暑), 제증, 학질 치료제로서, 여름에 습기가 많고 무더위로 여러 병증을 유발하는 증상, 발열, 황달, 학질, 피부소양, 악창(惡瘡)에 유효하다.

금기

비위장이 차고 소화 장애가 있으면 삼간다.

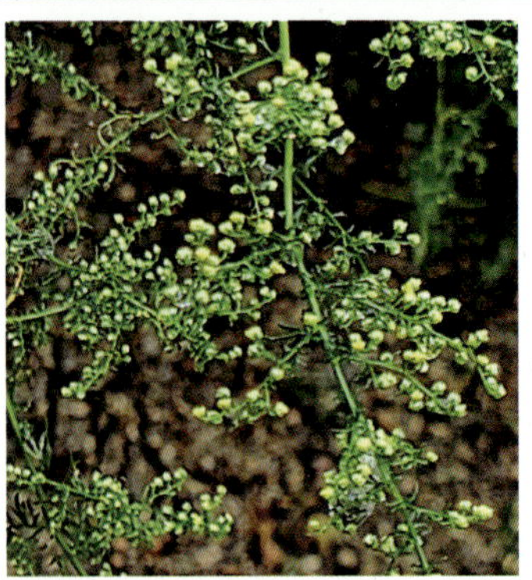

• 개똥쑥 열매

제비쑥인 두호(杜蒿)를 청호라고 기록한 문헌이 많았었다. 그러나 청호는 개똥쑥이며 중국의 학자가 노벨상을 받았어서 더 유명해진 약이다. 요즈음엔 유행 따라 원가가 저렴한 이 약으로 화장품도 나오고 건강식으로도 시판되고 있다. 세계적인 상을 받은 것은 학질치료제로써 이지만 국내에는 이미 없어진 질병이다. 그 외에도 더 위대한 효능들을 가지고 있어서 수록한다.
이 약은 국화과에 속한 1년생 초본식물인 개똥쑥 Artemisia annua L.의 전초이다.

【성분】

artemisinin G, arteannuin A·C·D·E, epiarteannuin B, artemisinol, methyl arteannuate, artemisic acid, epoxyarteannuinic acid, artemisia camphor, isoartemisia ketone

【약리작용】

① 면역에 영향
(ㄱ) 생쥐의 실험에서 비장의 중량은 증가시켰으나 흉선의 중량은 경감 되었다.
(ㄴ) 거식세포의 탐식기능을 상승
(ㄷ) 면역조절 작용
(ㄹ) 체액면역기능에 억제 작용
(ㅁ) 세포면역기능에 작용
(ㅂ) Ts세포에 작용
(ㅅ) 적혈구면역기능에 영향
② 항염 작용 : 청호 물 추출물은 염증에 현저한 억제 작용
③ 홍반성낭창에 영향
④ 평천(平喘) 작용
⑤ 항바이러스 작용
⑥ 항암 작용
(ㄱ) 유효성분들은 혈관형성인자를 조절하여 혈관 신생반응을 억제하는 것으로 밝혀졌다.
(ㄴ) 간 손상에 대한 섬유화 억제 작용으로 간암, 백혈병, 유선암, 전립선암, 신장암, 자궁경부암 세포의 증식 억제 작용
⑦ 심근에 대하여 수축력 억제 작용
⑧ 폐섬유화 억제 작용
⑨ 말라리아 억제 작용
⑩ 항임신 작용
⑪ 해열 작용
⑫ 진통 작용

【임상응용】

1 **폐암** : 청호 지모 각 8g, 별갑 10g, 생지황 어성초 각 15g, 목단피 9g.
폐암 세포에 항암 작용이 나타났고, 피부암에도 전이율이 감소되었다.

2 여름타는 병

- 갈증, 번열(煩熱), 땀이 많을 때에 기력까지 감퇴되는 증상
  - 단방으로 청호 생것을 달여서 마시거나 혹은 박하생즙, 대나무잎 생것을 즙으로 마신다.
  - 청호 10g, 활석 감초 서과피 각 8g을 달여서 복용한다.
  - 해열, 번조(煩燥) 증상을 해소시킨다.
- 갈증이 심하고 땀이 많으며 원기가 손상 : 청호 석고 인삼 각 8g, 오미자 맥문동 각 6g을 달여서 차로 마신다.
- 발열, 가슴 답답, 사지피곤무력 : 청호 곽향 패란 활석 각 10g을 전탕하여 분복(分服)한다.
- 여름 감기로 발열, 오슬오슬 춥고 떨리며 아침엔 덥고 열나지만 저녁이면 찬 냉기가 도는 증상 : 청호 별갑 생지황 시호 각 10g을 전탕하여 복용하면 해열, 항균 작용으로 치료된다.
- 청호 단방으로도 효력이 나타난다.

3 음허(陰虛)발열(음허화왕(陰虛火旺)으로 골증조열(뼛골이 쑤시면서 미열로 아픈 증상), 미열이 지속) : 청호 은시호 지골피 각 10g, 별갑 시호 각 8g

4 홍반성낭창 : 체액 면역을 억제시키는 효력, 항염 작용을 나타낸다.

5 신경성 피부염 : 청호 연교 각 10g, 황금 황련 연자육 원육 각 8g

6 건선, 습진 : 청호 현삼 황기 연교 각 10g, 방풍 강활 황백 각 8g

7 지혈

- 코피 : 생즙을 코 안에 삽입해서 지혈, 해열한다.
- 변혈 : 분말을 대변을 보기 전에는 냉수복용, 보고난 후에는 주수상반하여 복용한다.
- 귀에서 농혈이 나오는 증상 : 분말을 귀 안에 삽입

8 치통 : 청호 전탕액을 물고 있다가 삼킨다.

9 학질 : 단방으로 청호를 전탕하여 복용 또는 청호별갑탕으로 치료한다.

초　목 椒目

산초열매
Xanthoxylum schinifolium S. et Z.

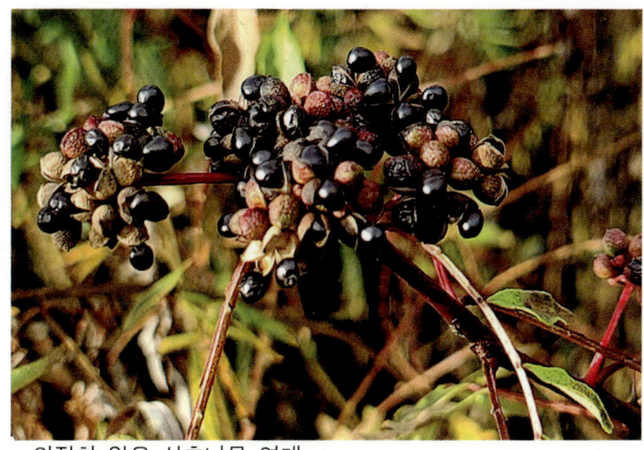
• 완전히 익은 산초나무 열매
검은 열매가 약용이다.

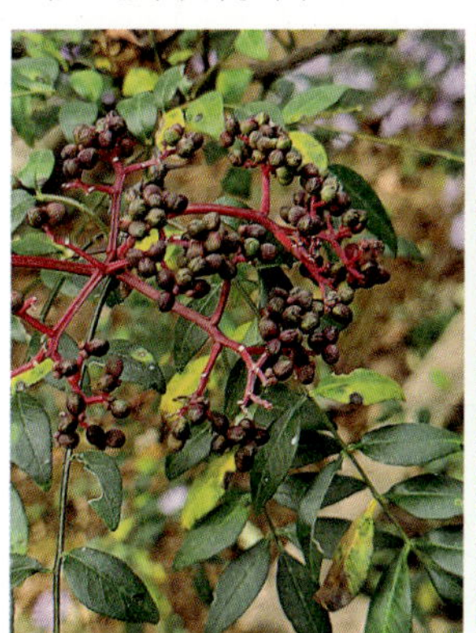

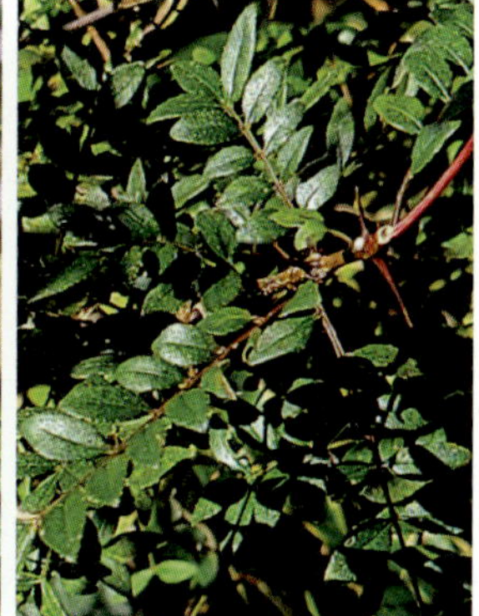
• 초피나무

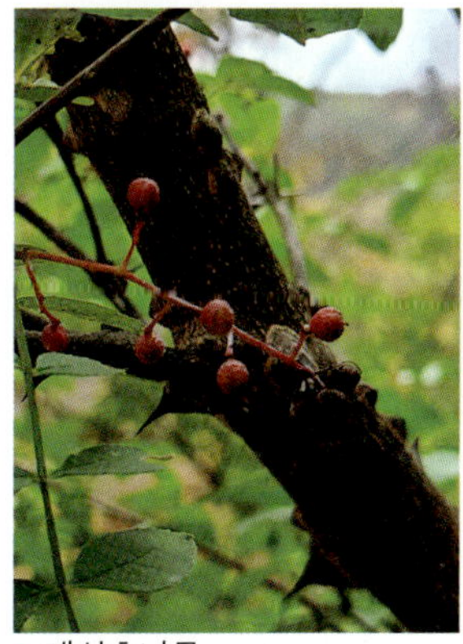
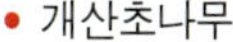

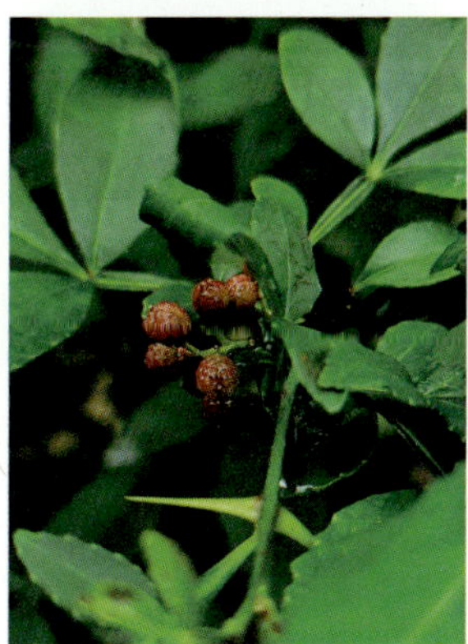
• 개산초나무 열매

성미

쓰고 맵고 온화하다.

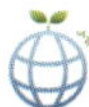

채취 시기

가을

용량

- 전탕제는 6-12g
- 분말은 1회에 3-4g, 1일 3-4회 복용
- 초목기름으로 환약 1환에 160-200 mg, 1회 4-5환, 1일 3-4회
- 약침제는 1회 2-4ml, 1일 2회. 대추혈, 폐수혈위 주사 0.5-1ml

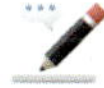

효능

이뇨, 거담지해(祛痰止咳), 평천(平喘) 작용으로 전신부종, 창만, 천식에 유효하다.

금기

음허화왕(陰虛火旺)자는 복용을 피한다.

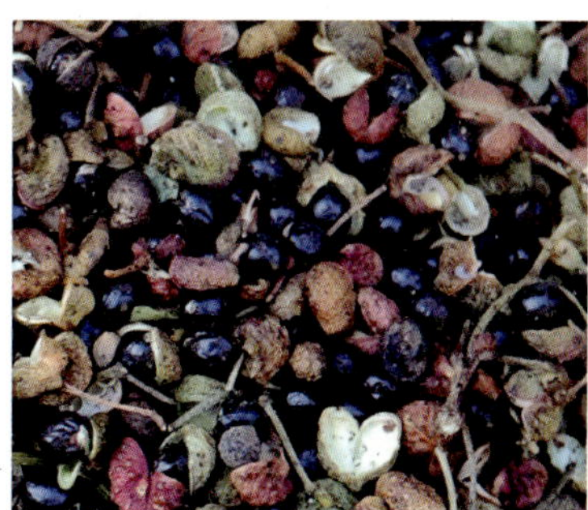
• 초목

산초나무는 특이하게 잎에서 생선 비린내가 나며 김치의 향긋한 맛을 내기 위하여 빈용된다. 과실의 껍질은 살충제 역할을 하며, 종자는 고작 해야 추어탕에 냄새 제거용으로 사용할 따름이다. 그러나 약으로는 사용가치가 높다는 것에 다시 놀라지 않을 수 없다.

이 약은 운향과에 속한 낙엽지는 작은키나무인 산초나무 Xanthoxylum schinifolium S. et Z.의 종자이다. 전탕에는 깨서 사용한다. 개산초나무, 초피나무, 산초나무 모두 같은 약용으로 사용한다.

【성분】

휘발성 성분으로 limonene

【약리작용】

① 기관지 평활근에 이완 작용 ② 평천(平喘) 작용

【임상응용】

1 전신부종, 창만, 소변불리

- 복부창만 동통 : 초목 단방으로 즉효를 나타내고 있다.
- 창만, 소변불리(장간 막에 수분이 과다하게 정체되어 창만, 소변을 못 보는 증상) : 초목 10g, 방기 정력자 복령피 각 8g, 차전자 후박 6g, 계지 4g
- 완고성 창만, 소변불리 : 초목 감수 각 6g, 저령 택사 차전자 지부자 후박 동과피 각 8g. 이뇨, 복부창만 수종을 제거하여 치료한다.

2 호흡기질환 치료

- 기관지 천식, 천식형 기관지염(천식이 심하여 자리에 눕지 못하는 증상) : 단미로 초목을 분말로 만들어 생강탕으로 복용한다.
- 폐기종 : 초목 2g, 어성초 길경 포공영 각 15g, 차전자 12g

3 도한(盜汗) : 초목 4g, 마황근 부소맥 각 8g, 오미자 6g, 지모 황백 각 2g

4 이명, 이롱(신허로 발병) : 초목 10g, 파두(거유) 5g, 석창포 송지 각 12g, 모자석 15g을 전탕하여 복용한다.

5 안목생화(眼目生花, 앉았다가 일어나면 핑 돌면서 어지러운 증상) : 초목 6g, 창출 구기자 하고초 천궁 각 15g.

창출은 비타민 A가 풍부하여 야맹증에 빈용 되어왔다.

6 과민성 비염 : 초목 4g, 신이 영지 창이자 유백피 각 15g.

초목에 대한 면역억제 작용으로 효력을 나타내는 것이다.

7 만성 사구체신염

· 온신보양법(溫腎補陽法) : 초목 4g, 복령 백출 대복피 방기 옥미수 각 10g, 작약 계지 익모초 각 8g, 부자 택사 상백피 생강피 백모근 각 6g

· 실증(實症) 치료 : 초목 감수 각 4g, 정력자 차전자 지부자 편축 각 15g.

비교적 강한 이뇨 작용으로 부종을 억제한다.

· 초목에 대한 면역억제 작용으로 효력을 나타내는 것이다.

大

초장초 酢漿草

괭이밥
Oxalis corniculata L.

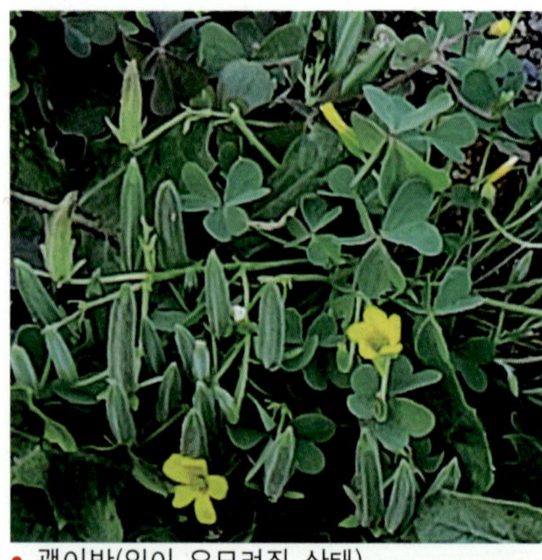
• 괭이밥(잎이 오므려진 상태)

성미

시고 떫으면서 차다.

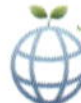
채취 시기

가을

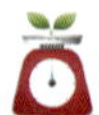
용량

8-15g

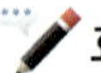
효능

해열, 소종(消腫), 해독, 양혈(凉血) 작용으로 이질, 설사, 황달, 소변불리, 여성 대하, 지혈, 인후염, 치질, 피부염, 탕화상에도 적용된다.

금기

없음.

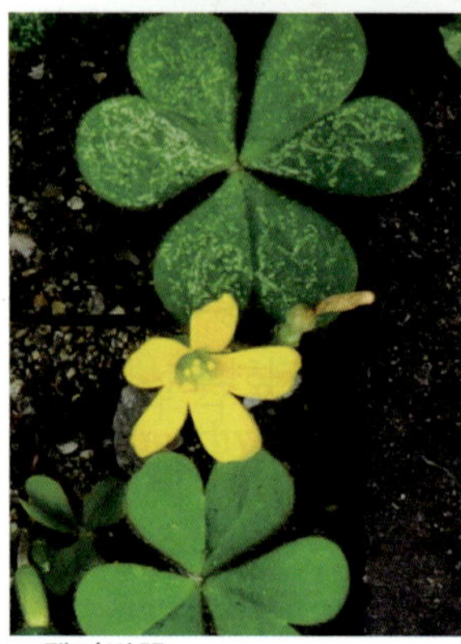
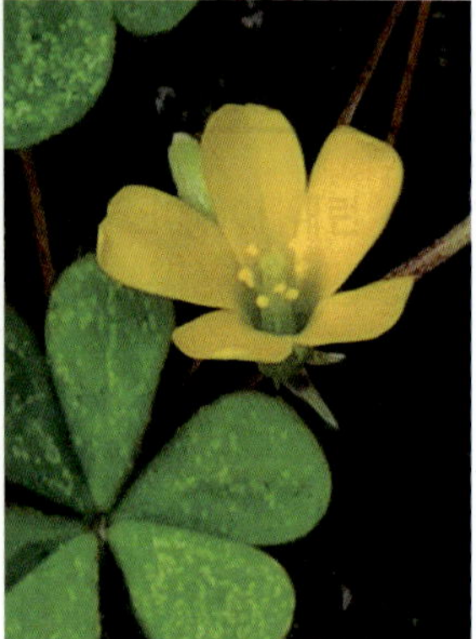
• 괭이밥꽃

잡초로 막 자라면서 줄기 하나에 잎은 3엽으로 둥글게 각기 모여 나고 꽃은 노랗게 여름에 핀다. 잎을 뜯어서 먹어 보면 새콤한 맛이 나는데 입맛을 돋게 한다. 어릴 때에는 누구나 이것을 뜯어서 먹곤 했는데, 요즘 아이들은 사탕에 길들여져서 이 맛을 본 아이들이 없을 것이다. 이 약은 괭이밥과에 속한 여러해살이 초본식물인 괭이밥 Oxalis corniculata L.의 전초이다.

【성분】

ascorbic acid, dehydroascorbic acid, pyruvic acid, glyoxalic acid, deoxyribonucleic acid, vitexin-2"-O-qpxk-glucopyranoside, 2-heptenal, 2-pentylfuran, trans-phytol, neutral lipid, glycolipide, phospholipide, a-tocopherol, qpxk-tocopherol

【약리작용】

① 항균 작용 : 황색포도상구균에 항균 작용을 나타내지만, 대장간균에는 효력이 없다.

【임상응용】

1 장염, 설사 : 초장초 백굴채 각 15g, 작약 현초 창출 택사 각 12g, 육계 4g, 감초 2g

2 이질

- 단방으로 초장초 20g을 분말로 만들어 복용한다.
- 초장초 15g, 백두옹 12g, 백출 차전자 보골지 초과 각 10g, 목향 감초 각 2g

3 급성 황달, 간염

- 초장초 40g을 단방으로 전탕 복용한다.
- 초장초 인진 울금 각 30g, 차전자 백출 택사 산사 작약 각 12g
- 전염성 간염 : 초장초 40g, 인진 40g, 돼지고기 80g을 넣고 전탕하여 복용한다.

4 비뇨기 질환

- 혈림(血淋, 피오줌)(용변 시에 열이 많고 고통스러우며, 소변의 배출이 적을 때)
  - 초장초 즙에 꿀을 넣고 복용한다.
  - 초장초 차전자 지부자 각 30g을 전탕하여 복용한다.
- 소변, 대변을 못 보는 증상 : 초장초 목통 각 30g, 차전자 대황 각 20g
- 초장초 금전초 연전초 각 30g을 전탕하여 복용하면 결석 용해 작용을 한다.

5 여성 대하 : 초장초 금은화 각 30g, 당귀 천궁 각 15g, 촉규화 8g, 육계 백지 4g

6 유방염 : 초장초 40g을 전탕하여 복용하면서 잔사(찌꺼기)를 환처에 붙여 소염 작용을 얻게 한다.

7 코피 : 생초장초를 짓찧어 코 안에 삽입, 혹은 쑥과 같이 으깨서 코 안에 넣어두면 혈액 응고 시간을 단축시킨다.

8 인후염 : 생잎을 짓찧어 입 목안에 물고 있다가 제거한다. 찬 약성이 소염, 해열 작용을 나타낸다.

9 해수(咳嗽), 천식 : 초장초 생잎 40g과 쌀을 넣고 볶아서 전탕 복용한다.

10 불면 : 초장초, 송엽, 대추를 10 : 2 : 10의 비율로 전탕하여 1일 3회 복용한다.

11 피부염

- 복부 종기 : 생초장초 80g을 생즙내서 약간의 술을 넣고 복부 환부에 붙인다.
  소염, 살균 작용으로 유효하게 된다.
- 피부 창진(瘡疹) : 초장초 창이자잎 어성초 각 20g을 전탕하여 복용한다.
- 초장초 생즙을 환처에 붙여서 치료 한다.
- 탕화상 : 초장초 생즙과 식초를 조금 섞어 환처에 발라서 치료한다.

大

촉규근 蜀葵根

접시꽃뿌리
Althaea rosea (L) Cav.

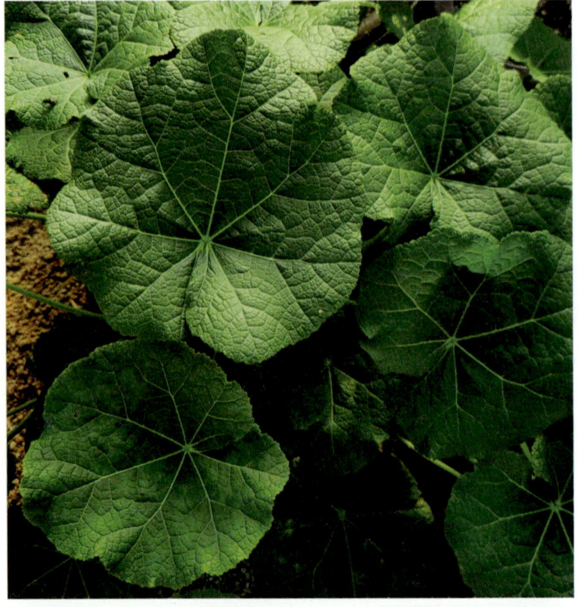

성미
달고 짜며, 약간 차다.

채취 시기
늦가을

용량
8-15g

효능
해열양혈(解熱凉血), 지혈, 해독, 배농 작용으로 소변불리, 대하, 이질, 토혈, 자궁 출혈, 외상 출혈, 피부 창양(瘡瘍), 탕화상, 화상에 적용된다.

금기
없음.

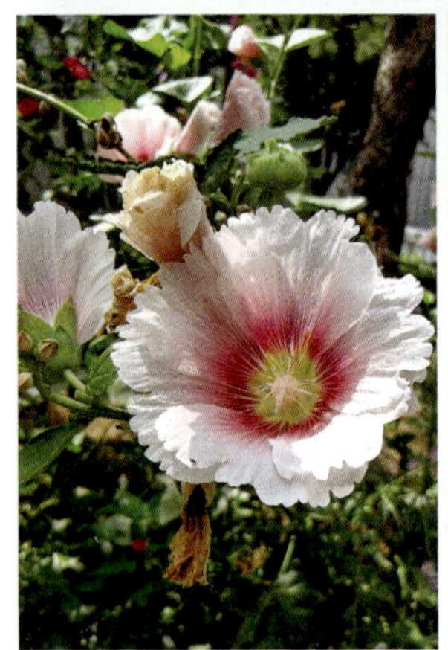

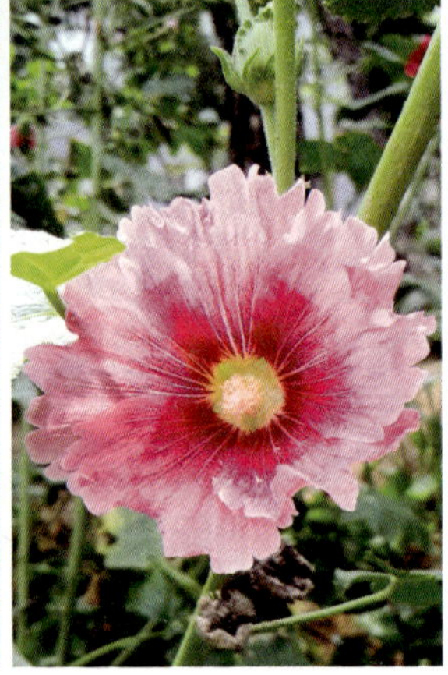

• 접시꽃

여름에 분홍색, 흰색, 적색으로 찬란하게 피는 접시꽃은 여성의 자궁내막염 치료제로 사용되고 있다. 이는 많은 한의사들이 알고 있으나 정작 뿌리는 관심 밖이다. 녹용을 보러 카자흐스탄에 방문한 적이 있었는데 가는 긴 시간 동안 흰 접시꽃이 수 없이 야생하는 것을 본 기억이 좋은 추억으로 남아있다.
이 약은 아욱과에 속한 2년생 초본식물인 접시꽃 Althaea rosea (L) Cav.의 뿌리이다. 꽃은 촉규화(蜀葵花)라고 하여 약용한다.

【성분】

mucilage, pentose 7.87%, pentosan 6.87%, methylpentosan 10.59%, uronic acid 20.04%

【임상응용】

1 비뇨기질환

- 소변불리
  - 단방으로 촉규근 15g을 전탕하여 복용한다.
    미열 제거, 이뇨 작용으로 치료한다.
  - 촉규근 15g, 차전자 택사 저령 목통 각 12g
- 소변 출혈 : 촉규근 8g, 차전자 4g, 익모초 30g을 전탕하여 복용한다.

2 여성 질환

- 적백대하
  - 촉규근 15g, 저근백피 12g, 계관화근 30g, 황백 4g을 전탕하여 촉규화 3g 분말을 넣고 복용한다.
  - 오적산에 마황을 제외하고 금은화 15g, 촉규화 6g을 가하여 전탕 복용한다.
- 자궁출혈
  - 단방으로 촉규근 100g을 전탕 복용한다.
  - 촉규근 20g, 아교 20g, 애엽 15g을 전탕하여 복용한다.
- 역경(경폐, 생리가 코로 출혈) : 촉규근 15-60g을 전탕하여 복용한다.

3 이질 : 촉규근 15g, 지금초 현초 각 30g을 전탕 복용한다.

4 충수돌기염 : 촉규근 금은화 패장 각 15g, 대황 12g, 목단피 4g을 전탕하여 복용한다.

5 피부종기

- 급·만성 종기 : 촉규근 가자근 동과근 각 150g을 태워서 재를 만들고 분말로 만든다. 대마 기름에 개어 환처에 붙여서 소염, 살균시킨다.
- 내옹(內癰)
  - 화농되어 냄새가 심하고 제복(臍腹) 냉통 : 촉규근 백지 각 40g, 고백반 작약 각 20g을 분말로 만들고 오자대 크기로 밀환을 만들어 공복에 20환을 복용하면 대변으로 농을 배출해 낸다. 그 후에는 체질에 맞는 보약을 복용시킨다.
  - 모든 종기(통증이 심하여 참기 어려운 증상) : 촉규근 표피를 제거하고 분말로 만들어 꿀로 조합한 후에 고약으로 만들어서 환처에 붙인다. 소염, 배농 작용으로 치료된다.

大

총 목 楤木

두릅나무

Aralia elata (Miq.) Seen.

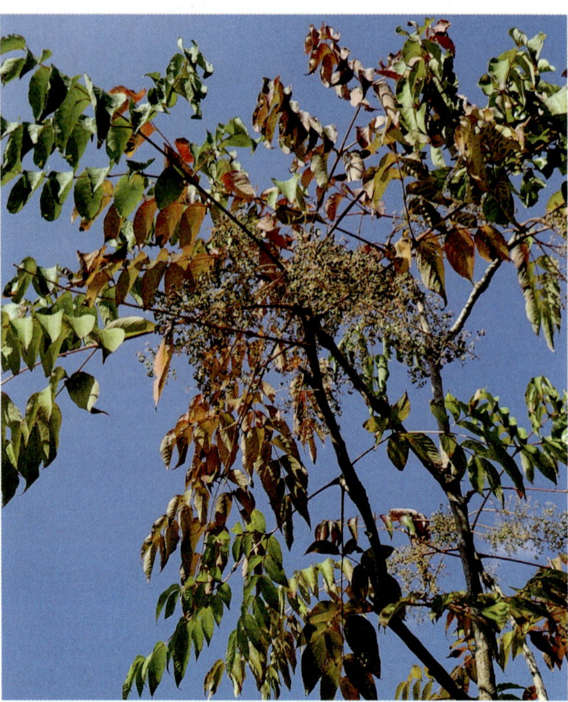

 **성미**

맵고 약간 쓰다.

 **채취 시기**

가을

 **용량**

15-30g

 **효능**

익기(益氣), 보신(補腎), 거풍(祛風), 활혈지통(活血止痛) 작용으로 기운이 없고 무력 증상, 정력 감퇴, 복통, 당뇨병, 불면과 헛꿈, 사지관절동통, 요슬 동통 무력, 골절상, 이뇨, 피부 개선(疥癬) 등에 적용된다.

 **금기**

- 간염
- 발열이 심하면 복용을 피한다.

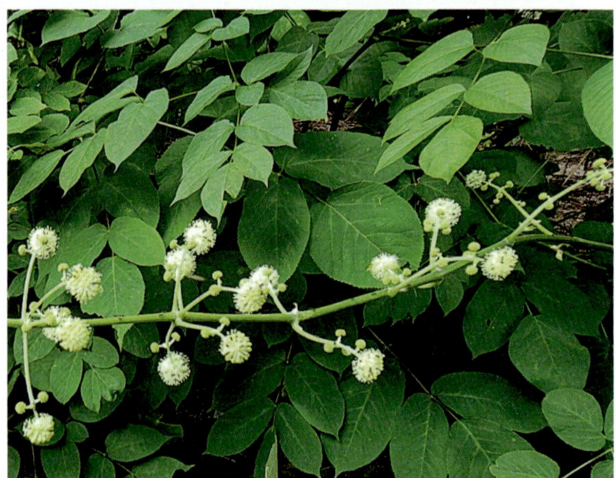

• 독활

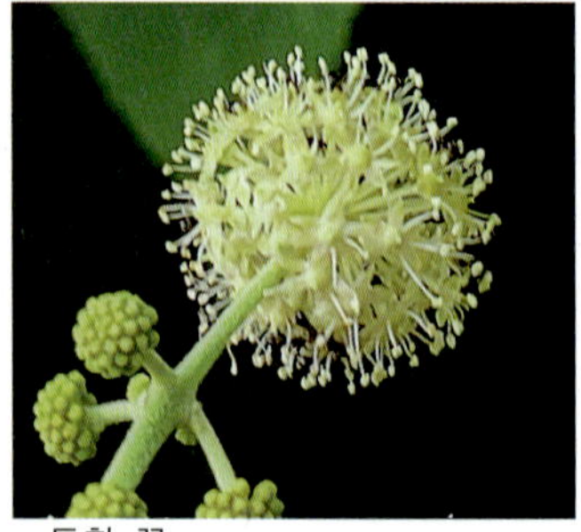

• 독활 꽃

이른 봄 가시나무에서 새순이 돋는 것을 나물로 해먹으면 생기가 나는 듯하다. 이 나물이 너무 적게 생산 되어 유사한 독활의 새순을 많이 심어 놓고는 땅두릅나무의 순이라고 즐겨 먹곤 한다. 땃두릅나무(Oplopanax elatus)와 독활(A. cordata)은 또 다른 차원의 식물이며 효능도 역시 다르다. 우리는 두릅나무를 총목이라고 부르지만 중국은 자용아(刺龍牙), 요동총목(遙東楤木)라고 부른다. 이 약은 오가과에 속한 낙엽지는 작은키나무인 두릅나무 Aralia elata (Miq.) Seen.의 근피와 수피이다.

【성분】

oleanolic acid−28−O−β−D−glucopiranoside, sucrose, daucosterol, oleanolic acid, araloside A·C·G, araloside A methylelester, siloside A, chikusetsusaponin Ib, acanthoside

【약리작용】

① 심혈관에 작용 : 심근허혈 손상에 대하여 양호한 보호 작용

② 저산소증에 대한 개선 작용

③ 자궁 평활근에 일정한 흥분 작용

【임상응용】

1 체력저하, 근골동통, 무력

- 총목 단방으로 60g을 고량주 500ml에 7일간 침출시켰다가 복용한다.
- 총목 30g, 황기 당귀 두충 각 15g, 감초 4g을 전탕하여 복용한다.
- 만성병으로 기허무력, 식욕감퇴 : 총목 30g, 옥죽 만삼 황기 각 15g, 백출 12g, 시호 승마 감초 각 2g

2 신허로 성신경 쇠약 : 총목 10g, 음양곽 산수유 숙지황 각 15g, 파극 육계 쇄양 보골지 각 12g. 신장 기능을 강화시키면서 성욕 증강 작용을 얻게 한다.

3 위·십이지장 궤양, 만성 위염

- 총목 근피 5kg, 물 25리터를 넣고 진하게 농축하여 1회 3−5ml, 1일 3회 복용하면 궤양과 위염에 유효하다.
- 총목 20g, 백출 유백피 각 15g, 황련 8g, 감초 2g

4 당뇨병

- 단방으로 총목 10g을 전탕하여 장기 복용하면 혈당이 하강된다.
- 총목 고과 국우(돼지감자) 각 30g, 산수유 숙지황 15g, 오미자 맥문동 갈근 각 8g을 전탕하여 복용한다.

5 풍습성 관절염, 요퇴동통

- 총목 근피 15g을 전탕하여 막걸리와 절반씩 섞어서 아침저녁으로 복용한다.
- 총목 20g, 우슬 두충 오가피 토복령 각 15g, 위령선 12g, 계지 8g, 감초 2g

6 외상(外傷)

- 골절상 : 총목 근피 생것을 환부에 붙여서 소염, 어혈 제거 작용으로 치료한다.
- 외상 출혈 : 총목의 신선한 뿌리를 짓찧어 환처에 붙여서 소염 작용으로 치료한다.

7 간경화 복수

- 총목 근피 돼지고기 각 120g을 전탕하여 복용하면 이뇨 작용으로 복수가 개선된다.
- 총목 30g, 인진 강황 각 25g, 저령 택사 목통 각 15g, 육계 4g

8 탈항(脫肛) : 총목근 오배자 각 30g을 전탕하여 복용한다.

9 피부 개선(疥癬) : 총목 전탕액으로 환부를 세척한다. 살균 작용으로 치료효과를 나타낸다.

10 신염 수종 : 총목 15g을 전탕하여 복용하면 수종이 소실된다.

취오동 臭梧桐

누리장나무
Clerodendron trichotomum
Thunberg.

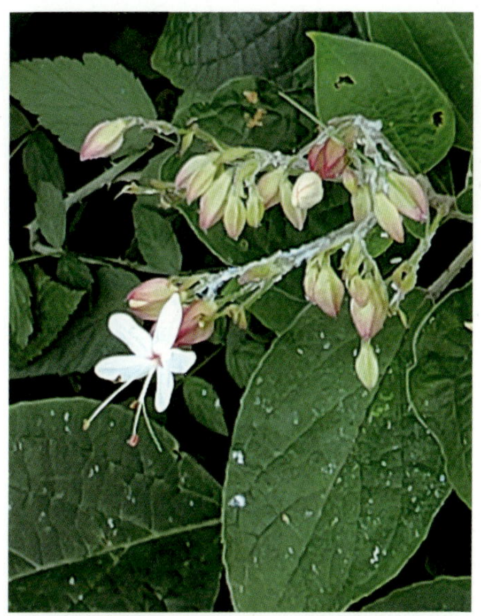
• 누리장나무 꽃

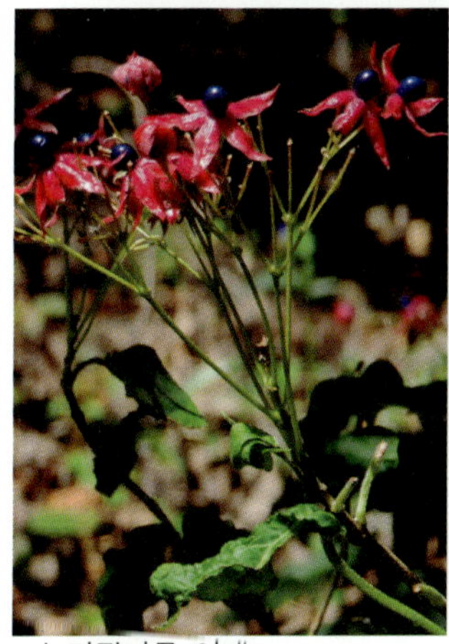
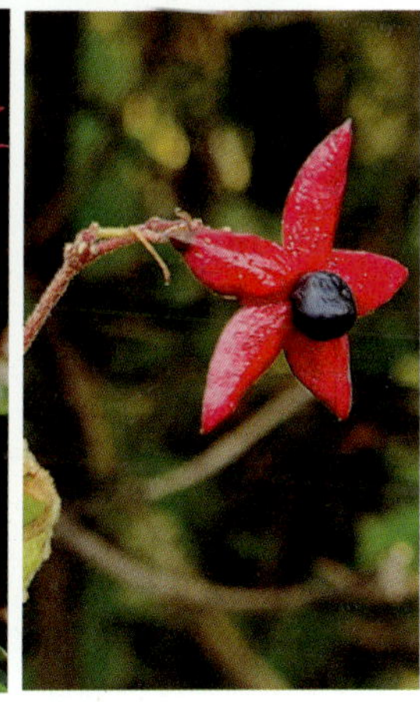
• 누리장나무 열매

성미

시고 쓰며, 달고 서늘하다.

채취 시기

가을

용량

10-15g

효능

사지의 마비 제거와 간에 들어가서 경련 마비를 진정시키고 해독, 학질, 이질에 유효하다.

금기

몸이 허약하고 찬 사람은 복용을 피한다.

전국 각지에서 산행을 하다보면 아주 고약한 냄새를 풍기는 나뭇잎이 있는데 향취가 아닌 악취로 불리는 이 나무를 누리장나무라고 부른다. 그런데 이 잎에 대고 흉측한 욕을 하면 이내 냄새가 제거가 된다. 가을에 열매가 익으면 붉은색의 과실 받침과 짙은색의 과실은 색상의 조화가 아주 아름다워서 정감을 더 해주는 나무이다.

이 약은 마편초과에 속한 낙엽지는 작은키나무인 누리장나무 Clerodendron trichotomum Thunberg.의 잎과 가지를 약용한다.

大

【성분】

meso-inositol, acacetin-7-glucurono-(1-2)gcoronide, clerodendronin A, clerodendronin B, 그 이외에도 알칼로이드, 고미질

【약리작용】

① 혈압강하 작용 : 신성고혈압 흰쥐와 개의 실험에서 지속적인 혈압강하 작용이 나타났다. 채취한지 오래된 것이나 가열을 장시간 한 것은 혈압강하 작용이 약하다.

② 진정 작용

③ 진통 작용

④ 항염 작용 : 괴침초와 같이 복용하면 효력이 더 우수하다. 관절염의 염증 치료에 더 현저한 효력을 얻게 된다.

⑤ 학질에 유효 : 말라리아의 일정한 효력을 나타낸다.

【임상응용】

1 수족마비동통, 굴신불리

- 단방으로 취오동 60g을 전탕 복용한다.
- 수족마비, 보행 장애, 반신불수 : 취오동 20g, 목과 두충 구척 위령선 각 12g, 백출 산사 각 8g.

  골관절이 시고 아프면서 먹기를 좋아하고, 양팔을 들어 올릴 수가 없고 손가락도 쥐여지지 않는 증상에도 활용된다.

2 고혈압

- 취오동 6g, 야교맥근 하고초, 현삼 지모 각 30g, 현삼 생지황 각 15g
- 취오동 500g, 희렴초 240g을 밀환하여 아침저녁으로 1회에 12g, 따듯한 물로 복용한다.
- 만약 입 안이 쓰고 혈압이 높을 때 : 취오동 용담초 감국 각 12g, 하고초 20g
- 고혈압에 불면 : 취오동 15g, 야교등 30g, 활환피 15g, 석창포 원지 각 8g

3 일체 내외 치질 : 취오동잎 7장, 와송 7매, 박초 9g을 전탕하여 훈세한다.

4 편두통 : 취오동 60g, 천초 15g. 먼저 취오동 잎을 초황(炒黃)하고 그 다음에 천초를 넣어 용기 안에서 술과 혼합하고 그 액을 환처에 바른다.

진통 작용으로 효험을 얻게 된다.

5 피부습진 : 취오동 전탕액으로 목욕을 하여 살균 작용을 얻게 한다.

6 혈청콜레스테롤과 고지혈증 : 취오동을 전탕하여 복용한다.

7 요통

- 취오동화 목향 각 10g, 상기생 두충 각 30g, 구척 속단 현호색 각 15g, 유향 몰약 각 4g
- 취오동 위령선 배합으로 거풍지통(祛風止痛) 작용이 우수
- 취오동 조구등의 배합으로 혈류촉진에 탁월
- 취오동 어성초 배합으로 학질 치료
- 취오동 금은화 배합으로 해열, 해독, 피부염에는 소염, 살균 작용, 피부진균 억제 작용
- 취오동 황련 배합으로 이질, 후중증(後重症)을 해소시킨다.
- 취오동 희렴 배합으로 허약으로 사지마비, 동통 증을 해소시킨다.

8 통풍(痛風) : 취오동 진피 각 15g, 위령선 두충 우슬 각 10g, 목통 8g.
요산의 분비 촉진으로 통증 개선과 부종 억제, 굴신이 자유스럽게 진행된다.

E

태자삼 太子參

개별꽃
Pseudostellaria hetenophylla (Miq.) Pax

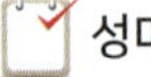

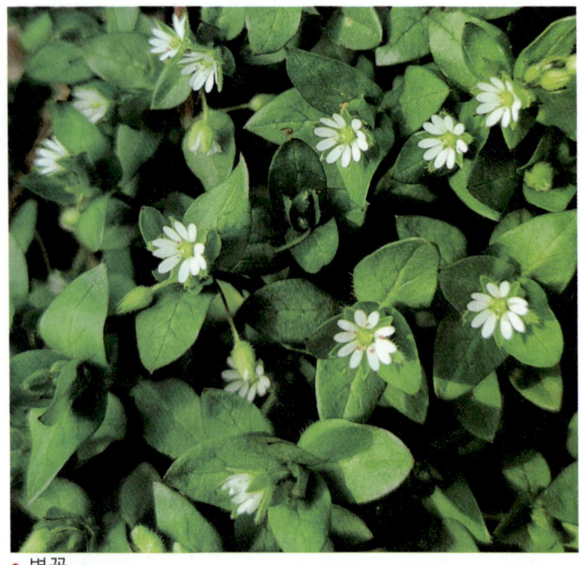
• 별꽃

성미

맛은 달고 약간 쓰며, 약간 차다.

채취 시기

봄

용량

10-20g

효능

익기생진(益氣生津), 보비, 윤폐(潤肺) 시키므로, 소화기가 약하여 늘 소화불량이 오고 식욕이 떨어지며 좋은 음식이 있어도 입맛이 없고 매사가 적고 식은땀과 기운이 달리는 증상, 혹은 감기 후에 기운이 달리고 입안이 건조하며, 내열이 있기도 하며 때로는 신경쇠약, 가슴이 뛰고 잠을 못자는 증상, 머리가 어지럽고 건망이 있어 잘 잊어버리며 어린아이는 여름에 더위를 타는 증상에 사용된다.

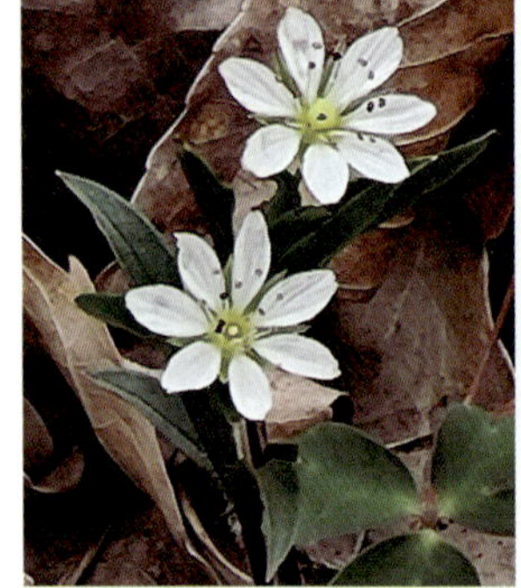
• 개별꽃

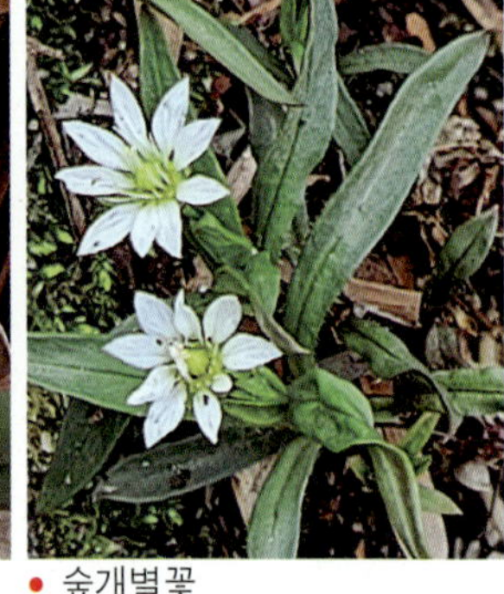
• 숲개별꽃

금기

다만 열이 많은 증상에는 피하는 것이 좋다.

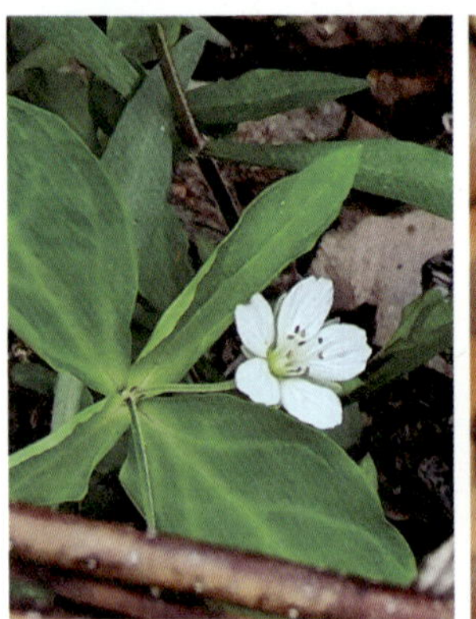
• 큰개별꽃

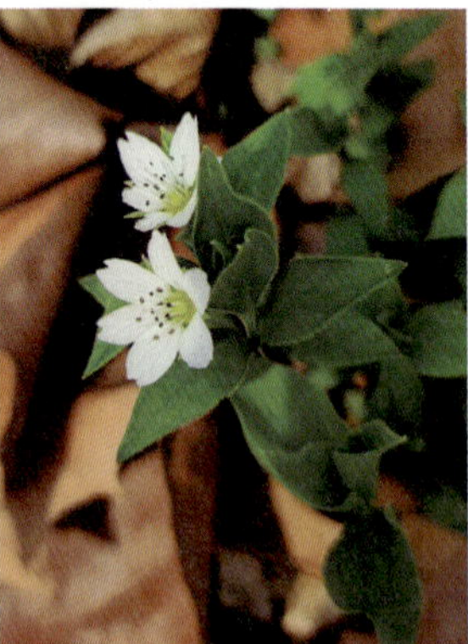
• 좁은잎개별꽃

이른 봄이면 야산에 지천으로 널려있는 것이 우리말로는 개별꽃 즉 태자삼이다.
이 식물은 여러해살이 식물로서 키는 10-15cm, 잎은 4엽이며 돌려난다. 꽃은 희고 대개 꽃잎은 5개인데 작은 검은 점을 1개 달고 있다. 뿌리를 캐보면 육질이 많고 비교적 길게 뻗어 있다.
이 약의 어원은 잘 모르나 약으로 사용하기 시작한 것은 청나라 때에 ≪본초종신≫과 ≪본초강목습유≫에서 부터 약으로 써 왔다. 내국인은 이것이 약용인줄도 모르고 지나쳐 버리지만 중국인들에게는 좋은 보약으로 이름이 높아 한약시장을 가다가도 판매하는 것을 쉽게 볼 수가 있다.
이 약은 석죽과에 속하는 여러해살이 초본식물인 개별꽃 Pseudostellaria hetenophylla (Miq.) Pax의 뿌리이다.
별꽃, 숲개별꽃, 큰개별꽃, 좁은잎개별꽃, 개별꿒 모두 같은 약용으로 사용한다.

【성분】

palmitic acid, linoleic acid, glycenal 1-monolinolate, 3'-furfuryl pyrrole-2-carboxylate, β-sitosterol, heterophyllin A, B, behenic acid, 2-minaline, 등이 함유 되어 있다.

【임상응용】

1 소화기질환

- 비위허약 증상에 식욕감퇴와 소화불량, 음식을 보면 식욕이 나는 것이 아니라 거식증을 느끼는 증상에 건위(健胃) 작용 : 황기 20g, 태자삼 15g, 백출 12g, 사인 4g, 지각 12g, 맥아 8g, 감초 2g
  황기와 같이 보기(補氣), 익기(益氣) 시키면서 건위(健胃), 소화촉진, 식욕증가 작용을 얻게 한다.
- 식욕감퇴(비위허약하며 음식의 맛을 모르고 먹거나 권태감을 갖게 되는 증상) : 황기 20g, 태자삼 산약 각 15g, 백편두 곡아 각 8g을 전탕 복용하여 건위(健胃), 식욕촉진 작용을 얻게 한다.
  여기서 산약은 잘못 생각하면 육미지황탕 재료를 넣었다고 하는 이가 있겠으나 이 산약은 건위(健胃), 식욕촉진 작용이 현저한 약이다.

3 호흡기질환(만성 기관지염에 폐허 증상과 기음이 모두 상실된 증상으로 기침을 연달아하고 가래는 적으며 기운이 떨어지고 힘이 달리며 때로 호흡장애를 느끼는 증상) : 태자삼 15g, 사삼 맥문동 백합 자완 각 8g, 패모 6g.

보폐(補肺), 익기(益氣), 음기를 보양하는 작용으로 폐를 치료하는 명약이 된다.

4 감기 후에 미열, 기력이 허약하고, 내열이 있으면서 구갈(口渴)도 있는 증상 : 태자삼 12g, 생지황 30g, 지모 맥문동 각 8g, 현삼 4g, 감초 4g으로 기운을 얻게 하고 지갈생진(止渴生津) 작용을 나타낸다.

5 신경쇠약(소위 기음이 부족하여 일어나는 가슴 뛰고 잠을 못자면서 허황된 생각을 하게 되는 증상) : 태자삼 15g, 산조인 15g, 오미자 맥문동 원육 백출 각 4g을 전탕 복용하여 마음을 안정시키고 기력을 얻게 하면서 수면을 유도하게 한다.

6 신체허약(몸이 허약하여 땀이 많고 피부가 연약하며 기운도 없는 증상) : 황기 태자삼 만삼 각 18g, 맥문동 15g, 오미자 부소맥 각 8g.
피부를 견실하게 유도하고 모공을 수축시키면서 기력을 올려야 근본적인 치료가 된다.

7 미열, 허열제거(소아가 여름에 미열이 지속되면서 짜증이 잦은 증상) : 태자삼 15g, 사삼 15g, 석곡 12g, 백미 8g, 청호 8g, 현삼 4g, 감초 4g을 전탕 복용하여 허열제거 기력상승효과를 얻게 한다.

8 신경쇠약 : 태자삼 15g, 당귀 산조인 원지 석창포 원육 각 8g.
마음을 진정시키면서 기력증강 작용을 얻게 한다.

9 병후 허약 : 태자삼 15g, 생지황 30g, 작약 옥죽 각 10g, 오미자 8g, 감초 4g.
병후에 진액이 소진되어 구갈(口渴)을 느끼는 증상에 미열과 기력상승 작용을 한다.

10 심계, 정충, 불안, 초조, 근심으로 늘 쫓기고 안정을 못 취하는 증상 : 태자삼 연자육 각 15g, 사삼 단삼 고삼 각 8g, 원지 석창포 당귀 각 8g.
심기를 진정시키면서 심박을 일정하게 유지하고 기력도 상승시키게 된다.

11 소아 다한증 : 태자삼 황기 황정 각 12g, 인삼 맥문동 오미자 각 8g, 감초 2g, 대추 5개.
기력상승, 지한 작용으로 성장을 촉진시킨다.

토복령 土茯苓

광엽발계
Smilax glabra Roxb.

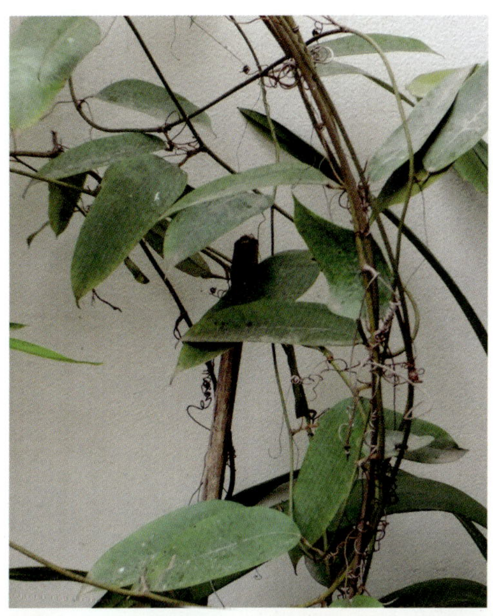

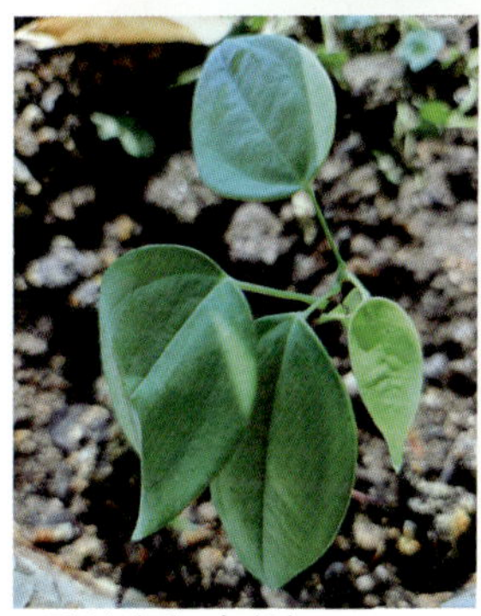

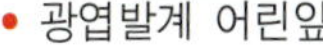

• 광엽발계 어린잎

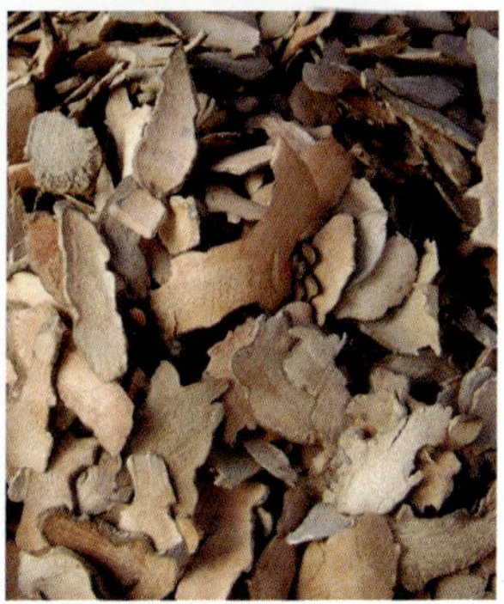

• 토복령(건조품)

성미
맛은 달고 담하며, 평범하다.

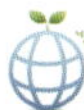

채취 시기
전년 가능

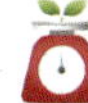

용량
15-30g, 대제량 30-60g

효능
습열창독(濕熱瘡毒), 나력창종(癩瘰瘡腫) 근골련통(筋骨攣痛)에 유효하여 관절염, 근육경련에 적용된다.

금기
전탕하면 독성이 없고 60일 연속 복용에도 심, 간, 신, 뇌, 혈액에 독성 반응이 나타나지 않았다.

국내에서는 성장하지 않고 아열대지방에서 자생, 재배되어지고 있다. 약용뿐만 아니라 식품으로도 널리 애용되는 약물이다.
이 약은 백합과에 속한 토복령(광엽발계) Smilax glabra Roxb.의 뿌리줄기이다.

【성분】

astilbin, isoengeletin, daucosterol, 3,5'4,resveratrol, epicatechin, 호박산, 탄닌, 다당, 전분 등이다.

E

【약리작용】

① 항염 작용
② 억균 작용
③ 해독 작용
④ 면역억제 작용

【임상응용】

1 항궤양 작용(특히 피곤하면 많이 발생하는 바이러스성, 세균성으로 발생하는 구강궤양, 음부궤양, 안과궤양, 과민성 피부염) : 토복령 20g, 황기 15g, 황련 고삼, 백선피 대청엽 각 12g을 전탕 복용하여 면역조절 작용으로 치료한다.
비교적 강한 면역억제 작용으로 효력이 뛰어나다.

2 류마티스성 관절염, 통풍성 관절염

- 토복령 30g 진피 취오동 우슬 각 15g
- 슬관절염 부종, 굴신불리 : 토복령 60g, 우슬 30g, 두충 위령선 각 15g.
  소염, 부종억제, 이수 작용으로 관절염을 억제시킨다.

3 만성 간염 : 토복령 20g, 인진 시호 각 15g, 당귀 현삼 각 8g

4 피부염(피부 작열감으로 발열, 발적, 체열상승, 흥분, 불안 증상을 호소하는 증상) : 토복령 금은화 각 20g, 현삼 판람근 생지황 각 15g을 전탕 복용 후에는 작열감, 마비감, 종창(腫瘡) 발열이 제거된다.

5 급성 신염 : 토복령 60g, 백모근 지부자 차전자 각 20g.
이뇨, 소염 작용으로 효력을 나타낸다.

6 매독, 임질 : 토복령 60g, 고삼 사상자 각 15g

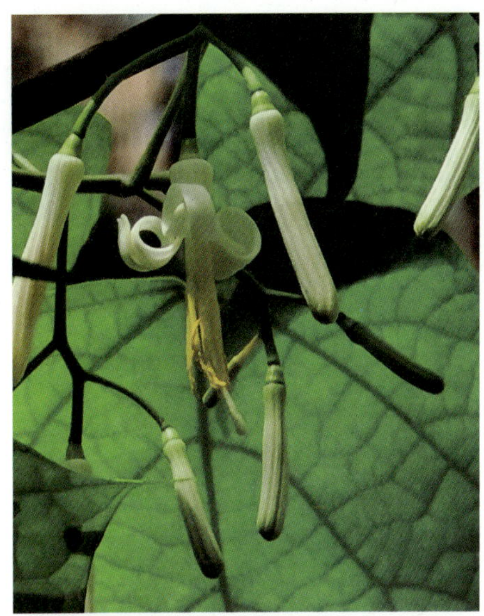

• 박쥐나무 꽃

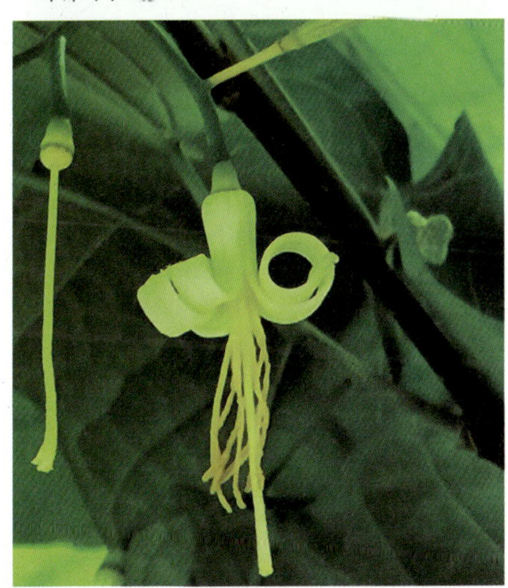

팔각풍근 八角楓根

박쥐나무

Alangium platanifolium Hara.

성미

맵고 온화하며, 독이 있다.

채취 시기

가을

용량

4-8g, 수염뿌리는 2-4g

효능

거풍통락(祛風通絡), 어혈제거, 진통, 마취 작용으로 풍습성으로 인한 동통, 사지감각마비, 심박쇠약, 노동력을 과다하게 소모시켜서 일어난 요통, 타박상에 유효하다.

금기

임신부, 아동, 노인과 병후 허약자는 복용하지 않는다.

신록의 5월에는 수많은 꽃들이 피지만 유독 박쥐나무의 꽃은 더 화려하다. 흰색의 꽃잎이 꼭지(기시부)를 향하여 뒤로 젖히면 이내 암수술은 앞으로 나와 노란색으로 위용을 자랑한다. 이것을 보기 위하여 인근에 사람들이 모여들어 사진 찍기에 바쁘다. 이 나무의 뿌리를 약용한다. 이 약은 박쥐나무과에 속한 낙엽지는 큰키나무인 박쥐나무 Alangium platanifolium Hara.의 뿌리와 근피이다.

【성분】

알칼로이드 유기산 아미노산, 감심배당체

【약리작용】

① 근육이완 작용

② 진통 작용

③ 피임 작용

【임상응용】

1 사지의 감각마비 : 팔각풍근(남성은 10g, 여성은 6g), 고량주 24g을 넣고 1회에 20g을 복용한다. 마비감을 제거한다.

2 사지마비, 반신불수 : 팔각풍근 8g, 우슬 토복령 각 15g, 위령선 12g, 유향 몰약 각 4g. 마비 부위에서 땀이 나고 손과 발이 조금씩 움직이며 무력감이 제거된다.

3 학슬풍(鶴膝風) : 팔각풍근 20g, 송절 우슬 토복령 두충 각 12g을 고량주에 담갔다가 수시로 복용한다. 알코올에 용해되는 성분들이 많아서 물로 전탕한 것보다 효력이 우수하다.

4 노동으로 인한 요통 : 팔각풍근 8g, 우슬 초초 40g, 두충 40g, 녹각교 20g을 전탕 복용 혹은 주수상반(酒水相半)하여 전탕 복용한다.

5 반신불수 : 팔각풍근 6g, 천궁 당귀 두충 우슬 각 15g을 닭에 넣고 전탕하여 복용한다. 마비동통을 풀어주면서 영양공급, 혈액순환 촉진 작용으로 효력을 나타낸다.

6 타박상 : 팔각풍근 8g, 도인 홍화 각 4g, 당귀미 15g을 전탕하여 복용한다.

7 코피 : 팔각풍근 8g, 아교 애엽 각 6g을 전탕하여 복용하면 지혈이 된다.

8 근육 이완제 : 팔각풍근 적설초 감태 육계 각 8g.
동물실험과 임상에서 횡문근에 이완 작용이 현저하였다.

9 만성 관절염 : 약침제로서 관절부위의 동통이 현저하게 감소되었고 통증도 완화되었다.

패　란 佩蘭

향등골나물
Euphatorium fortunei Turz.

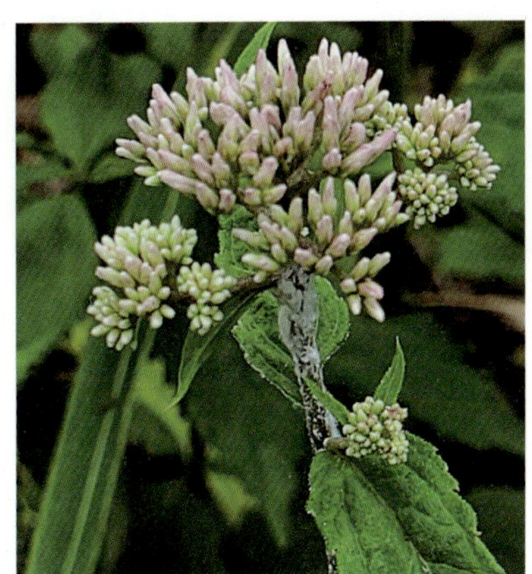

• 등골나물 꽃봉오리

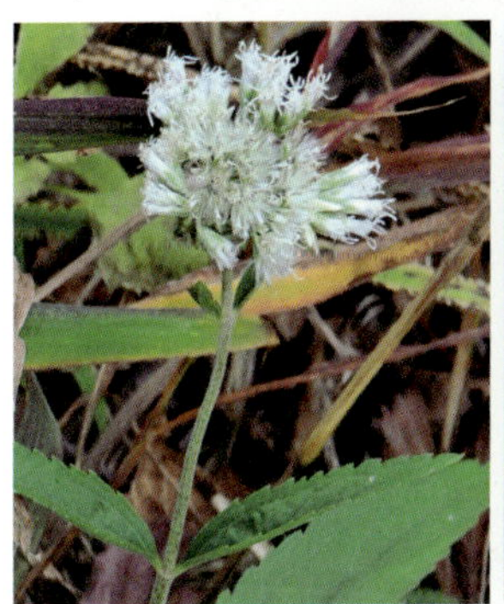

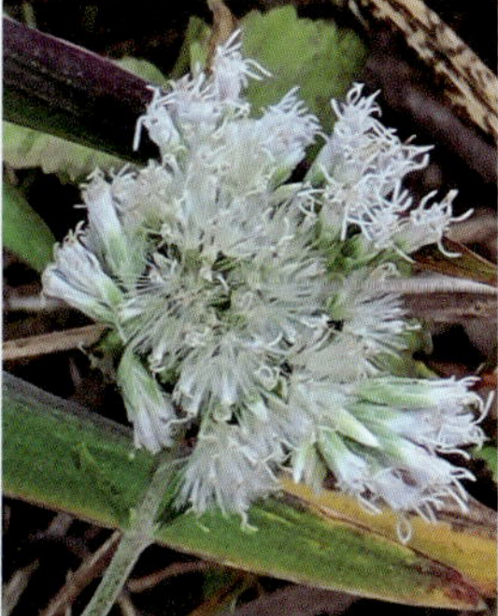

• 등골나물 꽃

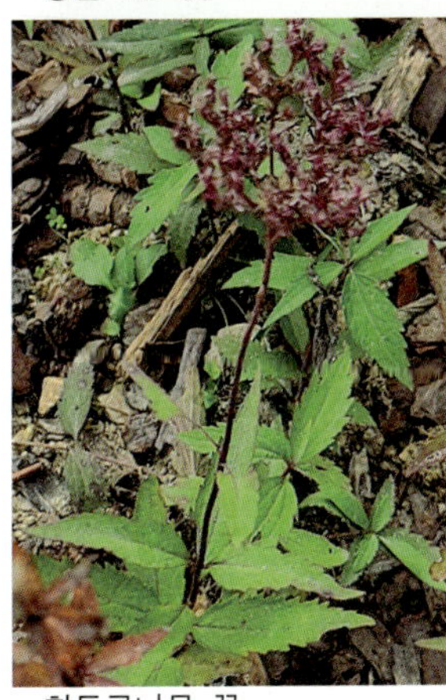

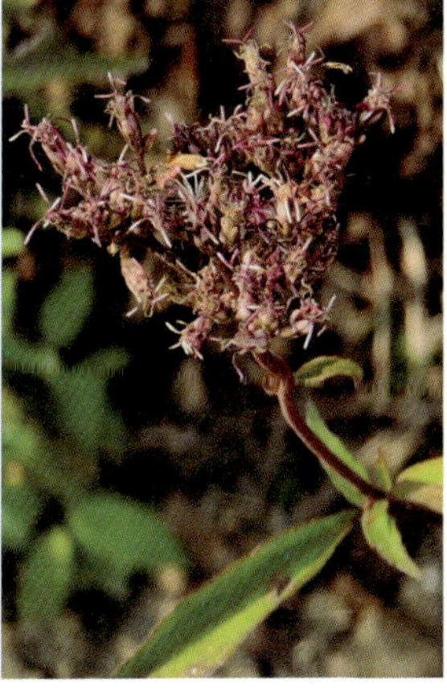

• 향등골나물 꽃

성미

맵고 평범하다.

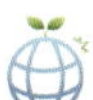

채취 시기

가을

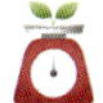

용량

6-10g

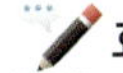

효능

더위와 습기를 제거하고, 악기(惡氣) 제거, 소화촉진 작용으로 여름 감기, 더위와 습기로 두통, 몸이 무겁고, 배가 불러오면서 식욕은 없으며 메스껍고 구토, 입안이 달며, 갈증을 느끼는 증상에 적용된다.

금기

빈혈이 있는 사람은 삼간다.

가을이면 산야를 장식하는 연보라색의 등골나물은 지천으로 피고 진다. 이 식물 중에서도 잎에서 유난히 향기가 나는 것을 향등골나물이라고 부른다. 다른 종은 냄새가 별로 없지만 이것의 잎을 따서 비비면 향긋한 냄새가 머리를 맑게 하면서 상쾌함을 느끼게 한다.

이 약은 국화과에 속한 여러해살이 초본식물인 향등골나물 Euphatorium fortunei Turz.의 전초(지상부)이다. 등골나물, 향등골나물 모두 같은 약용으로 사용한다.

【성분】

정유성분은 1,5−2%, 그 중에 p−cymene, neryl acetate, methyl thymylether, taraxasterol, taraxasteryl acetate, tyaraxasteryl palmitate, β−amyrin acetate, stigmasterol, β−sitosterol, octacosanol, palmitic acid, fumaric acid, succinic acid

【약리작용】

① 거담 작용 : 정유 성분은 현저한 거담 작용

② 항균, 항바이러스 작용 : 유행성 감기바이러스, 황색포도상구균, 디프테리아균, 이질균의 억제 작용에 직접 관여한다.

③ 항암 작용 : 일정한 종양의 활성을 억제시킨다.

④ 자궁수축 촉진 작용과 유즙의 분비촉진

⑤ 혈압강하, 항이뇨 작용

【임상응용】

1 여름 질환

- 패란을 단미로 차로 끓여서 복용한다. 여름에 마시는 차로 가볍고 시원하며 식욕도 증가하게 된다. 이를테면 방서(防暑)의 효과를 얻게 한다.
- 여름 감기로 오한 발열, 머리가 팽창하는 것 같고, 가슴이 갑갑하고 설태가 백색으로 끼는 증상 : 패란 곽향 하엽 박하 각 12g을 전탕하여 복용한다.
- 여름에 습도가 높고 소화불량, 헛배가 불러오고 배가 고픈 줄도 모르고 입안이 달게 느껴지면서 몸이 무겁게 느껴지는 증상 : 패란 곽향 창출 각 10g, 백편두 사인 각 8g, 후박 택사 각 6g, 감초 2g.
  향기로 발산, 해서(解暑), 습기를 소변으로 배출시켜서 몸을 가볍게 유도한다.
- 가을 늦더위 증상 치료 : 패란 8g, 곽향 6g, 박하엽 4g, 상엽 죽엽 대청엽 각 10g을 전탕하여 차로 복용한다.
- 여름 두통 : 패란 청호 국화 각 10g, 녹두 12g, 천궁 4g을 전탕하여 복용한다.
- 여름 감기 초기(고열, 오한, 무한(無汗), 구갈(口渴) 혹은 대한, 얼굴에 때가 끼고 가슴이 울렁대는 증상) : 패란 곽향 박하 하엽 각 4g, 비파엽 40g, 노근생것 80g을 전탕하여 복용한다.

2 구갈(口渴), 당뇨병 : 패란 지모 각 10g, 석고 8g, 맥문동 천화분 창출 인삼 각 6g, 감초 2g. 고량진미를 오래 복용해서 소화기 장애를 초래하고, 진기(津氣)를 소모하여 당뇨가 발생, 체내에 수분이 과다하게 정체되어 일어난 병증을 치료한다.

3 급성 위장염 : 패란 곽향 창출 복령 각 10g, 후박 진피 산사 각 8g, 감초 2g

4 입술 염(입술이 붓고 아픈 증상) : 패란의 생잎을 짓찧어 입술에 바른다. 1일 3회 실시한다.

5 잇몸 동통, 출혈 : 패란 300g, 배지 세신 각 80g을 물로 달여서 뜨거운 것을 입 안에 물고 있다가 뱉는다. 살균, 소염 작용으로 치유된다. 항생제보다 우수하다.

6 뱀 물린데 : 생것을 짓찧어 환부에 붙여 제독한다. 병원에서 수액주사로 치료해 가면서 하면 더욱 효과적이다.

7 만성 간염

- 협통, 오심구토, 딸꾹질, 식후 복부 창만통, 시시로 대변이 묽고 설태가 희거나 황색이며 맥은 현, 활하다.
- 패란 선복화 곽향 백출 황금 당귀 향부자 강황 각 10g, 작약 12g, 초두구 6g.
- 바이러스성 간염 : 패란 울금 단삼 도인 각 10g, 인진 20g, 택사 6g

8 여성 질환

- 급성 유선 : 패란 적작약 진피 각 10g, 금은화 포공영 각 30g
- 생리통 : 패란 10g, 당귀 천궁 작약 우슬 각 15g, 유향 몰약 각 4g, 감초 2g
- 산후 복통 : 패란 익모초 각 30-60g을 어혈 제거와 자궁수축으로 치료한다.

9 치질 : 패란 권백 대황 어성초 적작약 지유 각 10g을 전탕하여 훈증하면 소염, 부종억제 작용으로 염증이 소실된다.

ㅎ

한신초 韓信草

골무꽃
Scutellaria indica L.

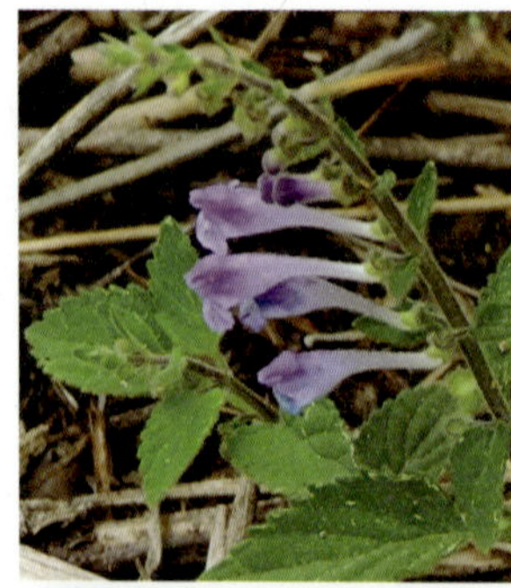
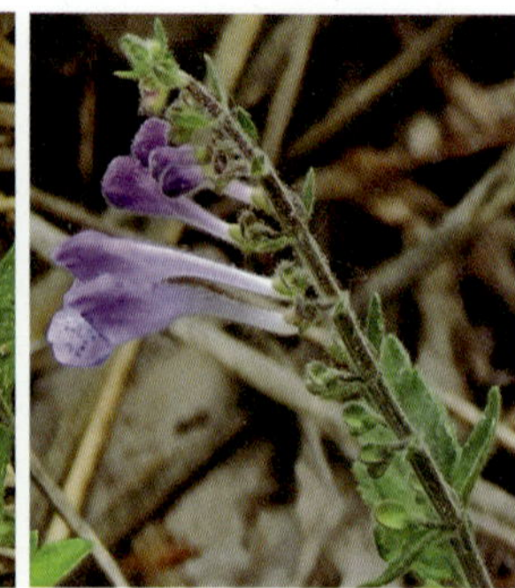
• 골무꽃

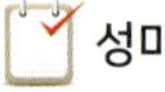
성미

맵고 쓰고, 차다.

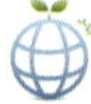
채취 시기

봄, 여름

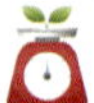
용량

10~20g, 생것이나 대제는 30~60g

효능

청열해독(淸熱解毒), 활혈지통(活血止痛), 지혈, 소종(消腫) 작용으로 폐농양, 충수돌기염, 경부임파선염, 피부종기, 피부소양, 폐열, 해수(咳嗽), 치통, 인후염, 토혈, 각혈, 변혈, 외상 출혈, 근골 동통에도 적용된다.

금기

임신부는 삼간다.

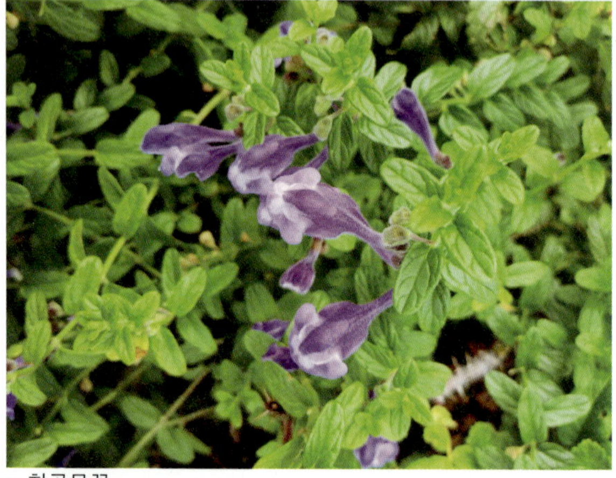
• 참골무꽃

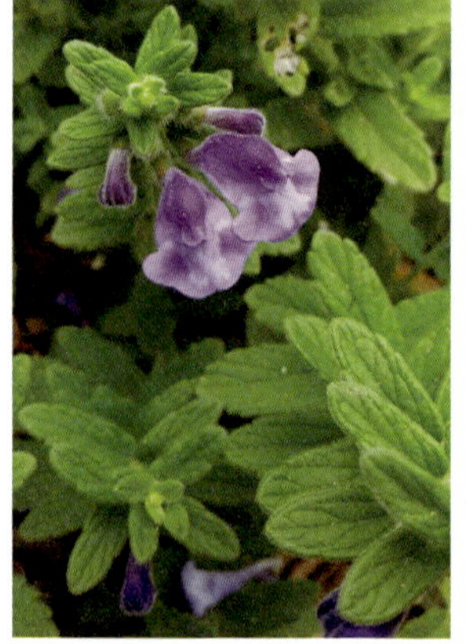
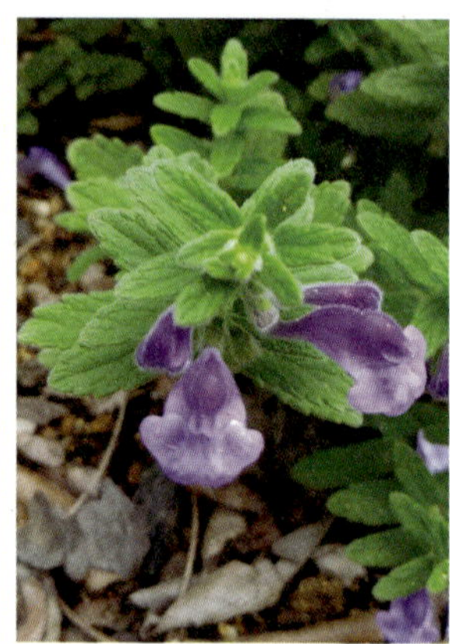
• 참골무꽃

꽃에 이름이 흡사 바느질할 때에 바늘 끝에 손가락을 다치지 않게 하기 위하여 씌웠던 골무를 닮았다고 하여 붙여진 이름이다. 꽃의 모양도 예쁘지만 색상이 너무 아름답고 종류도 많은 편이다.

이 속에 들어 있는 황금은 뿌리를 사용하지만 골무꽃은 실뿌리가 많고 가늘어서 전초를 약용한다. 이 약은 꿀풀과에 속한 여러해살이 초본식물인 골무꽃 Scutellaria indica L.의 전초이다. 골무꽃, 참골무꽃 모두 같은 약용으로 사용한다.

【성분】

① 뿌리 : scutellarin, rivularin, scutevurin, wogonin, alpinetin, cardamonin, wogonin 7-O-glucuronide

② 전초 : chrysin, apigenin, luteolin, scutellarien, isoscutellarein 8-O-glucuronide, 유기산, 아미노산 등이 함유되어 있다.

【임상응용】

1 호흡기질환

- 폐결핵, 폐농양 : 단방으로 한신초 60g을 전당하여 차로 복용한다. 혹은 돼지고기와 같이 전탕하여 복용한다.
- 폐열, 해수(咳嗽) : 한신초 90g, 길경 상백피 패모 어성초 각 30g을 전탕하여 복용한다.
- 임파선 결핵
  - 한신초를 뿌리와 같이 짓찧어 약즙에 달걀 2개를 넣고 복용한다.
  - 한신초 30g, 현삼 하고초 각 20g, 하수오 15g을 전탕하여 복용한다.
- 인후염 : 한신초를 짓찧어 30-60g을 목안에 물고 있다가 서서히 삼킨다.

2 간염 : 한신초 인진 반지련 강황 각 30g을 전탕하여 복용한다.

3 충수돌기염 : 한신초 30g, 패장 금은화 각 20g, 목단피 8g을 전탕 복용하면 염증이 소실된다.

4 종기

- 등창 발생 : 생전초(生全草) 60g을 즙내서 약한 술로 복용하면 소염 효과가 현저하다. 그리고 환처에 붙여서 치료하기도 한다.
- 피부종기 : 생전초(生全草)에 설탕을 넣고 짓찧어 환처에 붙여서 소염 작용을 얻게 한다.
- 뱀 물린데 : 한신초를 연전초와 같이 짓찧어 환처에 붙여서 소염, 해독 작용을 나타낸다.

5 요로 감염증

- 급성 : 한신초 해금사 지부자 목통 각 30g을 전탕하여 1일 2회 복용한다.
  소염, 이뇨, 통증제거, 발열을 치료한다.
- 소변 백탁, 만성 요로감염증, 백대하 : 한신초 30g, 파고지 검인 각 20g, 육계 목통 각 8g을

전탕하여 복용한다.

콩팥과 요로를 보호하면서 기능을 정상으로 유도한다.

- **만성 신염** : 한신초 30g, 산수유 파고지 토사자 호로파 각 15g, 육계 6g.
  신장 기능을 정상으로 유지하면서 세포의 손상방어 목적으로 치료한다.

6 지혈 작용

- **토혈, 각혈** : 한신초 30g의 생즙을 설탕물로 복용한다.
- **토혈** : 한신초 30g, 삼칠근 4g, 지유 형개 건강(초흑(炒黑)) 각 6g을 전탕하여 복용한다.
- **각혈** : 한신초 30g, 어성초 20g, 백급 10g을 전탕하여 복용한다.

7 근육과 골격 동통

- **전신 근육통** : 한신초 120g, 돼지고기 200g을 전탕하여 고기와 같이 복용한다.
  특히 영양부족으로 인한 전신 동통에 유효하다. 오적산에 마황을 제거하고 사용하기도 한다.
- **풍습성으로 인한 근육과 골절동통** : 한신초 능소화근 각 30g, 두충 구척 우슬 속단 각 15g을 전탕 복용하여 통증 마비감을 치료하게 된다.
- **여성의 산후 전신마비** : 한신초 30g, 두충 목과 계지 각 15g, 당귀 천궁 각 8g, 도인 홍화 각 4g을 전탕하여 복용하면 어혈을 제거하면서 근육 수축력의 증대와 통증이 제거되고 활동량을 증가시키게 된다.

8 종양 : 한신초 반지련 전초 각 30g을 전탕하여 복용한다.

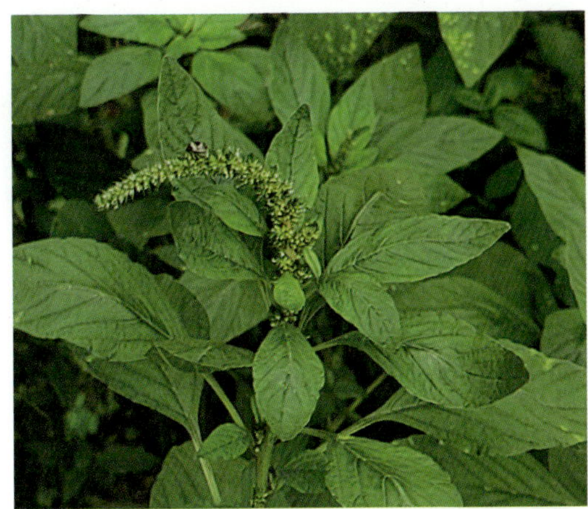

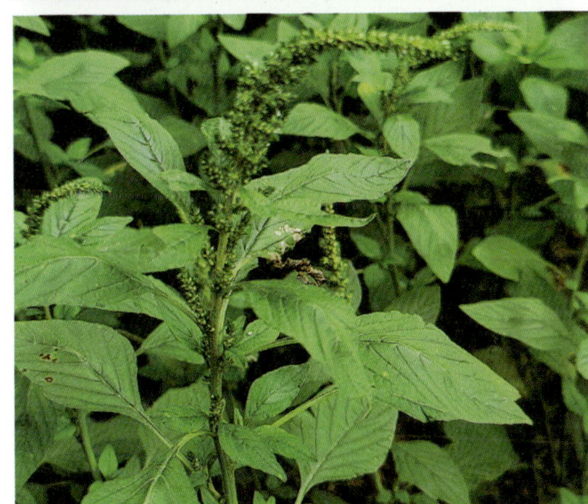

• 비름 꽃봉오리

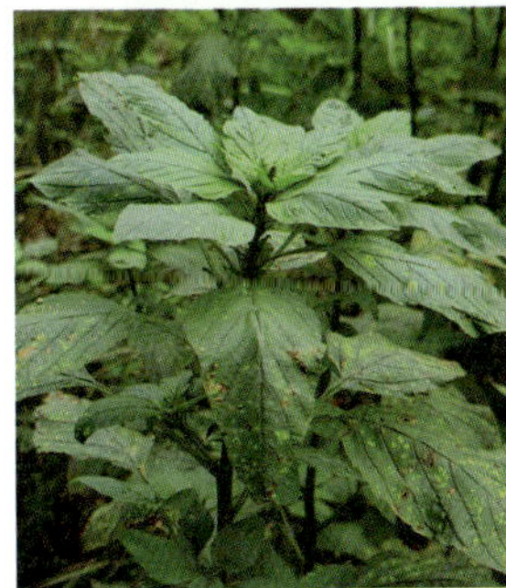

• 개비름

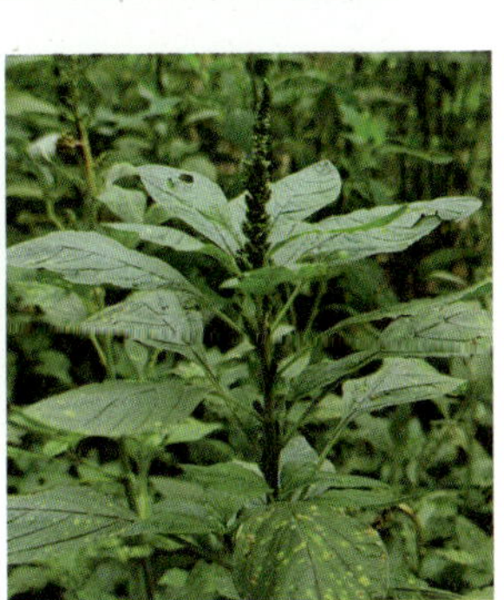

• 개비름 꽃봉오리

현 莧

비름
Amaranthus mangostanus L.

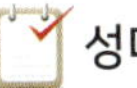

성미

달고 약간 차다.

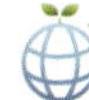

채취 시기

봄, 여름

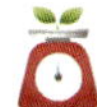

용량

30~60g

효능

해열, 해독, 이뇨 작용으로 이질, 대·소변불리, 피부 창독과 뱀 물린데 사용한다.

금기

소화가 안 되고 몸이 찬 사람과 변이 묽은 사람은 피한다.

여름 나물 중에서 비름나물을 좋아한다. 본 저자 뿐만 아니라 나이가 든 어른들이 늘상 즐겨먹는 채식 중에 하나이다. 질감도 부드럽지만 은은한 향기가 매력적이므로 오래 먹어도 질리지 않는다. 그런데 이것을 약으로 사용한다면 이상하기도 할 것이다.

이 약은 비름과에 속한 인도 원산의 1년생 초본식물인 비름 Amaranthus mangostanus L.의 전초이다. 개비름, 비름 모두 같은 약용으로 사용한다.

【성분】

① 줄기 : linoleic acid, palmitic acid

② 잎 : amaranthin, linoleic acid, lignoceric acid, arachic acid, spinasterol, monogalctosyldiglyceride, digalatosyldiglyceride, trigalactosyldiglyceride, triglyceride, 비타민 A·C·D와 riboflavine

【약리작용】

① 황색포도상구균, 백색포도상구균, 그람양성균, 그람음성균, 대장균, 녹농균, 등에 강력한 항균 작용

② 이질균에 억제 작용

【임상응용】

1 산전산후 적백이질

- 단방으로 현 40g에 쌀 50g을 넣고 죽을 만들어서 복용한다.
- 복방으로 현 30g, 현지초 백굴채 각 15g, 백출 12g, 황련 황금 4g, 감초 2g

2 전신 피부염

- 창양(瘡瘍), 열독(熱毒) : 현 50g을 전탕하여 환처를 세척한다.
- 옻독으로 전신소양 : 현 100g을 전탕하여 환처에 바른다.

3 뇌루(腦漏)(화농성 축농증) : 노인과 소아는 전탕하여 코 안에 훈증하면 2-3일에 치유된다.

4 구내염 : 현(비름)을 잉어에 넣고 짓찧어 환처에 바른다.

5 치질(노란 고름이 같이 나오고 창진(瘡疹)이 되는 증상) : 현을 태워서 용뇌 소량을 넣고 환처에 바른다.

6 백내장 : 현(비름) 은행 산사근 매실근피 차나무근피 각 등분을 농축하고 다시 노감석 빙편을 소량 넣는다. 잘 여과하여 세안한다.

7 독충제거(뱀, 오공(지네), 벌에 물렸을 때) : 현 즙액을 먹고 환처에 붙여서 제독한다.

8 토혈, 하혈

- 단방으로 현을 전탕하여 복용한다.
- 현 30g, 애엽 지유 아교 각 15g을 전탕하여 복용한다.

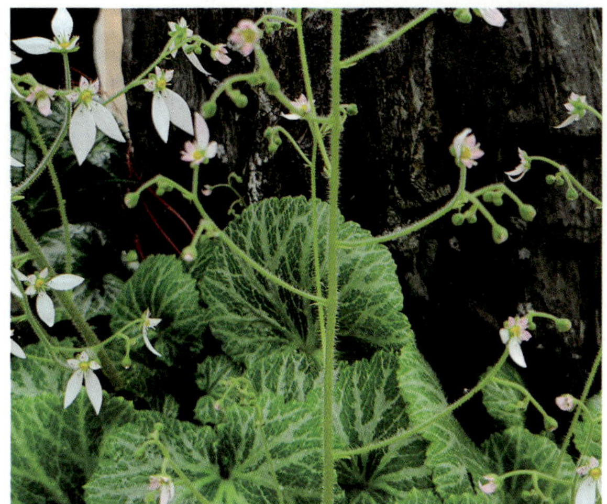

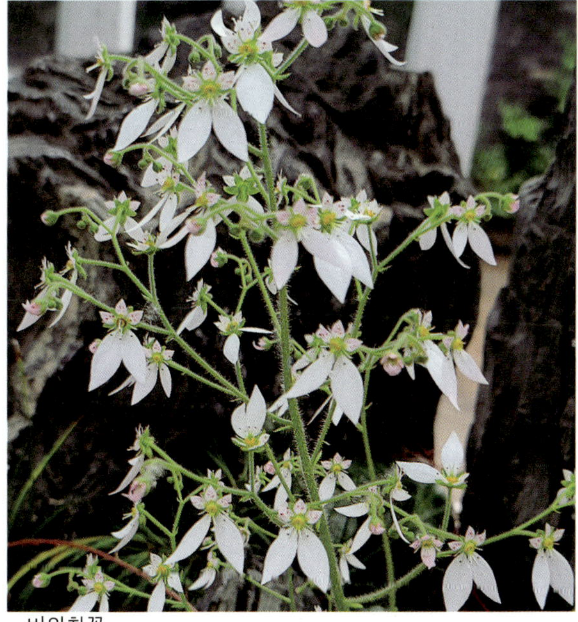

• 바위취꽃

호이초 虎耳草

바위취
Saxifraga stolonifera Meeburg.

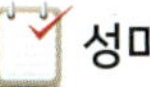

성미

쓰고 맵고 성질은 차다.

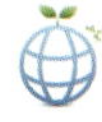

채취 시기

전년 가능

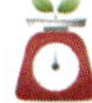

용량

6-15g

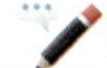

효능

청폐, 해열, 해독 작용으로 감기로 발얼, 헤수(咳嗽), 폐결핵, 토혈, 농이(膿耳, 중이염), 치통, 피부소양, 단독(丹毒), 피부 창양(瘡瘍), 외상 출혈에도 유효하다.

금기

임신부는 피하는 것이 좋다.

약간의 음습한 지역이면 어디서나 볼 수 있는 이 식물은 잎이 둥글면서 흰 털이 덮여 있어 마치 호랑이의 귀 같다고 하여 붙여진 약명이다. 우리말로는 바위취, 범의귀라고 부른다. 하찮은 뜰에서도 자라므로 누가 이것을 약용이라고 하겠나.

이 약은 범의귀과에 속한 여러해살이 초본식물인 바위취 Saxifraga stolonifera Meeburg.의 전초이다.

ㅎ

【성분】

bergenin, quercetin, quercitrin, galic acid, protocatechuic acid, sucinic acid, mesaconic acid, catechol, arbutin, chlorogenic acid, norbergenin, cis-caffeic acid, esculetin

【약리작용】

① 강심 작용 : 심장흥분작용으로 지속시간이 비교적 길게 나타났다.

② 이뇨 작용

③ 항균 작용 : 미약하다.

【임상응용】

1 호흡기 질환

- 감기로 발열, 해수(咳嗽), 가래 : 호이초 15g, 갈근 소엽 형개 곽향 창출 방풍 백지 계지 각 6g, 감초 2g.
  해열, 초기 해수(咳嗽)를 진정시킨다.
- 백일해
  - 단방으로 호이초 15g을 전탕 농축하여 설탕을 넣고 복용시킨다.
  - 호이초 길경 패모 각 12g, 녹용 4g의 전탕 복용으로 신속하게 치료한다.
- 인후염이 감기로 발병하여 음성이 잘 안 나오는 증상 : 길경 감초 현삼 각 15g을 전탕하여 목안에 물고 있다가 서서히 삼킨다.
  음성이 아주 안 나오는 증상이면 호이초, 길경 오미자를 전탕하여 차로 복용한다.
- 폐결핵으로 가래를 심하게 토해내는 증상 : 호이초 금은화 어성초 길경 각 15g, 금교맥 생감초 각 12g
- 폐결핵으로 각혈 : 호이초 백급 백부근 어성초 각 15g, 숙지황 산수유 각 12g
- 토혈 : 호이초 10g, 돼지고기 120g을 증숙하여 복용한다. 단방으로도 지혈 작용을 나타낸다.

2 중이염

- 호이초 생즙을 여과하여 용뇌, 고백반을 소량 넣고 용해시킨 후에 귀 속에 넣고 치료하고 과산화수소로 청결하게 세척한다.
  호이초 단방으로 생즙을 복용해도 유효하다. 그러므로 이 약은 내복, 외용이 가능하다. 혹 여기에 쥐꼬리망초(작상) 즙을 혼합하면 더 유효하다.
- 급·만성 중이염
  - 호이초 생즙 100ml에 75% 알코올 20ml를 혼합하여 귀 안에 삽입한다.
    살균, 소염 작용으로 효력을 얻는다.

– 호이초 60g, 작상 설탕 각 30g을 전탕하여 내복, 외용 점이한다.

3 피부염

- 풍진, 습진 : 호이초 창이초 율초(환삼덩굴) 각 등분하여 전탕하거나 외용으로 세척하여 살균시킨다. 혹은 고량주에 넣고 외용제로 사용하면 효력이 더 우수하다.
- 피부 창진(瘡疹), 종창(腫瘡), 탕화상 : 호이초 생즙을 환처에 붙여서 살균 작용으로 치료한다. 전탕액으로 환부를 훈세(熏洗)해도 무방하다.
- 피부 풍진 : 호이초 창이초 자초 백모근 각 15g을 전탕하여 1일 3회 내복한다.
- 피부 습진 소양 : 호이초 신선품 500g, 95% 알코올에 침출, 그 후 다시 30% 알코올 1리터에 넣고 1주일 후에 환처에 바른다.
- 담마진 : 호이초 야국화 각 15g, 토복령 24g, 인동등 30g을 전탕하여 내복, 외용한다.
- 임파결핵 : 호이초 생즙을 환처에 3–5일 동안 계속 새것으로 교체하면서 붙여서 치료한다.

4 치질 종통(腫痛) : 호이초 50g을 전탕하여 소금을 소량 넣고 1일 3회 훈증한다.
부종 억세, 소염 작용으로 유효하다.

홍차축초 紅車軸草

붉은토끼풀
Trifolium pratense L.

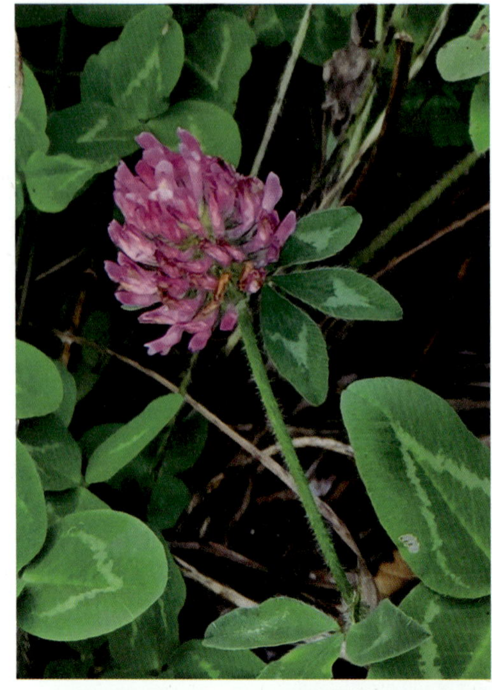

성미
달고 쓰며, 약간 차다.

채취 시기
여름

용량
15-30g

효능
해열, 진해(鎭咳), 소종(消腫) 작용으로 감기, 해수(咳嗽), 천식, 인후염, 유방염, 각종 암증에 활용된다.

금기
없음.

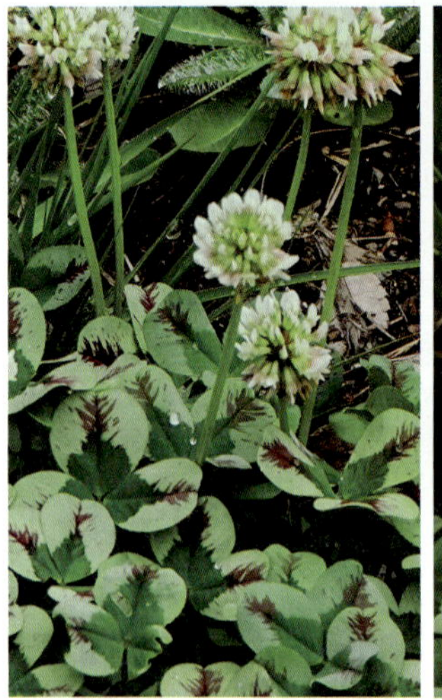

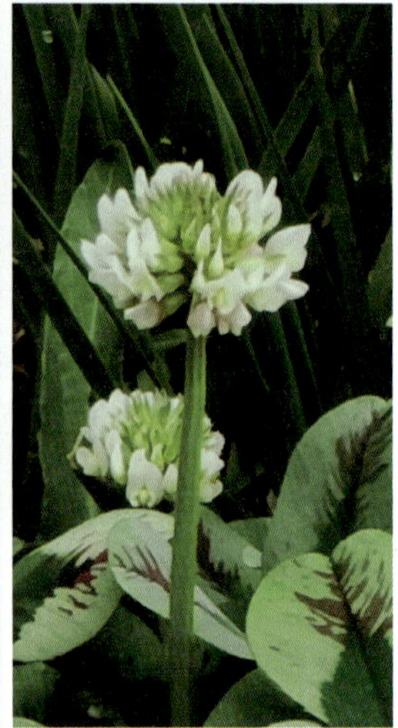

• 토끼풀

토끼풀은 클로버라고 하고 그중 네잎클로버는 행운을 상징하며 꽃반지로 만들어서 사랑하는 이에게 선물을 하기도 한다. 그런데 키가 크고 붉은색의 꽃을 피우는 홍차축초는 토끼풀과는 다르게 천대를 받고 자란다.

서양에서는 귀한 보약으로 사용하는데 우리는 가축의 사료용으로 기르고 귀하게 여기질 않는다. 꽃이 희게 피는 클로버는 꽃이 백색으로 백차축초(삼소초)라고 한다.
이 약은 콩과에 속한 여러해살이 초본식물인 붉은토끼풀 Trifolium pratense L.의 꽃과 꽃이 달린 가지와 잎이다.

【성분】

biochanin A·B, formononetin, genistein, daidzein, trifolirhizin, 1,3-dimethylphytyl ether, cannabinol, isocoumarin, phenylhexadiene,trigonelline, nepetalactone, 단백질 함량 23%, 필수아미노산, 당류 24.4%

【약리작용】

① 남성 호르몬양 작용에 활성 반응이 나타났다.
② 항암 작용 : 모종의 단백질은 복수암세포의 억제 작용을 하고 있다.
③ 고지혈강하 작용 : 고콜레스테롤치의 하강 작용이 나타났다.
④ 항병원미생물 작용, 진균억제 작용

【임상응용】

1 유방암
- 단방으로 홍차축초 30g을 전탕하여 수시로 복용한다.
- 홍차축초 금은화 연교 어성포 포공영 자화지정 각 30g을 전탕하여 복용한다.

2 각종 암증 : 홍차축초 자화지정 초장초 용규 각 30g을 전탕 복용한다.

3 감기, 해수(咳嗽), 전식 : 홍차축초 30g, 길근 길경 상백피 각 15g, 패모 자원 관동화 각 8g

4 보익 작용 : 홍차축초 30g, 황기 당귀 각 15g, 천궁 옥죽 각 12g, 육계 4g, 감초 2g. 서양에서는 효력이 강한 보약으로 사용하고 있다.

ㅎ

홍한련 紅旱蓮

물레나물
Hypericum ascyron L.

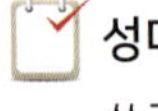
성미
쓰고 차다.

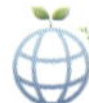
채취 시기
가을

용량
5-10g, 대량은 15-30g

효능
평간, 지혈, 해독, 부종억제 작용으로 감염, 두통, 이질, 토혈, 각혈, 변혈, 요혈, 자궁 출혈, 월경불순, 생리통, 유즙분비부족, 타박상, 피부, 신허 요통, 양위, 종기에 유효하다.

금기
- 비위 허약자는 복용하지 않는다.
- 유지가 다량 함유되어 대변이 묽거나 설사를 하는 자는 복용을 삼간다.

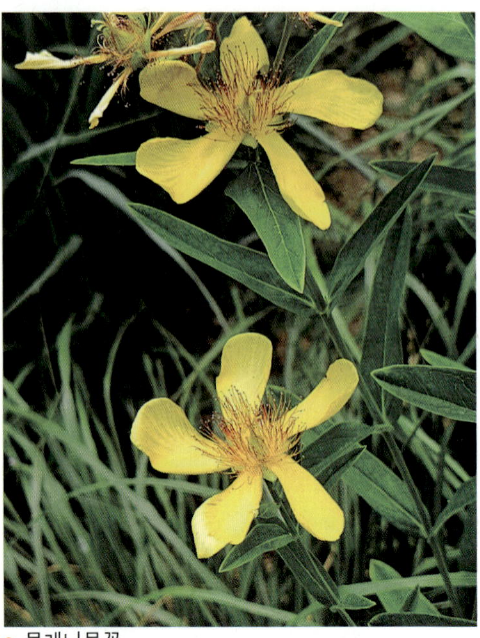

• 물레나물꽃

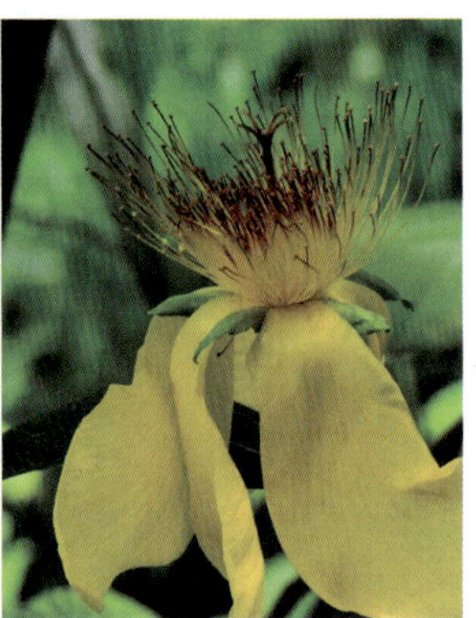

물레나물은 여름이면 꽃을 피우는데 너무 화려해서 시선을 끌어당긴다. 꽃잎이 5장 달리는데 약간 한쪽으로 편중되어 있어서 흡사 물레가 돌아가는 형상이라고 하여 우리말로 물레나물이라고 한 것이다.
이 약은 물레나물과에 속한 여러해살이 초본식물인 물레나물 Hypericum ascyron L.의 전초이다.

【성분】
단백질, quercetin, kaempferol, hyperin, rutin, isoquercetin, a-nonane. 비타민 B, 유지

【약리작용】

① 진해(鎭咳), 거담, 평천(平喘) 효과

② 진통 작용

③ 혈압강하 작용

④ 항결연 작용

⑤ 항균 작용 : 황색포도상구균, 백색포도상구균에 비교적 강한 억제작용, 폐렴간균, 폐렴구균에도 억제 효과가 나타났다.

⑥ 항과민 작용

【임상응용】

1 지혈 작용

- 각혈 : 홍한련 용아초 각 30g, 백급 길경 수우각 한련초 각 12g
- 소변 출혈 : 홍한련 차전자 익모초 각 10g을 전탕하여 복용한다.
- 변혈 : 홍한련 지유 애엽 각 15g, 괴화 오배자 각 4g
- 코피 : 홍한련 10g, 백모근 애엽 괴화 각 8g
- 자궁 출혈 : 홍한련 아교 한련초 각 10g, 당귀 천궁 작약 숙지황 각 6g, 감초 2g

2 여성 질환

- 생리불순 : 홍한련 10g, 익모초 15g, 당귀 천궁 육계 각 8g, 감초 2g
- 생리통 : 홍한련 15g, 당귀 천궁 작약 각 12g, 목단피 계지 각 8g, 도인 홍화 각 4g
- 유즙 분비부족 : 홍한련 천산갑 통초 숙지황 각 15g, 육계 8g
- 유방염 : 홍한련 금은화 포공영 어성초 각 15g을 전탕하여 복용한다.

3 급성 간염, 전신 황달 : 홍한련 차전자 인진 각 15g, 울금 차전자 각 10g, 치자 향부자 창출 각 8g

4 피부습진

- 분말로 만들어 참기름과 혼합하여 환처에 바른다.
- 개선(疥癬), 신경성 피부염, 습진, 소아 개선(疥癬) : 분말을 환처에 바른다.

5 신허요산(腎虛腰酸) : 홍한련 숙지황 각 15g, 산수유 파고지 각 12g, 두충 구척 각 10g. 음허(陰虛) 양왕(陽旺)으로 양위, 조루에 조양 작용으로 효력을 나타낸다.

ㅎ

황약자 黃藥子

둥근마
Dioscorea bulbifera L.

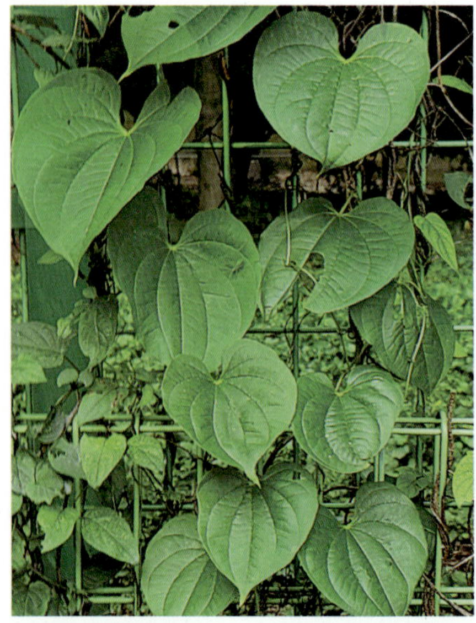

성미

맵고 차며 약간의 독이 있다.

채취 시기

가을

용량

4-10g

효능

해열, 소염, 해독, 지혈 작용으로 종기, 피부 종창(腫瘡), 인후염, 토혈, 각혈, 폐열, 해수(咳嗽), 백일해 등에 유효하다.

금기

- 과량 복용을 피한다.
- 이미 화농이 되었으면 복용하지 않는다.

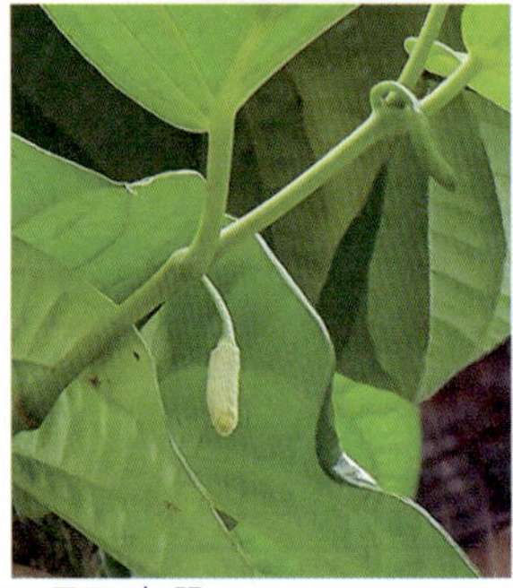

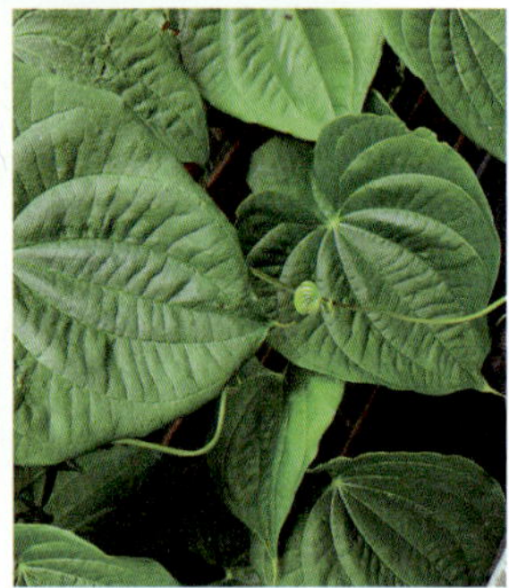

• 둥근마 꽃

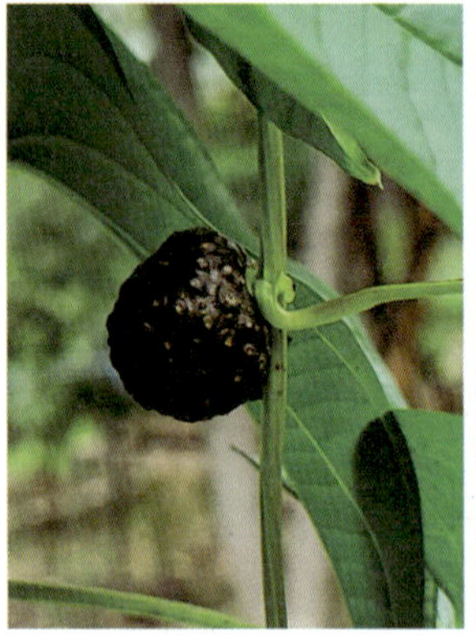

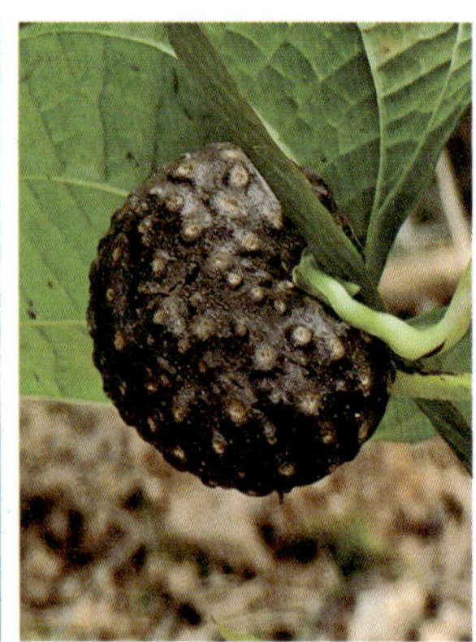

• 둥근마 열매

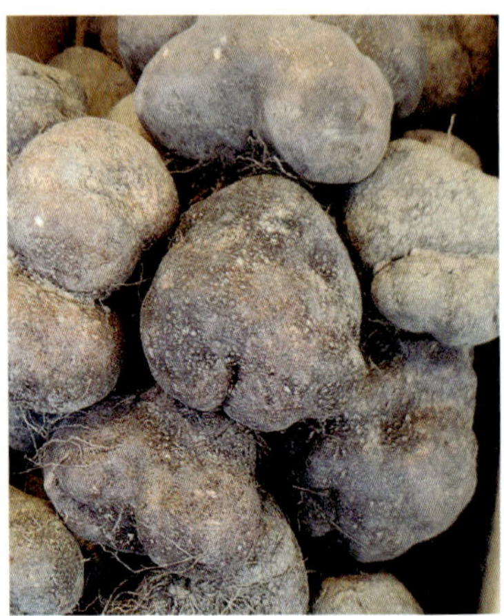

• 둥근마 뿌리

예전에는 보지 못했던 마로서 잎이 매우 크고 광채가 나면서 줄기도 몹시 크게 자라므로 종래의 우리 야생 마와 비교할 수 없을 정도이다. 중국 원산으로 도입된 귀화식물이므로 주로 약초원이나 민가에서 드물게 심을 정도이다. 그러나 종자가 견실하고 성장력이 왕성하며 관상가치도 높아서 급격하게 확산될 것이다. 마 종류 보다는 독성이 있다.
이 약은 마과에 속한 열해 살이 덩굴성 초본식물인 둥근마 Dioscorea bulbifera L.의 괴경이다.

【성분】

diosbulbin A·B·C·D·E·F·G·H, 8-epidiosbulbin E acetate, diosgenin, D-sorbitol, 2,4,6,7-tetrahydroxy-9,10-dihydroxy phenanthrene, 2,4,5,6-tetrahydroxyphenanthrene, 4-hydroxy-(2-trans-3',7'-dimethylocta-2', 6'-dienyl)-6-methyacetophenone

【약리작용】

① 항균 작용 : 개선(疥癬)균과 진균의 발육억제 작용
② 항갑상선종 작용 : 경증도의 갑상선종에 유효한 반응을 얻게 된다.
③ 심장에 작용 : 심근에 직접 억제 작용
④ 평활근에 작용 : 자궁수축 작용
⑤ 혈당강하 작용 : 다당체는 혈당을 내리고 있었다.

【임상응용】

1 목 주위 임파선종

- 단방으로 황약자 10g을 술에 침출시켰다가 복용하면 경결부위가 제거된다.
  소염, 항균, 연견 작용으로 치유한다.
  만성 갑상선종유에 약 4개월 정기 복용으로 효력이 있었다.
- 황약자 10g, 해조 곤포 각 30g을 전탕하여 복용한다.
- 갑상선 중독증에도 1일 2회, 1회에 황약자 10g을 전탕하여 복용한다.

2 인후염, 편도선염

- 단방으로 황약자 10g을 생즙내서 복용한다. 소염, 해열, 항균 작용으로 치료한다.
- 황약자 10g, 백강잠 고삼 각 20g, 산두근 4g, 감초 길경 각 8g.
  해열, 해독, 소염 작용으로 치료된다.

3 피부 창진(瘡疹)

- 피부 창독 : 황약자 10g, 금은화 연교 자화지정 포공영 어성초 각 15g.

해열, 해독, 살균 작용으로 치료한다.

- 등창에 창독 : 황약자 백약자 각 40g, 적소두 1홉을 분말로 만들어 복용하면 살균, 소염 작용으로 치유된다.
- 등창 종기 : 황약자 120g, 백급 백지 계내금 각 20g을 분말로 만들고 물과 섞어 환처에 붙인다.

4 뱀독 : 황약자 반지련 조휴 만년청 각 10g으로 해독 작용을 한다.

5 토혈, 각혈, 코피(지혈 작용)

- 단방으로도 황약자 40g을 전탕하여 복용하면 지혈 작용이 나타난다.
- 황약자 포황 천초 선학초 애엽 각 10g.
  혈열을 제거하면서 혈액 응고시간을 단축시켜서 지혈 반응을 얻게 한다.
- 각혈 : 황약자 한방기 각 40g, 백급 20g, 삼칠근 4g을 전탕 복용한다.

6 폐열, 해수(咳嗽)

- 단방으로 황약자 6g을 전탕하여 복용한다.
- 황약자 길경 패모 어성초 자원 각 10g

7 복통, 설사 : 단방으로 황약자 6g을 전탕하여 복용한다.

8 직장암, 분문암, 식도하부암 : 황약자 500g을 독주 1500ml에 넣어 석고로 봉해 놓고 2시간 동안 쌀겨불로 가열 후 꺼내서 식힌다. 냉수로 7일 후에 1일 50-100ml 복용한다.

9 자궁경부 염증 : 단방으로 황약자를 침출주로 복용한다.

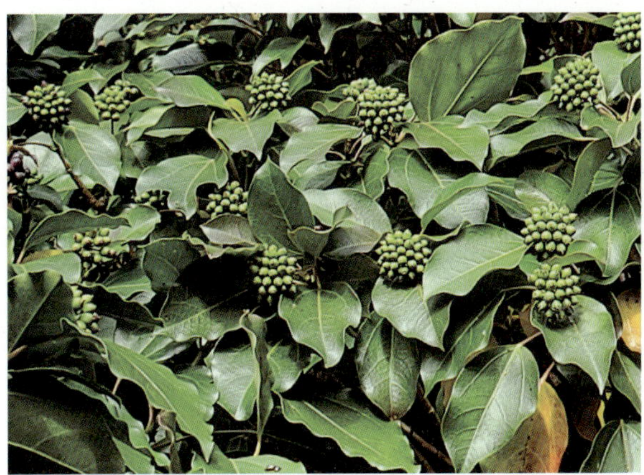

• 덜익은 황칠나무 열매

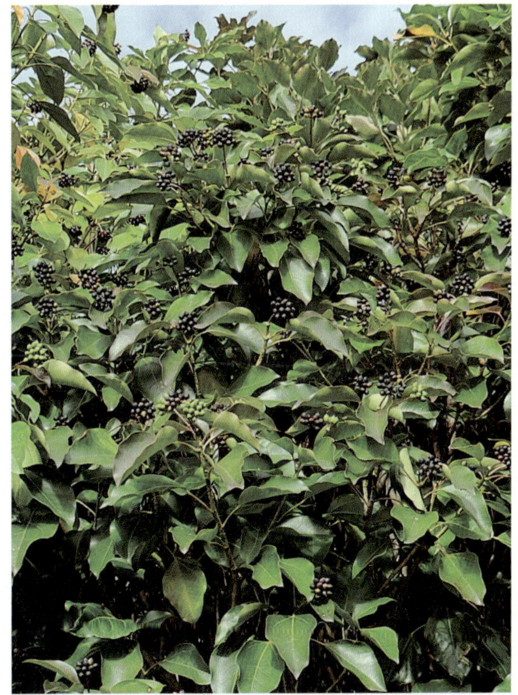

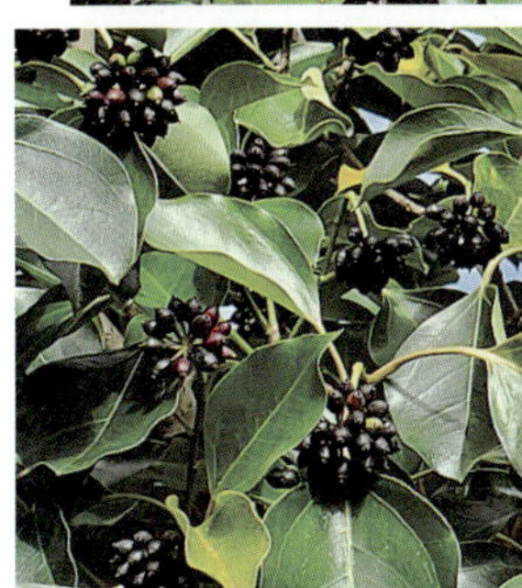

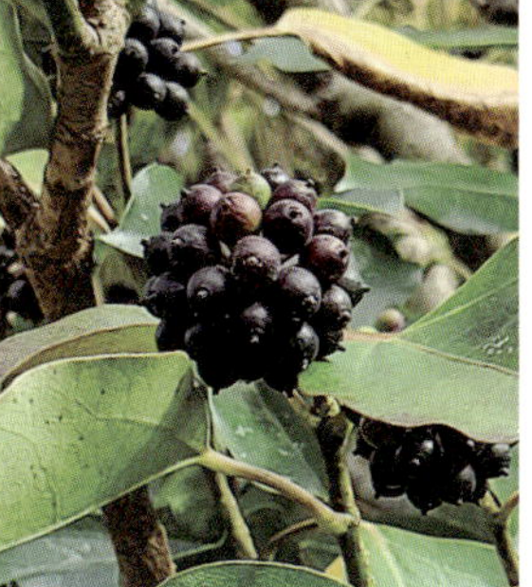

• 황칠나무 열매

황 칠 黃漆

황칠나무

Dendropanax morbifera Leveille

성미

달고 약간 쓰며 온화하다.

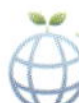

채취 시기

수시

용량

8-15g

효능

보간, 익위, 익기안신(益氣安神), 행혈 작용으로 간 기능 회복, 정신안정, 건위(健胃), 변비, 혈류 촉진, 혈당강하, 체력을 증강시킨다.

금기

- 피부 알러지 반응
- 위장의 열로 혀에 붉은 반점이 생길 때에는 삼간다.

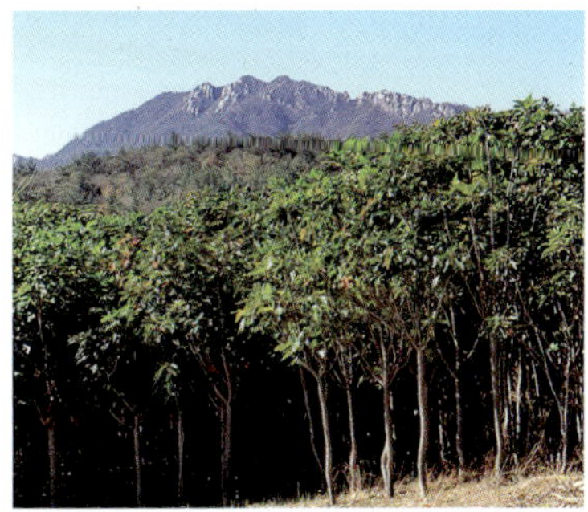

• 황칠나무

전남지방의 해안가를 중심으로 자생하는데 이름에서와 같이 나무의 수액을 목재 등에 바르면 황금색이 난다고하여 삼국시대부터 명망이 높았다. 최근 20여 년 전 부터 약용, 식용으로 널리 보급 되었고, 과학적인 연구 결과들도 많이 발표되어지고 있다. 국내에서 대량 재배되고 이용도가 높게 나타나서 새로운 자원 개발에 기대가 높다.

이 약은 두릅나무과에 속하는 상록성의 작은키나무인 황칠나무 Dendropanax morbifera Leveille의 잎과 가지이다. 열매는 황칠자(黃漆子)이고 과육에서는 짙은 자색의 즙액이 나오는데 효력은 황칠과 유사하다.

【성분】

terpene류가 대부분으로 susquiterpene로서 a,β−selinene, capnellane, β−sitosterol, germarene, y−cadinene, a−cubebene, β−elemene, linoleic acid, palmitic acid, arachidic acid, vit C, benzoic acid, 소량의 미네랄

【약리작용】

① 간세포의 재생 작용
② 혈당강하 작용
③ 고지혈증 용해 작용
④ 면역기능 강화 작용
⑤ 성기능 강화 작용
⑥ 윤변 작용
⑦ 항암 작용으로 간암, 유방암, 폐암, 위암 세포의 발육억제 작용
⑧ 성기능 강화 작용
⑨ 항산화 작용

【임상응용】

1 간 보호 작용

- 간염에 세포 재생력 촉진 작용 : 황칠 10g, 인진 울금 각 15g, 작약 창출 황금 각 8g, 감초 2g
- 숙취 해소 : 황칠 10g, 지구자 15g, 갈화 산청목 각 12g, 백출 녹차(성숙엽) 각 6g

2 정신안정

- 황칠 원지 각 10g, 연자육 석창포, 원육 당귀 황기 백출 각 8g, 인삼 6g, 감초 2g.
  불안, 초조, 근심, 걱정이 해소되면서 마음이 편안해 진다. 성분 중에 안식향산은 진정, 안신 작용으로 효력을 나타낸다.
- 황칠 10g, 힐초 12g, 산조인 20g, 치자 6g, 대추 3매.
  불안, 불면, 심계항진, 근심을 해소시킨다.

- 황칠 은행잎 각 10g, 당귀 천궁 인삼 원지 석창포 각 8g.

  집중력 강화, 뇌혈류 촉진과 자유기(自由基, 활성산소) 제거, 항산화 작용으로 뇌기능을 강화시킨다.

3 당뇨병

- 황칠 15g, 국우 고과 각 20g, 상엽 12g, 오미자 산수유 각 8g
- 단방으로 황칠 10g을 전탕하여 복용한다. 3개월 이상 장기 복용하면 혈당 강하 작용을 한다.

4 고지혈 용해 작용

- 황칠 10g, 단삼 은행잎 당귀미 천궁 각 8g.

  혈류 촉진과 혈관벽을 강화시키면서 혈액순환을 개선시키므로 동맥경화증을 예방하고 치료한다.

- 황칠 12g, 천궁 강황 백지 천마 고본 강활 각 8g.

  항산화 작용, 자유기(自由基, 활성산소)의 배설 촉진 작용으로 두통, 두현(頭眩), 기억력 재생에 작용을 하게 된다.

5 면역력 강화, 보기(補氣) 작용 : 황칠 15g, 황기 만삼 각 20g, 당귀 천궁 각 15g.

학명에서 보듯이 panax는 인삼의 만병통치와 근접하므로 익기(益氣), 보기(補氣), 활혈 작용을 나타나게 한다는 의미이다. 실제 임상에서도 T세포의 활성효과를 증명한다. 그러므로 체내에서 면역력을 증강시켜 여러 질환의 예방, 체력 상승 효과, 활력을 나타나게 한다. 일시적으로 며칠 복용해서 나타나는 것이 아니라 장기 복용하면 현저한 공효를 스스로 감지하게 된다.

6 성기능 강화 : 황칠 15g, 복분자 음양곽 토사자 보골지 쇄양 각 12g, 산수유 숙지황 각 8g, 오미자 6g.

신장 기능을 강화시키므로 정력의 증강 작용을 나타낸다. 유효성분에서 elemene는 동물실험에서 최음 효과를 인정하고 있었다. 임상적으로도 처방을 효과적으로 배합하면 효력이 배증된다.

7 변비 : 황칠 12g, 대황 15g, 백출 마자인 각 8g, 번사엽 1g

8 건위(健胃) 작용, 소화불량에 소화촉진 작용 : 황칠 백출 각 12g, 산사 백작약 지각 각 8g, 신곡 맥아 사인 각 6g, 감초 2g.

위장에 수분, 습기를 제거하면서 위액 분비촉진, 소화 효소의 분비 작용으로 건위(健胃), 위염 치료, 소화촉진 작용을 나타낸다. a,β-selinene 성분은 백출의 유효성분과 유사하므로 식욕을 촉진시키게 한다.

ㅎ

힐 초 纈草

쥐오줌풀
Valeriana fauriei Briq.

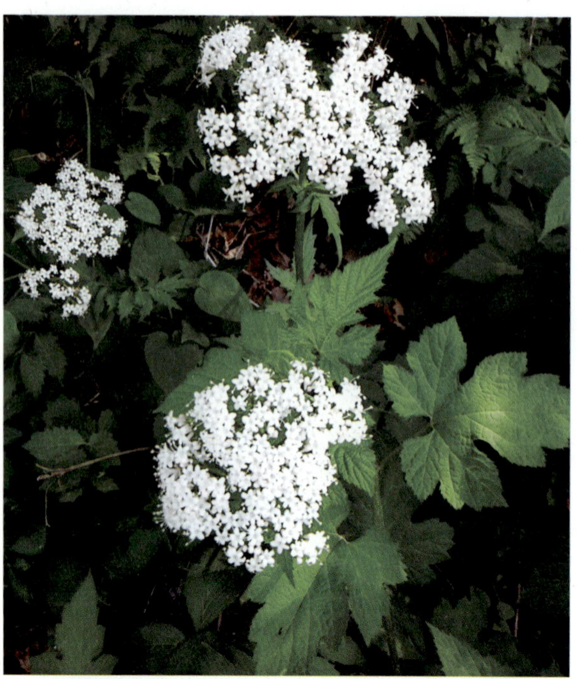

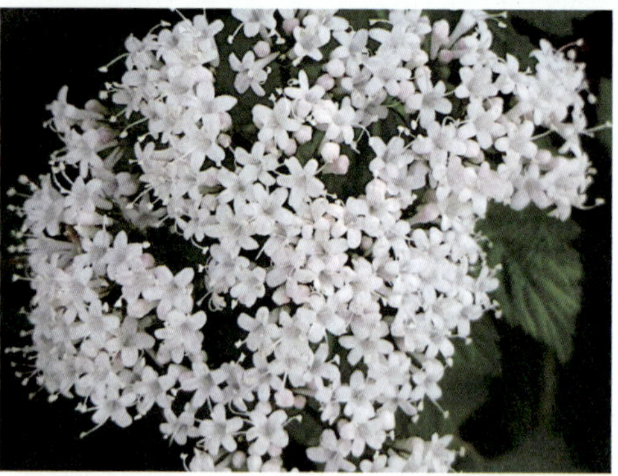

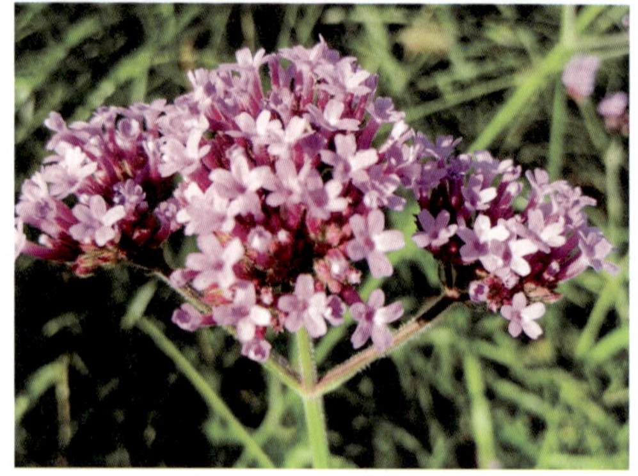

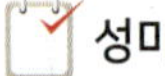

성미

맵고 쓰며, 온화하다.

채취 시기

가을

용량

3-10g

효능

심신안정, 거풍제습(祛風除濕), 행기혈, 지통 작용으로 심신불안, 초조, 가슴이 뛰고 잠을 못자는 증상, 전광증(癲狂症), 풍습성으로 인한 마비동통, 복부창만, 생리통, 타박상에도 유효하다.

금기

없음.

국명으로는 쥐오줌풀인데 뿌리에서 나는 냄새가 고약하여 붙여진 이름이다. 이 약은 세계적으로 특히 서양에서 오래 전부터 수면촉진제로 널리 이용되어 왔으나 동양권에서는 이용도가 낮아 도리어 서양의 효능을 도입해서 활용하려고 시도하였다. 그 이유는 서양에서 더 유명해져서 불면증 치료제로 사용하기 때문이다. 국내에는 야생품이 많지 않고 재배가 어려워서 그 동안에 임상에도 적용을 못했었다. 그리고 냄새가 큰 문제였으나 발효를 하면 거의 없어지게 된다. 이 약은 마타리과에 속한 쥐오줌풀 Valeriana fauriei Briq.의 뿌리와 근경이다.

【성분】

① 휘발성 성분 : a,β-piene, bornyl acetate, bornyl isovalerate, caryophyllene, cryptofauronol, maali alcohol, l-myrtenol, l-myrteny isovalerate, valeranone, yerpineol, kessyl acetate, kessoglycol, valerianol, valerenolic acid

② 사포닌 : valerine, valerianine, actinidine

【약리작용】

① 심혈관계통에 작용 : 관상동맥의 혈류량을 현저하게 증가하고 심근에 수축력을 감약 시킨다.

② 중추신경계통에 작용 : 진정 작용으로 대뇌피질의 억제과정을 증강시킨다.

③ 항균 작용 : 그람양성균에 억제 작용을 한다.

④ 평활근에 작용 : 장관평활근에 이완 작용으로 경련완화 작용을 한다. 대량에서는 억제 작용이 있다.

【임상응용】

1 신경쇠약, 불면

- 힐초근 6g, 대추 5g을 전탕하여 잠자기 전에 복용한다.
  신경과민이 제거되고 불안, 초조, 근심이 제거된다. 여기서 대추는 진정, 안신 작용도 있지만 약에 맛을 좋게 하기 위하여 사용하였다.
- 힐초 30g을 40도 짜리의 고량주에 2일간 침출 후에 나누워서 복용한다.
- 산조인 20g, 힐초 10g, 치자 8g, 연자육 원지 석창포 향부자 각 6g을 전탕 복용한다.
  심신불안, 초조, 근심이 제거되면서 잠을 잘 유도하게 된다.
- 신경쇠약, 심계항진, 정신불안증상(작은 쇼크에도 불안, 초조, 불면, 가슴이 뛰는 증상을 억제할 수 없는 증상) : 힐초 10g, 산조인 20g, 치자 용안육 석창포 각 8g, 합환피 25g을

전탕하여 복용한다.

melatonin의 분노 조절 작용으로 진정 작용을 나타내어서 수면을 유도하게 된다.

- **울화병** : 합환피 25g, 향부자 목통 각 15g, 용안육 울금 각 12g, 힐초 10g을 전탕 복용한다. 해울(解鬱), 정신안정 작용으로 치료한다. 여기서 목통은 심화(心火)를 소변으로 배출시킨다.
- **신경과민증** : 연자육 15g, 힐초 황기 당귀 원육 석창포 원지 각 8g, 오수유 6g, 목향 4g, 감초 2g.
  정신이 안정되면서 장기의 활동력이 증가하게 된다. 1일 3회 복용한다.
- **여성의 신경쇠약** : 향부자 강황 각 15g, 힐초 당귀 연자육 원육 원지 석창포 각 8g, 대추 4g. 해울(解鬱), 정신 안정, 불안 제거하여 불면 치료 효과를 나타낸다.
- **뇌신경 쇠약** : 힐초 10g, 백과엽 12g, 당귀 천궁 원육 원지 석창포 각 8g, 황금 단삼 각 6g, 감초 2g.
  진정, 안신, 진경(鎭痙), 요삭증(尿數症, 소변을 자주 보는 증상)을 제거하면서 치료한다.

2 풍습성 관절염 : 힐초 구척 우슬 두충 목과 각 12g, 강활 독활 당귀 각 6g을 전탕하여 복용한다.

3 요통

- 단방으로 힐초 3g을 분말로 만들어 물로 복용한다.
- **요통과 하지동통, 저리고 때로는 부으면서 무거운 증상** : 힐초 10g, 비해 구척 두충 계지 각 15g

4 타박상 : 힐초 15g, 강황 15g, 몰약 9g, 생대황 12g, 홍화 30g, 치자 30g을 분말로 만들어 혼합하고 식용유로 조합하여 환처에 붙인다.

소염, 지통, 부종 억제 작용을 얻게 한다.

5 조경(調經) 작용(여성의 생리불순으로 생리통, 경폐증상) : 힐초 10g, 당귀 천궁 작약 각 8g, 유향 몰약 각 4g

6 위경련, 복부 창만 동통 : 힐초 10g, 백출 15g, 산사 8g, 후박 신곡 맥아 지실 각 6g.

위경련을 진정시키면서 위장에 운동을 증가시키므로 치유되는 것이다. 특히 신경과민자에게는 가미약으로 상용할 만하다.

【식물명 찾아보기】

【학명 찾아보기】

S

T

U

V

X

Z

【참고문헌】

1. 『한국식물도감』. 이영노. 교학사. 2006.
2. 『대한식물도감』. 이창복. 향문사. 2003.
3. 『한국의 들꽃』. 김진석, 김종한, 김중현. 돌베개. 2018.
4. 『한국의 야생화바로알기』. 이동석. 이비락. 2013.
5. 『나무생태도감』. 윤충원. 지오북. 2017.
6. 『한국의 나무』. 김진석, 김태영. 돌베개. 2014.
7. 『중화본초』. 국가중의약관리국. 상해과학기술출판사. 1999.
8. 『중약대사전』. 강소신의학원. 상해과학기술출판사. 1979.
9. 『한국본초도감』. 안덕균. 교학사. 1998.
10. 『임상한약대도감』. 안덕균. 현암사. 2012.
11. 『중화본초』. 국가중의약관리국. 상해과학기술출판사. 1996.
12. 『본초강목통석』. 진귀정. 학원출판사. 1992.
13. 『현대중약약리학』. 왕본상. 천진과학기술출판사. 1995.
14. 『중약대전』. 최수덕. 흑용강과학기술출판사. 1997.
15. 『본초임증체오』. 주행래. 인민군의출판사. 2012.
16. 『치유자 식물』. 박준식 옮김. 샨티 팸모고메리. 2015.
17. 『면역중약학』. 낙화생, 나정휘. 북경의과대학, 중국협화의과대학연합출판사. 1999.
18. 『항종유』. 계우빈. 인민위생출판사. 2015.
19. 『임상중약학』. 옹유량, 방서정. 하남과학기술출판사. 1998.
20. 『한국의 제비꽃』. 박승천. 모야모. 2017.
21. 『Ginkgo biloba, A global treasure』. The botanical society of Japan. springer. 1997.
22. 『중약약리여임상운용』. 심비안. 인민위생출판사. 2006.
23. 『중약약리여응용』. 와유생, 유문용, 설춘생. 인민위생출판사. 2004.
24. 『항암본초』. 김철수, 상민예. 바람과 물결. 1992.
25. 『씨놀이야기』. 라이프엔진. 이행우. 2007.

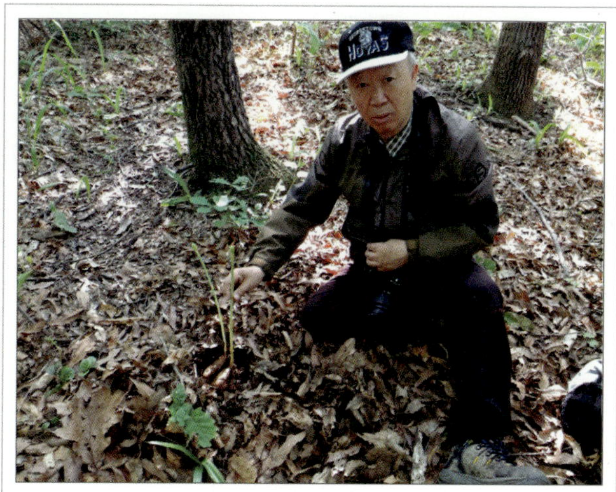

저자 우초(友草) **안 덕 균**

- 1941년 경기도 화성출생

【학력】

- 경희대학교 한의과대학 졸업, 한의사 면허취득
- 경희대학교 대학원 한의학과 한의학 석·박사

【경력】

前

- 경희대학교 한의과대학 교수
- 경희대학교 대학원 한의학과 본초학교실 주임교수
- 대한한의학회 회장
- 대한본초학회 회장
- 한국생약학회, 한국식물분류학회 이사
- 식품의약품안전청, 한국과학기술연구원(KIST) 겸직연구관
- 한국한의학연구원 연구자문위원
- 농업진흥청 전문위원
- 복건복지부 중앙약사심의위원회 위원
- 자생생명공학연구소 소장
- 뉴트렉스한의원 대표원장
- 중국 제1군의대학, 흑룡강중의약대학 명예교수
- 세종대왕기념사업회 상임이사
- 미국한의사협회 자문위원
- (사) 한국녹용학회, 한국약선협회 고문
- 아모레퍼시픽 연구원 자문위원
- LG생활건강 고문

現

- 대한한의학회 명예회장
- 한국본초임상연구센터 소장
- 자생의료재단 이사
- 식품의약품안전청 수입한약재 감별위원회 회장

【저서】

- 『한국본초도감』, 『임상한약대도감』, 『약초』, 『법제임상대전』 등 다수

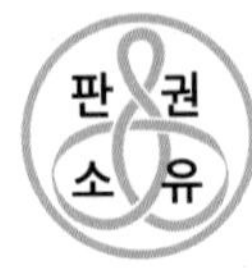

안덕균 교수의

한국 약초
처방 가이드

2021. 02. 05. 초판발행
2023. 06. 08. 재판발행

저 자 : 안 덕 균
발행인 : 김 대 경
발행처 : 도서출판 의 성 당

주 소 : 서울시 강서구 공항대로 222 발산W타워 704호
1969.12.19. 제11-45호
전 화 : (02) 2666-7771~2
팩 스 : (02) 2607-6071
이메일 : esmedipia@naver.com
홈페이지 : www.esdang.com (의성당)

I S B N : 978-89-97223-37-4-93510

정 가 : 55,000원

성미, 채취 시기, 용량, 효능, 금기 부분 등의 아이콘 이미지 출처 : Getty Images Bank